《妇科采珍》评注与应用

主编　张文红　冯　明

全国百佳图书出版单位

中国中医药出版社

·北　京·

图书在版编目（CIP）数据

《妇科采珍》评注与应用 / 张文红，冯明主编 . —北京：中国中医药出版社，2023.12

ISBN 978-7-5132-7819-5

Ⅰ . ①妇… Ⅱ . ①张… ②冯… Ⅲ . ①中医妇科学—中国—清代 Ⅳ . ① R271.1

中国版本图书馆 CIP 数据核字（2022）第 170001 号

中国中医药出版社出版

北京经济技术开发区科创十三街 31 号院二区 8 号楼

邮政编码　100176

传真　010-64405721

山东华立印务有限公司印刷

各地新华书店经销

开本 880×1230　1/32　印张 17.25　字数 456 千字

2023 年 12 月第 1 版　2023 年 12 月第 1 次印刷

书号　ISBN 978-7-5132-7819-5

定价　60.00 元

网址　www.cptcm.com

服 务 热 线　010-64405510

购 书 热 线　010-89535836

维 权 打 假　010-64405753

微信服务号　**zgzyycbs**

微商城网址　**https：//kdt.im/LIdUGr**

官 方 微 博　**http：//e.weibo.com/cptcm**

天猫旗舰店网址　**https：//zgzyycbs.tmall.com**

如有印装质量问题请与本社出版部联系（010-64405510）

《〈妇科采珍〉评注与应用》

编委会

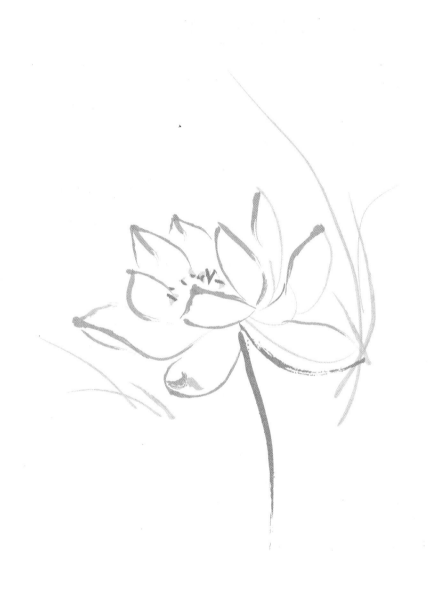

前几年，老同学冯明送我一本《妇科采珍》曰：老祖宗写的。好在不是鸿篇巨制，我用很短的时间读完，发现这是一部两百年前，继妇科名著《傅青主女科》刊行后，由清代名门望族子弟倾心编撰的妇产科专著。

这是一部颇实用的书。可以发现其有几个特点：一曰珍，作者足迹遍华夏，阅历宽广，此乃其古稀之年、学验俱丰之时所著，经验弥足珍贵。二曰详，全书分调经、胎前、临产、产后、胎产针灸图说及刺杂症十二井穴针法图说六部分，每一部分分类之细前所未有，全面论述了妇产科诸病的诊治原则、注意事项和汤药服法等内容，而且用药简单、易懂、效果佳。其中特殊病症分步论治，每一步、每一方均详细列出，可谓系统、全面、翔实，足资借鉴。言其为妇科的临床路径，或标准作业程序，一点也不为过。三曰精，就其所列方剂而言，系作者七十年"博观而约取，厚积而薄发"，可谓得心应手、炉火纯青者也。四曰特，本书的特色之一是擅长针灸，当时条件下，尤其对妇产科急诊，可有立竿见影的效果。此外，书中许多妇产科疾病的食疗方，取药物之性，用食物之味，起治病之效，且取材广泛、易于操作，也比较独特。

然少而精固好，但难免知其然不知其所以然，尤其是初学者，常喜欢问几个为什么？或曰：两百年前的经验结晶是否适宜当今？尤其是中西医妇产科已经非常发达的情况下。有学者见到书名，望文生义，知作者是勤求古训、博采众方、参与己见而成，或曰：《妇科采珍》，采的哪家珍？

王序

凡此种种，于是有了现在这本书。为解答以上问题，由冯明策划，张文红主编的《妇科采珍》评注本诞生了。这本书首先对原文做了通俗且专业的解释；其次对病症机理做了现代医学条件下的说明；而后对病症方药引经据典，追本溯源，解决了"采的哪家珍"的问题；最后附上相应的诊治医案，供学者参考把握。如此则解决了"是什么""为什么""怎么办"等问题，实现了传承弘扬的良好效果。

  现编撰团队中的冯明是我的好友，赤脚医生出身，多年来从事中医教学、科研、临床及管理工作，颇有建树，特别是从事医院中医药文化建设成绩斐然。近年来，其热心中医科普，注重弘扬优秀家族文化，先后主编三辑《代州冯氏研究文集》，勠力促成《代州冯氏群贤谱》等书的出版。张文红为山西省内妇产科名医，人送"送子观音"称号，桃李满天下。他们通过自己的努力，不仅使代州冯氏这个文化家族的文脉发扬光大，还使冯氏医学的医脉得到彰显、传承，可谓光前裕后。

  余在这里所希冀的是，观书者当观其意，慕贤者当慕其心。医生的心是一颗仁爱的心，是一颗慈悲的心。药王孙思邈《大医精诚》说得透彻："凡大医治病，必当安神定志，无欲无求，先发大慈恻隐之心，誓愿普救含灵之苦。"《妇科采珍》作者耳闻目睹患者，尤其产妇毙命顷刻，动慈悲恻隐之心而锐力研习妇产科，遣方用药力求少费而效著，如对其党参膏等之制法、服法、煎法不厌其详，处处为患者着想的精神也值得我们好好传承。

  《妇科采珍》作者出身于"一门十八进士书香赓续，两代五子登科诗礼传家""非第仕宦贵显也，盖贤哲君子多矣"的清代第一高门望族，其"文重桐城，诗崇杜甫，医承傅山"，他的学术思想值得信赖，值得发扬光大，是以为序。

王晞星

国医大师，山西省中医药研究院、山西省中医院原院长

2022 年仲夏

代州冯氏（以下简称"代冯"）是明清之际晋东北历史文化名城——代州（治所在今代县）的名门望族，在学界和民间有"清代第一高门望族""南林北冯""山西四大文化家族之一"等美誉。这些美名主要强调了冯氏家族儒学立身、诗礼传家、文风厚重、为官清廉的特点。在以《代州冯氏族谱·遗训》为代表的家风、家教的熏陶影响下，其后世子孙见贤思齐、修身齐家，于明清之际涌现出十八名进士，曾创造两次"五子登科"的奇迹。家族文化薪火相传、代有贤哲，"著作勋名，后先辉映，海内翕然宗之"（清名相史贻直语）。冯氏家族先后涌现出"治世能臣"恒山公冯右京、"勋高五省"秋水公冯如京、"湖南巡抚"损庵公冯光裕、"西南一柱"讱斋公冯元方、"台湾道台"康斋公冯廷丞、"一代廉吏"鲁川公冯志沂、"中国杰出的女诗人"冯婉琳、"绥远省代主席"冯曦、"陆军中将"冯鹏翥等一大批清官廉吏和文化名人。

一、代冯"文种"及其勃兴

代州冯氏的文脉肇始于四世文泉公冯恩，他是冯家第一个举人，曾言"文种自我兴，不可使自我废"。之后，冯氏便走上了诗书传家的道路，文脉日益隆盛。

十六世冯曦所撰民国版《代州冯氏族谱·著作表》载：家族中有近五十人留下传世著作一百二十二部三百二十七卷，绝大多数是诗文。

晚清李锡麟所编撰的大型地方诗歌总集《国朝山右诗存》即收录冯氏家族十六人的诗作近三百首。李牧评选《国朝山右诗存》时曾说："山西诗不无理障（佛教

冯序

——从代州冯氏的『文种』『医种』说开去

语，谓由邪见等理惑障碍真知、真见，后指诗作中陷于说理而少情趣的现象）俗气，惟雁门冯氏无此二弊。"

清末山西著名的诗人、一代宗师王轩曾说："国朝冯氏诗人，自秋水先生倡之，代有作者。近道光咸丰间，以诗雄山右者，则有习三（冯婉琳父）学博与其族弟鲁川（即志沂）观察两先生，时有二冯之目。"（王轩《聊自娱斋诗草·序》）

代冯不少诗文为时贤所推崇。六世秋水公冯如京是代州冯氏文脉上的一座高峰。

桐城派是我国清代文坛上最大的散文流派，亦称"桐城古文派"。桐城派以其文统的源远流长、文论的博大精深、著述的丰厚清正而闻名，在中国古代文学史上占有显赫地位。方苞为桐城派奠基人，与刘大櫆、姚鼐被共尊为"桐城三祖"。师事、私淑或膺服他们的作家，遍及全国十九个省（市），计一千二百多人，传世作品两千余种。该派主盟清代文坛两百余年，影响延及近代。方苞云，"秋水冯师，才情典丽，声韵清刚，于经史子集之文，晋唐明宋之诗，靡不洞精抉髓，具体备美"（《粤槎日记小序》）。

清代名相陈廷敬说："余少时伏里，即闻代郡冯秋水先生以麟经（即《春秋》）世其家，起而为吏，原本经术。所历有声名，余虽不见公，心仪其贤……冯氏三世（指如京及其子孙）皆有文而贤，何其盛矣！"

素以品格高洁闻名的清初书法家范骧云："余读冯秋水先生集，文鸿朗而雍扬，诗温婉而厚雅，美哉雅颂之嗣矣！"

七世讱生公冯云骕是冯氏文脉上的又一高峰。

著名学者徐化溥评价冯云骕是"读书万卷而吸乎精华，挥毫五色而根乎质至，翩翩乎风裁而无裘马概，赫赫乎魁名而无制科气，冲然儒素，欲乎大器"。

山西著名政治家、思想家、医学家、书法家、文学家傅山 60 岁时去代州，见到七世冯云骧，听其谈吐，大加赞赏，曰："公子风期，慷慨珠玉""以雁门奇气，旗鼓中原""以年富力强之人，据五车三峡之势，不知究竟当何底止，令我短气短气！"傅山还称赞其诗文"相其中外，不可测度""当有铿锵钧部，用昭光岳"（傅山《霜红龛集·讱生诗集书后》）。

其"兄弟进士"冯云骕的《翠滴楼诗集》被收入《四库全书》。

姚鼐所作的《代州冯氏族谱·序》称："代州之冯兴于明之中叶，至国朝乃盛。非第仕宦贵显也，盖贤哲君子多矣。"这是在他与十一世康斋公、曾任台湾道台的冯廷丞交往后，阅读了历代名人为冯氏先祖写的传记后的感慨。清代大才子袁枚在《随园诗话》中评价冯廷丞"公学颇渊博，居官以廉闻"，同时还收录了他的诗。

十三世冯志沂是"道光咸丰间，以诗雄山右者"（王轩语）。时人言金南评其诗曰："大雅久不作，旷世还相求。古人志风教，落落殊难酬。皇荂说里耳，与时俱迁流。正变代相乘，去古日以悠。鲁川冯公诗，温厚清且遒。讽劝意言外，微显赅春秋。柏枧山木长，高风不可留。缅怀金石契，斯诣今谁俦。"

在这个诗书传家的家族中，女诗人、十四世冯婉琳与李清照一样，才情卓越，中年丧偶。山西省委原常务副秘书长、政策研究室主任李淳先生认为：她的《镉芸室诗钞》体现了视通万里、思接千载、心连广宇的宏伟气魄和报国情怀，以及其钟灵毓秀的不凡才气，她是晚清难得的女诗人（见李淳专著《代州冯氏群贤谱》）。从婉琳的诗作来看，她基本属于婉约、现实，而又有豪放、山水田园派的风格。婉琳的诗还注重直接揭露腐败统治、反映民生疾苦、申述自己政治观点和贞正之见。如其《书愤三十韵》等三四首，锋芒之尖锐，在人格奴化的清代是极为少见的。这些诗态度鲜明，直陈胸臆，语言畅达，痛快淋漓，其爱民、悯农之心跃然纸上，为李清照所不具。清照固然有"生当作人杰，死亦为鬼雄"之豪放诗，但属咏史明志讽喻之诗，婉琳除怀古咏诗借以喻世之外，还有直指现实、痛斥时弊，直到上达朝廷的批判，其识、其胆是超过了李清照、白居易的。其艺术成就固然逊于白、李，但胆识气魄可与之并驾齐驱或有过之。在艺术手法上，婉琳也超过历代不少诗人。她虽然不如白居易一生为官，宦海沉浮，多历社会人情世故、政治风云，但她仍有条件了解社会和政治，所以能具备钟灵毓秀、聪明睿智的不凡才气，具备雄踞历史之上，胸怀爱民之心的宏大气魄，具备忧国忧民、希图报效的忠肝义胆。冯婉琳诗作流传不广，不为多人所知，这是历史造成的。她生活在清末民初，正赶上古诗衰落、终结时期。近代以来，包括古诗文在内的中华传统文化曾受到很大冲击，以致几近断裂，古诗不印、不传、不学、不诵（近几年才情况好转）；加之女诗人低调，生前不许印行，故有关宣传基本失声。这是婉琳少为社会和学界所知的原因。但是，真正的德行与才华是永恒的，是不会被淹没的。披尽黄沙始见金！婉琳在诗坛的地位应定为"中国杰出的女诗人"，她是德才兼备、化家为国的爱国主义思想家。

纪晓岚将冯家诗文概括为"文重桐城，诗崇杜甫"。冯家诗文在近现代的代表便是十六世冯曦的《紫禾诗钞》。钱占元认为：冯曦先生的诗思想性强，情调高雅，格律严谨，用典恰当，遣词造句极富文采，颇具中国古典诗歌的艺术魅力。他的诗以抒情为主，兼有叙事，所记一生的经历、遭遇、思想变化皆与时代息息相关。他的抒怀之作表现了他为官一任，造福一方，情系民生，清廉自守，两袖清风的德行和做人的准则。特别是那些记述国土沦陷、人民惨遭日本侵略者蹂躏而痛彻心扉的诗篇，反映了一代知识分子对国家、对民族爱之深，对日寇罪行痛之切的爱国情志。《紫禾诗钞》是他留给世人的一笔宝贵的文化遗产，为内蒙古近现代文学史写下了浓墨重彩的一页。

时至当代，内蒙古自治区作协前副主席冯苓植著作等身。去年，上海文汇出版社为80多岁的老人家出版了12卷本的《冯苓植文集》与《文坛"游牧人"冯苓植》。他的人品与文品受到同行的广泛赞赏。江曾培言："他为人不媚上，不媚俗，纯朴真诚；为文不趋时，不跟风，独辟蹊径。他是一个富有个性和创造性的作家，他的作品不是踏着别人的脚印行进，而是总能为文艺王国开辟出新的版图。他是新时期涌现的最优秀的作家之一。"

二、代冯"医种"的赓续

（一）冯如京与《丹台玉案》

诗书传家的冯家医脉如何？余以为冯氏"医种"当推六世秋水公冯如京，理由有以下几点。

一是秋水公有从医的夙愿。关于这一点，我们从他为明代医学名著《丹台玉案》写的序中可以看出。"余幼多病，好读养生家言，以为此济世仁术也。然轩岐以上之书，多古奥渊邃，未探端倪，欲深研厥旨以自利利人，时方困于举子业未遑也；迨通籍（中进士）以来，留心学道，好读关洛。诸君子书，以为此济世良方也，冀阐微抉奥，自成一家言，又复困于病未能也。两者交讯，余方抱愧，然斯世斯民一念，则未尝顷刻去方寸耳"，从中我们可以看出，秋水公自幼多病，有学医的初心，认为医学是济世仁术，学医可以自利利人，后因参加科举考试，又希望仔细研读宋代理学家张载和二程（程颢、程颐）等人的著作，自成一家，作为治国理政的济世良方，又因为病患未能如愿。但其济世为民的心愿却始终萦怀。

二是秋水公特别看重医德。他对历代名医如轩、岐、卢、扁及药王孙思邈等人的经典论述如数家珍，能信手拈来。例如，他引晋代杨泉语："因思古人有言，不愿为良相，愿为良医。故医也者，非仁爱之士不可托也，非聪明理达不可任也，非廉洁淳良不可信也。是以古之用医必选名姓之后。其德仁，其知足能察阴阳五行之变，能明性命吉凶之原。贯微达幽，不失方寸，如此乃可为良医。医顾可易云乎？"以此说明对从医者的品格要求和智力要求。《圣贤正谛》是秋水公的一部著作，共十卷，是其"三载呕心，上稽史汉，旁搜遗编，广询见闻确可信传者笔此一书，类分忠、孝、节、义、治绩、善感、科第、淑媛等九卷（连首卷共十卷）"，旨在劝人为善，戒人为恶。书中有不少医人轶事，如宋仁宗时医家聂从志拒色、宋代良医何澄不淫。秋水公评曰："太上所谓不欺暗室者，非两医之谓乎？人不及知，又最难能者，二公恬然确然，岂不为鬼神之所敬，上帝之所福被乎！"

三是他有自己的医学观。如其认为从医不可执滞，又必须专精。"昔秦越人过邯郸为带下医，过周即为耳目痹医，入秦又为小儿医。随俗变迁，医顾可以执滞乎哉？"他指出，从医能不能取得成就就看你精专与否，所谓"功之专不专，则道之至不至也"。

四是他对医学确有造诣。《丹台玉案·序》中说，"余延揽四方，辄难其人（恐见寻常医家者流多矣，盖多江湖骗子、庸医之类），今春有孙山人，对薇者，知余好道（恐平素与医者交流较多，为医界人等熟悉）"，"余倒屣延入，与语终日，超超元箸（南朝宋刘义庆《世说新语·言语》：'我与王安丰说延陵、子房，亦超超玄箸。'超超：特别高超；玄：微妙；箸：通'著'，明显。指言论文辞高妙又明切），不类寻常医家者流，非遇异人，必得异书"。他在翻阅书稿后说："其书之大旨虽不出古人围范，而抉奥钩元，粗者精之，微者显之，存乎其人矣……是书也，为目凡几，诸法必备，参而伍之，惟人所由"，"特是不专，则不能精耳，不精其术而欲冀神化，不犹入郢（楚国国都城）而见寞山（古北海山名），去之远矣！"

五是秋水公从医疗效可观。据清都察院左都御史杜笃祜为秋水公写的墓志铭载："太夫人年七十外矣，每感疾，进刀圭一匕立奏效。"杜氏分析其原因："盖积诚侍养，于表里虚实所以致疾之由，或风寒或饮食，无不洞悉其原，故不待切脉检方书而奇验，指功十无失一。故太夫人康强十余年，先生白首，太夫人尚无恙。"另据魏象枢言："闻公善养生家言素康强。"说明其确实达到了"自利利人"的目的。

医种既入土，条件适宜便茁壮成长，形成医脉。

（二）冯云骕与《内经知要》

2019年11月23日，在北京德宝秋季拍卖会古籍文献专场上，北京德宝国际拍卖有限公司拍卖了一套明刻冯云骕藏本（钤印：冯云骕印、讷生）的（明）李念莪辑的《内经知要》二卷，该书收《灵枢脏腑肢节应于面之图》一幅，文中有朱笔圈点，误字亦均用朱笔校改，天头有少量墨笔注释。

《内经知要》是中医四大经典之首《黄帝内经》的精华摘要本，在当时是比较好的一个中医《黄帝内经》科普版本，其将《黄帝内经》重要原文节录归类，并加以注释。当时有张景岳的《类经》、薛雪的《医经原旨》等，李念莪辑的《内经知要》是当时选编比较好的一个，为后世医家所推崇。

另据藏印可知，此本为冯云骕旧藏，文中朱笔校改或为冯氏亲笔。冯云骕，冯如京之子，代州冯氏七世，顺治八年举人，十二年进士，历任国子监博士，授大同府教授，迁四川学政，进福建布政使等职。朱笔校改，可能为冯如京研习所留，也可能是冯云骕研习所遗。

此书无疑是从冯家翠滴楼流出的。退休后，秋水公"构小园，筑亭楼"。其所构小园名为"知园"，取"知止知足"之义；其所筑亭楼名"翠滴楼"，据载"聚书数千卷"。以前述冯如京的兴趣爱好，可推测数千卷书中是不乏医书的。

然从冯云骕现存世的著作中尚未发现其研习《黄帝内经》的心得文字，倒是在其《约斋文集》中发现了其研究《易经》《太玄经》《乐经》的一些心得，故而发现其养生修德更多是从"道"的层次来提高认知的。

如其在《约斋文集》"论乐第四"中提道："钟磬以养行义而防淫佚，桐琴以通神明，合天地。瑟以窒欲，箫以格祖，笛以涤秽，鼓以动物，声音之作以淑世也……乐者乐也，节也。圣人察阴阳之变，因天地之声，昭性情之德，达物理之微。心和则气和，气和则形和，形和则物和，物和则天和，信顺以通神明，阳不噍杀而阴不愆滞，盖以宣道之用焉。夫宫动脾而和正圣，商动肺而和正义，角动肝而和正仁，徵动心而和正礼，羽动肾而和正智，修身为制作之原，立德为声音之本，不徒斤斤在器数间也。"其将音乐作为修身养性、矫正身心之本。

而其在《约斋文集》"论乐第四"后的"修身第五"则更注重身心的修养。"锐一则达，锐丑（丑，众也）则福，锐利则恶"，此句源自杨雄的《太玄经》，说的是你只要专注做一件事就可以成功发达；你的进取能合众心，与大家的愿景契合，便会福禄无量；而如果你唯利是图、见利忘义，就会自取其辱，引来祸患。

损益之说，在中医防病治病方面有重要的地位，最早见于《素问·阴阳应象大论》。然而对"七损八益"之说，历代医家认识不同，见仁见智。

冯云骧对损益有独到的见解，认为对损益要辩证地看，"夫人之身盖有损之而得益，益之而得损，进之而得退，退之而得进者矣"。何以言之？其道理是这样的，"损才则益厥性，损欲则益厥情，损虑则益厥精，损之而得益也。声益则损厥耳，色益则损厥目，智益则损厥心，益之而得损也……故益者不能益，进者不能进，损者能益，退者能进。益者之益，譬彼酌注，满器而止；进者之进，譬彼驱驰，竭力而止，不可竭也"。他认为"能知损之为益，退之为进，庶可以修身，而锐丑锐一"。其所谓修身，可知不仅是指身体的、精神的、心理的，也不只是法、术、器水平的，而是从道的高度论述的。

（三）冯晋台与《妇科采珍》

真正践行冯如京"良医"夙愿，彰显冯氏医脉的是第十世冯晋台。他约生于雍正十二年，卒于嘉庆十一年（1734—1806 年），自幼潜心研究儒家之学，具有深厚的文字功底，同时精通医学、周易。冯氏随宦四十余年，历都下（京都的意思）、粤东、山左。其父为两广运同（从三品），其族兄冯晋祚为山东布政使（相当于今之省长），其三服族侄冯廷丞为湖北提刑按察使。晋台随任数省，南北奔驰，"自顾通显无由……求可以善身而淑世者，莫如岐黄"，遂弃儒从医。其潜心研究古代典籍，选择经验良方治疗各种病症，学验俱丰，医术超群，尤擅长妇产之术。

甘肃奉直大夫署甘肃宁州事侄冯裕定在《妇科采珍·序》中言："先生于尝药之余，潜究扁鹊、仓公之遗意，而不泥其迹，已拔医林之帜……先生随任数省，益阅历于南北寒燠（热）之各异，五方嗜好之不同，洞悉病源，灼见癥结，若饮上池水，而智之圆，行之方，又其余事耳。由是当道巨公争以重聘延致之。"陕西省安定县知县陈瑞于序中言："晋台冯公本世家子，为通儒，兼精于医，历游东南西朔，活人甚夥（多）……"由此可以看出，冯晋台医术之精湛。

冯氏年老定居长安（现陕西西安），悬壶著书，著有《妇科采珍》多卷，著书目的是治病救人。冯裕定在《妇科采珍·序》中评价晋台，"既而悔曰：'医以济人为急，今吾奔走华膴，民间之颠连痛苦置若罔闻，非利人之道也。'嘉庆乙丑，适有陕西省梁氏妇胎产不下，妇亦遂毙。先生悯焉，著《妇科采珍》一卷，使世之观者皆得一目了然，是诚怀济世利人之真者欤？"冯氏自序曰："爰究心医理、搜览群书、著作，选择经验良方，各种病症，莫不悉备。凡有诊视，多能参用合宜。三十余年，抄集成方，加以精采可得十余本，冀以济人……惟胎产一门，尤加要焉。但孕妇之强弱不同，得病之浅深互异，气候之冷暖难齐，临证者必须按脉详切，酌方调治，神而明之，存乎其人……乙丑季秋，西安梁氏孕已临月，一日夜不能下，诸医束手，比延余至，已气绝身冷，救治莫及，良可慨叹。因忆余昔年曾知胎产针法……倘有产妇生死顷刻之间，脉气未绝已绝之际，汤液不能下咽，心口尚温者，速依照图穴针刺，无论生死胎应手而下，此又回生之捷径也。"

冯氏七十二岁时，将调经、胎产等方面的临证经验加以总结，汇编成《妇科采珍》。历史上，清代及清代以前的山西医家众多，但有医籍文案存世者却并不多见。

《妇科采珍》具有重要的学术价值和历史价值。人们一直认为《妇科采珍》仅有抄本传世，并无印本流传。山西中医药大学教授穆俊霞、山西中医药研究院赵怀舟等人发现了此书的木刻本尚存人间，遂合众人之力将其出版。此书书前除有冯裕定序外，还有文林郎安定县知县陈瑞序及冯晋台自序，其后为目录，正文分为调经、胎前、临产、产后、胎产针灸图说及刺杂症十二井穴针法图说六部分，论述了妇产科各种疾病的诊治原则和方法，从调经、胎前、产后等诸多方面一一阐发，并依症设方159个。今人通过数理统计学方法对《妇科采珍》用药规律进行研究，发现冯氏临证用药以温性、甘性，归脾、肝、肾经及补益类药物为多，体现了冯氏用药比较平和，注重温煦气血、补益扶正、重视肝、脾、肾。在用药特点方面，冯氏重视温补、重视药物的炮制，剂型选择灵活多样。对《妇科采珍》进行深入研究，发现冯氏临床治疗特点包括：①气血并治，各有侧重。②调理脾胃，药食并补。③重视针灸疗法。④辨别标本缓急。⑤强调三因制宜。

（四）载入史册的冯氏良医——冯雨农

　　到了冯氏十三世，冯氏又出了一位载入史册的良医——冯雨农。"公号辅臣，一号文园，生于乾隆四十六年（1781年）三月初一日，卒于道光二十六年（1846年）十二月十三日，年六十六。"据光绪版《代州志》载："公讳伟，字雨农。事母有孝声，兄游宦川蜀病殁，徒步往归其丧。精于医，求诊者常盈门，无贵贱一视之。岁疫施药于市，全活无算。"此评价虽言短，但其事迹却充分体现了家族孝、悌、仁、义的核心价值。"事母有孝声"，是说其不是一般的孝顺，而是声名远扬的孝顺，否则不会有"孝声"。说完孝，再说悌。《说文解字》言："悌，善兄弟也。"具体表现在其"兄游宦川蜀病殁，徒步往归其丧"。自古道"蜀道难，难于上青天"，当时交通极不便，其又是徒步，从晋东北代州至川蜀，艰辛可知，其信念可称坚毅！仁者爱人、仁和精诚是医者的核心价值观。"精于医，求诊者常盈门，无贵贱一视之"，可见其谨遵孙思邈《大医精诚》之训，传承冯氏优良美德，医不精，不会患者常盈门，"无贵贱一视之"，说明其宅心仁厚，不嫌贫爱富。义则体现在"岁疫施药于市，全活无算"，过去瘟疫流行是家常便饭，即便是在康乾盛世也时有发生，乐善好施是冯家的优良家教、家风之一，相关的义行在冯氏家谱中屡见不鲜，可谓一脉传承。

冯氏从医者迭出，这与"善身而淑世者，莫如岐黄"（冯晋台语）的认知是密不可分的。不为良相，便为良医，为官、行医都是济世利人的美职。

（五）代冯是现代医界佼佼者

中华人民共和国成立后，代冯从医者更多了，其中也不乏佼佼者。有在抗美援朝战争中救死扶伤、屡建功勋的冯安惠，有德艺双馨的晋中名医冯玉春，有在平凡岗位做出突出贡献、走上领导岗位的冯召召、冯明，有努力传承冯氏妇科、被誉为"送子观音"，在妇产科医教研方面成绩突出的张文红等。同时，他们也培养了一大批传承者。代州冯氏妇科分别被确定为县、市、省级非物质文化遗产。

历史上和当今的代冯从医者不少，这是对"不为良相，便为良医"的初心的践行，这是儒医、仁医、达医、廉医的家教所要求的。他们有的专攻妇科，成绩斐然；有的专攻内科，颇有建树……从而形成了与冯氏文化家族家风相应的代州冯氏医学流派，实现了善身而淑世的抱负，成就了自利利人之初衷。

代州冯氏十七世　冯明

壬寅秋于铭鸿馆

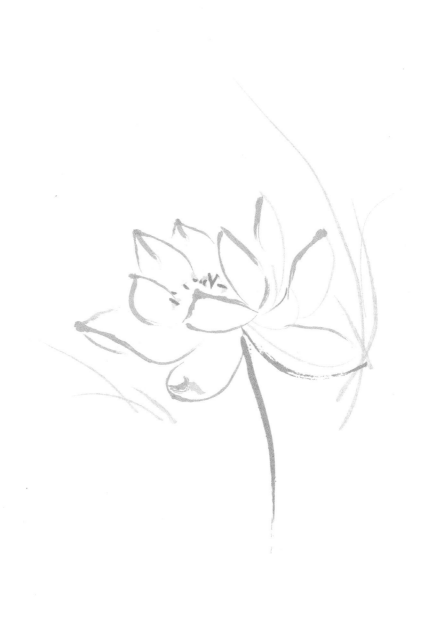

《妇科采珍》成书于清嘉庆年间，是代表当时我国妇产科专业水平的一本医学著作。其作者冯晋台是山西代州冯氏家族的第十世传人。代州冯氏是明清时期的名门望族，时称"我朝右姓，首推冯氏"（乾隆时名相史贻直语）。作为"清代全国第一高门望族"（今人李淳语），这个家族流传山一部可与《颜氏家训》媲美的家族规范，创造过两次"五子登科"的辉煌，培养了十八位进士，在代县城耸立起八座牌楼，家族中有二十七人位列"名宦祠"和"乡贤祠"。然而，真正让代州冯氏声名远扬的，正如清代桐城派代表人物姚鼐所言，"非第仕宦贵显也，盖贤哲君子多矣"（《代州冯氏族谱·序》）。代州冯氏曾先后涌现出一大批名噪一时的大学者、大诗人，代表人物有冯如京、冯云骧、冯云骕、冯光裕、冯志沂、冯婉琳等。他们的著述《秋水集》《讱生诗集》《翠滴楼诗集》《西陒山房集》《馞芸室诗钞》等，宛如江河，代有涌现，有的被选入《四库全书》《山右丛书初编》，有的则被四处传抄、广流于世。

《妇科采珍》的作者冯晋台就诞生于这样一个充满文化底蕴的大家族。他不仅自幼潜心研究儒学，具有深厚的文字功底，同时还精通医学、周易。冯晋台随宦四十余年，走南闯北的经历，使他逐渐认识到"善身而淑世者，莫如岐黄"，遂产生弃官从医之志。冯晋台潜心研究古代典籍，选择经验良方加以精采，治疗各种病症，学验俱丰且医术超群，尤为擅长妇产之术。奉直大夫冯裕定于《妇科采珍·序》中言："先生于尝药之余，潜究扁鹊、仓公之遗意，而不泥其迹，已拔医林之帜⋯⋯先生随任数省，益阅历于南北寒燠之各异，五方嗜好之不同，洞悉病源，灼见癥结，若饮上池水，而智之圆，行之方，又其余事耳。由是当道巨公争以重聘延致之。"陕西省安定县知县陈瑢于序中言："晋台冯公本世家子，为通儒，兼精于医，历游东南西朔，活人甚夥。"冯氏晚年定居长安，悬壶著书，将毕生心血凝结成了一册集大成的妇科专著——《妇科采珍》。

《妇科采珍》之学术特色主要体现在冯晋台诊治妇科病症的方法，其不仅精于用药，且擅用针灸，尤其对急诊，药以祛病，针以救急，针药并用，缓急相济，同时强调治养并重、药食结合。在用药方面，重视温补，重视药物的炮制，剂型选择灵活多样是其主要用药特点。而其主要学术思想可以概括为五个方面：气血并治，各有侧重（具体表现为调经重在补血和血、胎前重在益气补血安胎、产后重在祛瘀补虚）；调理脾胃，药食并补；重视针灸疗法；辨别标本缓急；强调因人、因时、因地，三因制宜。

以《妇科采珍》为代表的山西冯氏妇科沉寂了两百余年，改革开放后才逐渐被医学界重视。二十世纪八十年代后期，长春中医药大学王耀廷教授对其手抄本进行了校注。二十一世纪初，山西中医药大学穆俊霞教授对新发现的地忍堂版刻本进行校注。其间，山西省中医药研究院赵怀舟、王小芸对《妇科采珍》抄本与刻本的关系进行了深入研究。在穆俊霞教授指导下，其研究生翟春涛又对本书作者的生平、成书背景、版本概况、体例内容、用药规律、用药特点、学术思想等进行了全面深入的研究。

近年来，"冯氏妇科"先后被列为县、市非物质文化遗产，又于2023年入选山西省非物质文化遗产。其代表性传承人张文红，是国家中医药管理局第三批全国优秀中医临床人才，山西省优秀专家，山西中医药大学中医妇科教研室主任，山西中医药大学附属医院不孕不育科主任。她从事妇科临床、教学、科研工作三十余年，多年来在博采众家的基础上精研《妇科采珍》，并将其理论和方药运用于临床实践，深感其药精方简、价廉效宏，遂率领冯氏妇科创新团队又从妇科专业角度进行深入探索，取得了多项研究成果。冯氏的医学思想和经验也逐渐被医学界认识并运用于临床，取得了可喜的疗效。

然而，对于冯氏的医学思想、方药运用技巧和规律、临床验证等方面的研究大多散见于各种书刊，没有得到系统整理。鉴于此，我们查阅了大量的文献资料并结合个人临床经验，对冯氏妇科的临床运用特色及经验进行了系统研究，编辑成《〈妇科采珍〉评注与应用》，内容包括《妇科采珍》原著解读、学术思想源流及名家医案等部分。"原著解读"帮助读者从临床表现、病因病机、治法、方药等方面加深对原著的理解；"学术思想源流"较全面细致地阐述了《妇科采珍》学术思想的来源；"名家医案"全面系统地搜集整理了众多医家应用《妇科采珍》方剂治病的临床验案及经验。由于《妇科采珍》的相关资料大多散见于各种书刊，为让广大读者对冯氏妇科研究成果有一个系统的了解，在编写过程中，我们参阅了数千份相关研究资料，并引用了个别作.者的部分内容，凡参考引用部分有资可查者皆标明出处，在此对这些作者表示感谢，资料使用若有不当之处，敬请谅解，并热忱欢迎与我们取得联系，共同探讨冯氏妇科的继承和发展大计。

冯氏妇科博大精深，临床运用仁者见仁，智者见智，而我们才疏学浅，对《妇科采珍》临床运用的分析和归纳一定有不当之处，本次出版主要是为了抛砖引玉，恳请广大读者批评指正。

本书中，《妇科采珍》原文选自《妇科采珍》（清·冯晋台著，穆俊霞等校注，山西科学技术出版社，2015），特此说明。

《〈妇科采珍〉评注与应用》编委会

2023 年 8 月 25 日

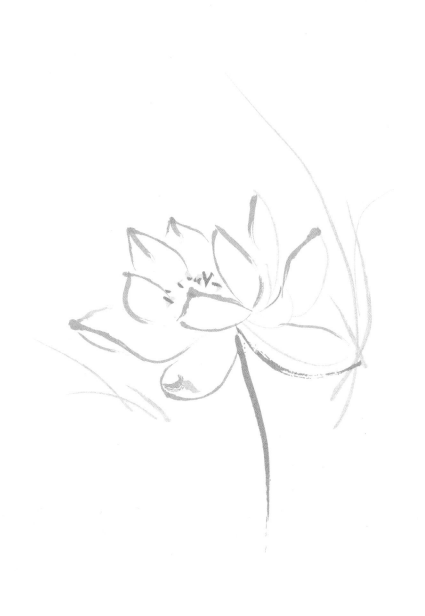

目　录

调　经

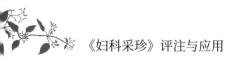

胎 前

临　产

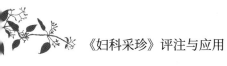

产　后

胎产针灸图说

刺杂症十二井穴针法图说

调　经

❀ 调经绪论

　　月经病是指月经的期、量、色、质异常或以伴随着月经周期，以及绝经前后出现的明显不适症状为特征的疾病，是妇科临床多发病。

　　关于月经病，历代医籍多有论述。早在《黄帝内经》中就有"月事不来""崩漏"的记载，在《素问·腹中论》中还载有治疗血枯经闭的药方——四乌贼骨一芦茹丸。《金匮要略》妇人病三篇中已有月经病的条文，其后的《诸病源候论》《景岳全书》《医宗金鉴》《妇科玉尺》《傅青主女科》等著作都有相关论述。

　　月经病的发病机理：要想认识月经病，就必须要了解月经产生的机理。《素问·上古天真论》言，"女子七岁，肾气盛，齿更发长；二七而天癸至，任脉通，太冲脉盛，月事以时下，故有子"；《妇人大全良方》指出"妇人以血为基本"；《女科撮要》亦云，"夫经水阴血也……上为乳汁，下为月水"。《景岳全书·妇人规》言："经血为水谷之精气，和调于五脏，洒陈于六腑，乃能入于脉也。凡其源源而来，生化于脾，总统于心，藏受于肝，宣布于肺，施泄于肾，以灌溉一身……妇人则上为乳汁，下归血海为经脉。"月经的主要成分是血，而气为血之帅，血与气互相依存，气血均来源于脏腑。五脏六腑中，肾藏精，精化血；脾主统血，亦为气血生化之源；心主血脉；肺主气，气为血之帅。脏腑产生的血，通过经络输送，其中"冲为血海，任主胞胎"，任通冲盛，则月事以时下。由此可见，月经的产生，天癸、脏腑、气血、经络都发挥了相应的作用。月经是在脏腑功能正常、气血调和、冲任通盛、阴阳平和的状态下，以肾为主导，受天癸的调节，得冲任二脉相资，并在肝、脾、心、肺功能正常的情况下，通过胞络、胞脉协调作用于子宫而产生的，其中脏腑、气血、经络间协调活动为月经产生的生理基础，而肾、天癸、冲任和子宫则是月经产生的主要参与环节。

月经病的病因病机主要为外感六淫、内伤七情、房事不节、劳倦过度、饮食不节及体质虚弱导致脏腑功能失常，气血失和，冲任二脉损伤而发病。

月经病的诊断：月经病主要以主要症状命名，但要注意与相关疾病相鉴别。

月经病的辨证要点：月经病的发生以期、量、色、质为其特点，故月经病的辨证是以月经的期、量、色、质及伴随月经周期出现的症状，结合舌脉为依据。以期而论，一般周期提前多为血热或气虚；周期延后，多为血虚或血寒；周期先后无定期，多为肝郁或肾虚。经期延长，多为气虚、血热和血瘀；经期缩短，多为血虚或虚寒。以量而论，量多者以血热和气虚多见，量少者以血虚和血寒多见。以色而论，色鲜红或深红者属热，暗黑不泽者属寒，淡红者为虚，暗淡者为虚寒。以质而论，黏稠者属热、属实，清稀者属虚、属寒。另，气味臭秽者多热，腥气者多寒，恶臭难闻者多属瘀血败浊成毒为患。同时，尚需结合经期或伴随月经周期出现的全身症状，以及舌脉进行辨证。如经期腹痛喜按为虚，拒按为实；得热痛减为寒，得热反剧为热。痛在经前与经初者多实，痛在经后者多虚。平素下腹作痛，经期加重者多属湿热蕴结或气滞血瘀。经期下腹胀满多属气滞。

月经病的治疗：以调经治本为原则。"谨守病机""谨察阴阳所在而调之，以平为期"，具体采取调理气虚、补肾、扶脾、疏肝、调固冲任等法以调治。正如《景岳全书·妇人规》所言："故调经之要，贵在补脾胃以资血之源，养肾气以安血之室。知斯二者，则尽善矣。"

此外，月经病的治疗还应分清经病和他病的关系。《医学入门》曰："必先去病，而后可以滋血调经。"肖慎斋在《女科经纶》中加按语说："妇人有先病而后致经不调者，有因经不调而后生诸病者。如先因病而后经不调，当先治病，病去则经自调；若因经不调而后生病，当先调经，经调则病自除。"

月经病的治疗还应本着"急者治其标，缓者治其本"的原则。如剧烈痛经，应以止痛为主；若暴崩之际，应以止血为先，待其症状缓解后，再辨证求因，以求其本。

凡人气血，互相依附。得其平则和，失其平则病。妇以血为主，经曰："血旺气衰终有孕，气旺血衰不妊娠。"其言备矣。夫血乃谷水之所化，后天之所司，和调脏腑，统摄于脾，藏受于肝，归于血海为经。若妇人性情平和，使气血调匀，月经如期而至，病安从来。然间有禀受素弱，三月一至，名呼曰居经，当作虚论。苟或疾妒忧患，慈恋爱憎，深着坚牢，百想经心，情不自抑，致经脉不调，变症百出，久成大患。余以四物汤增减二十五方，加续一十九方，补其未备。盖四物汤柔药也，能治有形之血，不能治无形之气。若失血过多，气息几微之际，四物汤去川芎，倍加人参、炙芪、白术，于血分药中重加补气药，何尝不补气？如气分药中重加血分药同耳。阳旺生阴，阴旺扶阳，不易之理也。

【四物汤】内有易生地用熟地者，古法不可废，亦不可拘泥。临症治宜，活法在人。

当归三钱（甘温，入心脾生血）　　生地二钱（甘寒，入心肾滋血）

白芍（酒炒）二钱（酸寒，入肝脾）　　川芎一钱五分（辛温，通血中之气）

此方益荣卫、滋血气，一切经脉不调可常服。

凡人之气血，是互相依附、互为转化、互相滋生的。《灵枢·营卫生会》有云："血之与气，异名同类。"如果气血调和，则经、孕、产、乳如常；如果因各种致病因素导致气血失调，则诸病迭生。妇人阴类，以血为本，经、孕、产、乳皆以血为用。月经的主要成分是血，妊娠后母体与胎儿全赖血的濡润、滋养，产后的恶露及乳汁亦由血化生，经云"血旺气衰终有孕，气旺血衰不妊娠"，可见阴血对于女性妊娠的重要意义。血乃水谷所化，是水谷精微物质，"饮入于胃，游溢精气，上输于脾；脾气散精……"血受后天脾胃所司，受脾气统摄，藏受于肝，人静时则归于血海。若妇人性情平和，气血调和，则月经如期来潮，疾病就无从生起。然有的妇女先天禀赋虚弱，则会出现月经三月一至的现象，这应以气血虚弱来论治。另有妇人性情易郁、怀生嫉妒，或忧思多虑、思虑过度等皆使经脉气血失调，百病由生，久之则可酿生重患。

余以四物汤加减变化成二十五方，又增加续补一十九方，补其原四物汤所没有涵盖之证。四物汤属阴柔之品，补血圣药，人皆以为其能治有形之血，不能治无形之气。然如失血过多，气息微弱，用四物汤去川芎，倍加人参、炙黄芪、白术，在血分药中重加补气之品，何尝不能补气呢？如在气分药中重加补血药，也是同样的道理。所谓阳气旺则能生阴血，阴血旺同样可以扶阳气，同理耳。

四物汤在应用中，根据病情变化，可以熟地黄代换生地黄，虽古法不可废，亦不可拘泥。在临证时，可以灵活运用，方不致误也。

四物汤总述：四物汤是补血和血的常用方，也是妇科调经之经典方。该方首见于晚唐·蔺道人所著的《仙授理伤续断秘方》，方药组成为白芍、当归、熟地黄、川芎各等分。原方用于治疗外伤科疾病之伤重，肠内有瘀血者。至宋代，《太平惠民和剂局方》将其衍化为治疗妇科病专方。自此，历代医家对本方的运用又多有阐述和发挥，认为无论内、外、妇、儿、皮肤、五官诸疾，凡辨证属血虚血滞者，均可酌情选用四物汤加减治疗，从而扩大了四物汤的临床运用范围，使其成为名副其实的"调血要剂"。

方义分析

四物汤由当归、川芎、白芍、熟地黄四味药组成，其功用为调益荣卫，滋养气血，主治冲任虚损、月水不调、脐腹疞痛、崩中漏下等疾。方中虽仅有四味药，然功专效稳。方中熟地黄味甘，性微温，质润而腻，为滋阴补血之要药，可益血滋阴、补肾生精，为君药；当归甘温质润，长于补血，兼能活血，为方中臣药；白芍酸甘质柔，归肝、脾经，功擅养血敛阴，与熟地黄、当归相协，则本方滋阴养血之功益著，并可缓挛急而止腹痛；川芎辛散温通，上行头目，下行血海，为血中之气药，顺其血行而防血瘀，长于活血行气，与当归相伍，则畅达血脉之力益彰，两者并为方中佐药。四药相伍，动静结合，刚柔相济，补血而不滞血，行血而不伤血，温而不燥，滋而不腻，故此方为补血调血之良方。

历代古书沿革

历代古籍中关于四物汤的记载颇多。此方为晚唐·蔺道人根据《金匮要略》胶艾汤化裁而来，主要用于伤科瘀血作痛之治疗。宋代《太平惠民和剂局方》将其用于妇科疾病的治疗。自此之后，四物汤得到后世医家的推崇，他们在四物汤的基础上加以发挥，化裁出众多四物汤类方，拓宽了四物汤的治疗范围。关于四物汤类方的记载见于宋代《卫生家宝产科备要·产后方》、明代《医方考·调经》（用四物汤）、清代《医宗金鉴》《血证论》等医学古籍中，具体论述如下。

关于四物汤原方的记载，见于《仙授理伤续断秘方》《太平惠民和剂局方》及《妇人大全良方》。

[1]唐·蔺道人《仙授理伤续断秘方》，"凡跌伤，肠肚中污血，且服散血药，如四物汤之类"，"四物汤，凡伤重，肠内有瘀血者有此。白芍药、川当归、熟地黄、川芎各等分，每服三钱，水一盏半，煎至七分，空心热服"。原方为治外伤瘀血作痛，并且提出了用量和用法。

[2]宋代《太平惠民和剂局方》，首次将四物汤用于治疗妇产科疾病，该书在"治妇人诸疾"的四物汤条下载，"调益荣卫，滋养气血，治冲任虚损，月水不调，脐腹疼痛，崩中漏下，血瘕块硬，发歇疼痛，妊娠宿冷，将理失宜，胎动不安，血下不止，及产后乘虚，风寒内搏，恶露不下，结生瘕聚，少腹坚痛，时作寒热。当归去芦酒浸炒、川芎、白芍药、熟干地黄酒蒸，各等分，共为粗末，每服三钱，水一盏半，煎至八分，去滓热服，空心食前"。

[3]宋·陈自明《妇人大全良方》将四物汤列为治疗妇科疾患的通用方。

关于四物汤的加减化裁，最早出现于宋代。自此之后，历代医家均对四物汤推崇备至，对其进行化裁应用。尤其至明代年间，各医家对四物汤的应用可谓出神入化，现总结如下。

[1]宋代《卫生家宝产科备要·产后方》，"产后乍寒乍热者，何？答曰：阴阳不和，败血不散，皆令乍寒乍热。产后血气虚损，阴阳不和，阴胜则乍寒，阳胜则乍热，阴阳相乘，则或寒或热。若因产劳伤脏腑，血弱不得宣越，故令血败不散，入于肺则热，入于脾则寒。医人若误作疟疾治之，则缪矣。阴阳不和，宜增损四物汤"。

增损四物汤：当归（洗去土，并芦须切，焙）、芍药（洗，锉）人参（去芦，切片）、川芎（洗，锉）各一两，甘草（炙）四钱，干姜（宜用生姜代之）一两。上为末，每服二钱匕，水一盏，生姜五片同煎六分，去滓，微热服，不以时候。

本方为四物汤原方去熟地黄，加用人参、甘草、干姜，治疗产后气血虚弱，阴阳不调，寒热往来。

[2] 宋代《女科百问》，"夫妇人病，多是月经乍多乍少，或前或后，时发疼痛，医者一例呼为经病，不曾说得是阴胜阳，是阳胜阴，所以服药少得有效。盖阴气盛乘阳，则胞寒气冷，血不营运，经所谓天寒地冻，水凝成冰，故令乍少而在月后。若阳气盛乘阴，则血流散溢，经所谓大暑地热，经水沸溢，故令乍多而在月前。当和其阴阳，调其气血，以平为福。当归（去芦微炒）、熟地（净洗酒蒸，焙干）、川芎、白芍、黄芩（小半）、白术，各等分"。

[3] 金·刘完素《素问病机气宜保命集·妇人胎产论》以四物汤作为通用方，主张四物汤随季节变化而加减变化，提出"春倍川芎，夏倍芍药，秋倍地黄，冬倍当归，春防风四物，夏黄芩四物，秋门冬四物，冬桂枝四物，四时常服随证用之也"，提出了四物汤随季节加减变化，并冠以方名，可谓四物汤加减变化之典范。

[4] 元·朱丹溪亦善用四物汤，根据不同的病情，提出四物汤加减治疗月经病的二十七种加减变化和胎前诸疾的十一种增损法。如《丹溪心法·妇人》云，"经水不及期而来者，血热也，四物加黄连……治冲任虚损，月水不调，脐腹疼痛。当归、川芎、芍药、熟地黄（等分）。上以水煎服，加减于后……经候过多，本方去熟地黄，加生地黄，或只加黄芩、白术"。元·王好古亦详细论述了四物汤治疗妇产科疾病的四十五种化裁法，在临床应用上也有较大的发挥。

[5] 明·吴崑《医方考·调经》用四物汤："当归（酒洗）、熟地黄各三钱，川芎（酒洗）一钱五分，白芍药（酒炒）二钱。血不足者，此方调之……是方也，当归、芍药、地黄，味厚者也，味厚为阴中之阴，故能生血。川芎味薄而气清，为阴中之阳，故能行血中之气。然草木无情，何以便能生血？所以谓其生血者，以当归、芍药，地黄能养五脏之阴，川芎

能调营中之气，五脏和而血自生耳。若曰四物便能生血，则未也……此四物汤所以为妇人之要药，而调月者必以之为主也……人肥有痰，加半夏、陈皮、南星……有抑郁者，加香附、苍术、砂仁、神曲……后期者为寒、为郁、为气、为痰。气虚者，加参、芪。气实者，加枳、朴。"

[6] 明·武之望则广泛收集、研究、整理该方相关内容信息，同时吸取了前人的经验，在《济阴纲目·调经门》中对四物汤进行了一次较为全面的总结，创造了一百三十一张四物汤的加减方。

[7] 明·王肯堂在《证治准绳》中记载，"经水涩少，为虚为涩，虚则补之，涩则濡之。用四物加葵花汤治经水涩少。四物汤（四两）、葵花（一两），一方又加红花、血见愁。又四物汤加熟地黄当归汤治经水少而色和。四物汤（四两），熟地黄、当归各一两"。

[8] 清代《医宗金鉴·调经门》整篇均在论述四物汤的加减，如加味的桃红四物汤、芩连四物汤、柴胡四物汤、玉烛散等，减味的佛手散，其他的加减方剂更是变化多端。

[9] 清代《血证论》卷四：血滞者，瘀血阻滞，因见身痛腹胀，寒热带漏，散经闭经诸证，总是瘀血阻滞其气。若无瘀血，则经自流通，安行无恙。何缘而错杂变乱哉？凡此之类，故总以去瘀为要，四物汤加元胡、桃仁、香附、乳香、没药主之。有热，加黄芩、黄连；有寒，加干姜、附片。

[10] 清代《傅青主女科》中亦有"妇人有经水过多，行后复行，面色萎黄，身体倦怠，而困乏愈甚者……是血虚而不归经……治法宜大补血而引之归经……方用加减四物汤"的记载。

其他后世的方剂，如益气养血的八珍汤、十全大补汤，益气化瘀的加参生化汤，破瘀散结的血府逐瘀汤，清热凉血的芩连四物汤，养阴化燥的四物增液汤合方，温经散寒的温经汤等都是由四物汤化出，同时它们也拓宽了四物汤的治疗范围，加强了四物汤的治疗效果。

四物汤衍生出的无数"子方""孙方"在治疗妇科病方面也功效卓著。较著名的有桃红四物汤。该方剂是由四物汤加桃仁、红花而成，专治血虚血瘀导致的月经过多、闭经，亦可用于先兆流产、习惯性流产的治疗。四物汤加艾叶、阿胶、甘草后，组成胶艾四物汤，其是用来治疗月经过多的方剂，同时其也是安胎、养血、止漏的要方。四物汤加四君子汤，名"八珍汤"，能气血双补。在八珍汤的基础上再加黄芪、肉桂，则成为十全大补汤。

冯氏（《妇科采珍》作者冯晋台）博采众医家之所长，在运用四物汤时亦非常强调灵活化裁，在调经篇首载，"（四物汤）当归三钱（甘温，入心脾生血），生地二钱（甘寒，入心肾滋血），白芍（酒炒）二钱（酸寒，入肝脾），川芎一钱五分（辛温，通血中之气）。此方益荣卫、滋血气，一切经脉不调可常服"，"四物汤内有易生地用熟地者，古法不可废，亦不可拘泥。临症治宜，活法在人"。冯氏认为，四物汤虽为补血和血之良方，然病有证之不同，同为月经病而兼见不同佐证，遂灵活化裁四物汤，治疗妇科月经不调如月经先期、月经后期、闭经、痛经等诸多病证。正如冯氏认为，"盖四物汤柔药也，能治有形之血，不能治无形之气，若失血过多，气息几微之际，四物汤去川芎，倍加人参、炙芪、白术，于血分药中重加补气药，何尝不补气？如气分药中重加血分药同耳。阳旺生阴，阴旺扶阳，不易之理也"。如经水两三月久闭，乃血虚气滞，宜加增四物汤，即四物汤加肉桂、生黄芪、姜黄、木通、红花和甘草；如因有积块而经久闭者，宜四物通经丸，即四物汤加香附、艾叶、莪术、桃仁、红花、赤芍、三棱、干漆；经水或前或后，时多时少，时止时来，乃气血不和，宜四物调荣汤，即四物汤加熟地黄、山茱萸、山药、香附、益母草、白术、黑栀子、陈皮、茯苓、牡丹皮、泽泻；水来过多，乃虚中有热，宜凉血四物汤，即四物汤加阿胶、白术、胡黄连、香附、黄芩、知母、甘草；经水来短少，乃是血虚，宜生血四物汤，即四物汤去生地黄，加熟地黄、红花、泽泻、木香；经水来小腹冷，宜活血四物汤，即四物汤去生地黄，加熟地黄、香附、肉桂、干姜、艾叶、白术、延胡索、牛膝、桃仁、附子；经水来淡白，乃气虚有湿，宜加减四物汤，即四物汤去生地黄、白芍、川芎，加熟地黄、人参、白术、茯苓、半夏、黑姜、陈皮、甘草。

❀ 经水两三月久闭 ─────────────────────────○

经水两三月久闭，乃血虚气滞，宜【加增四物汤】。

| 当归三钱　生地二钱　白芍一钱五分　川芎　肉桂　生黄芪　姜黄 |
| 木通　红花各一钱　甘草三分 |

水煎服。

如因有积块而经久闭者，宜【四物通经丸】。

| 香附（醋炒）十个　艾叶（炒）　当归　莪术（醋炒）各二两　川芎 |
| 白芍　生地　桃仁　红花　三棱（醋炒）　赤芍各一两　干漆（煅烟 |
| 净）八钱 |

米醋糊丸如梧子大，每服二钱，白开水送下。

妇人月经两三个月停闭不行，是血虚气滞所致，宜加增四物汤。

如因有积块导致月经久闭不行者，宜四物通经丸。四物通经丸药粉用米醋和丸做成梧子大小，每次服用二钱，白开水送服药丸。

病因病机分析

本病以"经水两三月久闭"为主症，属于月经病之"月经后期"范畴。月经后期是指月经周期延长 7 天以上，甚至 3~5 个月一行，且连续出现 3 个月经周期以上。月经的产生是脏腑、天癸、气血、冲任协调作用于胞宫的结果。肾、天癸、冲任、胞宫是参与月经产生的主要环节，其中任何一个环节发生功能失调都可导致血海不能满溢。究其发病机制，主要为精血不足，或邪气阻滞，致冲任不充，血海不能按时满溢，临床常见有肾虚、血虚、血寒、气滞、痰湿或虚实错杂的复合病机。根据文中所选用方药，以方测证，推断此条属于血虚气滞之虚实夹杂之证。妇人素体气血不足或思虑、饮食损伤脾胃，生化不足，致营血亏虚，冲任不充，血海空虚，无血可下；又气血同源，气为血之帅，血为气之母，血虚则气不能独生，日久导致气虚，气虚则运血无力，则脉道不畅，冲任受阻，使血海不能如期满盈而发为月经两三月久闭不行。临床表现当有月经周期延长，量少，色淡红，有血块，小腹疼痛，舌质淡，苔薄，脉弦细。治法当以补血活血，行气通经为要，方用加增四物汤治疗。若血虚气滞日久，则会进一步使冲任阻滞，血行受阻，气滞血瘀，积结成块，积块久居，阻滞胞宫，日久导致经闭不行，故选用四物通经丸治疗。

方义分析

加增四物汤全方十味药，由四物汤加肉桂、黄芪、姜黄、木通、红花、甘草而成。四物汤补血、和营、调经，善治营血虚滞诸证。冯氏在此将四物汤中以生地黄易熟地黄，其意有三。其一，生地黄甘寒，归肝、肾经，可滋肾水、养肝血，取补血贵在滋水之意；其二，本条证为血虚气滞，熟地黄虽补血之力强，然其性质黏腻，对于血虚气滞者，恐其恋邪，阻滞气机，故用生地黄而不用熟地黄；其三，全方用药多为辛温之品，用生地黄甘寒可制约他药燥烈之性，使全方温而不燥。肉桂温阳和营，振奋阳气；黄芪大补脾肺之气，以资化源，使有形之血生于无形之气，与当归相协，取当归补血汤之意，使气旺血生；姜黄辛、苦，温，归脾、肝经，入血分能活血化瘀，入气分能行气导滞，与四物汤之川芎相伍，破血行气之力更加；木通既可通妇人之血气，又可除寒热不通之气，红花活血通经，两者相伍，取活血通经之意；甘草调和诸药。诸药合用，血虚者得之可收补血之功，气滞者得之可奏行气之效。全方共奏补血活血，行气通经之效。

四物通经丸全方十二味药，由四物汤加莪术、三棱、桃仁、红花、赤芍、香附、艾叶、干漆而成。四物汤补血和血。三棱、莪术破血行气，消积化瘀，常为对药，用于血瘀气结之重证。三棱偏入血分，善破血中之滞；莪术偏入气分，善逐气分之瘀，两药每相须为用，共同治疗血瘀气滞所致的经闭。红花辛温，归心、肝经，可活血通经，祛瘀止痛；桃仁活血化瘀，祛瘀之力较强，有破血之功，与四物汤合用，取桃红四物之意，养血活血；赤芍清热凉血，有活血通经、祛瘀止痛之效，为治瘀血阻滞所致诸证之良药。香附辛、微苦、微甘，平，功擅疏肝理气，有"气病之总司，女科之主帅"之称，与川芎合用，肝气调而血通畅；另在诸补血药中加入香附，可达补血不留瘀，行血不散血之功。艾叶温经止血，散寒止痛；干漆活血破瘀。诸药共奏破血逐瘀、消癥通经之效。米醋活血散瘀，用其调和诸药，亦可加强活血通经之效。纵观全方，四物通经丸活血之力较加增四物汤更效，所治之证气滞血瘀更重，病程更长。

历代古书沿革

四物汤是妇科补血活血经典方剂，历代医家对四物汤推崇备至，其有"妇科第一方""调理一切血证是其所长""妇女之圣药"的美誉。众医家在临证中对四物汤多有化裁，变化之多，命名各异，不胜枚举。本条文加增四物汤、四物通经丸也属此类。但经考证，目前书籍中并无此两方剂的记载。在《万病回春》中记载的通经四物汤，所治疾病与此相同，然病机有异，药物亦有所区别，原文如下。

通经四物汤：此方治经水不调之剂，治经水过期不行者，乃血虚有寒。

当归一钱半，川芎五分，熟地一钱，白芍一钱，红花三分，香附一钱，肉桂五分，桃仁二十个（去皮尖），蓬术一钱，苏木一钱，木通八分，甘草五分。上锉一剂，水煎，空心服。

经水先期而来乍多

经水先期而来乍多，乃气虚血燥，宜【加增四物汤】。

当归三钱　生地二钱　白芍一钱五分　川芎五分　香附一钱五分
陈皮　柴胡各五分　黑栀　丹皮各一钱

水煎服。

或气虚阳陷者，宜【升阳补中汤】（即补中益气汤）加白芍二钱、半夏一钱，倍加升麻五分。

月经提前来潮且经量较多，是因为气虚血燥所致，宜加增四物汤。

如因为气虚阳陷所致月经提前来潮而经量较多，宜升阳补中汤（即补中益气汤）加白芍二钱、半夏一钱，升麻用量加倍。

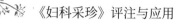 病因病机分析

本病以"经水先期而来乍多"为主症，属于月经病"月经先期"之范畴。月经先期是指月经周期提前7天以上，甚至10余日一行，连续2个周期以上。月经先期属于以周期异常为主要表现的月经病，病因病机主要为气虚和血热。气虚则统摄无权，冲任不固；血热则热扰冲任，伤及胞宫，血海不宁。两者均可使月经先期而致，并常伴有月经量多。根据条文描述及所选用方药，以方测证，推断本证属气血虚弱为本，肝郁化热为标之虚实错杂之证。患者体质素弱，脾肾之气虚弱。气虚则统摄功能减弱，气不摄血，则血必因之外溢而出血，月经先期而至伴量多。另，女子以肝为先天，若情志抑郁，愤怒伤肝，肝气郁结，郁久化热，热扰冲任，迫血下行，亦可导致月经先期且月经量多。根据其所选用药物，推测其临床表现当有月经先期，量多，经色深红，质稠，经行不畅，或有血块，小腹或胀痛，或隐痛，烦躁易怒，口苦咽干，舌红，苔薄黄，脉弦数。

方义分析

加增四物汤全方九味药，由四物汤加香附、陈皮、柴胡、黑栀子、牡丹皮组成。方中以四物汤为主方，补气生血。血为气之母，血虚之下，焉有完气？血虚则气虚，终致气血俱虚，故治宜补气生血。且血虚日久，临证处方以补血为主，补气徐徐图之。陈皮理气健脾；柴胡和解表里，疏肝解郁。气为血之帅，在补血药中加入行气药，气行则血行，使补血药补而不滞。栀子清热、泻火、凉血，若取其祛心胸内热，用黑栀子，兼其止血之效。牡丹皮清热凉血，活血化瘀。方中用清热凉血之生地黄、黑栀子、牡丹皮，疏肝理气之柴胡，甚合肝郁血热之病机。

升阳补中汤全方共十味药。补中益气汤为补气名方。方中黄芪味甘微温，入脾、肺经，补中益气，升阳固表，故为君药；人参、炙甘草、白术，补

气健脾，为臣药。当归养血和营，协人参、黄芪补气养血；陈皮理气和胃，使诸药补而不滞，共为佐药。少量升麻、柴胡升阳举陷，协助君药以升提下陷之中气，共为佐使。炙甘草调和诸药为使药。倍加升麻，可见气虚之重已见下陷之证。白芍养血调经，敛阴止汗，柔肝止痛，平抑肝阳，既可缓诸补气药之燥性，亦可缓血燥。半夏燥湿化痰，降逆止呕，消痞散结，以缓解患者胃肠道反应。

历代古书沿革

历代古籍关于月经先期多有记载。如宋代《妇人大全良方·调经门》指出，本病是由于"过于阳则前期而来"；《普济本事方·妇人诸疾》提出"阳气乘阴，则血流散溢"。明代《万氏妇人科·调经章》为月经先期作为一个病证开创了先例；《景岳全书·妇人规》提出气虚不摄也是导致月经先期的重要发病机制。清代《傅青主女科·调经》提出本病根据经血量的多少以辨血热证之虚实，对四物汤、补中益气汤治疗月经先期均有记载。元·朱丹溪《丹溪心法·妇人》中应用四物汤治疗月经先期，而明·薛立斋《女科撮要》则应用补中益气汤治疗月经先期。

[1]《丹溪心法·妇人》，"经水不及期而来者，血热也，四物加黄连……四物汤治冲任虚损，月水不调，脐腹疼痛。当归、川芎、芍药、熟地黄（等分）。上以水煎服，加减于后……经候过多，本方去熟地黄，加生地黄，或只加黄芩、白术"。

[2]《女科撮要》，"先期而至……血分有热者，加味四物汤；劳役火动者，补中益气汤"。

病案举例

张某，女，30岁，2011年5月20日初诊。

主诉：月经提前8~10天，已1年有余。

现病史：末次月经 2011 年 5 月 10 日。该患者 1 年前无诱因出现月经提前 8~10 天，量多，色淡红，质清稀，伴面色萎黄，神疲乏力，气短懒言，脘腹胀满，食后尤甚，腰膝酸软，便溏，食少纳呆，睡眠正常。既往健康。月经史：14 岁初潮，月经周期 30 天，行经 5 天，量中，色红，质稠，无血块，无腹痛。婚育史：25 岁结婚，孕 2 产 1 人流 1，工具避孕。查体：舌淡红，苔薄白，脉细弱。妇科检查：外阴发育正常，阴道畅，宫颈光滑，子宫前位，大小正常，质中，活动可，无压痛；双附件未及异常。辅助检查：彩超示子宫及双附件未见明显异常。

诊断：月经先期。辨证属脾气虚证。

治法：补益中气，摄血调经。

处方：人参 20g，黄芪 25g，白术 20g，升麻 15g，柴胡 15g，当归 10g，陈皮 15g，甘草 15g，山药 15g，茯苓 15g，杜仲 15g，菟丝子 15g，白芍 20g，续断 15g，茜草 20g，水煎服，每日 2 次。

服药 1 个月后复诊，月经周期恢复正常，但仍量多，上方酌情去当归，加煅龙骨、煅牡蛎各 20g，继续服。服药 2 个月后复诊，月经正常，其他症状好转。

（本病例选自《辽宁中医药大学学报》2012 年第 14 卷之"补中益气汤加味治疗脾气虚月经先期探析"）

按：补中益气汤出自《脾胃论》，是中医补益中气的经典方剂。原方治疗饮食劳倦所伤引起的脾虚气陷，气虚发热证，后世广泛用于临床各科气虚所致的病证，亦用于治疗妇科月经病。本方治疗脾气虚之月经先期，意在取其补益中气的作用。方中人参、黄芪为君药，补脾益气，止血调经；白术、甘草为臣药，健脾补中；佐药当归补血，陈皮理气；升麻、柴胡为使药，升阳举陷。全方共奏补中益气、升阳举陷、摄血调经之效。女子以血为本，月经以血为物质基础。脾主中气而统血，脾为后天之本，气血生化之源。只有气血充足，月经才能正常。气足则血自归经，血充则气有所附，补中益气属于治本之法，故能获效。

经水后期而来乍少

经水后期而来乍少，乃气虚血弱，宜【加增四物汤】。

> 当归三钱　熟地三钱　白芍一钱五分　川芎五分　人参二分　白术（炒）二钱　茯苓　牛膝　肉桂各一钱

水煎服。

或因寒者，宜【温经汤】（即四物汤）加艾叶（炒）三钱、干姜二钱。

释义

月经周期延后而经量较少，是气虚血弱所致，宜加增四物汤。

如因于寒者，宜温经汤。

病因病机分析

本病以"月经后期而来乍少"为主症，当属月经病中"月经后期"之范畴。月经后期定义与发病机制见"经水两三月久闭"病因病机分析。月经后期常与月经量少并见。以方测证，本证属于气血虚弱证。患者素体虚弱，先天气血不足或房劳多产，耗伤气血；或脾气虚弱，化源不足，冲任不充，致营血亏虚，血海不能按时满溢，进而使月经周期延后。气虚日久，阳气亦虚，阳虚则虚寒内生，脏腑失于温养，气血化生不足，血海充盈延迟，亦可致月经后期及月经量少。推断其临床表现当有月经周期延后，量少，色淡红，质清稀，小腹绵绵作痛；伴头晕眼花，心悸少寐，面色苍白或萎黄；舌质淡红，脉细弱。治法当以补血、益气、调经为要，方用加增四物汤。若因于寒者，则选用温经汤治疗，由所选用方剂可知所属证型为气虚血弱之中又见寒象。因其中艾叶、干姜等温和温煦之药，可推知其寒象较轻。

❀ 方义分析

加增四物汤全方共九味药，由四物汤加人参、白术、茯苓、牛膝、肉桂组成。方中四物汤养血、活血、调经，为君。人参大补元气，气生则血长，为臣。白术、茯苓补脾气，佐人参以滋生化之源，使气血双补，补脾气，化源充足，则气血得生。牛膝下通经血，引药归经，使方中补中有行；肉桂温经通脉，温煦下元。诸药合用，共奏益气养血，通阳调经之效。

温经汤则在四物汤基础之上加艾叶、干姜两药。干姜性味辛热，归脾、心、肾经，可温经通脉；艾叶温经调经。两药与四物汤合用，既可养血调经，又可温经散寒。全方共奏温经养血，散寒调经之功。

📖 历代古书沿革

月经后期首见于《金匮要略·妇人杂病脉证并治》"至期不来"，后又见于宋代《妇人大全良方·调经门》"过于阴则后时而至"。元代《丹溪心法·妇人》中提出"血虚""血热""痰多"均可导致月经后期的发生，书中记载了以四物汤加人参、白术治疗月经后期病。明代《医方考·妇人门》提出"后期者为寒、为郁、为气、为痰"，并应用四物汤治疗月经后期病。

[1]《丹溪心法·妇人》，"妇人经水过期，血少也，四物加参、术；带痰，加南星、半夏、陈皮之类……过期，紫黑有块，亦血热也，必作痛，四物加香附、黄连……肥人不及日数而多者，痰多血虚有热，亦用前丸，药

中更加黄连、白术丸服"。

[2]《医方考·妇人门》评论四物汤，"妇人月事不调，以此方为主而变通之……随其寒热虚实而斟酌加减之，使月事调匀，则阴阳和而万物生，有子之道也。是方也，当归、芍药、地黄，皆味厚之品也，味厚为阴中之阴，故能益血。析而论之，当归辛温能活血，芍药酸寒能敛血，熟地甘濡能补血。又曰：当归入心脾，芍药入肝，熟地入肾，乃川芎者，彻上彻下而行血中之气者也。此四物汤所以为妇人之要药，而调月者必以之为主也……人肥有痰，加半夏、陈皮、南星……有抑郁者，加香附、苍术、砂仁、神曲……后期者为寒、为郁、为气、为痰。气虚者，加参、芪。气实者，加枳、朴"。

温经汤沿革：《备急千金要方》《三因极一病证方论》《伤寒杂病论》《医宗金鉴》《圆运动的古中医学》《太平惠民和剂局方》《金匮要略》《妇人大全良方》中均有关于温经汤的记载，虽药味组成与本条所述温经汤稍有出入，但均可用于治疗月经后期。

[1]《三因极一病证方论》谈温经汤，"过期不来……半夏（汤七次去滑）、当归（酒浸一宿）、川芎、人参、白芍药、牡丹皮、桂心、阿胶（蛤粉炒）、甘草（炙）各二两，吴茱萸（汤洗炒）三两，麦门冬（去心）五两。上为锉散。每服三钱，水一盏半，生姜五片，煎八分，去滓热服，空心食前"。

[2]《太平惠民和剂局方》谈温经汤，"过期不来……阿胶（蛤粉碎炒）、当归（去芦）、川芎、人参、肉桂（去粗皮）、甘草（炒）、芍药、牡丹皮各二两，半夏（汤洗七次）二两半，吴茱萸（汤洗七次，焙，炒）三两，麦门冬（去心）五两半。上为粗末。每服三钱，水一盏半，入生姜五片，煎至八分，去滓热服，空心，食前服"。

[3]《医宗金鉴》谈温经汤，"吴茱萸三两，当归、川芎、芍药各二两，人参、桂枝、牡丹皮、阿胶、生姜各二两，甘草二两，半夏

半升，麦冬（去心）一升。右十二味，以水一斗，煮取三升，分温三服。亦主妇人……至期不来"。

❀ 经水或先或后时多时少

经水或前或后，时多时少，时止时来，乃气血不和，宜【四物调荣汤】。

> 当归　生地　白芍各二钱　川芎一钱　熟地四钱　山萸　山药
> （炒）　香附各一钱五分　益母草　白术各一钱　黑栀　陈皮　茯
> 苓　丹皮　泽泻各一钱

水煎服。

月经先后无定期，经量时多时少，来止无定时，是因为气血不和所致，宜四物调荣汤。

🌿 病因病机分析

本病以"经水或前或后，时多时少，时来时止"为主症，属于月经病之"月经先后无定期"范畴。月经周期时或提前、时或延后 7 天以上，交替不定，连续 3 个周期以上者，称为"月经先后无定期"，又称"经水先后不定期"。本病以月经周期紊乱为特征，可连续两三个月经周期提前，接着又出现一次延后；或两三个月经周期错后，接着又可见一次提前；或见提前错后错杂更迭不定。其发病机制是肝肾功能失常，冲任气血失调，血海蓄溢无常。其病因有肾虚、肝郁和肝郁肾虚之异。以方测证，本条病机之"气血不和"当属肝郁肾虚证之多脏受累的复杂病机。肝藏血，司血海，主疏泄。肝气条达，疏泄正常，血海按时满盈则月经正常。若情志抑郁，或愤怒伤感，肝郁气结，气机逆乱，肝为肾之子，肝之为病，子病及母，而致肾之封藏失司，最终导致冲任失司，血海蓄溢失常，故月经或先或后，经血或多或少，时来时止。根据其所选用药物，推断其临床表现当有月经先后不定期，经量或多或少，色暗红或暗淡，或有块；经前或经行乳房胀痛，腰膝酸软，或精神疲惫；舌淡苔白，脉弦细。治法当以补肾、疏肝、调经为要，方用四物调荣汤。

◎ 方义分析

四物调荣汤全方十五味药，由四物汤、六味地黄丸，加香附、益母草、白术、黑栀子、陈皮化裁而来。方中四物汤补血养血，柔肝调经；六味地黄丸补肾养阴；香附为气之帅，可疏肝、解郁、理气，合陈皮调经理气，使补血药补而不滞；白术、陈皮健脾和中，合山茱萸、山药先后天同补，使气血生化有源；生地黄、牡丹皮、益母草清热、凉血、调经；黑栀子清肝泻火，与泽泻、茯苓同用，清热利湿，使邪有所出。全方一疏肝肾之郁气，二清肝肾之虚火，三补肝肾之精血。肝气舒而肾精旺，气血调和，冲任相资，血海蓄溢正常，则经水自能定期而潮。

历代古书沿革

本病首见于唐代《备急千金要方·月经不调》"妇人月经一月再来或隔月不来"。宋代《圣济总录·杂疗门·妇人气血门》称本病为"经水不定"。明·万全《万氏妇人科·调经章》始提出"经行或前或后"的病名。《景岳全书·妇人规·经脉类》则将本病称为"经乱"，又分为"血虚经乱""肾虚经乱",较详细地论述了本病的病因病机、治法、方药、预后和调养的方法,为后世医家所推崇。清代《医宗金鉴·妇科心法要诀·调经门》称本病为"愆期"。《傅青主女科·调经》认为本病为肝肾之郁所致,重在肝郁,由肝郁而致肾虚,方用定经汤。《竹泉生女科集要》《女科百问》应用四物汤加味治疗本病。

[1]《傅青主女科·调经》:"妇人有经来断续,或前或后无定期,人以为气血之虚也,谁知是肝气之郁结乎?夫经水出诸肾,而肝为肾之子,肝郁则肾亦郁矣。肾郁而气必不宣,前后之或断或续,正肾之或通或闭耳。或曰肝气郁而肾气不应,未必至于如此。殊不知子母关切,子病而母必有顾复之情,肝郁而肾不无缱绻之谊,肝气之或开或闭,即肾气之或去或留,相因而致,又何疑焉。治法宜疏肝之郁,即开肾之郁也。肝肾之郁既开,而经水自有一定之期矣。方用定经汤。"

[2]《女科百问》:"夫妇人病,多是月经乍多乍少,或前或后,时发疼痛,医者一例呼为经病,不曾说得是阴胜阳,是阳胜阴,所以服药少得有效,盖阴气盛乘阳,则胞寒气冷,血不营运,经所谓天寒地冻,水凝成冰,故令乍少而在月后,若阳气盛乘阴,则血流散溢,经所谓天暑地热,经水沸溢,故令乍多而在月前,当和其阴阳,调其气血,以平为福……当归(去芦微炒)、熟地(净洗酒蒸焙干)、川芎、白芍、黄芩(小半)、白术(各等分)。"

病案举例

李某,女,25 岁,未婚,2010 年 6 月 3 日初诊。

主诉: 月经先后不定 1 年。

现病史: 16 岁初潮,月经周期 22~45 天,行经 5~6 天,末次月经 2010 年 5 月 13 日。经量时多时少,色暗红;经前乳房胀痛,心烦易怒;平时腰膝酸软,头晕耳鸣;舌暗红,苔白,脉弦细。

诊断：月经先后不定期，证属肝郁肾虚。

治法：补肾疏肝，调理冲任。

处方：柴胡 9g，荆芥穗 9g，香附 9g，菟丝子 15g，熟地黄 15g，当归 12g，白芍 15g，山药 30g，茯苓 15g，女贞子 15g，墨旱莲 15g，炙甘草 6g。7 剂，1 日 1 剂，早晚分服。

服药后，经期延后 5 天，腰膝酸痛、乳房及胸腹胀满好转，仍感心烦易怒，舌红。前方去香附，加生龙骨、生牡蛎各 30g，继服 7 剂。服药后，月经来潮，经期提前 3 天，经量适中，经色变红，精神明显好转，劳累后仍感腰部不适，其余症状消失。上方加续断 30g，继服 7 剂。随访半年，月经周期正常。

（本病例选自《实用中医药杂志》2012 年第 28 卷之"肝郁肾虚型月经先后无定期治疗体会"）

按：柴胡、荆芥味清香，以疏肝解郁；当归、白芍养血、柔肝、调经；菟丝子、熟地黄补肾气、益精血；山药、茯苓健脾和中而利肾水；女贞子、墨旱莲补肝肾、调经；香附调理气血。全方疏肝肾之郁气，补肝肾之精血，肝气疏而肾精旺，气血调和，冲任相资，血海蓄溢正常，则经水自能定期而潮。

经水淋沥不断

原文

经水淋沥不断，乃冲任虚损，宜【加增四物汤】。

> 当归三钱　生地炭二钱　莲蓬壳（煅存性）二钱　川芎五分　白芍一钱三分　阿胶（炒）　地榆　艾叶（炒）　炙芪各一钱　甘草三分

水煎服。

月经淋沥不净，是因为冲任虚损所致，宜加增四物汤。

病因病机分析

本病以"经水淋沥不断"为主症，属月经病"崩漏之漏下""经期延长"之范畴。崩漏是指经血非时暴下不止或淋沥不尽，前者谓之崩中，后者谓之漏下，崩与漏两者常相互转化，故概称为崩漏。经期延长是指月经周期基本正常，行经时间7天以上，甚至淋沥半月方净者。两者均为阴道出血性疾病，属妇科常见病。其发病机制均由冲任气虚不能制约经血，或因外邪客胞，或因血热妄行所致，临床常见有气虚、血热、血瘀等。以方测证，本证属气血虚弱之冲任失调证，气血劳伤，脏腑损伤，血海蓄溢失常，冲任二脉不可制约经血，故发为经水淋沥不净之病。根据所选用药物，推测其临床症状当有经水过期淋沥不净，量多，色淡，质稀，倦怠乏力，气短懒言，小腹空坠，面色㿠白，舌质淡，苔薄白，脉沉细。故治法当以补血益气，止血调经为要，方用加增四物汤。

方义分析

本条加增四物汤共十味药，全方以四物汤为底方，加用炭类、炒类中药及补益气血之阿胶、黄芪组成。其中君药为当归、黄芪、莲蓬壳；臣药为生地炭、白芍、阿胶、艾叶；佐药为川芎、地榆；使药为甘草。方中当归补血生血、养血和营；黄芪蜜炙，可大补肺脾之气，以资化源，使气旺血生。当归、黄芪两药合用，取当归补血汤补气生血之意。莲蓬壳，苦、涩、温，归肝经，可化瘀止血。当归、黄芪、莲蓬壳三药合用，补气、生血、止血，共为君药。阿胶、白芍养血敛阴，助君药黄芪、当归生血之力；艾叶温经止血，生地炭凉血止血，两药合用，使本方止血之力更强，四药共为臣药。川芎活血行气，可防当归、阿胶之滋腻之性；地榆凉血止血，遏艾叶温燥之性，共为佐药。甘草调和诸药为使。全方共奏补益气血，温经止血之功。

📖 历代古书沿革

汉代《金匮要略·妇人妊娠病脉证并治》首先提出"漏下"之名，记载"妇人陷经，漏下，黑不解，胶姜汤主之"。《圣济总录》对本病病因病机、辨证论治有详细记载，并有"五色漏下"之说，论曰"漏下之病，经血淋沥不断是也，夫冲任之脉，所至有时，非时而下，犹器之津泄，故谓之漏下，盖由血虚气衰，不能约制，又有瘀血在内，因冷热不调，致使血败，其色或赤如豆汁，黄如烂瓜，黑如衃血，青如蓝色，白如脓涕，五色随五脏虚损而漏应焉"。

经期延长又称月水不断。隋代《诸病源候论》认为其病因病机是冲任虚损，"妇人月水不断者，由损伤经血，冲脉、任脉虚损故也。冲任之脉，为经脉之海，手太阳小肠之经也，手少阴心之经也，此二经为表里，主下为月水。劳伤经脉，冲任之气虚损，故不能制其经血，故令月水不断也"。宋代《妇人大全良方》也认为本病是"冲任脉虚损故也"，并将本病病机分为寒热邪气客于胞中、妇人血海虚损等。

病案举例

患者，女，25 岁，2016 年 6 月 4 日就诊。

主诉：月经淋沥不净 15 天。

现病史：月经量多色红，腰痛绵绵，四肢酸楚，困倦乏力，食欲缺乏，大小便调，舌质淡，苔薄白，脉细沉。

诊断：气虚崩漏。

治法：益气、养血、止血。

处方：方选益气四物汤。炙黄芪 40g，党参 25g，熟地黄 15g，白芍 12g，当归 12g，川芎 10g，乌梅炭 15g，海螵蛸 25g，煅牡蛎 30g，甘草 5g。冷水煎服，每次服 150mL。

服药 2 剂后血量减少过半，再服 2 剂后月经干净，给予归脾丸调理善后。第二个月，分月经前、中、后 3 期进行治疗；第三个月经周期延后 3 天，行经 4 天干净。

（本病例选自《现代医药卫生》2018 年第 34 卷之"四物汤治疗崩漏 3 例报道"）

按：患者月经淋沥半月未净，刻下症为气血虚弱之象，治宜益气、养血、止血。方中以四物汤为底生血补血，并活血化瘀，祛除蚘血，瘀血得去，新血得生，遂得循经。漏下日久，恐药力不达，加用收涩止血之乌梅炭、海螵蛸、煅牡蛎，加强止血之功。经血止后须调补脾肾，调理气血，调理月经周期，巩固疗效。脾主统血，脾气虚弱，统摄无权，必致崩漏反复不愈，故愈后用归脾丸调补气血，巩固疗效，扶正固本。

❀ 经水适来适断

经水适来适断，乃气血劳伤，宜【加减四物汤】。

> 当归三钱　生地三钱　白芍一钱五分　川芎六分　炙芪　白术　茯苓各一钱　人参三分　炙草二分　益母草二钱

水煎服。

如有热，加柴胡一钱。

月经期月经中断，乃由全身气血虚弱所致，宜加减四物汤。

病因病机分析

本病以"经水适来适断"为主症，属于月经病"月经失调"之范畴。经水适来最早见于《伤寒论》。结合历代医家对"经水适来适断"的论述，可知"经水适来"为经水之来，诸经血满，归注于血室，下泄为月水之时，即经水来潮之时；"适断"为恰逢中断之意。《金匮要略·血痹虚劳病脉证并治》中记载劳伤之病，"脉大为劳，极虚亦为劳"，可知气血劳伤即为气血极虚。由此可知，本条所述"经水适来适断"意为正值月经来潮时，由于全身气血极度虚弱，导致经水中断。妇人以血为本，月经的主要成分是血，然气为血之帅，血为气之母，血赖气的升降出入运动而周流，气血均来源于脏腑，气血调和，月经正常。冯氏认为，本病的根本原因在于本身气血虚弱。气血虚弱，营血亏虚，血海虽满而所溢不多，则发为经水适来适断。根据其用药，推测其临床表现应当还有经来量少，点滴即净，色淡，质稀，或伴小腹隐痛，头晕眼花，心悸怔忡，面色萎黄，舌淡红，脉细。治疗以益气、养血、调经为法，方用加减四物汤。如有热，当为气虚发热，用加减四物汤加柴胡，取甘温除热之意。

方义分析

加减四物汤全方十味药，为四物汤合四君子汤加味而成。方中四物养血补血，四君子益气健脾。加黄芪补中益气。方中补气之药居多，取补血于补气之中，气血双补。益母草苦、辛，微寒，归肝、心包、膀胱经，可活血调经，用于此处一可调经，二能制约补气及补血药之滋腻之性，使全方补而不滞。诸药共奏气血双补，活血化瘀之效。

📖 历代古书沿革

历代医家论及"经水适来适断"多与"热入血室"同论，且多参照《伤寒论》因机证治，均与本条文所述病机不同。

[1] 东汉·张仲景《伤寒论·辨太阳病脉证并治》将经水适来、适断分别论述，认为"妇人中风，发热恶寒，经水适来，得之七八日，热除而脉迟身凉，胸胁下满，如结胸状，谵语者，此为热入血室也，当刺期门，随其实而泻之。妇人中风，七八日续得寒热，发作有时，经水适断者，此为热入血室，其血必结，故使如疟状，发作有时，小柴胡汤主之……妇人伤寒，发热，经水适来，昼日明了，暮则谵语，如见鬼状者，此为热入血室"。

[2] 宋·许叔微《伤寒九十论》对"经水适来适断""热入血室"的治疗与《伤寒论》相同：若经水适来适断，恐是热入血室也。越日亟告曰，已作结胸之状矣。予为诊之曰，若相委信，急行小柴胡汤等必愈，前医不识，涵养至此，遂成结胸证。药不可及也，则有一法，刺期门穴，或庶几愈。

[3] 明·吴有性《温疫论》对"经水适来适断""热入血室"的发病过程阐述得较为明了。吴师认为妇人伤寒与男子伤寒的不同之处在于"经水适断适来，及崩漏产后"。《温疫论》记载，"妇人伤寒时疫，与男子无二，惟经水适断适来，及崩漏产后，与男子稍有不同。夫经水之来，乃诸经血满，归注于血室，下泄为月水。血室者一名血海，即冲任脉也，为诸经之总任。经水适来，疫邪不入于胃，乘势入于血室，故夜发热谵语。盖卫气昼行于阳，不与热入血室，因有轻重之分，不必拘于谵语也。经曰：无犯胃气，及上二焦必自愈。胸膈并胃无邪，勿以谵语为胃实而妄攻之，但热随血下，故自愈。若有如结胸状者，血因邪结也，当刺期门以通其结，治之以柴胡汤，治之不若刺者功捷。经水适断，血室空虚，其邪乘虚传入，邪胜正亏，经气不振，不能鼓散其邪，为难治，且不从血泄，邪气何由即解？与

适来之义，有血虚血实之分，宜柴胡养荣汤。新产后亡血过多，冲任空虚，与夫素善崩漏，经气久虚，皆能受邪，与经水适断同法"。

[4] 清·俞根初《重订通俗伤寒论》，"妇人伤寒时疫，与男子同，惟经水适来适断，及崩漏产后，与男子迥然不同。夫经水之来，乃诸经血满，归注于血室，下泄为月水。血室者，一名血海，即冲任脉也，为诸经之总任。经水适来，疫邪不入于胃，乘势入于血室，故夜发热谵语。盖卫气昼行于阳，不与阴争，故昼则明了。夜行于阴，与邪相搏，故夜则发热谵语。至夜止发热而不谵语者，亦为热入血室。因有轻重之分，不必拘于谵语也"。

 经水来脐腹绞痛、经水来小腹作痛、经水来小腹冷、经水来腹痛、经水已净腹痛

经水来脐腹绞痛，乃血滞也，宜【加增四物汤】。

> 当归三钱　生地二钱　白芍二钱　川芎一钱　延胡索　槟榔　苦楝子（槌碎，炒焦）各一钱　木香末二分

冲服。

月经来潮时肚脐周围绞痛，是因血行瘀滞所致，宜加增四物汤。

经水来小腹作痛，乃寒滞也，宜【加增四物汤】。

> 当归三钱　生地二钱　白芍一钱五分　川芎一钱　莪术（醋炒）
> 肉桂各八钱　五灵脂一钱　延胡索一钱

水煎服。

行经时小腹疼痛，是因为寒邪凝滞于胞宫所致，宜加增四物汤。

经水来小腹冷，宜【活血四物汤】。

> 当归　熟地各三钱　白芍　川芎各一钱　香附一钱五分　肉桂
> 干姜各八分　艾叶（炒）二钱　白术　延胡索　牛膝各一钱　桃仁十个
> 附子五分

水煎，空心服。

妇人月经来潮时自觉小腹冰冷，宜用活血四物汤。

经水来腹痛，血滞也，宜【加减四物汤】。

> 当归　香附　延胡索各二钱　益母草　川芎各一钱　熟军五分

妇人每于经水来潮时发生小腹疼痛，此由瘀血阻滞胞宫所致，宜用加减四物汤。

经水已净腹痛，血虚也，宜【加增四物汤】。

> 熟地　当归各二钱　白芍一钱五分　川芎一钱　人参二分　香附
> （制）一钱　白术　茯苓各一钱五分　炙草五分

水煎服。

妇人每于月经干净后出现小腹疼痛，此由阴血亏虚所致，宜用加增四物汤。

病因病机分析

以上 5 条条文分别以"经水来脐腹绞痛""经水来小腹作痛""经水来小腹冷""经水来腹痛""经水已净腹痛"为主症，此 5 种疾病皆属于月经病"痛经"范畴。痛经指妇女在经期及经期前后，出现小腹或腰部疼痛，甚至痛及腰骶，甚至剧痛晕厥。"痛经"亦称"经行腹痛"。经行腹痛是一种有规律的、周期性的疼痛，其发生与冲任、胞宫的周期性生理变化密切相关。痛经的主要病机在于邪气内伏或精血素亏，更值经期前后冲任二脉气血的生理变化急骤，导致胞宫的气血运行不畅，不通则痛，或胞宫失于濡养，不荣则痛，进而使痛经发作。痛经常见的分型有肾气亏损、气血虚弱、气滞血瘀、寒凝血瘀和湿热蕴结。根据以上 5 条条文所述，冯氏认为引起经行小腹疼痛的原因主要有气滞血瘀、寒凝血瘀及精血不足。逐一分析条文如下。

条文一"经水来脐腹绞痛，乃血滞也，宜加增四物汤"。根据冯氏所选用方药可推断出本条文病机为气滞血瘀之不通则痛，以气滞为主。气为血之帅，气郁不舒，血行失畅，致瘀阻子宫、冲任；经期气血下注冲任，复为情志所伤，壅滞更甚，不通则痛。根据所用药物，推断其临床表现当有经期脐腹周围绞痛，经血量少，行而不畅，有血块，块下痛减；伴乳房胀痛，胸闷不舒；舌质紫暗或有瘀点，脉弦。治疗当以理气行滞，调经止痛为主，方用加增四物汤。

条文二"经水来小腹作痛，乃寒滞也，宜加增四物汤"。根据冯氏所选用方药可推断出本条病机为寒凝血瘀之不通则痛，强调寒邪致病。经期感受寒邪，或过食寒凉生冷，寒客冲任，与血相搏，凝滞气机，致子宫、冲任气血失畅，加之经期气下注冲任，子宫气血更加壅滞，不通则痛。根据所用药物，推断其临床表现当有经期小腹冷痛拒按，得热痛减，月经或见推后，量少，经色暗而有瘀块，面色青白，肢冷畏寒，舌暗苔白，脉沉紧。治疗当以温经散寒，化瘀止痛为主，方用加增四物汤。

条文三"经水来小腹冷，宜活血四物汤"。本条文虽以小腹冷为主症，然多伴不同程度的小腹痛，故亦属于痛经范畴。根据冯氏所选用方药，可知其与经期感寒有关。然寒邪有内寒、外寒之分。经期血室正开，若衣着不足，或冒雨涉水，以致寒邪由阴户上客，与血相互搏结，胞脉阻滞，气血运行不畅，阳气被遏，失于宣发，则发生小腹冷；抑或素体阳虚，寒从内生，阴寒之气不散，血脉凝涩，冲任虚寒，不能温煦胞宫，而发为小腹冷。据冯氏所选用活血四物汤组方，以方测证，该证当属血寒证之虚寒证，临床表现当有月经量少，色淡红，质清稀，小腹冷痛，得热则解，腰酸无力，小便清长，舌淡苔白，脉沉迟。治疗时以温阳散寒，养血调经为要，方用活血四物汤。

条文四"经水来腹痛，血滞也，宜加减四物汤"。每于行经期间发生腹痛，考虑其乃气滞、瘀血阻滞胞宫而引起的腹痛。根据冯氏所用药物，推测其伴见症状尚有月经前 1~2 天或月经期间小腹胀痛，拒按，或伴胸胁乳房胀，或月经量少，或经行不畅，经色紫暗有血块，血块排出后腹痛即可缓解，多数在月经排净后疼痛消失，舌紫暗或有瘀点，脉弦或弦滑。治疗当以理气活血，化瘀止痛为法，方用加减四物汤。

条文五"经水已净腹痛，血虚也，宜加增四物汤"。妇人每于月经已净后出现腹痛，则考虑其由气血不足引起。根据冯氏所用药物，推测其伴见症状有月经停后 1~2 天或经期小腹隐隐作痛，或小腹及阴部有空坠感，喜揉喜按，月经量少，颜色淡，质地稀薄，或神疲乏力，面色不华，纳少便溏，舌淡，脉细弱。治疗当以益气健脾，养血理气，活血止痛为法，拟以加增四物汤治疗。

◎ 方义分析

条文一中所选用的加增四物汤全方共八味药，由四物汤加延胡索、槟榔、苦楝子、木香组成。四物汤全方补血养血，活血调经。然本条病机以气滞为主，冯氏恐熟地黄滋腻，阻碍气机，且凡气滞痰多，脘腹胀痛，食少便溏者忌服熟地黄，故此处易熟地黄为生地黄，以抑制辛温之燥。延胡索、槟榔、苦楝子、木香均为理气之品，用于此处最适宜不过。延胡索性温，味辛、苦，归肝、脾经，功擅理气止痛，活血散瘀；槟榔味苦、辛，性温，归胃、大肠经，善消积下气；苦楝子性寒，味苦，有小毒，归肝、膀胱经，可疏肝、行气、止痛；木香性温，味辛、苦，归脾、胃、三焦经，可行气止痛。上四味药行气之功效专、力宏。气行则血行，气血运行如常，通则不痛，脐腹绞痛可解。

条文二中所选用的加增四物汤全方共八味药，由四物汤加莪术、肉桂、延胡索、五灵脂组成。此处选用四物汤用意与上条所述一致。本方加用辛温破血行气、消积止痛之莪术；甘温活血止痛、化瘀止血之五灵脂；辛温活血、行气止痛之延胡索；辛甘大热、温经散寒之肉桂。全方性温，符合条文中"寒滞"的病机。全方共用，使寒散血行，冲任、子宫气血调和流畅，自无疼痛之虞。

条文三中所选用的活血四物汤全方共十三味药，由四物汤加香附、肉桂、干姜、艾叶、白术、延胡索、牛膝、桃仁、附子组成。循其病因病机及临床症状可将药物按君、臣、佐、使相应归类如下：君药包括肉桂、附子、干姜；臣药包括四物（当归、熟地黄、白芍、川芎）、艾叶、白术；佐药包括延胡索、香附、桃仁、牛膝。逐一分析其药物组成：肉桂乃辛热纯阳之品，一可补命门之火，温助全身之阳气，二能散寒止痛，长于入血分，温通经脉；附子味辛甘，性热，具有回阳救逆，补火散寒之功效，其辛行温通力强，最能温经散寒，活血通经；干姜辛热，归脾、胃经，既善除里寒，又能通脉助阳，与附子、肉桂相须为用，温补脾肾，共奏温经散寒暖宫，通利血水之效；当归、熟地黄、白芍、川芎取四物之意，能滋阴养血，活血调经，另熟地黄用于此处亦有阴中求阳之意；艾叶，性味温辛，可温经散寒调经，增强君药温肾暖宫之效；白术味苦甘，性温，归脾、胃经，可健脾益气，脾主四肢，脾气健则脾阳自旺，脾阳旺则寒冷自除；桃仁、牛膝活血祛瘀；延胡索、香附散寒行气止痛，用于此处可防熟地黄之阴柔碍阳滞血。全方温、消、补并用，以温经散寒，养血祛瘀为要，使胞宫得其温则寒自散，寒气散则血气调畅，自无腹冷之症。

条文四中所选用的加减四物汤全方共六味药，由四物汤去白芍、熟地黄，加香附、延胡索、益母草、熟大黄而成。四物汤养血补血，活血调经。然冯氏认为本条为气滞、瘀血阻滞胞宫所致的经行腹痛，故去滋腻、质润之熟地黄、白芍，使养血补血之力减弱，而增强行气活血调经之效，配以增强行气活血、止痛化瘀之功的香附、延胡索、益母草、熟大黄。循其病因病机及临床症状可将药物按君、臣、佐、使相应归类如下：君药包括当归、香附、延胡索；臣药包括川芎、益母草；佐药包括熟大黄。方中当归补血行血；香附性味辛、微苦、微甘，归肝、脾、三焦经，可疏肝理气，调经止痛；延胡索行气、活血、止痛，能行血中气滞，气中血滞，专治一身上下诸痛。当归、香附、延胡索三药配伍，共奏补血活血，行气止痛之效，故为君药。川芎行气活血，与当归合用，既可补血，又可行脉道之滞；益母草活血调经，祛瘀止痛。川芎、益母草两药合用，可助君药增强其调经止痛之功，合为臣药。熟大黄性缓，可攻下积滞，凉血活血，防止气滞血瘀形成癥积，为佐药。诸药共用，气顺血调，则疼痛自止。

条文五中所选用的加增四物汤全方共九味药，由四物汤加四君子汤和香附组成，专为本条气血不足所致的经水已净腹痛所设。方中用四物汤与四君子合为八珍，取八珍之意，气血双补。人参、熟地黄相配，益气养血，共为君药。白术、茯苓健脾渗湿，助人参益气补脾；当归、白芍养血和营，助熟地黄滋养心肝。故四药均为臣药。川芎、香附为佐，活血行气，调经止痛，使熟地黄、当归、白芍补而不滞。炙甘草为使，益气和中，调和诸药。全方共用，益气养血，调经止痛，使气血充沛，子宫、冲任复其濡养，自无疼痛之患。

冯氏认为四物汤"益荣卫、滋血气，一切经脉不调可常服"，故以上5首方剂均在四物汤的基础上进行了随证加减，体现了冯氏审证辨机，酌以加减适其证机而治的思路。

历代古书沿革

中医古籍中对痛经的描述始见于汉·张仲景《金匮要略·妇人杂病脉证并治》："带下，经水不利，少腹满痛。"隋·巢元方《诸病源候论》首立"月水来腹痛候"。明·张景岳《景岳全书·妇人规》中首次出现"经行腹痛"病名。从古籍中关于经水来脐腹绞痛、小腹作痛、小腹冷、腹痛，经水已净腹痛的论述中亦可见，上述症状均属痛经范畴，与痛经病机相同，并多以四物汤治疗。

[1] 元代《丹溪心法·妇人》，"四物汤治冲任虚损，月水不调，脐腹疠痛……经欲行，脐腹绞痛，加玄胡、槟榔、苦楝，炒木香减半"。

[2] 明代《邯郸遗稿·经候》：经水欲行脐腹绞痛，乃血涩故也，以四物汤加延胡索、槟榔、川楝子、木香治之。

[3] 明代《证治准绳·女科·经候总论》：八物汤治经事将行，脐腹绞痛，临经痛者，血涩故也。

八物汤：川芎二钱，当归、芍药、熟地黄各二钱，木香、槟榔、玄胡索、苦楝（碎、炒焦）各一钱，上作一服，水二盅，煎至一盅，食前服。

[4] 清代《竹林女科证治·调经上》：经水将来，而脐腹绞痛，此血涩不行以作痛也。宜服通经汤：熟地黄、当归、川芎、白芍、川楝子（炒）、小茴香、槟榔、玄胡索、木香（各七分），水煎食前服。

[5]《仁斋直指方论》曰，"经水未行，临经将来作痛者，血实也。以四物汤加桃仁、香附、黄连、红花，或加延胡索、莪术、木香，有热加柴胡、黄芩"。

[6]《女科要旨》言"经行而腹痛拒按者，（四物汤）加延胡索、木香；经已行而腹痛者，加人参、白术、干姜"。

而关于活血四物汤的记载，《医学入门》与《会约》之中所用方药与此类似，但其病因病机与所治病证与冯氏有所不同。

[1]《医学入门》卷八：疥疮经久不愈，活血四物汤主之。

活血四物汤：当归、川芎、芍药、生地一钱半，桃仁九个，红花一钱，苏木八分，连翘六分，黄连六分，防风六分，甘草六分。水煎服。

[2]《会约》卷七：主治跌仆损伤，血气凝滞之腰痛。当归身尾四至五钱，川芎二钱，白芍一钱二分，生地一钱二分，桃仁（去皮）一钱二分，牛膝一钱二分，延胡索（酒炒）一钱二分，红花（酒炒）一钱二分，肉桂一钱二分，水煎服。

病案举例

▶ 案例 1

患者，女，23 岁，2001 年 3 月 6 日初诊。

主诉：经行小腹疼痛 9 年。

现病史：患者自 14 岁初潮，月经周期多后延，最长 3 个多月一行，平素 50~60 天一行，末次月经 2001 年 1 月 5 日。经行前小腹胀痛，同时伴有乳房胀痛，心烦易怒。行经第一二天小腹痛甚，须服布洛芬方能缓解。月经颜色偏暗，血块多，带经 5~6 天。平素易急躁，白带色黄量不多。舌质暗红，舌苔黄稍厚腻，六脉浮弦滑。

西医诊断：①原发性痛经；②月经失调。

中医诊断：①痛经（气滞血瘀）；②月经失调。

治法：理气活血，清热利湿，化瘀止痛。

方药：①柴胡 15g，黄芩 10g，黄连 6g，当归 15g，赤芍 15g，川芎 15g，枳壳 10g，滑石 30g，香附 10g，川楝子 10g，醋制延胡索 15g，三棱、莪术各 10g，甘草 6g。6 剂，水煎服。②黄体酮 20mg，肌内注射，qd（1 天 1 次，下同），连用 3 天。

月经于 2001 年 3 月 15 日来潮，伴小腹胀痛，经色暗红。经至第二天，下一大血块，随即腹痛明显减轻。带经 5 天。

2001 年 3 月 26 日二诊。经净后第六天，查舌质暗红，舌苔黄稍厚腻，六脉浮弦滑。拟清肝利湿方调理。方药：柴胡 15g，黄芩 10g，黄连 10g，滑石 30g，焦栀子 10g，淡豆豉 10g，川木通 10g，瞿麦 10g，萹蓄 10g，车前子 15g，甘草 6g，连服 12 剂。

2001 年 4 月 9 日三诊。患者现性情较以前平和，舌质淡红，舌苔薄黄稍腻，脉弦滑。方药：①柴胡 15g，黄芩 10g，当归 12g，赤芍 15g，川芎 12g，黄连 10g，川楝子 10g，醋制延胡索 15g，焦栀子 10g，淡豆豉

10g，滑石 30g，琥珀（研冲）3g，三棱、莪术各 10g，甘草 6g。②黄体酮 20mg×3，肌内注射，qd。

患者于 2001 年 4 月 18 日月经来潮，经前诸症均明显好转，月经色红，经量正常，月经中夹杂许多小碎血块，带经 6 天。

按以上方法调理 5 个月后，停用黄体酮，每于月经前服用柴胡四物汤加减 5~6 剂，半年后诸恙皆平。该患者于 2004 年 6 月结婚，1 年后顺产 1 男婴。2007 年随访，母子均健。

（本病例选自《中国医药指南》2014 年第 12 卷之"痛经治验三则"）

按：本例患者平素性情易急躁，由于没有及时调摄，致使肝郁气滞，血瘀冲任、胞宫，不通则痛。处方以疏肝行气，活血通经为主。前后治疗半年，才使病情平复。

▶ 案例 2

杨某，女，16 岁，2013 年 2 月 19 日初诊。

主诉：经期小腹疼痛 3 年，加重 5 个月。

现病史：该患者月经 28~30 天一行，持续 5 天。13 岁初潮，半年后始觉经行腹痛，月经第一二日最为明显。小腹冷痛，经血色暗，有血块，得温痛减，畏寒肢冷。5 个月前，因经前吃雪糕而致经期腹痛加重。末次月经 2013 年 1 月 28 日。下腹痛剧烈，按之痛甚，用热水袋敷下腹部稍觉好转。伴腰痛，经量少，色暗黑有块，面色青白。现近经期，故来治疗。查舌质暗，苔薄，边有小瘀点，脉沉紧略弦。

中医诊断：痛经，证属寒凝血瘀型。

治法：温经散寒，祛瘀止痛。

方药：小茴香 15g，炮姜 15g，当归 15g，川芎 15g，赤芍 15g，香附 15g，延胡索 15g，蒲黄 15g，五灵脂 15g，没药 10g，白芍 25g，肉桂 10g。共 7 剂，自经前 7 天起煎汤剂口服，至月经来潮第三天为止，每日 2 次，每次 100mL。

2013 年 3 月 17 日复诊。自述服药后于 2013 年 2 月 26 日月经来潮，痛经症状明显减轻，轻微腰痛，经血量较为正常，色红略暗。查舌质略暗，苔薄，脉沉。嘱患者继续于经前 7 天口服前方 7 剂。后随访 3 个月，一般状况良好，病愈。

（本病例选自《辽宁中医药大学学报》2014 年第 16 卷之"王翠霞教授治疗寒凝血瘀型痛经经验"）

按：患者正值青春期，天癸初至而肾气未充，素体阳虚、元阳不振为内因，加之经期饮食寒凉，寒客冲任，寒凝血瘀，气血运行不畅，不通则痛，故痛经发作。寒客冲任，血为寒凝，故可见经量少，小腹冷痛，经血色暗，有血块，得温痛减。寒邪易伤阳气，阳虚则畏寒肢冷。舌质暗，苔薄，边有小瘀点，脉沉紧略弦均为寒凝血瘀之征象。少腹逐瘀汤加香附、白芍以增强理气止痛功效。根据中医辨证论治，标本兼顾，取得显著疗效。

▶ 案例 3

胡某，43 岁，已婚，教师。经后小腹隐痛 2 年余。每于月经时，伴有少量豆汁样物，小腹隐痛，经量少，经色淡，质稀。近 2 个月来头晕，面色苍白，精神倦怠，舌质淡，苔薄白，脉细弱。经妇科检查未发现异常。证属气血不足。治宜益气补血，行气止痛。方拟熟四物汤加味。处方：当归 15g，川芎 6g，白芍 10g，熟地黄 20g，党参 15g，黄芪 10g，白术 10g，香附 10g，甘草 5g。3 剂，每日 1 剂，水煎 2 次分服。服上药 3 剂后，症状明显减轻，继服原方 3 剂。嘱患者以此方于每月经潮时服 5~7 剂，调治 4 个月经周期而愈。

（本病例选自《湖南中医药导报》1995 年第 1 卷第 6 期之"四物汤治疗痛经举隅"）

按：本案例为经后腹痛。经后血海空虚，气血虚弱，冲任、胞宫失去濡养，不荣则痛，发为痛经。故选用加增四物汤益气补血，行气止痛。方中四物汤补血养血，党参、白术、甘草益气健脾，再配以香附疏肝理气，调经止痛，使疼痛减轻。

经水来过多

原文

经水来过多，乃虚中有热，宜【凉血四物汤】。

> 生地三钱　当归二钱　白芍二钱　川芎一钱　阿胶（炒）　白术各二钱　胡连（姜汁炒）一钱　香附　黄芩　知母（酒炒）各一钱五分　甘草三分

水煎服。

释义

月经量较正常明显增多，是因为虚热所致，宜凉血四物汤。

病因病机分析

本病以"月经过多"为主症，属于月经病"月经过多"范畴。月经量较正常明显增多，而周期基本正常。一般月经量为30~50mL，超过80mL则为月经过多。月经过多的主要病机是冲任不调，经血失于制约；常见的病因有虚实之分，虚有气虚、血虚，实有血热、血瘀。以方测证，本条为月经过多血虚有热之证型。血虚有热多因阴血不足，阴不配阳，水火不济，阳气亢盛，而见热象。根据证型及用药可推知本病的主要症状尚有经行量多，色淡红，质清稀，头晕眼花，身倦乏力，心悸不宁，面色少华，唇甲色淡，发热（热势多为低热），舌质淡，脉细弱或数。

◎ 方义分析

凉血四物汤全方共十一味药，由四物汤加阿胶、白术、胡黄连、香附、黄芩、知母、甘草组成。其中君药为生地黄；臣药为当归、白芍、白术、阿胶；佐药为川芎、胡黄连、香附、黄芩、知母；使药为甘草。生地黄甘、苦，寒，清热凉血，养阴生津。本方中四物汤未用甘，温，补血滋阴，益精填髓的熟地黄，而改用清热凉血的生地黄，目的在于清血虚之热而达到减少月经量的目的，直中病机。胡连即为胡黄连，苦，寒，清虚热。黄芩苦，寒，清热燥湿，泻火解毒。知母苦、甘，寒，清热泻火，滋阴润燥。本方黄芩、知母清热泻火，加生地黄、胡黄连，直折热邪，可知四药所清之热为虚热并非实热。阿胶甘，平，为补血、止血、滋阴润燥的要药，用之能补血滋阴，又有止血作用，对失血而兼见阴虚、血虚者止血作用尤佳。本条为月经过多血虚之证，故用阿胶补血止血，可见冯氏用药之独特精湛。香附辛、微苦、微甘，平，疏肝理气，调经止痛，在诸补血药中加入香附，可达补血不留瘀，行血不散血之功。白术苦、甘，温，补气健脾，为治疗脾虚诸证的要药，在本方中加之起到顾护脾胃之效。甘草调和诸药。诸药并用，共奏清热凉血，固冲止血之效。

⌂⌂ 历代古书沿革

纵观历代医籍，关于经水过多的记载首见于《金匮要略·妇人杂病脉证并治》，"亦主妇人少腹寒，久不受胎，兼取崩中去血，或月水来过多，及至期不来"。以四物汤加减治疗月经过多者，则见于《素问病机气宜保命集·妇人胎产论》。

[1]《素问病机气宜保命集·妇人胎产论》中以四物汤加黄芩、白术治疗"妇人经水过多"，首次把月经过多作为一种疾病来论述。自此，后世医家即沿用此名，并多用四物汤治疗本病。

[2]《丹溪心法·妇人》应用四物汤治疗本病，"经候过多，本方（四物汤）去熟地黄，加生地黄，或只加黄芩、白术"。

[3]《证治准绳·女科·调经门》提出本病为虚热、气虚致病，"经水过多为虚热，为气虚不能摄血"，并采用朱丹溪四物汤加黄芩、白术、三补丸。

[4]《傅青主女科》有论述经水过多血虚证辨证，并用加减四物汤治疗，"妇人有经水过多，行后复行，面色萎黄，身体倦怠，而困乏愈甚者……是血虚而不归经……治法宜大补血而引之归经……方用加减四物汤"。

❀ 经水来短少

经水来短少，乃是血虚，宜【生血四物汤】。

> 熟地　归身各三钱　川芎　白芍各一钱　红花三分　泽兰八分　木香一分（研末）

冲服。

月经量明显减少，行经时间较短，是因为血虚所致，宜生血四物汤。

病因病机分析

本病以"经水来短少"为主症，属于月经病"月经过少"范畴。月经周期正常，月经量明显减少，或行经时间不足 2 天，甚或点滴即净者，称为"月经过少"。本病发病机制有实有虚。实者多由瘀血内停，或痰湿内生，痰瘀阻滞冲任血海，血行不畅发为月经过少。虚者多因精亏血少，冲任血海空虚，经血乏源发为月经过少。本条文所述为血虚之证。根据证型可推知本条文对应的症状有经来血量渐少，或点滴即净，色淡，质稀；或小腹隐痛，头晕眼花，心悸怔忡，面色萎黄；舌淡红，脉细。治法宜益气、养血、调经，方用生血四物汤。

◎ 方义分析

生血四物汤全方共七味药，在四物汤基础上加红花、泽兰、木香而成。方中熟地黄味厚滋腻，为滋阴补血之要药；当归甘温质润，补血养肝，和血调经，既可助熟地黄补血之力，又可行经遂脉道之滞，两者共为君药。白芍酸甘质柔，养血敛阴，与熟地黄、当归相协调，则滋阴养血之功益著，并可缓挛急而止腹痛；川芎辛散温通，上行头目，下行血海，中开郁结，旁通络脉，与当归相配伍则畅达血脉之力益彰，两者同为臣药。红花辛温，归心、肝经，功能活血通经，祛瘀止痛；泽兰苦、辛，微温，归肝、脾经，可活血化瘀，利水消肿。两药每与当归、川芎等配伍，可增强活血调经之效，共为佐药。木香辛、苦，温，归脾、胃、大肠、胆经，行气调中止痛，为使，可使补血活血药走而不守，瘀去新生，调达冲任经脉。全方配伍，养血活血，行气通络，使气血充足，脉络通达则经自调。

📖 历代古书沿革

月经过少首见于晋·王叔和《脉经·平妊娠胎动血分水分吐下腹痛证第二》，其中将本病称为经水过少，"师曰：有一妇人来诊，言经水少，不如前者，何也？师曰：曾更下利，若汗出、小便利者可。何以故？师曰：亡其津液，故令经水少。设经下反多于前者，当所苦困。当言恐大便难，身无复汗也"。后世多用四物汤治疗本病。

[1]《素问病机气宜保命集》治妇人经水涩少。四物内，加葵花煎。

[2]《丹溪心法·妇人》中称本病为"经行微少"，具体为"若经候微少，渐渐不通，手足烦疼，渐瘦，生潮热，脉微数，本方（四物汤）去地黄、芎，加泽兰叶三倍，甘草半分……经行微少，或胀或疼，四肢疼痛，加延胡、没药、白芷与本方等，淡醋汤调下末子"。

[3]王肯堂在《证治准绳》中称本病为"经水涩少"，并对本病的辨证治疗有较全面的论述，"经水涩少，为虚为涩，虚则补之，涩则濡之。四物加葵花汤治经水涩少。四物汤（四两），葵花（一两）一方，又加红花、血见愁。四物汤加熟地黄当归汤治经水少而色和。四物汤（四两），熟地黄、当归（各一两）"。

病案举例

冯某，女，25岁，2011年4月19日初诊。

主诉：月经量少3~4年。

现病史：月经不调，量少，色红略淡，偶见少许血块，经前腹痛半天，已3~4年。月经周期28~30天，人流2次，分别于2005年、2006年。白带不多，色不黄，阴痒，小腹痛。经妇科检查，被诊断为盆腔炎。睡眠8小时，白天仍困倦乏力，末次月经2011年4月4日，行经5日。饮食、大便均好，面色无华，舌红略淡，苔薄白，脉滑略细。

诊断：月经量少（气血两虚）。

治法：补益气血。

处方：当归20g，川芎10g，熟地黄12g，炒白芍12g，山药20g，山茱萸15g，茯苓20g，牡丹皮10g，甘草6g，菟丝子15g，女贞子15g，续断15g，炒杜仲15g，枸杞子15g，沙苑子15g，党参15g，苍术、白术各15g，车前子（包）20g，川牛膝、怀牛膝各20g，鸡内金30g，黄柏6g，益母草 15g，泽兰 15g。7 剂，1 日 1 剂，水煎服。

二诊：2011 年 5 月 13 日。2011 年 5 月 3 日开始行经，本次月经量少，色略黑，经前痛剧半天，有一大血块，行经 5 天。手足发凉，面色好转，舌红润，苔薄白，脉滑。针对手足发凉，加用补肾壮阳之药；针对月经量少，色暗，有血块，加用活血祛瘀之药。故前方加用淫羊藿 12g、巴戟天 12g、桃仁 12g、红花 10g，7 剂，1 口 1 剂，水煎服。

三诊：2011 年 6 月 7 日。2011 年 5 月 29 日开始行经，本次经量显著增多且基本未出现痛经，手足凉等症状明显好转，面色好转，舌红润，苔薄白，脉滑。因手足发凉症状改善，故去掉补肾壮阳之品，故前方去掉淫羊藿、巴戟天，7 剂，1 日 1 剂，水煎服。

（本病例选自《中国临床医生》2012 年第 40 卷之"王玉英教授治疗月经过少经验"）

按：本病例月经量少色淡，面色无华，倦怠乏力等症状均为一派营血虚滞之象。方中用四物汤补血活血。其中，熟地黄为养血补虚之要药；当归长于补血活血，为补血之圣药、活血祛瘀之要药，既可助熟地黄补血之力，又可行经隧脉道之滞；白芍酸甘质柔，养血敛阴，与熟地黄、当归相协，则滋阴养血之功益著，并可养血柔肝而止痛；川芎辛散温通，为血中之气药，上行头目、下行血海、中开郁结、旁通络脉，为妇科要药，与当归相伍，则畅达血脉之力益彰。四药配伍，则血虚者得之可收补血之功，血滞者得之可奏行血之效。山药主入脾经，补后天以充先天；山茱萸主入肝经，滋补肝肾，秘涩精气；茯苓淡渗健脾，助山药之健运以充养后天之本，取六味地黄丸之意。菟丝子、续断、杜仲、沙苑子补益肾精；女贞子、枸杞子滋补肝肾；淫羊藿、巴戟天滋补阳气；黄柏清利湿热；牛膝、益母草、泽兰、桃仁、红花活血调经。二诊时，患者自述行经时有一大血块，可见治疗思路得当，病情已有好转之象，故在前方基础上略作加减。至三诊时，病情已基本得到改善。

经水来发热 ————————————————————————○

 原文

经水来热发，宜用【逍遥散】。

> 当归二钱　白芍一钱　焦术一钱五分　白茯苓七分　柴胡二钱（醋
> 炒）　丹皮　黑栀各一钱　甘草四分

水煎，空心服。

释义

妇人每于经水来潮时出现以发热为主症，或午后潮热，或低热，宜用逍遥散。

病因病机分析

本病以"经来发热"为主症，当属月经病中"月经前后诸证"之范畴。经来发热又称"经行发热"，是妇科常见病之一，指每于经期或行经前后，出现以身热，或午后潮热，或低热，或自觉发热，甚或寒热等不适症状为主的疾病。本病发于经期或行经前后，有严格的周期性，与经期前后气血变化、血海盈亏等特殊生理状态及患者情志因素有密切关系，临床较为常见。本病主要病机为气血营卫失调，临床常见病因有阴虚、阳虚、气滞、血瘀等。文中虽简短提及经行发热，但据其所选用方剂，以方测证，该证当属肝郁血热之证。女子以肝为先天，以血为用。经期阴血下注血海，肝血不足，肝气易郁，气机不利，进一步郁而化火，不得发散，加之经期阳气偏旺，遂出现发热之症。此类妇女临床表现当有经行发热，月经量多，色紫质稠，经行不畅，或有块，或胀痛，或胸闷胁胀，或烦躁易怒，口苦咽干，舌偏红，苔薄黄，脉弦数。治法当以疏肝解郁，清肝泄热为要，方用逍遥散。

◎ 方义分析

逍遥散出自《太平惠民和剂局方》，原方用于治疗肝郁、血虚、脾弱诸证，后经历代医家加减化裁，衍生出许多逍遥散类方，如丹栀逍遥散、黑逍遥散等。就文中所选用方药，实为丹栀逍遥散化裁。丹栀逍遥散首见于宋·陈自明所著的《校注妇人良方》，功专养血健脾，疏肝清热，适用于肝郁血热证。全方八味药，逐一分析其药物组成：柴胡味苦，性平，入肝经，疏肝解郁，宣畅气血，使肝气得以条达，为君药。当归味辛、苦，性温，入肝、心、脾经，养血和血，既补肝之体，又有活血调血之功；白芍味酸、苦，性微寒，养血敛阴，柔肝缓急，二者合用，既补肝之体，又和肝之用，体用并治。牡丹皮性微寒，味苦、辛，可清热凉血，泻血中伏火；栀子味苦，性寒，可清内热，泻三焦郁火。当归、白芍、牡丹皮、栀子四药合用，共为臣药。白术味苦、甘，性温，归脾、胃经，可益气补中，健脾燥湿；茯苓味甘，性平，入脾、胃经，健脾补中，利水渗湿。白术、茯苓两药合甘草，实土以御木侮，使营血生化有源，共为佐药。使以甘草，调和诸药。诸药合用，肝郁得疏，脾运得健，郁热得清，诸证自除。

📖 历代古书沿革

纵观历代古籍，有关逍遥散的记载较多，但组方有别，治法各异，主治证亦不同，总结可见于《妇人规》《古方八阵·补阵》《傅青主女科》之中，前两部古籍中治疗病证与此处有所差异，用于治疗月经失调者，仅见于《傅青主女科》之中。

《傅青主女科》之"经水先后不定期"中"若肝气郁抑又当以逍遥散

为主，有热加栀炭、丹皮，即加味逍遥散"。

组方：茯苓（五钱），白芍（酒炒，五钱），甘草（生用，五钱），柴胡（一钱），茵陈（三钱），陈皮（一钱），栀子（三钱，炒）。

病案举例

李某，女，38 岁，已婚育，2013 年 6 月 19 日就诊。

自述经期发热病史 2 年，每逢月经来潮 1~2 天即有发热，体温 37.6~38℃，无畏寒及咽喉肿痛等症状。发热时伴有下肢虫爬感，血常规检查白细胞未见异常，经净后热即退。月经周期尚规律，经量可，色暗红，无痛经。患者平素情绪急躁，就诊时为月经前 1 周，未见明显不适。诊舌质暗红，尖略红，脉弦细而数。诊断为经行发热，辨证为肝郁化火兼阴虚证，方用丹栀逍遥散加味。方药：牡丹皮 10g，生栀子 10g，柴胡 10g，当归 12g，白术 15g，生甘草 10g，茯苓 15g，白芍 15g，青蒿 10g，知母 10g，生地黄 15g，7 剂。患者服药 4 剂后月经来潮，自行停药，经期未见发热，经血色红。此后随访半年，未再出现经期发热。

（本病例选自《黑龙江中医药》2014 年第 43 卷之"丹栀逍遥散加味治经期发热验案 1 则"）

按：该患者以经期发热，周身不适为主诉就诊，且其发热具有周期性，经净后热即退，故应诊为经行发热。患者情绪急躁，肝气郁滞，日久则气郁化火，且形体瘦弱，舌质暗红，脉弦细，故证属肝郁化火兼阴虚，治以丹栀逍遥散加滋阴清热之药，收效良好。

患者情志不畅，日久气郁化火，经期阴血下行，阳气偏旺，并有体内郁热蒸动，故发热。经期人体阴血亏虚，肌肤失于滋养，故出现下肢虫爬感。以丹栀逍遥散主治。其中柴胡入肝、胆经，能疏肝气，升提下陷之阳气，提举陷入血室之外邪，使之透达而出；白芍酸苦，微寒，养血敛阴，柔肝缓急，配当归养血柔肝。柴胡合当归、白芍养肝体而和肝用，疏肝而不伤血。茯苓、白术、甘草健脾助运，配柴胡疏肝升阳而复脾运，使脾健而不为木乘；牡丹皮、栀子清肝凉血，泄热除烦。生地黄甘寒，滋阴凉血；青蒿苦辛而寒，其气芳香，清中有透散之力，清热透络，引邪外出；知母苦寒质润，滋阴降火。此三药配牡丹皮，共奏养阴退热之功。纵观全方，既可养血滋阴，又可凉血清热，治疗经期发热可谓标本兼顾。

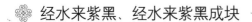 经水来紫黑、经水来紫黑成块

经水来紫黑，乃血虚有火，宜【加增四物汤】。

生地　当归各三钱　白芍一钱　川芎八分　黄芩　黑栀　丹皮各一钱　益母草二钱　延胡索六分

加童便一茶杯，水煎服。

妇人每于经水来潮时，月经颜色紫黑，此由阴血亏虚，虚火内生所致，宜用加增四物汤。

经水来紫黑成块，气滞也，宜【加增四物汤】。

熟地　当归各三钱　白芍一钱五分　川芎　香附　延胡索　枳壳各一钱　木香末二分

冲服。

释义

　　妇人每于月经来潮时，月经颜色紫黑，并且有血块，此由气机郁滞所致，宜用加增四物汤。

病因病机分析

　　本病以"经水来紫黑""经水来紫黑成块"为主症，属于月经病"月经颜色异常"范畴，临床较为常见，与女性月经期间的冲任气血变化密切相关。

　　"经水者，阴血也。阴必从阳，故其色红，禀火色也。"正常情况下，经血颜色发暗，为暗红色，略带黏性，不易凝积成块。若临床中见经水颜色异于红色，则为病态。月经来潮呈紫黑色的病因，与寒凝、血热、气滞有关。经期气血由盛骤虚，重阳转为阴，子宫、冲任变化急剧，这一时期更易受致病因素的干扰。寒凝、气滞或血热可致气血运行不畅，导致月经颜色异常。冯氏在临证时根据其症状，认为月经色紫黑病机有二：一为血虚有火，二为气滞。依据文中所用加增四物汤，以方测证：血虚有火证，推测其伴见症状当有经期提前，月经量少，心胸烦闷，手足心热，口燥咽干，舌红，苔黄，脉细数；治疗以养阴清热，凉血调经为法；方用加增四物汤。气滞证，推测其伴见症状当有经期错后，月经量少，经色紫黑有块，小腹胀痛，精神抑郁，胸闷不舒，舌质淡，苔薄白，脉弦；治疗当以理气行滞，活血调经为要；方用加增四物汤。

方义分析

　　条文一中加增四物汤全方共九味药，由四物汤加黄芩、黑栀子、牡丹皮、益母草、延胡索组成。逐一分析其药物组成：生地黄，《本草新编》言其味苦甘，性寒，归心、肝、肾经，可清肺肝之热，功专凉血止血，清热养阴；当归甘温，专可补阴血，为补血第一要药，另气轻而辛，又能行血，为妇科圣药。两者合用于此处，奏养阴清热之功，共为君药。黄芩味苦性寒，可清热泻火；牡丹皮性微寒，味苦、辛，可清热凉血，泻血中伏火；栀子味苦，性寒，可清内热，泻三焦郁火；白芍味酸、苦，性微寒，养血敛阴；益母草苦、辛，微寒，用于此处一则活血调经，二则泄热行水。五药合用，发挥清热、泻火、凉血之力，共为臣药。川芎活血、行气、开郁；延胡索活血散瘀，理气止痛。两者辛温，一可活血理气，防止热灼血瘀，二可防止苦寒太过，遏抑阳气，共为佐药。使以童便，童便性寒，为滋阴降火之妙品，同时亦可凉血散瘀，为血证要药，能增强以上诸药之功效。全方清热泻火，凉血养阴，使热去而阴不伤，血安则经自调。

　　条文二中加增四物汤全方共八味药，于四物汤基础上加理气之品，合而成方。逐一分析其药物组成：熟地黄味厚滋腻，为滋阴补血之要药，《本草新编》言其虽为至阴之品，但可行气而不滞气；当归甘温质润，能补血和血调经，既可助熟地黄补血之力，又可行脉道之滞。两者补血行气，共为君药。香附辛、微苦、微甘，芳香辛行，善散肝气之郁结，味苦疏泄，可平肝气之横逆，为疏肝解郁，行气止痛之要药；川芎辛散，可行气活血，开郁通络，与当归相伍，则畅达血脉之力益彰；枳壳理气宽胸，行气消痞，功擅下气除胀。香附、川芎、枳壳三者合用，共奏疏肝理气，解郁止痛之效。延胡索活血散瘀，理气止痛；木香辛、苦，性温，香能通气，和合五脏，为三焦气分之药，可行气止痛。香附、川芎、枳壳、延胡索、木香五药合用，共为臣药。白芍酸、甘，质柔，养血敛阴，与熟地黄、当归相配，则滋阴养血之功益著，并可缓芳香之药耗散正气，故为佐药。诸药配伍，散中有收，共奏理气行滞，活血调经之效。

历代古书沿革

历代古籍中有关四物汤的记载较多，而将其加减化裁广泛用于妇科月经病所载古籍数不胜数。现将论述与此类似的文献摘录于下。

[1]《医法圆通》之"经水来多而色紫成块"：按经水紫色成块一证，诸书皆称火化太过，热盛极矣。多以凉血汤，及生地四物加芩、连之类，法实可从，其病形定是有余可征。若无有余足征，而人见昏迷，困倦嗜卧，少气懒言，神衰已极，又当以气虚血滞，阳不化阴，阴凝而色故紫，故成块。不得妄以清凉施之，法宜……如理加香附。

[2]《分类实用古今秘方集成》卷三之妇人科调经门：经水色紫者，血热也，宜四物连附汤。

四物连附汤：归尾、赤芍、香附各二钱，黄连、丹皮、甘草各一钱。

[3]《女科经纶》之"经水辨色有气虚血热痰多之分"：经水过期而紫黑成块者，血热而实也，必作痛，宜四物加黄连、香附。

[4]《笔花医镜补注》：经水紫黑者，生地四物汤加丹参、丹皮、益母草。气血凝滞而作块作痛者，四物汤加延胡索、香附、木香。

[5]《桂东中医珍本集》：紫，血热也，黑，热甚也，过期而成块，气滞也，用连附四物汤。川芎一钱，黄连五分，当归、白芍、熟地黄、香附各二钱，水煎服。黄连清血热，香附行气郁。

 经水来淡白

原文

经水来淡白，乃气虚有湿，宜【加减四物汤】。

> 当归　熟地各三钱　人参三分　白术　茯苓各二钱　半夏一钱五分　黑姜　陈皮各一钱　甘草三分

水煎服。

如挟痰者，宜【导痰散】。

> 半夏二钱　陈皮　赤茯苓各一钱　枳壳　胆南星各八分　甘草三分

加生姜三片，水煎服。

妇人月经来潮时经水颜色淡白，多由于气虚生湿所致，宜用加减四物汤。若夹痰者，宜用导痰散。

病因病机分析

本病以"经水来淡白"为主症，当属月经病中"月经颜色异常"之范畴，可单独为病，亦可伴随其他月经疾病出现，如月经过少，其是妇科常见病。古人提出白为气血不荣之候，主虚证；丹溪《格致余论》中曰，"经水者，阴水也，阴必从阳，故其色红，禀火色也……色淡者，亦虚也"，两者均表明该病发病多与气血亏虚有关。然冯氏在此认为该病病机有二，一为气虚有湿，二为夹痰。依据加减四物汤及导痰散之药物组成，推测两种证型该有如下表现：气虚有湿者临床表现当有月经量偏多，经期或有延长，经色淡白，或伴经行小腹空痛、腹胀等，带下量多，质稀，平素乏力，偶头晕头蒙，舌淡，苔滑，脉细滑；治疗当以补气养血，化湿调经为主；方用加减四物汤。夹痰者临床表现当有月经周期推后，经色淡白，经行或伴有血块，平素带下量多，质黏稠，可有异味，患者多形体肥胖，平素可有胸闷、头蒙，舌胖，苔滑，脉滑；治疗当以化痰燥湿，行气调经为主；方用导痰散。

◎ 方义分析

加减四物汤由四物汤、四君子汤、二陈汤化裁而成。全方共九味药，逐一分析其药物组成：人参味甘，性平，可大补元气，鼓舞脾胃之气，发挥补气生血之力；熟地黄味甘，微温，滋阴补血。两者合用，补气养血，故为君药。当归辛香甘温，质润，香则入脾，润则补血，既可补血，亦可行血中之气，《本草正》称其"补中有动，行中有补，诚血中之气药"，在此一助熟地黄滋阴养血之力，二行经隧脉道之滞。白术味苦，性温，可健脾益气，燥湿利水；茯苓味甘、淡，性平，可健脾渗湿利水。白术、茯苓相配，健脾祛湿之功益著。当归、白术、茯苓三者均为臣药。半夏辛温，入脾、胃经，燥湿祛痰；陈皮辛散温和，入脾、肺经，一可理气健脾，燥湿化痰，二能防止熟地黄过于滋腻；黑姜性热，水得热则行，故能利于水湿运行。半夏、陈皮、黑姜三者共为佐药。甘草甘，平，入十二经，乃阴中之阳，可补脾益气，和诸药而调气血，和阴阳，故为使药。诸药合用，补而不滞，共奏补气养血，化湿调经之功。

导痰散全方共六味药。方中胆南星温燥之性更烈于半夏，功擅燥湿化痰，专走经络，善除一身之痰；枳壳破气行痰，通痞塞如推墙倒壁，二者合而为君。半夏辛温，入脾、胃经，燥湿祛痰，祛胃肠之痰，与胆南星合用，可增强祛痰之力；陈皮辛散温和，入脾、肺经，与枳壳合用，可消胸中痰滞，故两者为臣药。茯苓渗湿，甘草和中，共为佐使药。诸药并用，共奏化痰燥湿，行气调经之功。

历代古书沿革

历代古籍中有关四物汤的记载较多，用其为底方进行加减治疗经水色淡者亦很多，总结可见于《医学入门》《女科经纶》《分类实用古今秘方集成》等著作之中，其中所载该病病因病机及所用方药与此类似。

[1]《医学入门》：心主血，阴从阳，故以色红为正，虽不对期，而色正者易调……淡白者，虚也，或夹痰停水以混之也……淡白者，芎归汤加人参、黄芪、白芍、香附，有痰者，二陈汤加芎、归。

[2]《女科经纶》：经水不调，而水色淡白者，气虚也，宜参、术、归、芍、黄芪、香附之属。

[3]《分类实用古今秘方集成》卷三之妇人科调经门：经水色淡者，血虚也，宜八物汤加黄芪汤。

而导痰散亦在历代古籍中多有涉及，如《校注妇人良方》《万氏女科》《女科切要》《活人方》等。但其中所载方剂药物组成有所变化，方名亦有所不同，如导痰散、导痰汤、苍莎导痰丸、导痰丸等，治疗原则大多为燥湿开痰散结，行气开郁。

[1]《校注妇人良方》卷六所载之导痰散由《太平惠民和剂局方》中的二陈汤衍化而来，组成是制半夏6g（二钱），橘红、茯苓、枳实（麸炒）、南星各3g（一钱），甘草1.5g（五分），加姜十片，水煎服。

[2]《万氏女科》卷一之苍莎导痰丸。组方药物：苍术、香附各60g，陈皮、白茯苓各45g，枳壳、半夏、南星、炙草各30g。上药8味，用生姜自然汁浸，蒸饼为丸。每服10g，淡姜汤送下。主要功效：开痰散结，祛湿解郁。适应病证：痰湿俱盛，数月而经一行者；亦治湿痰白带。

[3]《女科切要》卷二之导痰汤。药物组成：半夏、南星、橘红、枳实、茯苓、人参、菖蒲、竹茹、甘草，加生姜，水煎服。功能主治：妇人肥白，痰闭子宫，月信准而不受胎，经来腹不痛。

病案举例

沈尧封曰：色白无火，亦属近理，然间有不宜补火者。尝见元和一妇，经水过期十日方至，色淡。稳婆据此，投肉桂药数剂，经水来多，遍身发黄，不能饮食，身热脉数，竟成危候。此是丹溪所谓经水淡白属气虚一证。要之临证时，须细察脉象，复参旁证，方识虚实寒热。倘有疑似证中有两证者，先用其轻剂。如色淡一证，先用补气法，不效再投补火，庶几无误。录叶氏辨证于下。

叶氏曰：血黑属热，此其常也。亦有风寒外乘者，十中尝见一二。盖寒主收引，小腹必常冷痛，经行时或手足厥冷，唇青面白，尺脉迟，或微而虚，或大而无力。热则尺脉洪数，或实而有力，参之脉证的。

王孟英按：色淡竟有属热者，古人从未道及，须以脉证互勘自得，但不可作实热论而泻以苦寒也。更有奇者，方氏妇产后经色渐淡，数年后竟无赤色，且亦结块，平时亦无带下，人日尪羸。余诊之，脉软数，口苦，而时有寒热。与青蒿、白薇、黄柏、柴胡、当归、鳖甲、龟板、芍药、乌鲗骨、枸杞、地骨皮等，出入为方，服百剂而愈。此仅见之证矣。

（笺正）经淡古人多谓虚寒。盖气血交亏，所以其色不能赤化，是虚字为重，寒字为轻。但宜益阴养血，而少少加温和之药以流通之，化育之，斯得治疗之正。奈何耳食者，但知其寒，忘其为虚。刚燥温辛，更耗其血，则虚益甚，变矣自在意中。沈案、王案，皆是虚证，一以肉桂而危，一以清养而愈。则彼之斤斤于黑热淡寒者，其亦可以憬然悟乎。

（本医案选自张奇文主编《妇科医籍辑要》）

❀ 经水来小便割如刀 ───────────────────────○

经水来小便如刀割，此乃血门不开，宜用【八珍散】。

> 人参　白术（炒）　茯苓各一钱　炙草五分　川芎八分　当归三
> 钱　白芍二钱　熟地三钱

如不应，【牛膝汤】。

> 土牛膝三两　乳香一钱

水钟半，煎牛膝至一钟，临卧服。磨乳香、麝香三厘入内，空心服
之。一剂可愈。如系火症，宜用朱砂益元散三钱。

　　经期小便疼痛如刀割，此为胞门不开，宜用八珍散，补气健脾，补血
调血。如若无效，则用牛膝、乳香二味活血、行气、通经，再加少许乳香、麝
香粉末增加其作用，一剂可明显见效。如果是因火引起，选用朱砂益元散。

🜋 病因病机分析 ─────────────────────────

　　本病以"经来小便痛如刀割"为主症，当属月经病之"月经前后诸
证"范畴。经来小便痛如刀割指每值行经期或行经前后，小便涩滞，疼
痛如刀割，伴小便短赤等。本病主要由膀胱气化失司所致。《素问·灵
兰秘典论》云，"膀胱者，州都之官，津液藏焉，气化则能出矣"。尿
液的正常排出，有赖于膀胱的气化，而膀胱的气化功能，又与肺、脾、肾

三脏密切相关。肺主气，通调水道，下输膀胱；脾主运化，转输水液；肾主水，司二便，与膀胱互为表里。若肺脾气虚，肾阳不足，或瘀血阻滞，可导致膀胱气化失常，发为小便疼痛。根据八珍散及牛膝汤药物组成，以方测证，可推出该证属气血两虚之证。患者除小便痛如刀割外，还当有头晕目眩，神疲乏力，少气懒言，语声低微，面色㿠白，舌质淡，苔薄白，脉细弱等气血失养的表现。治法当以益气养血为主。如果是湿热蕴结下焦所致的经来小便痛如刀割，则宜用朱砂益元散，治法当以清热利湿，通利止痛为主。

◎ 方义分析

八珍散是由四君子汤和四物汤共同组成。方中人参、熟地黄相配，益气养血，共为君药。白术、茯苓健脾渗湿，助人参益气补脾；当归、白芍养血和营，助熟地黄滋养心肝，共为臣药。川芎为佐，活血行气，使熟地黄、当归、白芍补而不滞。炙甘草为使，益气和中，调和诸药。全方八味药，共奏益气补血之功，使膀胱得以气化，小便疼痛自除。

牛膝汤全方共三味药。方中牛膝苦、甘、酸，平，归肝、肾经，功能逐瘀通经，利尿通淋，引血下行，故为君药；乳香味辛、苦，微温，归心、肝、脾经，能活血定痛，故为臣药；佐以麝香活血、散结、止痛。全方共奏利尿通淋，活血止痛之功。

《奇效良方》卷五记载朱砂益元散又名辰砂益原散、辰砂益元散、益元散、辰砂六一散、天水散、益元凉肌散。全方共三味药。方中朱砂安神去怯，并能引甘、滑之凉，先入心经，使热与湿俱解，故为君药；滑石清热，利水通淋，为臣药；甘草解热调中，为使药。全方共奏镇心安神，清热利湿之功。

📖 历代古书沿革

历代古籍有关经水来小便如刀割的记载较多，如《验方新编》《叶氏女科证治》《女科秘宝》《竹林女科证治》《宁坤秘笈》《妇科指归》《胎产新书》等著作对此均有记载，具体摘录如下。

[1]《验方新编》卷九之妇人科调经门：经来疼痛，小便如刀割，此血门不开。宜用牛膝三两，乳香一钱，麝香二分，水一碗半，煎牛膝至一碗，临服磨乳香、麝香入内，空心服，一剂即愈。如系火症，用辰砂益元散（见备用诸方）。

[2]《叶氏女科证治》："经来小便痛如刀割，此乃血门不通，用八珍散不效，急服牛膝汤（牛膝、麝香、乳香）。"

[3]《女科秘宝》："经来小便痛如刀割，此血淋也。先用牛膝汤（牛膝、麝香、乳香）一剂，后用海金沙丸（海金沙、猪苓、泽泻、白术、车前子、木通、萆薢等共为末，米糊小丸，空心下百丸）。"

[4]《竹林女科证治》卷一调经上之经来小便痛：经来小便痛如刀割，此乃血门不通。人皆用八珍散，不效，急服牛膝汤。

牛膝汤：大牛膝（三两），麝香（一分），乳香（一钱，去油），水一盏半，煎牛膝至一盏，临服，磨麝乳二香入内，空心服。

[5]《宁坤秘笈》："小便如刀割，此乃血门不开，皆用八珍散无效，宜用牛膝汤一剂有功。"

[6]《妇科指归》：经来小便痛如刀割，此乃血门不闭，急用牛膝汤。

牛膝汤：川牛膝三两，水二盅，煎成一盅，临服，再研碎上乳香二钱，瓦上焙干，去净油，上寸香半分，再煎半时。空心服汤，渣不宜服。

[7]《胎产新书》：经小便痛如刀割，此乃血门不通，人多用八珍散不效，急用牛膝汤一帖见功。

牛膝汤：土牛膝三两，麝香半分，乳香三钱。水杯半，煎牛膝至一杯，磨二香入内，空心服。

病案举例

女，三十六岁，孀居数年，膝下无子女。十五个月来，下身不干净，烦躁欲死，脉之尺寸正常，独关部数而有力，疑是心气亢甚。若以崩漏主治，而形色与脉息不合。若以血热妄行治之，而下部虽不干净，然所下不多。沉思良久，碍难探问。该妇见我难以着手，遂尽情以告。云月经按期而行，而绵绵不断者，非血也，乃浆色浊水，有酸臭气息，与月经不相混合。据此无血证可言，乃气淋也。遂投萆薢分清饮加减。川萆薢二钱，萹蓄钱半，瞿麦三钱，夏枯草二钱，郁金二钱，香附三钱，冬葵子二钱，海金沙二钱，益元散三钱，莲子心二钱，桑螵蛸二钱，淡竹叶二钱，龙须草（须用花缸中养鱼的）一尺。先将龙须草煎水，后入诸药炖之。服三剂，臭水减少，但腰胀，尿道时时作急胀，知是气虚，积久热伤胞室，于前方去萹蓄、瞿麦、海金沙、龙须草，加当归二钱、黄芪二钱、琥珀屑钱半、肉苁蓉二钱、蚕沙二钱、柳树根（在水内者佳）一尺。先以柳树根煎水，再入他药同煎。令服四剂后，可购服天王补心丹（因此妇常自言自语，或自笑自啼），并建议其觅对象，或收养一孩，以免寂寞。此妇照服上方，病愈未发。

（本病例选自《医学经验录·医案》）

按：年轻的女性患者孀居多年，难免因孤独寂寞而致肝气郁结。气滞不舒，郁于下焦，致肝气郁结，膀胱气化不利，发为气淋。病程迁延达十五个月之久，病久入血，灼伤血络，故而下浆色浊水，有酸臭气息。治以萆薢分清饮加减而取效。

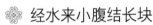

经水来小腹结长块

经水来小腹结长块，如皂角一条横过，疼痛不可忍，不思饮食，面色青黄，急用【延胡散】。

> **延胡索四钱　发灰三钱**

共为末，酒调下服。服之半月，其块自消。

经行时小腹部有一条像皂角一样的条索状结块，疼痛剧烈，难以忍受，患者不思饮食，面色青黄，急用延胡散治疗。

病因病机分析

本病以"经水来小腹结长块，如皂角一条横过，疼痛不可忍"为主症，当属"癥瘕"范畴。妇人下腹结块，伴或胀，或痛，或满，或异常出血者，称为癥瘕。此病为临床之常见，多因脏腑不和，气机阻滞，瘀血内停所致。气聚为瘕，血结为癥。癥者有形可征，固定不移，痛有定处；瘕者假聚成形，聚散无常，推之可移，痛无定处。一般癥属血病，瘕属气病，但临床常难以区分，故并称癥瘕。癥瘕的发生，常由气滞、血瘀、痰湿和热毒停聚下腹胞宫，日月相积，逐渐而成。根据本方药物组成，以方测证，可推出该证属气滞血瘀之证。患者症见小腹有结块，积块坚硬，固定不移，疼痛拒按，不思饮食，面色青黄，舌紫暗，苔厚而干，脉沉涩。治疗当以行气止痛，活血化瘀为主，方用延胡散。

◎ 方义分析

延胡散全方由两味药组成。方中延胡索辛散温通，为活血、行气、止痛良药，能"行血中之气滞，气中之血滞"，故为君药；发灰即血余炭，可活血化瘀。上两味药研末，酒调服下，助其药力散发。全方共奏行气止痛，活血化瘀之功。

历代古书沿革

历代古籍中有关经来小腹结块的记载多见于《萧山竹林寺妇科秘方考》《女科秘要》《竹林女科证治》《妇科医籍辑要》等著作，具体摘录如下。

[1]《萧山竹林寺妇科秘方考》："经来小腹结成一块，如皂角一条横过，痛不可忍，不思饮食，面色青黄，急用延胡散（延胡索、发灰）。"

[2]《女科秘要》：经来小腹结成块，或如皂角一条横过，痛不可忍，不思饮食，面色青黄。服元胡散半月，其块自消。

元胡散：元胡索四两，头发灰四钱（为末），酒调送。

[3]《竹林女科证治》卷一调经上之经来小腹痛：经来小腹结成块，或如皂角一条横过，痛不可忍，面色青黄，不思饮食。宜服玄胡散，半月可愈。

玄胡散：玄胡索（四两），头发灰（四钱），为末，酒调下。

[4]《妇科医籍辑要》：经来小腹结成块，或如皂角一条横过，痛不可忍，面色青黄，不思饮食。宜服玄胡散。

玄胡散：玄胡索四两，头发灰四钱，为末，酒调下。

❀ 经水来如米泔汁

○

经水来如米泔汁，宜【加减四物汤】。

> 当归三钱　白术　茯苓　白芍各二钱　菟丝子　猪苓　半夏各一钱五分　川芎　姜炭　牡蛎粉　木通　艾叶（炒）　肉桂各一钱

水煎服。

经行时经色如米泔汁，呈乳白色，宜用加减四物汤治疗。

病因病机分析

本条以"经水来如米泔汁"为主症，当属月经病之"月经颜色异常"范畴。经水来如米泔汁是指经行时经色如米泔汁，呈乳白色，本病临床较少见。文中虽只提到经水来如米泔汁，但以方测证，可推出该证属气血两虚，寒湿阻滞之证，多因妇人气血俱虚，复感寒湿所致。患者当有月经量少，经色如米泔汁，呈乳白色，质稀薄而淡；伴有头晕眼花，畏寒喜温，头身困重；舌淡，脉沉无力。治法当以补气养血，散寒祛湿为主，宜用加减四物汤治疗。

◎ 方义分析

全方共十三味药。方中当归补血养血，白术健脾补气，二者合用，气血双补；茯苓健脾益气，兼能除湿，三药共为君药。川芎活血行滞，与当归合用，补血活血之力强；猪苓利水渗湿，增强茯苓祛湿之功；肉桂既可补火助阳以助利水，又能温经散寒通经；半夏性温，亦能燥湿散寒，四药共为臣药。白芍滋阴养血，姜炭、艾叶温经散寒通经；另佐以木通清热通经，可使温热之品药性不至于太过；牡蛎粉、菟丝子能够补肝肾，收敛固涩。全方十三味药合而为一，共奏补气养血，散寒祛湿之效。

📖 历代古书沿革

本文所记载之加减四物汤，在《类证治裁》《女科经纶》等著作中均有类似记载，且均用于月经颜色异常的治疗，具体摘录如下。

[1]《类证治裁》之经闭论治：（经色）凡经以色红为正，其紫者，风也，四物汤加荆、防、白芷。黑者，热甚也，四物汤加芩、连。紫黑兼腹痛者，气血并也，四乌汤加蓬术、川连。不痛者，但加川连。淡白者，虚而兼带也，芎归汤加参、术、芍。赤白兼脐腹冷痛者，虚寒也，伏龙肝汤。如米泔水，如屋漏水，或带黄，混浊模糊者，湿痰也，六君子汤加苍术、香附。如豆汁者，热也，四物汤加丹参、丹皮。成块成片者，血随气凝，或风冷乘之也，通瘀煎去泽泻。风入胞门，忽崩鲜血，一味防风丸，旋覆花汤下。

[2]《女科经纶》引朱丹溪语"色淡者，虚而有水混之也"，治宜补气益血以调月经，方用八珍汤加黄芪、香附、生姜，兼常服六味地黄丸。虚甚者加附子、干姜。

✿ 经水来如黑豆汁

经水来如黑豆汁，火极似水非寒也，宜【芩连四物汤】。

生地三钱　当归二钱　川芎　白芍　黄芩各一钱　川连五分

水煎服。

月经来潮时经水颜色如黑豆汁，此乃热证而非寒证，宜服用芩连四物汤。

病因病机分析

本病以"经水来如黑豆汁"为主症，当属"月经颜色异常"之范畴。经水来如黑豆汁是指月经来潮时经水颜色如黑豆汁。《证治准绳·女科》记载，"紫者，气之热也。黑者，热之甚也。今人但见其紫者、黑者、作痛者、成块者，率指为风冷，而行温热之剂，则祸不旋踵矣……予曰：经曰亢则害，承乃制，热甚者必兼水化，所以热则紫，甚则黑也"。本病以经水来如黑豆汁为主症，盖因妇人感受热邪，血虚、肝郁化热，素体有热，嗜食辛辣或瘀久化热而致血分有热，热胜则灼伤津液，破血妄行所致。根据芩连四物汤组方，以方测证，该证当属血虚兼以肝郁化热之虚实夹杂证。患者当见经水色紫黑如黑豆汁，常伴月经先期，经来量多，色紫黑，质稠有块，伴或不伴腹痛，烦躁易怒，口干口苦，舌红，苔黄，脉弦细。治宜养血清热，方用芩连四物汤。

方义分析

芩连四物汤由四物汤加黄芩、黄连而成，全方共六味药。四物汤可用于治疗女性一切血证、经水不调、脐腹作痛、癥瘕积块等病。传统四物汤针对的是血虚者养血，用的是熟地黄，本方易熟地黄为生地黄，以清热养血。当归补血活血，调经止痛；川芎活血祛瘀，行气开郁，理血中之气。张景岳曾云，"补血行血莫如当归，行血散血莫如川芎"。生地黄清热生津，凉血止血；白芍养血和营，缓急止痛，敛肝平肝。其中，地黄、芍药是血中之血药，性能属静；当归、川芎是血中之气药，性能属动。四味药动静结合，四药配合，补血调血，且补而不滞，使营血调和。黄芩、黄连性寒，善清热泻火，凉血止血，与四物汤合用，直折热邪，共奏养血清热之功。

 历代古书沿革

本文之芩连四物汤乃由四物汤加芩、连而成。关于芩连四物汤的由来，有人认为其出自明代的《古今医统大全》，也有人认为其出自《顾氏医经读本》。其实，历代古籍对芩连四物汤的记载并不少见，组成及功效却不尽相同。用芩连四物汤治疗本病者见于《女科调经要旨》《证治准绳·女科》《医林纂要探源》《济阴纲目》《素问病机气宜保命集》等书，具体摘录如下。

［1］《女科调经要旨》之经水如黑豆汁：女子经水下如黑豆汁，此络中风热也。以四物加黄芩、川连、荆芥穗、蔓荆子，数服血清色转。

［2］《证治准绳·女科》记载之四物加黄芩黄连汤。主治：经水如黑豆汁。用法用量：上方为末，醋糊丸服。

四物加黄芩黄连汤：四物汤四两，黄芩、黄连各一两。

［3］《医林纂要探源》：芩连四物汤，治经血适断，五心烦热，经来色黑。或如豆汁。四物汤加黄芩、黄连各二钱。血热甚而适阻，故可苦以降之。经来色黑如豆汁，热兼挟湿，苦亦可以燥之。

［4］《济阴纲目》调经通用诸方：四物汤治妇人冲任虚损，月水不调。经病或前或后，或多或少，或脐腹疗痛，或腰足中痛，或崩中漏下及胎前产后诸证。常服益荣卫，滋气血。若有他病，随证加减……若经水

如黑豆汁者，加黄芩、黄连。

[5]《素问病机气宜保命集》所载四物加黄连黄芩汤，主治经水如黑豆汁，功擅养血清热。

余于关外诊一四川妇人，平素经不愆期。忽患先期，经色黑成块，脉洪数且弦。问得本吃辣茄，因在奉天买不到，以大葱、胡椒佐餐。知其为晕辛所致，遂用芩连四物汤去川芎，加生甘草、白薇、丹皮而愈。

按：患者因嗜辛辣致血热妄行，属热而实者。治以凉血清热，用芩连四物汤去川芎，加白薇、牡丹皮清热凉血，使以生甘草调和诸药。

（本医案选自《裘吉生临证医案》）

经水来如胆汁

原文

经水来如胆汁，五心作热，腰痛并小腹痛，面色姜黄，不思饮食，乃血气虚弱所致，宜急退其热，然后调经，次月血胜而愈，先用【黄芩散】。

> 黄芩六分　川芎八分　当归　白芍　苍术各一钱　甘草三分　知母五分　花粉五分

水煎服。

后用【调经丸】。

> 三棱　莪术各七钱　当归　白芍各一两五钱　生地　熟地各二两元胡　白茯苓各一两　川芎　小茴香　乌药　大茴香各八钱　砂仁五钱　香附一两二钱（醋炙）

共为细末，米糊丸，不拘时酒送下。

释义

　　月经来潮时经水如胆汁样，心烦作热，并伴有腰痛及小腹疼痛，面色萎黄，不思饮食，此乃气血虚弱所致，故宜先煎服黄芩散，急退其热，后用调经丸补血调经，次月则可痊愈。

病因病机分析

　　本文以"月经来如胆水"为主症，属"月经颜色异常"之范畴。月经来如胆水指经期经色呈现黄绿色，除阴道流黄绿色液体外，还伴有面色萎黄、不思饮食、五心烦热、腰痛并小腹痛等症。《女科备要》认为，月经来如胆水即指妇女因气血亏损，肝胆郁热，下传胞脉所致面色萎黄，不思饮食，五心烦热，腰痛并小腹痛，经来绿如胆水的病证。本病多因气血亏损，肝胆郁热，下传胞脉所致，故可见五心作热，腰痛并小腹痛，面色萎黄，不思饮食等症。治疗需先清热，后养血调经，血足则经自调。以方测证，本证为虚实夹杂之证，气血虚弱为本，瘀血、湿热为标。推测患者症见月经来潮，经水色黄绿如胆汁，面色萎黄，不思饮食，五心烦热，腹痛，腰痛，舌淡，苔薄黄，脉细弱。治宜清热燥湿，养血活血，温肾调经。先用黄芩散，后用调经丸。

方义分析

　　黄芩散全方共八味药，由四物汤去熟地黄，加黄芩、苍术、知母、甘草、天花粉组成。全方以四物汤易熟地黄为黄芩为君，在养血调经的基础上加苦寒之黄芩，突出清热之急，体现了"急则治其标"的思想。《本草择要纲目》记载："（黄芩）去诸热，妇人产后，养阴退阳。"苍术可健虚弱之脾，燥停滞之湿，为臣。知母滋阴润燥，清热泻火；天花粉清热泻火，养阴生津。两药共助君臣清热养血调经，为佐。甘草调和诸药。诸药共奏清热燥湿，养血活血之效。

调经丸全方共十四味药，由四物汤加三棱、莪术、生地黄、延胡索、白茯苓、小茴香、乌药、大茴香、砂仁、香附组成。方中重用生地黄、熟地黄滋阴养血，又用四物汤养血调经，体现该病"以虚为本"的基本病机及"缓则治其本"的思想。香附为"气病之主司，女科之主帅"，善活血行气止痛，又使补而不滞；延胡索行气止痛；三棱、莪术活血化瘀；乌药、茴香温阳止痛；茯苓、砂仁健脾祛湿，又防补药滋腻碍脾。

两方合用，标本兼治，顾护周全，药到病除。

历代古书沿革

历代古籍中有关黄芩散、调经丸的记载较多，但组方有别，治法各异，主治病证亦不同。其中有关治疗本病的条文主要见于《女科备要》《女科备考》《宁坤秘笈》《验方新编》等著作，具体摘录如下。

[1]《女科备要》：月经来如胆水即指妇女因气血亏损，肝胆郁热，下传胞脉所致面色萎黄，不思饮食，五心烦热，腰痛并小腹痛，经来绿如胆水的病证。治先宜清热活血，方选黄芩散；后宜补血调经，理气化瘀，方选调经丸。

[2]《女科备考》："月经来如胆水，五心作热，腰痛并小腹痛，面色萎黄，不思饮食，乃气血虚弱。先用黄芩散（黄芩、川芎、当归、甘草、知母、花粉）退其热，后用调经丸（三棱、莪术、当归、白芍、生地、熟地、延胡索、茯苓、川芎、大茴、小茴、乌药、砂仁、香附）补血以顺气。"

[3]《宁坤秘笈》妇女之病九十一症，治法七十九方之第一经前：论其症，血来如胆水，五心作热，腰痛，并小腹痛，面黄色，不思饮食。乃气血虚，先退其热，然后调经。次月胜血而愈。先用黄芩散治之。

黄芩散方一：黄芩（六分），川芎（八分），当归、白芍、苍术（各一钱），甘草（三分），知母（五分），花粉（五分）。水煎温服。后用调经丸。

调经丸方二：三棱、莪术、当归、白芍、生地、熟地（各一钱），玄胡（一两），茯苓（一两），川芎、小茴香、乌药（各八分），大茴香（八分），砂仁（五钱），香附（一两一钱）。米糊为丸，不拘时酒服。

[4]《验方新编》新增卷之二十妇科调经门：行经前其症血来如胆水，五心作热，腰痛，并小腹痛，面黄色，不思饮食，乃气血虚。先退其热，然后调经，次月血胜而愈。先用黄芩散治之。

黄芩散方：黄芩六分，川芎八分，当归、白芍、苍术各一钱，甘草三分，知母五分，花粉五分，水煎温服。后用调经丸。

调经丸方：三棱、莪术、当归、白芍、生地、熟地各五钱，元胡、茯苓各一两，川芎、小茴香、乌药、大茴香各三钱，砂仁五钱，香附一两一钱，米糊丸，绿豆大小，不拘时酒服。

病案举例

妇女每月经血来如胆水，作热作冷，腰痛，腹痛。

治法：宜调理阴阳，滋阴平肝，理气固腰肾。

脉象：沉滞。

处方：熟地黄25g，炙鳖甲15g，川芎8g，红花10g，地骨皮10g，炒杭白芍10g，砂仁8g，炙延胡索10g，当归15g，牡丹皮10g，茯苓10g，炙香附10g，水煎服。

按：患者精亏血少，失于温煦，可见畏寒肢冷；阴亏化热，可见五心烦热；气虚则血行不畅，瘀血内停，不通则痛，故有腰痛并小腹痛。治宜调理阴阳，滋阴平肝，理气固腰肾。药用熟地黄、当归、川芎、白芍养血调经，红花、牡丹皮活血通络，砂仁、炙延胡索、炙香附疏肝理气，炙鳖甲、地骨皮滋阴养血，茯苓健脾渗湿。

（本案选自崔咏吟编著《三世家传医方实录》）

❀ 经水来如屋漏水

 原文

经水来如屋漏水，头昏目暗，小腹作痛，更兼白带，咽中臭如鱼腥，恶心吐逆，先用【加减四物汤】。

> 当归　川芎　生地　柴胡　白术　香附　元胡各一钱　白芍　黄芩　三棱各八分

水煎，临卧服。

后用【内补当归丸】。

> 当归　续断　白芷　阿胶（炒）　厚朴　茯苓　苁蓉　蒲黄　萸肉各一两　川芎八钱　熟地一两五钱　甘草　干姜各五分　附子三钱

炼蜜为丸，空心酒下八、九、十丸。次月即愈。

 释义

月经来潮时经色浑浊显黄，如屋漏水，头昏目暗，小腹疼痛，可有白带，咽喉中有鱼腥一样的异味，恶心呕吐，先用加减四物汤，后用内补当归丸。下月即可痊愈。

◗ 病因病机分析

本条以"经水来如屋漏水"为主症，本病亦属"月经颜色异常"之范畴。《济阴纲目·调经·论经水异色》记载："如烟尘水，如屋漏水，如豆汁，或带黄混浊模糊者，湿痰也。"现代有学者释义其为经色浑浊显黄，亦有释义为经量大，此处认为冯氏所述应为前者，即经色浑浊显黄。故该病指月经来潮时经色浑浊显黄，头昏目暗，小腹作痛，有白带，咽喉中有鱼腥一样的异味，恶心呕吐。该病主要病机为脾虚湿滞。以方测证，本条应属脾虚湿滞证。脾主运化，脾虚则运行不畅，不能上荣头目，则头昏目暗；不能荣养小腹，则不荣则痛。脾虚气化不行，水聚成湿，湿气留滞于胸膈，则恶心呕吐；湿气留滞于咽中，久之郁而化热，热久化腐，故可见鱼腥之味；留滞于下焦，则白带量多，或有异味。治疗当以健脾祛湿，清热，行气调经为要，方用加减四物汤。

方义分析

加减四物汤全方共十味药，由四物汤加柴胡、白术、香附、延胡索、黄芩、三棱组成。方中当归甘温质润，补血养肝，和血调经，既可补血，又可行瘀；川芎辛散温通，上行头目，下行血海，中开郁结，旁通络脉，与当归配伍畅达血脉。两者共为君药。生地黄滋阴清热，黄芩清热燥湿，白术健脾祛湿，湿除热清则脾气自健，故三者共为臣药。柴胡、香附行气解郁止痛，加白芍养血敛阴，缓急止痛，两者共奏止痛之效。三棱破血逐瘀，行气活血，则祛湿效果更佳。柴胡、香附、白芍、三棱四药共为佐药。全方以补血调血为基础，共奏健脾祛湿，清热，行气调经之效。

内补当归丸全方十四味药。方中熟地黄、山茱萸养血益精；当归、川芎养血活血；肉苁蓉、续断温补肾阳，补益精血，以上诸药共为君药。阿胶滋阴养血，一助君药补血之功，二取阴中求阳之意；干姜、附子补火助阳，温补命门，三药共为臣药。茯苓健脾祛湿，痰湿去则冲任、血海自无阻隔，而获通经之效；蒲黄活血祛瘀，助当归、川芎通行血滞；厚朴辛苦温燥，入脾、胃二经，散滞调中，同吴茱萸能行湿燥阴，实有理气行气之功；白芷理气宣窍，温经通络，与温肾药配伍，使补而不滞，温而不燥，四药合而为佐。甘草为使，调和诸药。全方温肾助阳，滋养精血，温经散寒，活血调经，肾气旺盛，任冲通盛，经调则他病自愈。

历代古书沿革

加减四物汤为四物汤易熟地黄为生地黄，加柴胡、白术、香附、延胡索、黄芩、三棱而成，历代古籍记载中，其均与内补当归丸同用，以治疗经色浑浊显黄。本条文当属经色浑浊显黄，方用加减四物汤及内补当归丸以治之，与之相类似的条文散见于《竹林寺女科》《济阴纲目》《内府秘传经验女科》《验方新编》等医籍中。

[1]《竹林寺女科·卷一·调经上》之经来如屋漏水：经来如屋漏水，头昏目眩，小腹作痛，更兼白带，咽中臭如鱼腥，恶心吐逆，此血虚有热也。先用理经四物汤，次用内补当归丸。

理经四物汤：川芎、当归、白芍、生地黄、白术（蜜炙）、柴胡、香附（童便制）、玄胡索（各一钱），黄芩、三棱（各八分），水煎临卧服。

内补当归丸：续断、阿胶（炒）、蒲黄（炒黑）、肉苁蓉（酒浸焙）、浓朴（姜汁炒）、山茱萸、白茯苓、香附（童便制）、当归、白芷（各一两），川芎、白芍（各八钱），甘草（炙）、干姜（各五钱），熟地黄（一两五钱），共为末，炼蜜为丸，白汤下八十丸，空心服。

[2]《济阴纲目·卷之一·调经门·论经水异色》：如烟尘水，如屋漏水，如豆汁，或带黄混浊模糊者，湿痰也。

[3]《内府秘传经验女科·卷一·月经后期论（二）》：其经来如屋漏水，头昏目暗，小腹作痛，更兼白带，咽中臭如鱼腥，恶心吐逆。先用理经四物汤，次服内补当归丸，下月疾愈。

理经四物汤：川芎（三钱），川归（七钱，酒洗），白芍（七钱），生地（八钱），黄芩（七钱），白术（八钱），柴胡（五钱），香附（一钱），玄胡（一钱），三棱（七钱，醋炒），水一盅，煎七分。

内补当归丸：续断（八钱），阿胶（一钱，炒），甘草（四钱），川芎（七钱），干姜（五钱，炙），白芷（六钱），白芍（一钱二，酒炒），熟地（五钱），蒲黄（一钱），浓朴（八分，姜汁炒），吴茱萸（七钱），附子泡白茯苓（八钱），肉苁蓉（八钱，酒洗），上或各一两，蜜丸如梧桐子大，空心酒下八十丸。

[4]《验方新编·卷九·妇人科调经门》之月经过期形如屋漏水：头昏目暗，小腹作痛，更兼白带，喉中臭如鱼腥，恶心吐逆，先用理经四物汤，后用补内当归丸，自愈。

理经四物汤：当归二钱，川芎八分，生地三钱，柴胡七分，香附（醋炒）、元胡（醋炒）、白芍（酒炒）、焦白术各二钱五分，黄芩（酒炒）一钱。

补内当归丸：当归、续断、白芷、阿胶、浓朴、茯苓、肉苁蓉（漂净，焙干）、蒲黄（炒黑）、萸肉各一两，川芎八钱，熟地一两五钱，甘草、干姜各五钱，附子二钱，蜜为丸，空心温酒下七八十丸。

经水来如黄色

 原文

经水来黄色，此症大虚，用药不可寒冷，务暖其经，以和其血，次月血胜而愈，须用【加味四物汤】。

当归 川芎 乌药 延胡各一钱 白芍八分 小茴香八分 熟地二钱

姜、枣水煎，空心服。

释义

月经来潮时经血颜色呈淡黄色，这是气血大虚的表现，治疗用药不可

用寒凉之品，务必暖其经，以调和气血，下月气血旺盛而痊愈，方用加味
四物汤。

病因病机分析

本条以"经水来黄色"为主症，亦属月经病之"月经颜色异常"
范畴。在王耀廷校注本中作"经来如黄泥水"，与"经水来如屋漏水"
相比，本病经色更黄，经质偏稠，故经来色黄是指妇人胞宫大寒，温
化无力所致经来全无血色，如黄泥水的病证。本病多因阳虚不温，精
微不充，营血亏虚，阳虚不能化赤，而致赤色不足。以方测证，本条
应属素体脾虚，气血化生不足，加之体虚感寒，寒邪客于胞宫，阳虚
不温，故见经来色淡如黄泥水。患者临床表现还有腰腹冷痛，畏寒肢
冷，面色苍白，舌暗红，苔白，脉弦紧。治宜温经暖胞，养血补气，方
用加味四物汤。

方义分析

加味四物汤全方共九味药，由四物汤加乌药、延胡索、小茴香、生
姜、大枣组成。熟地黄味厚滋腻，为滋阴补血之要药，为君药。当归甘
温质润，补血养肝，和血调经，既可助熟地黄补血之力，又可行脉道之
滞；川芎辛散温通，上行头目，下行血海，中开郁结，旁通络脉，与当
归配伍畅达血脉；乌药辛温，行散祛寒，下走肾与膀胱，温肾阳而散下
焦虚寒；小茴香辛散温通，主入肝肾，能温肾暖肝，散寒理气止痛。以
上诸药共为臣药，共奏活血祛瘀，散寒止痛之效。佐以延胡索，活血止
痛；白芍酸甘质柔，缓急止痛。两药共奏温经散寒，活血调经之效。煎
服法中，加入生姜、大枣和胃，再次提高用药的安全性。

历代古书沿革

凡属血虚、血滞者，均可酌情应用四物汤。本文所用加味四物汤，是在四物汤的基础上加入乌药、延胡索、小茴香，重在散寒止痛。与本条文相同用法者见于《竹林寺女科秘方考》《女科秘要》，具体论述如下。

[1]《竹林寺女科秘方考》卷一调经上：经来如黄泥水，此大虚症也，最忌凉药。宜用加味四物汤，以暖其经，以和其血。

加味四物汤：川芎、当归、玄胡索、乌药（各一钱，炒），白芍（酒炒）、小茴（各八分），熟地黄（二钱），生姜（二片），水煎空心服。

[2]《女科秘要》：经来如黄泥水，此大虚症，忌用凉药，宜服加味四物汤，以暖其经，并和其血。次月血胜而止。

加味四物汤：川芎、川归、元胡索（各一钱），乌药（一钱），白芍、小茴（各八分），熟地（二钱），姜（二片）。

病案举例

2003年8月29日初诊：脉沉缓，苔薄白。外形肥胖。婚后未孕。月经周期40天以上。末次月经农历六月二十二，量一般，质稀，行经开始经色淡黄，中期深黄，后又淡黄，夹小块，5天净。经行小腹胀痛，带下色白腥臭，伴胸口发胀，乳房结核，左侧稍大，腰酸膝软。

治法：此系大虚大寒，痰湿瘀阻，先应温肾散寒，化痰利湿，以治其标。

处方：瘀胀饮加减10帖（服法、禁忌面告）。

白芥子、茯苓、牛膝各15g，玉米叶、白芍各12g，泽泻10g，巴戟天、淫羊藿、制香附、柴胡各6g，三棱、莪术各5g（计12味）。

2003年9月14日二诊：上药服至5帖经潮，中期深黄而见红色。胸胀、腹痛均愈。乳房结核仍胀（初诊未说）。上方略作增减，继进10帖。

2003年9月24日三诊：脉已较前有力，但行动力弱，易喘。改遣加味补中益气汤10帖。

处方：炒白术 30g，茯苓 15g，党参、黄芪、当归、制半夏各 9g，柴胡、甘草各 3g，升麻、陈皮各 1.5g（计 10 味）。药后有效。

四、五、六诊均以上方为基础，随证加减，服药 27 帖。

2003 年 11 月 17 日七诊：脉左寸搏指，舌转正常。月经已过 8 天未潮，乳晕发黑。想回贵州探亲。嘱其一路当心，善自保重。

2003 年 12 月 5 日八诊（刚从贵州回来不久）：脉左寸搏指更显，建议去医院检查，结论"已孕"。复遣保胎药 10 帖。

处方：熟地黄（砂仁拌）24g，党参、白术、炒杜仲、川续断各 10g，桑寄生 12g，当归、白芍各 9g，川芎 6g，炙甘草 4g（计 10 味）。

2004 年 8 月 23 日，其父临庐报喜，续又赠百日照一帧。

（本案选自高俊编著《常见病中医诊治方例》）

按：根据患者肥胖、月经推后、经色黄、带下色白量多、脉沉细，可知其证为虚寒、痰湿阻滞；从胸口发胀、乳房结核，可知其伴有气滞血瘀。所以治疗当温肾散寒，化痰利湿，理气活血。服药 5 剂，月经颜色便恢复正常，再用 10 剂加以巩固，后根据身体随证调理，顺利孕育。

✿ 经水来如绿色

 原文

经水来绿色，全无血色，乃大虚大寒，不可用凉药，宜【乌鸡丸】。

> 天雄　附子各一钱　鹿茸　山药　苁蓉　蒲黄（炒黑）　肉桂　当归　山萸各一两　川芎五钱　白芍一两　熟地一两五钱　乌鸡肉（皮油不用，酒蒸）三两

米糊丸，空心酒下百丸。服此一料，非但症愈，兼能怀孕。

月经来潮经色发绿，完全无血色，是大虚大寒的表现，不可以用凉药，宜用乌鸡丸。

病因病机分析

本病临床较少见，可归属于月经病中"月经颜色异常"之范畴。文中虽只提到经水铜绿色，但以方测证，可推出该证属虚寒之证。本病多为禀赋素虚，阳气不足或大病久病之后，气血两亏；或感受寒凉，过食生冷，久居寒湿之地所致阳气受损，冲任、胞脉失养，气血运行不畅而表现为一派虚寒之象。患者当有经无血色，质稀薄而淡，小腹冷痛，喜温喜按，遇寒则加重，面色苍白，腰酸乏力，小便清长，大便稀溏，时有心悸寐差，畏寒肢冷，舌淡苔白，脉沉迟或细弱之表现。故因机立法，治疗该病时应本着"寒者温之，虚则补之"的原则，以温经散寒，养血调经为治疗大法，忌用凉药，宜选用温热之乌鸡丸加减治疗。

方义分析

乌鸡丸全方十三味药，逐一分析其药物组成。君药中之天雄、附子，大辛大热，均为毛茛科乌头的加工品，两者同出一辙，只是部位有所差异，附子为乌头子根，天雄为独大不旁生者。《医学衷中参西录》记载：若蒜之独头无瓣者，名为天雄，为其力不旁溢，故其温补力更大而独能称雄。由此可见，天雄、附子合用，犹如军队之头阵，温经散寒之力倍增，纵沉寒痼疾亦消之游刃有余。肉桂、肉苁蓉，大热性温，温经通脉，散寒助阳。鹿茸、乌鸡肉，血肉有情之品，甘咸而温，主入肾经，补肾阳，调冲任，益精髓，既能温通，又可助肾。上药合用，共奏温经散寒，温肾助阳之功，为君。臣药以三物（川芎、白芍、熟地黄）为基础，加山茱萸。三物为主，重在温经通经补血。妇人以血为本，经量、经期、经色的正常离不开经血之充盈。山茱萸性温味酸，补益肝肾，帮助调经。佐药蒲黄，活血化瘀。此处还强调服药宜米糊丸，体现了医家兼顾脾胃、防药物刺激碍胃之理念；空心下，加强药物吸收，能更有效达病所；用酒送服，增强温通散寒，化瘀生新之功。全方配伍，散寒调经，温通补虚，调冲养脉，气血得通。

历代古书沿革

历代古籍中有关乌鸡丸的记载较多，对其总结较全面的有《圣济总录》《验方新编》《医学入门》《类证治裁》《竹林寺女科秘传》《女科医则玄要》《叶天士女科》《妇科采珍》《女科精要》《宁坤秘笈》《妇人规》《普济方》《女科掌指》《寿世保元》等著作。按照成书年代，乌鸡丸大概首见于宋代《圣济总录》，后明清各医籍多有记载，其名称亦随年代变化而有所不同。如宋代医籍均记载其为乌鸡丸；明代除了有乌鸡丸，还有大小乌鸡丸、青蒿乌鸡丸、万氏乌鸡丸、唐氏乌鸡丸等；至清代，又称其为乌鸡丸。古籍中出现多种乌鸡丸，这些方药虽然同名为乌鸡丸，但在药物组成和功效上差异很大。在治疗疾病方面，宋代乌鸡丸多治疗结核、青盲、传尸骨蒸、妇人众疾等疾病；明代，乌鸡丸则除了被应用于结核、历风等病外，已开始被广泛应用于妇科经、带、胎、产诸多疾病中；发展至清代，乌鸡丸则主要被应用于妇科疾病的治疗。本文所载之乌鸡丸，目前只见于清代《验方新编》《竹林寺女科秘传》《女科医则玄要》《叶天士女科》《宁坤秘笈》中，其所治病证相同，药物组成基本一致。

[1]《验方新编·卷九·妇人科调经门》之经如绿水篇，"此证全无血色，乃大虚大寒，不可用凉药，宜用附子乌鸡丸，服之半月，非但病愈，又能怀孕"。

附子乌鸡丸：附子三钱，鹿茸（无则用鹿胶）一两，山药、苁蓉、肉桂、蒲黄（炒黑）、当归、山萸肉各五钱，白芍一两，熟地一两五钱，净乌鸡肉（去皮油、酒蒸）三两，米糊为丸，空心酒送下一百丸。

[2]《竹林寺女科秘传》之经来如绿水，"此证全无血色，乃大虚大冷，不可用凉药，用乌鸡丸，服至半月，非但病愈，而且有孕矣"。

乌鸡丸：天雄、附子、当归各三钱，鹿茸、山药、苁蓉、肉桂、茯苓各一两，蒲黄（炒黑）、白芍、萸肉各一两，熟地五钱，川芎五钱，乌鸡肉（酒蒸）三两。共为末，米糊为丸，如桐子大，空心，酒下一百丸。

[3]《竹林寺女科秘方》，"妇人月水如菜汁，如铜绿水，此症子宫太冷，血大虚，人形必肥，体盛血衰，不可用凉药，急用乌鸡丸散，旬日或一月后，血盛，即有孕矣"。

乌鸡丸：天雄一两，附子一两，萸肉一两，当归二两，白芍二两，茯苓二两，肉苁蓉二两，熟地二两，川芎八分，肉桂五分，鹿血片一钱。用白丝毛乌骨鸡四两，同药末晒干，共研细末，早米糊为丸，每服一百丸，空心酒送下。

[4]《宁坤秘笈》，"经来如绿水，此症全无血色，乃大虚大寒。不可用凉药，要用乌鸡丸半月。非但病愈，又能怀孕"。

乌鸡丸方十一：天雄、附子各三钱，鹿茸、山药、肉苁蓉、肉桂、蒲黄（炒黑）、当归、山萸肉、川芎各五钱，白芍一两，熟地一两五钱，乌鸡肉（皮油不用，酒蒸）三钱。米糊为丸，空心酒送下百丸。

病案举例

患者，女，42岁，2013年10月6日初诊。

主诉：月经如铜绿色3年。

现病史：患者于3年前因人流后受寒出现月经如铜绿色，伴有腹痛时作，喜温喜按，腰酸乏力，小便清长，大便稀溏，心悸头晕，寐少，面色苍白，畏寒肢冷，舌淡苔白，脉沉细弱。既往有人流史、慢性盆腔炎病史；否认高血压、糖尿病病史。妇科检查未见明显异常。

诊断：月经不调。

治法：温经散寒，养血调经。

方药：黑附子（先煎）10g，人参 10g，吴茱萸 10g，熟地黄 15g，当归 10g，白芍 10g，川芎 6g，山药 10g，肉桂 10g，肉苁蓉 10g，蒲黄 10g，山茱萸 10g。7 剂，水煎服，每日 1 剂，分 2 次服。

2013 年 10 月 15 日二诊。患者畏寒肢冷、腹痛时作已减，但仍有腰酸、气短乏力、小便清长、大便稀溏等症状。上方去黑附子、吴茱萸，加生黄芪 15g、炒白术 15g，继续服用 14 剂。

2013 年 10 月 30 日三诊。上述腰酸乏力、小便清长、大便稀溏、面色苍白、畏寒肢冷基本消失。上方去人参、肉桂、肉苁蓉、山茱萸、生黄芪，加炙黄芪 15g、龙眼肉 15g、鸡血藤 30g、大枣 10g，继续服用 14 剂，之后观察月经变化情况，其颜色淡红，量可，基本治愈，故停止服药治疗。

（本病例选自《中医临床研究》2014 年第 6 卷之"铜绿色月经的辨治体会"）

按：本案患者因行人流术，损伤先天之肾气，肾气不足，久之阳气受损，加之产后感受寒邪，致使冲任虚损，胞脉失养，气血运行不畅而发生经水颜色失常。故首诊主要治法为温经散寒，养血调经，方用乌鸡丸加减治疗。方中附子、肉桂、吴茱萸温补肾阳，温经散寒；人参、熟地黄、当归、白芍、山药、山茱萸益气养血调经；川芎、蒲黄化瘀调经。全方共用，使肾阳充足，寒邪得去，精血充盈，胞脉得养而获效。二诊因患者肾阳虚症状消失，但气虚症状较为明显，故去温阳之品，加之黄芪、白术补气健脾之药，使脾气健而气自生。三诊患者上述症状基本消失，为遏制大热大补之品温燥之性，故改用炙黄芪、龙眼肉、大枣等药物，平补气血，再加之鸡血藤补血行血，以奏养血调经之效。纵观此案，针对病因病机，以温经散寒，养血调经为大法，并随证加减，取得了良好的临床效果，有很强的临床指导作用，值得后辈借鉴。

🌸 经水来下血胞

经水来下血胞，经来不止，或下血胞三五个，大如鸡蛋，绵软如絮，将刀割开，内如石榴子，其妇晕迷不知人事，虽惊人亦无妨，宜用【十全大补汤】。

当归 白术各一钱 川芎 白芍 人参 茯苓各八分 生地 黄芪各二钱

姜、枣煎，空心服三五剂。立效。

月经来潮时，出现伴经水而下的水泡状包块，或月经来潮不止，伴经水而下少许水泡状包块，大的似鸡蛋，绵软如棉絮，用刀割开，内部如石榴籽，其人昏迷不知事，看似惊恐但无妨，宜用十全大补汤。

🏔 病因病机分析

本条以"经水来下血胞"为主症，类似于西医的"葡萄胎"，中医的"鬼胎"。经来下血胞指妊娠后胎盘绒毛滋养细胞增生，间质高度水肿，形成大小不等的水泡，水泡间相连成串，形如葡萄状，故称"葡萄胎"，亦称"水泡状胎块"，中医又称"伪胎"。其主要病因病机是素体虚弱，七情郁结，湿浊痰凝不散，损伤冲任，精血虽凝而终不成形。妇人当有月经淋沥不止，水泡状包块排出，神疲乏力，头晕眼花，心悸失眠，面色苍白，舌质淡，苔薄白，脉沉细。治宜健脾益肾，养血活血，方用十全大补汤。

◎ 方义分析

全方共十味药。原方在八珍汤基础上加入肉桂、黄芪，而本方中则未加肉桂。本方中人参、生地黄既能补气养血，又能滋阴补肾，为君药。臣以白术健脾燥湿，茯苓益脾渗湿，当归、白芍养血和营，四药合用，助君药益气养血之功，实后天气血生化之源。佐以川芎活血行气，配以黄芪以增补气之效。生姜、大枣以调和中焦脾胃。诸药合用，共奏温补气血，兼补脾肾，扶正固本之功。

📖 历代古书沿革

十全大补汤是在八珍汤的基础上加肉桂、黄芪而成。历代古籍中有关十全大补汤的记载较多，但组方、治法各有异同，其中以治疗诸虚不足多见。十全大补汤最早见于《太平惠民和剂局方》，主治男子、妇人诸虚不足，五劳七伤等。十全大补汤治疗产后病的条文主要见于《医宗金鉴》《竹林女科证治》《叶氏女科证治》等著作，其中所载方剂虽方药组成各异，但用治妊娠病的病证则基本相同，均用以治疗产后血虚之主证。

[1]《竹林女科证治》卷一调经上之经来下肉胞："经来不止，忽下肉胞三五个，状如鸡子大，软如絮，用刀剖开，内如石榴子，昏迷不省人事，症亦惊人。宜服十全大补汤，五剂即安。"

十全大补汤：人参、白术、茯苓、甘草、熟地黄、当归、川芎、白芍、黄芪（炙）、肉桂，姜三片，枣二枚，温服。

[2]《叶氏女科证治》亦言："经来不止，忽下肉胞三五个，状如鸡子大，软如絮，用刀剖开，内如石榴子，昏迷不省人事。宜服用十全大补汤。"

十全大补汤：人参、白术、茯苓、甘草、熟地黄、当归、川芎、白芍、黄芪（炙）、肉桂，姜三片，枣二枚，温服。

[3]《太平惠民和剂局方》卷之五（吴直阁增诸家名方）之十全大补汤：治男子、妇人诸虚不足，五劳七伤，不进饮食，久病虚损，时发潮热，气攻骨脊，拘急疼痛，夜梦遗精，面色萎黄，脚膝无力，一切病后气不如旧，忧愁思虑伤动血气，喘嗽中满，脾肾气弱，五心烦闷，并皆治之。此药性温不热，平补有效，养气育神，醒脾止渴，顺正辟邪，温暖脾肾，其效不可具述。

十全大补汤：人参、肉桂（去粗皮，不见火）、川芎、地黄（洗，酒蒸，焙）、茯苓（焙）、白术（焙）、甘草（炙）、黄芪（去芦）、川当归（洗，去芦）、白芍药（各等分）。上十味，锉为粗末。每服二大钱，水一盏，生姜三片，枣子二个，同煎至七分，不拘时候，温服。

病案举例

自然排出伴失血休克验案

明朝陈文昭治一老妪，年已四十五六，怀妊十月（现代文献记载，发生年龄最大为57岁，葡萄胎的自然排出常在妊娠4个月，该妇时值更年，经期当乱，所谓怀妊十月者仅是指停经日数而非妊娠日数），腹急痛，少顷稳婆至，稍努力即下一物，长三尺许，阔约二尺，腹中褶叠之不觉其大，上有细白亮小泡千余……产妇昏晕数次，余用芪、术、归、芍、熟地、黑姜大补气血，连服七八剂始定。

（本医案选自《马大正中医妇科医论医案集》）

按：本验案中为一中年女性，已四十五六岁，故体内气血已虚，素体虚弱，七情郁结，湿浊痰凝不散，损伤冲任，精血虽凝而终不成形。故见孕后精血虽凝而终不成形，遂致本病。方用黄芪益气补气，白术健脾助运，当归、白芍养血和营，熟地黄滋阴养血补肾，黑姜补益气血。诸药合用，共奏温补气血，扶正固本之功。

经水来血臭

经水来血臭，如夏月之腐，此乃血弱，更兼热气所致。譬如沟渠减涸，天久无雨，水死则臭也。妇人身衰，旧血新血未接则臭，宜用【龙骨丸】。

龙骨　桑螵蛸　牡蛎　生地各一钱　当归　川芎　白芍各八分　白茯
苓八分　黄芩六分

蜜丸，空心酒下一二钱。

又汤药方：

当归　三棱　莪术　赤芍　丹皮　白术　香附　条芩　陈皮　木通各
八分

姜三片，水煎服。

经水来潮时气味臭秽，如夏天的腐肉，这是由体内气血虚弱兼感受热邪所致。正如沟渠干涸，日久未曾下雨，水死则臭。妇人身体衰弱，体内旧血没有得到新血的滋养则发臭，宜用龙骨丸。

病因病机分析

本病以"月经来潮，气味臭秽难闻"为主症，属于"月经气味异常"的范畴。本病主要是由湿与热邪所致，也有因血弱而致者；主要病机有湿热内蕴、心肝火旺、湿热壅毒、血虚有热。本条清晰地描述了经水来血臭的原因，即血虚兼热。素体虚弱，久病失血，则冲任、胞宫血运减少，加之血虚易致血瘀，血液不运行，兼之湿热之邪侵袭，热气熏蒸，热灼津液，日久肉腐，故而臭秽，瘀血阻滞，新血不生，则月经色暗，质稠臭秽。宜选用龙骨丸以补血养血，滋阴清热。

◎ 方义分析

全方共九味药。方中龙骨甘涩微寒，入肝、肾经，平肝潜阳；牡蛎咸涩微寒，入肝、肾经，为平肝潜阳之要药，兼能滋阴清热。两者相须为用，以平肝潜阳，滋阴清热，共为君药。当归补血活血，川芎活血行气，两药共奏补血活血之功；生地黄清热凉血，桑螵蛸收敛固涩。以上四药共为臣药。白芍养肝血敛阴，茯苓健脾，黄芩清热燥湿，共为佐助。全方共奏滋阴清热，补血活血之效。

又方全方共十一味药。当归补血活血，三棱、莪术活血消癥，三者共为君药。赤芍、牡丹皮凉血活血，香附、陈皮燥湿理气而助血行，四者共为臣药。白术健脾助运；木通清心除烦，活血通经；黄芩清热燥湿；生姜温中和胃，共为佐助。全方补血活血，滋阴清热。

上方为蜜丸方，重在清热；下方为汤剂，重在活血祛瘀。两方合用，共奏滋阴清热，活血化瘀之效。

📖 历代古书沿革

历代古籍中有关龙骨丸的记载较多，如《太平圣惠方》《外台秘要》《圣济总录》《女科秘要》《竹林女科证治》等古籍。然组方各有异同，其名称也随年代变化有所改变，有香连丸、香莲煎之别，主要治疗小儿赤白痢、腹痛不止、产后泄泻、妇人崩中漏下等病。其中《竹林女科证治》《女科秘要》所载龙骨丸与冯氏龙骨丸组方、主治病证相同，摘录于下。

[1]《竹林女科证治》卷一调经上：经来臭如腐肉，此乃血弱，更伤热物。譬如沟渠水干，天气无雨，久则臭也。身衰旧血少，新血不生，则臭如夏月腐肉。宜服龙骨丸，兼服通瘀饮。

龙骨丸：龙骨、海螵蛸、生地黄（各一两），白芍、当归（酒炒）、牡蛎粉、川芎、黄芩、白茯苓（各八钱），共为末，炼蜜丸，空心酒下百丸。

通瘀饮：当归（酒洗）、三棱、莪术、赤芍、丹皮、白术（蜜炙）、香附（童便制）、猪苓、陈皮、木通（各八分），生姜（一片），水煎服。

[2]《女科秘要·卷三》：经来臭如夏月腐，此乃血弱，更伤热物而致。譬如沟渠水干，天气无雨，久则臭也，妇人身衰，旧血少，新血不生也。宜服龙骨丸，兼汤药。

龙骨丸：龙骨、海螵蛸、生地（各一钱），牡蛎、川归、白芍、川芎、黄芩、白茯苓（各八分），为末。

汤药方：当归、三棱、莪术、赤芍、丹皮、白术、香附、猪苓、陈皮、木通（各八分），姜（一片），煎服。

病案举例

万某，女，16 岁，学生，1998 年 7 月 11 日初诊。

主诉：经血发臭 4 个月。

现病史：患者近 4 个月来经行时经血发臭，经色紫暗，夹有小血块，少腹微痛，无发热。平时带多，色淡黄。上个月曾去某西医医院诊治，给予其头孢拉定胶囊及益母草颗粒剂治疗，无显效。今来我院求治。刻下经行第二天，经血又发臭，色紫暗，量少，夹有小血块，苔薄，脉细数。

月经史：13 岁初潮，月经周期 30 天，行经 5~6 天，量中，无痛经。

生育史：0-0-0-0。

诊断：臭经（瘀热内盛）。

病机：年仅二八，气血未盛，经行不畅，夹血块，血瘀阻滞，滞久而发臭。

治法：清热凉血，活血调经。

方药：当归 9g，川芎 4.5g，香附 12g，知母 9g，黄芩 9g，黄柏 9g，金银花 12g，生甘草 6g，益母草 30g，赤芍 9g，牡丹皮 12g，丹参 12g，生地黄 12g，熟地黄 12g，蒲公英 30g。7 帖。

二诊：1998 年 7 月 18 日。药后经净，经血臭减轻，苔薄，脉细。现经净后调理之。

治法：同上。

方药：上方去益母草、生地黄、熟地黄，加栀子 9g、红藤 30g。

三诊：1998 年 8 月 8 日。末次月经 1998 年 7 月 10 日。今自感有经行之意，少腹隐痛，因经血发臭，提前服药。苔薄，脉细小弦。

治法：清热活血调经，佐以解毒之品。

方药：当归 9g，川芎 4.5g，香附 12g，知母 9g，黄芩 9g，黄柏 9g，金银花 12g，生甘草 6g，益母草 30g，赤芍 9g，白芍 9g，牡丹皮 12g，丹参 12g，生地黄 12g，熟地黄 12g，蒲公英 30g，泽兰 9g，泽泻 9g，紫花地丁 30g。7 帖。

药后经行时无臭味，经行较畅，下月经前仍服原方巩固治疗，又治两个周期而病愈。随访半年病愈未复发。

（本案选自《李祥云治疗妇科病精华》）

按：一般臭经多见于婚后盆腔炎、子宫内膜炎等病患者，系因感染而致经水发臭。而本病患者为16岁中学生，无性生活，无感染病史，此经臭非感染所致。今患者乃因气血未盛，经行不畅，瘀滞成血块，日久而发臭。《竹林女科证治》曰："经来臭如腐肉，此乃血弱，更伤热物。譬如沟渠水干，天气无雨，久则臭也。身衰旧血少，新血不生，则臭如夏月腐肉，宜服龙骨丸，兼服通瘀饮。"所以本病病机在于血热，血块瘀滞而发经臭。故用清解活血调经法，经行畅而病愈。方中当归、白芍、熟地黄、川芎为活血补血调经的四物汤；知母、黄芩、黄柏苦寒清热；赤芍、牡丹皮、丹参、生地黄清热凉血，活血祛瘀；配合金银花、紫花地丁、蒲公英等清热解毒药，增强清解之力；益母草、泽兰辛开苦泄，活血祛瘀以通经，为妇科要药；香附善于疏肝，调理气机，气行则血行。如此热毒清，经行畅，瘀血化，新血生，流水不腐，故而经水不臭。全方共奏清解活血调经之功，用药合理，疗效巩固，病愈。

❀ 经水来如牛膜

 原文

经水来如牛膜，此症经来不止，兼下膜色一般，昏迷倒地，乃血气变结而成，虽惊无事，用【朱砂丸】。

> **朱砂一两　白茯苓一两**
>
> 水和为丸，姜汤送下五十粒。

月经质地如牛膜，伴有经期延长、昏迷，此由气滞血瘀所致，无大碍，宜用朱砂丸。

病因病机分析

本病以"经如牛膜"为主症，属于月经病之"月经质地异常"范畴。经如牛膜是指月经来潮，经血中出现膜样物，犹似牛膜者，常伴有小腹疼痛，甚至剧痛晕厥等症状。西医学中"膜样痛经"与此类似，是指子宫内膜脱落而不能碎解的一种病证。正常子宫内膜中含有大量的纤维蛋白溶酶，可以分解脱落的子宫内膜组织成碎片状，随经血排出。只有在子宫内膜过度增生而纤维蛋白溶酶相对不足时，才不能充分溶解内膜组织，造成排出受阻而引发子宫痉挛，导致疼痛。本病以青春期少女多见，婚后患者多合并有不孕。本病之本为肾气不足，阴阳失调，气化不利；标为瘀血阻滞，诱发因素多为气郁和寒凝冲任。脾肾阳虚，阴寒内盛，胞宫失温，阴聚不化，加之气机郁滞，血液凝结成块，阻塞胞宫、脉络，而致膜样月经。本病临床症状常见月经来潮时色暗，成膜样，经期延长，伴小腹疼痛，拒按，痛甚而厥，舌质紫暗，有瘀点，脉沉涩。治疗当以散瘀止痛，镇静安神为法，方用朱砂丸。

方义分析

全方共两味药，即朱砂、白茯苓合而为方。朱砂为矿石，归心经，该品重镇，有镇惊安神之功，然朱砂亦有散瘀止痛之功，此处选用朱砂，意在于此，一可活血化瘀，散瘀止痛，二可镇静安神、醒神，直中病证。白茯苓为药材茯苓块切去赤茯苓后的白色部分。茯苓味甘、淡，性平，入药具有利水渗湿，益脾和胃，宁心安神之功，用于此处可利水调经，促进经水排出。用朱砂拌白茯苓，意义有二：一则增强其通利经水之功；二则诸疡肿痛，皆属于心，故借其宁心安神之力以缓急止痛。用姜汤服药，生姜性温，既可散寒温经，又可顾护脾胃，一举两得，疗效颇著。

历代古书沿革

历代古籍中有关朱砂丸的记载较少，对其总结比较全面的著作有《奇效良方》《太平圣惠方》《外台秘要》《颅囟经》《景岳全书》。但与本文所载之朱砂丸所治病证相同、药物组成基本一致者，可见《叶氏女科证治》《验方新编》《竹林寺女科》《胎产新书》。

[1]《叶氏女科证治》，"经来不止，兼下物如牛膜片，昏迷倒地，乃血气结聚，变成此症。症虽惊人，却无大事，宜服朱雄丸"。

朱雄丸：朱砂、雄黄、白茯苓。

[2]《验方新编》，"经来不止，形如牛膜，昏迷倒地"。

朱砂丸：朱砂一钱，白茯苓一两。水和为丸，姜汤送下五十粒立效。

[3]《竹林寺女科》，"经来不止，兼下片如牛膜，昏迷倒地，乃血气虚弱之故。虽属惊人，亦无妨事，用朱砂丸立效"。

朱砂丸：朱砂二钱，茯苓一两，研末，水泛为丸，姜汤送。

[4]《胎产新书》之经来如牛膜片，"经来不止，兼下牛膜一样片色，昏迷倒地，乃血气结聚，变成此症，症虽惊人，却无事。服朱雄丸立安"。

朱雄丸：朱砂、雄黄各一钱，白茯苓二两，为末，水丸，姜汤下。

病案举例

郑某，女，28岁，2011年12月14日初诊。

主诉：痛经10年。

现病史：患者平素月经规律，行经 5~7 天，月经周期 28~30 天，量中。痛经（＋），需服止痛片。下血块膜样。生育史 0-0-0-0。末次月经 2011 年 11 月 30 日。2011 年 10 月 13 日通液，现双侧通畅。

2011 年 10 月 7 日为月经周期第七日，性激素六项检查示雌二醇（E 2）：140.3pg/mL，促卵泡生成激素（FSH）：10.69mIU/mL，促黄体生成激素（LH）：6.39mIU/mL，催乳素（PRL）：14.77ng/mL，黄体酮（P）：2.38ng/mL，睾酮（T）：0.14ng/mL。2011 年 10 月 21 日 B 型超声波检查示未见异常。脉弦细，舌淡尖红，苔薄黄腻。

证属瘀阻胞宫，冲任气滞。治以活血化瘀，通利冲任。

处方：蒲黄（包煎）20g，山楂 12g，青皮 6g，三棱、莪术各 15g，炙乳没 3g，血竭 2g，延胡索 6g，乌药 9g，五灵脂 15g，12 剂。

2012 年 3 月 14 日二诊。末次月经 2012 年 2 月 24 日。服上药后无痛经，有少量血块，时感腰脊酸楚，脉弦细，舌暗，苔黄腻，少津，中有裂痕。仍属瘀阻胞中，冲任气滞。治拟活血化瘀，通利冲任。方药：生蒲黄（包煎）15g，五灵脂 15g，乌药 9g，延胡索 6g，三棱、莪术各 15g，血竭（吞服）2g，制香附 12g，川楝子 12g，紫石英 20g，小茴香 6g，12 剂。

服后未再就诊，电话随访患者，药后诸症皆平。

（本案选自《全国名医学术思想研究分会年会资料汇编》）

按：膜样痛经，以其行经腹痛不移，随肉眼见大量瘀块排出阴道始缓，且瘀块经病理检查系子宫内膜而得名，属于气滞血瘀范畴的痛经之一，常发生在月经初期，多见于未婚或未孕妇女。关于膜样痛经，《叶天士女科》有相关记载："经行伴有膜状物排出，甚至痛厥。"朱南孙教授认为，痛经一症，其病机是冲任气滞血瘀，不通则痛，故血脉营卫，周流不休，血脉流通，病不得生；阻断瘀块的形成为主，化散已形成的瘀块为辅，是治疗本病的关键。

❀ 经水来成块如猪虾血

经水来成块如猪虾血，头昏目暗唇麻，此虚证也，不可用凉药，宜用【内补当归丸】。

当归　续断　白芷　阿胶（炒）　厚朴　茯苓　苁蓉　蒲黄　萸肉各一两　川芎八钱　熟地一两五钱　甘草　干姜各五分　附子三钱

炼蜜为丸，空心酒下八、九、十丸。次月即愈。

月经色暗、有血块，伴有头昏目暗、口唇麻木，此乃虚证，不可用寒凉药物，宜用内补当归丸。

◯ 病因病机分析

本条以"经水来成块如猪虾血"为主症，属"月经颜色、质地异常"之范畴。正常情况下，经血颜色发暗，为暗红色，略带黏性，不易凝成血块，若临床中见经水颜色异于红色，则为病态。本病经水如猪虾血，虾血即为凝固成赤黑色的败血，临床比较常见。本病的发生多与瘀血阻滞有关。依据条文描述症状及冯氏所选用方药，以方测证，该证属虚寒之证。妇人阳气不足，阴寒内盛，不能温养脏腑，气血生化不足，不能化血为赤，故致此病。临床表现当有小腹隐痛，喜暖喜按，腰酸无力，小便清长，大便稀溏，舌淡，苔白，脉沉迟或细弱。治疗宜补血益气，温经散寒，用内补当归丸。

◎ 方义分析

内补当归丸全方十四味药。方中熟地黄、山茱萸养血益精；当归、川芎养血活血；肉苁蓉、续断温补肾阳，补益精血，以上诸药共为君药。阿胶滋阴养血，一助君药补血之功，二取阴中求阳之意；干姜、附子补火助阳，温养命门，三药共为臣药。茯苓健脾祛湿，痰湿去则冲任、血海自无阻隔，而获通经之效；蒲黄活血祛瘀，助当归、川芎通行血滞；厚朴辛苦温燥，入脾、胃二经，散滞调中，同吴茱萸能行湿燥阴，实有理气行气之功；白芷理气宣窍，温经通络，与温肾药配伍，使补而不滞，温而不燥，四药合而为佐。甘草为使，调和诸药。全方温肾助阳，滋养精血，温经散寒，活血调经，肾气旺盛，任冲通盛，经调则他病自愈。

📖 历代古书沿革

历代古籍中有关内补当归丸的记载较多，对其总结比较全面的著作有《证治准绳·女科》《胎产新书》《太平惠民和剂局方》《女科百问》《妇人大全良方》《女科指掌》。本文所载之内补当归丸，在《内府秘传经验女科》《竹林女科证治》等著作中均有所载，所治病证相同，药物组成基本一致。

[1]《内府秘传经验女科》，"其经来如屋漏水，头昏目暗，小腹作痛，更兼白带，咽中臭如鱼腥，恶心吐逆。先用理经四物汤，次服内补当归丸，下月疾愈"。

内补当归丸：续断（八钱），阿胶（一钱，炒），甘草（四钱），川芎（七钱），干姜（五钱，炙），白芷（六钱），白芍（一钱二，酒炒），熟地（五钱），蒲黄（一钱），浓朴（八分，姜汁炒），吴茱萸（七钱），附子泡、白茯苓（八钱），肉苁蓉（八钱，酒洗），上或各一两，蜜丸如梧桐子大，空心酒下八十丸。

[2]《竹林女科证治》，"经来如屋漏水，头昏目眩，小腹作痛，更兼白带，咽中臭如鱼腥，恶心吐逆，此血虚有热也。先用理经四物汤，次用内补当归丸"，"经来成块如葱白色，或如死猪血黑色，头昏目暗，口唇麻木，此虚冷也。药忌寒凉，急服内补当归丸"。

内补当归丸：续断、阿胶（炒）、蒲黄（炒黑）、肉苁蓉（酒浸焙）、浓朴（姜汁炒）、山朱萸、白伏苓、香附（童便制）、当归、白芷（各一两），川芎、白芍（各八钱），甘草（炙）、干姜（各五钱），熟地黄（一两五钱），共为末，炼蜜为丸，白汤下八十丸，空心服。

经水来全白无色

经水来全白无血色，五心烦热，小便自痛而面色青黄，乃血气虚也，服【乌鸡丸】，数月必孕。

> 天雄　附子各一钱　鹿茸　山药　苁蓉　蒲黄（炒黑）　肉桂　当
> 归　山萸各一两　川芎五钱　白芍一两　熟地一两五钱　乌鸡肉（皮
> 油不用，酒蒸）二两

释义

月经颜色不红反而呈白色，伴五心烦热、尿痛、面色青黄，此乃气血虚证，宜服乌鸡丸。

病因病机分析

本条以"经水来全白无血色"为主症，可归属于月经病中"月经颜色异常"之范畴。白色主虚证，包括血虚、气虚和阳虚。虽文中所述本病由血气虚弱所致，然结合本病症状，可推断出本病病机是以气血虚为主，但也包括阳虚。血气虚弱日久则阳虚，阳气虚衰，不能化赤为血，故经水来全白。根据所用药物推测患者当还有小腹冷痛，喜温喜按，遇寒则加重，面色苍白，腰酸乏力，小便清长，大便稀溏，时有心悸寐差，畏寒肢冷，舌淡苔白，脉沉迟或细弱等临床表现。故因机立法，治疗该病时应本着"寒者温之""虚则补之"的原则，以温经散寒，养血调经为治疗大法，忌用凉药，选用温热之乌鸡丸加减治疗。

◎ 方义分析

全方十三味药，逐一分析其药物组成。君药之中的天雄、附子，大辛大热，二者合用，犹如军队之头阵，温经散寒之力倍增，纵沉寒痼疾亦消之游刃有余。肉桂、肉苁蓉，大热性温，温经通脉，散寒助阳。鹿茸、乌鸡肉，血肉有情之品，甘咸而温，主入肾经，补肾阳，调冲任，益精髓，既能温通，又可助肾。以上六药合用，共奏温经散寒，温肾助阳之功，为君。臣药以三物（川芎、白芍、熟地黄）为基础，加山茱萸。三物为主，重在温经通经补血。妇人以血为本，经量、经期、经色的正常离不开经血之充盈。山茱萸性温味酸，补益肝肾，帮助调经。佐药蒲黄，活血化瘀。此处还强调服药宜米糊丸，体现了医家兼顾脾胃、防药物刺激碍胃之理念；空心下，加强药物吸收，能更有效达病所；用酒送服，增强温通散寒，化瘀生新之功。全方配伍，散寒调经，温通补虚，调冲养脉，气血得通。

📖 历代古书沿革

历代古籍中有关乌鸡丸的记载较多，对其总结比较全面的著作有《寿世保元》《妇科玉尺》《圣济总录》《景岳全书》《普济方》《丹溪心法》《古今医鉴》《类证治裁》等。本文所载之乌鸡丸，在《竹林女科证治》《验方新编》等著作中均有记载，且所治病证相同，药物组成基本一致。

［1］《竹林女科证治》，"经来全无红色，乃大虚大冷也。忌用凉药，宜服乌鸡丸。半月非特病愈，而且有孕"。

乌鸡丸：乌鸡肉（去皮油不用，酒蒸熟，二两），山药（炒）、肉桂、肉苁蓉（酒洗净，炒）、蒲黄（炒黑）、当归、山茱萸、白芍（各一两），熟地黄（一两五钱），大附子（三钱，制），鹿茸（一钱，酥制），川芎（五钱），共为末，粳米糊丸，空心酒下百丸。

［2］《验方新编·卷九·妇人科调经门》之经如绿水篇，"此证全无血色，乃大虚大寒，不可用凉药，宜用附子乌鸡丸，服之半月，非但病愈，又能怀孕"。

附子乌鸡丸：附子三钱，鹿茸（无则用鹿胶）一两，山药、苁蓉、肉桂、蒲黄（炒黑）、当归、山萸肉各五钱，白芍一两、熟地一两五钱，净乌鸡肉（去皮油，酒蒸）三两，米糊为丸，空心酒送下一百丸。

❀ 经水来红白相掺

经水来红白相掺。

> **红白丝线各五钱　红花三钱**

装于竹筒内，烧存性，研细末，烧酒、黄酒各半，冲服。

月经颜色红白夹杂，将红丝线、白丝线、红花研末，冲服治疗。

病因病机分析

本病以"月经颜色红白相间"为主症，属于"月经颜色异常"之范畴。患者也可伴有月经量减少，月经后期。红者，血热也，白者，湿也，故本病的发病机制多为湿热下注，损及冲、任、带脉，以致经血赤白相兼。以方测证，证属湿热瘀阻证，患者当有月经量多，质黏稠，赤白相间，有臭味，阴部灼热瘙痒，伴全身困重，胸闷纳呆，小腹作痛，口苦口腻，小便黄少，舌质红，苔黄腻，脉滑数。治疗当以清热利湿，活血化瘀为法，方用红白丝线。

方义分析

全方三味药。红丝线的别名有红丝线草、山蓝、红蓝、青丝线、四川草。红丝线草属植物红丝线，以全草入药。本品多为长 20~40cm 的带叶茎枝，茎近圆柱形，略弯曲，绿褐色至黑棕色，多分枝，直径 0.3~0.6cm，有明显膨大、屈膝状的节，节间长 5~10cm；幼枝被柔毛，质脆，易断，断面有白色的髓或中空；叶皱缩或破碎，展平后为卵形或宽卵形，长 2~5cm，宽 2~4cm，两面被紫色柔毛，捣烂置开水中，片刻即见水中有红线状渗出物，稍久，水全部红色，故名"红丝线"。红丝线性味甘、淡、凉，可散瘀止血。红花活血通经，祛瘀止痛。此处作者嘱用烧酒、黄酒服药，酒辛、甘、大热，能通血脉，助药势，散寒，温经络。《本草纲目》曰："（酒）通血脉，厚肠胃。"《证类本草》曰："（酒）主行药势。"历代本草类著作对酒的评价颇高，认为活血化瘀药经过酒炮制可以增强其活血的作用。酒还可以避免滋腻之品有碍脾胃运化，增强药物行气健脾的功效。同时，酒制的药物能够增强归肝经的治疗意义。可见，作者治疗经水红白相掺，意在促进气血运行调和。

📖 历代古书沿革

历代古籍中有关红丝线的记载较少，对其总结比较全面的著作有《串雅内外编》。

《串雅内外编》："口鼻起黑气，名胃肺败。红丝线一条，本妇顶心发二根，扎紧中指节，效。"

病案举例

李某，女，22 岁，2017 年 9 月 27 日就诊。

主诉：月经量渐少 4 年，周期紊乱 1 年。

现病史：患者自诉 2013 年高考后开始出现月经量逐渐减少，未予重视，后经行时间逐渐缩短，今年开始出现月经周期紊乱，时有提前，时有数月不至，遂于外院就诊，完善检查诊断为多囊卵巢综合征、高泌乳素血症，予以炔雌醇环丙孕酮片口服 3 周期后停药。为求中医治疗，来我院门诊就诊。既往月经周期欠规则，行经 2~3 天，月经周期 20~90 天，末次月经 2017 年 9 月 27 日，量少色红，稍有腹痛，无腰酸、乳胀等不适。前一次月经 2017 年 9 月 6 日，3 天干净，为服用黄体酮软胶囊停药 3 天后来潮，量少，每天 2 片卫生巾，无血块，稍有腹痛。再上次月经为 2017 年 6 月份来潮。现患者性情焦虑急躁，形体偏瘦，面部暗红色痤疮，全身毛发旺盛，纳寐可，二便调，舌淡红，苔薄白，脉弦缓。否认性生活史。

辅助检查示 FSH：3.1mIU/mL，LH：8.51mIU/mL，E2：47pg/mL，PRL：30.74ng/mL，P：0.01ng/mL，T：1.28nmol/mL（性激素六项检查）。

中医诊断：月经过少（气郁血虚证）。

西医诊断：①多囊卵巢综合征；②高泌乳素血症。

方选四逆四物汤加减。

处方：柴胡 10g，白芍 10g，枳实 10g，炙甘草 6g，当归 10g，熟地黄 10g，川芎 10g，山楂 15g，生麦芽 30g，川牛膝 10g，茺蔚子 10g，香附 10g，王不留行 15g。14 剂，日一剂，水煎服。

复诊：患者诉此次月经量较前明显增多，余无特殊不适。方用四逆四物汤原方 7 剂。

后患者间断来诊 2 个月，于经前期及经期选用四逆四物汤加减调周，月经周期基本规则，量较前增加，面部痤疮不显。

（本病例选自《中医临床研究》2019 年第 11 卷之"杨正望教授月经病诊治经验"）

按：《素问·举痛论》，"百病生于气也"。此患者因情志抑郁焦躁，肝气郁滞不舒，不能调畅经血，故血海不能满溢，月经不能按时来潮，且量少，又形体瘦小，经血量少，加之舌脉表现，故辨证为气郁血虚证，方以四逆四物汤加减。四逆散治阳气郁滞之证，四物汤主营血虚滞之证，两方合用兼顾血虚、血瘀，对此患者尤为契合。适逢月经期，因势利导，顺时而下，以四逆散疏畅气机，并加用香附、茺蔚子、牛膝等增疏肝理气，活血通经之效。另麦芽有回乳之功，现代研究证实其可抑制泌乳素的分泌，调节性激素含量，调节内分泌。全方病证同治，补而不滞，行而不破，补中寓散，散中有收，升降并用。

❀ 经水不调心胁痛癥瘕积块

经水不调，腹胁疼痛，癥瘕积块，宜【神仙聚宝丹】。

> **琥珀　当归各一两　乳香　没药各二钱五分　朱砂　木香　麝香各一钱**

右为末，滴水为丸，每两作十五丸，每一丸，温酒磨下。

妇人月经不调，出现经、量、色、质改变，同时伴有腹部及两胁疼痛者，考虑是癥瘕积块所致，宜用神仙聚宝丹。

病因病机分析

　　本条以"经水不调，腹胁疼痛，癥瘕积块"为主症，当属妇人"癥瘕"范畴。癥瘕是指妇人下腹结块，伴有或胀，或痛，或满，或异常出血者。癥者有形可征，固定不移，痛有定处；瘕者瘕聚成形，聚散无常，推之可移，痛无定处。一般癥属血病，瘕属气病，临床常难以区分，并称癥瘕。本病的发生，多由机体正气不足，风寒湿热之邪内侵，情志失调，导致脏腑功能失常，气机阻滞，瘀血、痰饮、湿浊等有形之邪凝聚不散，停聚下腹胞宫，日月相积，逐渐而成。以方测证，本条辨证当为气滞血瘀证。气血瘀结，滞于冲任、胞宫，积结日久，结为肿块。临床表现当有下腹结块，触之有形，按之疼痛，小腹胀满，月经先后不定，经血量多有块，经行难净，经色暗，精神抑郁，胸闷不舒，面色晦暗，肌肤甲错，舌质紫暗，或有瘀斑，脉沉弦涩。治疗以行气活血，化瘀消癥止痛为主，方用神仙聚宝丹。

方义分析

　　神仙聚宝丹全方共七味药。方中琥珀活血散瘀，为治疗胞宫瘀血之良药；当归补血活血，调经止痛。二药均入血分，活血化瘀调经之力强，合为君药。乳香、没药相须为用，既能行血中之气滞，又能活血定痛，消癥生肌，善治瘀滞疼痛；朱砂用于此处，既可助君活血化瘀止痛之功，又可镇心宁神，解心胁疼痛之苦。以上三药共为臣药。佐以芳香走窜之木香、麝香，入气分以行气，气为血之帅，气行则血行，血行则瘀散，瘀散则痛止。全方并用，以行气活血，散结止痛见长，共收活血化瘀，理气散结，消癥止痛之功。

 历代古书沿革

历代古籍中有关神仙聚宝丹的记载较少，对其总结比较全面的著作有《普济方》《女科切要》《丹溪治法心要》《济阴纲目》。本文所载之神仙聚宝丹，《女科百问》中亦有所记载，所治病证相同，药物组成基本一致。

［1］《女科百问》，"神仙聚宝丹治妇人血海虚寒，外乘风冷，搏结不散，积聚成块，或成坚癥，及血气攻注，腹胁疼痛，小腹急胀，或时虚鸣，呕吐痰沫，头眩眼花，腿膝重痛，面色萎黄，肢体浮肿"。

神仙聚宝丹：木香（研令末）、琥珀（别研）、当归、没药（别研）各一两，滴乳（别研）一分，麝香（别研）一钱，辰砂（别研）一钱。上研令细，和滴冷熟水捣为丸，每一两作一十五丸，每服一丸，温酒磨下。

［2］《济阴纲目》卷三将此丹叫作琥珀朱砂丸，功效：宁心安神，治血祛瘀。治妇人血海虚寒，积聚成块，或成坚癥；血气攻注，腹胁疼痛，小腹胀，或时虚鸣，面色萎黄，肢体浮肿，经候不调，或多或少，赤白带下，崩漏不止，惊悸健忘，小便频数，或下白水，时发虚热，盗汗羸瘦。

［3］《普济方》中记载神仙聚宝丹，药物组成：没药、琥珀、木香（煨）、当归各 30g，朱砂、麝香各 3g，乳香 0.3g。制作方法：上药研为细末，混匀，滴水为丸，每 30g 作 15 丸。功效：活血祛瘀，行气止痛。主治：瘀积血海，脐腹疼痛，崩中带下。临床用法：1 次 2g，温白酒送服，每日 3 次。注意事项：朱砂禁火煅，不可久服过量。孕妇禁服。

病案举例

武某，女，38 岁，2012 年 5 月 9 日初诊。

主诉：月经量增多 3 年。

现病史：患者平素行经 5 天，月经周期 28 天，量中等，色红，无血块，无痛经。3 年前开始月经量增多，经期延长，色红，有血块，伴小腹疼痛，每次月经第三天用 1 包卫生巾。遂就诊当地医院查彩超示子宫肌瘤多发，最大者约 3cm×4cm。无尿频、尿急等不适。末次月经 2012 年 4 月 30 日。面色少华，易疲之，舌暗苔薄，舌边有瘀点，脉弦涩。

既往史：2000 年顺产 1 女婴，2010 年人工流产 1 次。无高血压、糖尿病等慢性病史。

妇科检查示外阴：婚型。阴道：畅，可见少量无色分泌物。宫颈：光。宫体：前位，大小约 7cm×6cm，质中，活动度可，压痛（－）。附件：双侧附件区未见明显异常。

诊断：癥瘕。

治法：活血化瘀，益气调经。

方药：琥珀 30g，当归 30g，乳香 20g，没药 20g，朱砂 3g，木香 20g，黄芪 30g，炒山药 30g。制为蜜丸，每 30g 为 15 丸，每日服 2 丸，早晚各 1 丸。

患者服用 3 个月，月经正常，无经期延长、经量增多之症状，舌红苔薄，脉弦。复查彩超示子宫肌瘤，大小约 1cm×1cm。

患者继续服用上方 2 个多月，复查彩超示子宫未见明显异常。

（本病例选自《浙江中医药大学学报》2013 年第 37 卷之 "于增瑞教授治疗女性原发性不孕、围绝经期崩漏、癥瘕验案三则"）

按：患者产后余血未尽，与邪气相搏结，凝滞于胞宫、冲任，积结日久，结为肿块；经脉气血循行受阻，气机紊乱，气不能摄血，则月经增多，经期延长；小腹疼痛，经期凝血下行，则经量多有血块。舌暗苔薄，舌边有瘀点，脉弦涩，均为气滞血瘀之征。方中当归补血活血，调经止痛，"诚为血中之气药，亦血中之圣药"。琥珀长于活血行滞止痛。乳香、没药活血定痛，消肿生肌，行血中之气滞，善治瘀滞疼痛。朱砂清心镇惊，安神。木香行气止痛。

经水来胁内一块如杯大

原文

经水来胁内一块如杯大，其色淡黄血行，宜治块为先，用【四物延胡汤】。

当归　川芎　白芍各八分　延胡索一钱

姜三片，酒煎，加沉香三分（磨），冲服。

释义

月经来潮时，患者胁部有一硬块，如杯口大小，血行颜色淡黄，应先治疗积块，药用四物延胡汤。

病因病机分析

本条以"月经来潮时胁部有积块"为主症，当属"月经前后诸证"范畴。《医宗金鉴·卷八十九》明确指出："其两侧自腋而下，至肋骨之尽处，统名曰胁。"《医方考·胁痛门》谓："胁者，肝胆之区也。"由此可见，胁部与肝关系最为密切。肝藏血，主疏泄，调节全身气机升降。若情志不舒，或抑郁，或暴怒气逆，均可导致肝脉不畅。肝气郁结，气机阻滞，不通则痛，血行受阻，日久成瘀，渐成癥瘕、包块。本病经水来胁内积块如杯大，色淡黄血行，究其根本乃肝郁气滞、血瘀也。肝郁气滞，气血运行不畅，经期冲气循肝经上逆，肝经气血郁滞，停于两胁，致胁内积块，不通则痛；肝郁气滞，冲任阻滞，瘀血内阻，新血不生，经血失于所养，故颜色淡黄。治疗当以疏肝行气，消积止痛为主，用四物延胡汤。

◎ 方义分析

四物延胡汤乃四物汤去滋阴养血之熟地黄，加活血行气止痛之延胡索，佐以温经散寒止痛之沉香，使逆气得平，气滞得顺。四物汤方中当归专能补血，其气轻而辛，故又能行血，补中有动，行中有补；川芎行气开郁，活血止痛；白芍养血柔肝，缓中止痛，《本经》云其"主邪气腹痛，除血痹"。三药合用，补血行血，疏肝柔肝。延胡索活血散瘀，理气止痛，能行血中气滞，气中血滞，故专治一身上下诸痛，用之中的，妙不可言。沉香性味辛、微温，用于此处，取其辛散之效，加强延胡索之行气止痛之力。再加以生姜、黄酒祛寒，使积块得温则散，全方散寒祛瘀之力倍增。观其全方，集疏肝养肝，行气通络止痛于一身，服之积块自消。

📖 历代古书沿革

历代古籍中有关四物延胡汤的记载较少，对其总结比较全面的著作有《叶氏女科证治》《古今医统大全》。本文所载之四物延胡汤，在《宁坤秘笈》《竹林女科证治》等著作中均有记载，所治病证相同，药物组成基本一致。

[1]《宁坤秘笈》，"经来胁内一块如杯大，其色淡黄，宜治块为先，用四物元胡汤治之"。

四物元胡汤：当归、川芎、白芍（各八分），元胡（一钱），熟地（一钱五分），姜（三片），酒煎。加沉香三分，食后服。或归、芎、白芍、熟地、元胡各四两，沉香五钱，分作四股，酒煎。或为末，酒送下。

[2]《竹林女科证治》,"经来胁内有一块如杯作痛,其血淡黑色,宜治块为先,急服四物玄胡汤"。

四物玄胡汤:熟地黄、当归、白芍、川芎(各七钱五分),玄胡索(四两),沉香(五钱),每服三钱,水煎服。

[3]《妇科秘方》:经来胁内一块如杯,甚痛,其血淡黄色,用四物延胡汤,二方治之(或作此症宜治块为先,用四物元胡汤立效。或经来隔胁气痛,此胁内生块如杯大,经血淡黄,急宜治块,先用沉香四物汤)。

四物延胡汤一方:当归、川芎、熟地、白芍各八分,延胡索一钱,药熟加绍酒一杯、沉香三分同调,饱腹服。二方:当归、川芎、延胡各四两,沉香五钱分四服,酒煎。或为末,酒送亦可。

[4]《妇科指归》之经来胁气痛:经来时,胁气一块如杯,其血带黑,宜治块为先,用四物元胡汤。

四物元胡汤:元胡四钱,沉香五分,生蕲艾四钱。加四物汤,酒煎服。

[5]《妇科备考》之经来胁气痛:此经来时胁肉一块如杯,其血淡黄色,宜治块为先,方用四物元胡。

四物元胡汤:当归、川芎、白芍各八分,酒炒熟地一钱五分,元胡一钱,卷沉香三分,姜三片,酒煎,食后服。或用归、芎、地、芍各四两,元胡四两,沉香五钱,分作四剂,酒煎服,或为末,酒送亦妙。

❀ 经水来从口鼻出

经水来从口鼻中出,咳嗽气紧不住,或以下而上行,五心发热,紧当推血下行,用【红花散】止嗽下气。

红花　黄芩　苏木各八分　花粉六分

水煎，空心服五七帖。

热去全安。又宜【冬花散】。

> 罂粟（蜜炙） 桔梗 枳实 苏子 紫菀 知母 冬花蕊各八分 桑皮（炒） 石膏 杏仁各一钱

水煎服。

每值经期口鼻出血，伴有咳嗽，为月经当下不下从口鼻出血，患者可见手足心及心口发热，应当引血下行，可用红花散止咳并引血下行。五心烦热消失后，用冬花散治疗。

🌀 病因病机分析

本条以"经水来从口鼻出"为主症，属于月经病之"经行吐衄"范畴。每逢经行前后，或正值经期，出现周期性吐血或衄血者，常伴经量减少，好像是月经倒行逆上，这种现象被称为"经行吐衄"，又有"倒经""逆经"之称，相当于西医学"代偿性月经"。本病发病多由于血热冲气上逆，迫血妄行所致，与经前、经期冲气偏盛有关。肺为娇脏，开窍于鼻，喜润恶燥，不耐寒热，宜被邪侵，肺主宣发肃降，肺阴亏虚失其濡养，虚火内蒸，阴虚内热，以致肺阴不足，虚热内生。经行时冲气旺盛，气火上逆，灼伤肺络，以致咳嗽气紧；热灼鼻络，形成鼻衄；阴虚内热而出现五心烦热。以方测证，证属肺阴亏虚，阴虚火旺证。临床表现当有经期吐血，衄血，咳嗽，量少，平素手足心热，两颧潮红，潮热咳嗽，咽干口渴，舌红，少苔，脉细数。治疗当以滋阴清热，凉血止血为法，方用红花散。

◎ 方义分析

治疗本病，该条文先用"红花散"。该方具有清热凉血止血的功效，旨在清肺热，润肺燥，降逆气，止衄血。红花散全方共四味药。方中红花活血通经，散瘀止痛，苏木活血化瘀通经，两者共为君药。活血药具有双向调节性，既能活血，又能止血。臣以黄芩，清热燥湿，泻火解毒，止血，本品主入肺经，长于清肺热，为治肺热咳嗽之要药，又可清血热，凉血止血，善治疗热盛迫血妄行之衄血、吐血。佐以花粉，即天花粉，甘、微苦，微寒，入肺、胃经，清热泻火，生津止渴，能入肺经，清肺热，润肺燥。肺热得清，引血下行，血下则逆气自止，逆气顺则咳嗽止。

冬花散全方共十味药。方中罂粟壳酸涩收敛，有毒，入肺经，具有较强的敛肺止咳的作用；桔梗辛散苦泄，开宣肺气，为肺经气分病之要药；枳实辛行苦降，具有破气消积的功效，能止逆气，下肺气，从而达到止咳、缓气紧的作用；紫苏子主入肺经，善于降肺气，止咳平喘，可以治疗气逆咳喘，同时降泄肺气，以助大肠传导，以达到润肠通便的作用；紫菀化痰止咳；款冬花去花取蕊，本品辛散而润，长于润肺下气止咳；知母味苦，性寒质润，既能清热泻火，又能滋阴润燥。以上七味药为本方主要药物，起主导作用，共奏降逆止咳，清热润肺的功效。桑白皮性寒，归肺经，能清泻肺火，止咳平喘；杏仁降气止咳；石膏为大寒之品，入肺经，可泄肺经气分之实热。以上三味药有助降气止咳，清热润肺之功。全方药简力宏，使肺热得去，逆气得顺，则咳嗽、气紧全无。

📖 历代古书沿革

历代古籍中有关红花散的记载较多，对其总结比较全面的著作有《圣济总录》《保命集》《银海精微》《仙拈集》《妇科玉尺》《外科真诠》《医钞类编》《素问病机气宜保命集》《伤科方书》。《女科秘要》《宁坤秘笈》《验方新编》等著作均载有红花散和冬花散，所治病证相同，药物组成基本一致。

[1]《女科秘要》卷三："妇人月经从口鼻出，五心发热，咳嗽气急。先服红花散七帖，再服冬花散止嗽下气，不须五七帖即安。"

红花散：红花、黄芩、苏木各八分，花粉六分，水煎，空心服。

[2]《宁坤秘笈》卷上第二十五之经水从口鼻出，"咳嗽气紧，宜推血下行，当用红花散七帖，次用冬花散止嗽下气，不须五七帖，热去全安"。

红花散方：红花、黄芩、苏木（各八分），花粉（六分），水煎空心服。

冬花散方：冬花蕊、粟壳（蜜炙）、桔梗、枳壳、苏子、紫菀、知母（各八分），桑皮（炒）、石膏、杏仁（各二钱），水煎服。

[3]《验方新编》卷九妇人科调经门，"经水从口鼻出，咳嗽气紧，宜推血下行，当用红花散七帖，次用冬花散止咳下气，不须五七帖，热去全安"。

红花散：红花、黄芩、苏木各八分，花粉六分，水煎，空心服。

冬花散：冬花蕊、粟壳（蜜炒）、桔梗、枳壳、苏子、紫菀、知母各八分，桑皮（炒）、石膏、杏仁（各二钱），水煎服。

病案举例

黄某，女，22岁，未婚，工人。16岁月经来潮，经期时准时偏早，曾闭经4个月，并有周期性鼻衄。近数月来，经期时腹痛，鼻衄，经量甚少。在当地医院就诊，诊为外伤所致，按五官科鼻出血的常规处理，予抗菌消炎及止血等治疗未效。1990年2月就诊于余。询其咽干口苦，常头晕且胀，烦躁易怒，身痛腰酸，面红，舌苔黄，脉弦细数。

诊断：逆经。证属肝经郁火，肝火上逆，阴血失藏。

治法：清肝解郁，降逆止血。

方选丹栀逍遥散加减。

处方：柴胡、当归、白芍、白术、茯苓、牡丹皮、山栀子、牛膝、黄芩、生地黄、藕节各10g，甘草4g，3剂。

药后血止，月经来潮，量不多，头晕轻，身痛腰酸较轻，舌苔薄白，脉弦细。现证属血虚、肾阴不足，拟补血养阴、疏肝为主。方改顺经汤加味。处方：生地黄12g，当归9g，黄芩、牛膝各6g，白芍、牡丹皮、黑芥穗、麦冬、茯苓、沙参各10g。3剂而经调，鼻衄未作，诸症均减。嘱其常服六味地黄丸。

1个月后，病证全除，至今未复发。

（本案选自程延安编著《中医杂病诊治》）

按：倒经，又称逆经，是经期前一二日，或值经期，或经水过期不潮，而出现周期性的吐血、衄血，使月经之量相对减少，或甚则经血不潮。倒经一病，在西医范畴中属于"代偿性月经"。本病多由血分有热或肝火上冲而致经血向上妄行；主要治法为清热凉血而平肝，引血下行而调经。本病或因真阴亏损，火灼经脉，冲任损伤，血随肝火上腾，造成上逆出血。这种上逆出血之证候虽和一般吐血、鼻衄症状相似，但其病机有别。如《傅青主女科校释》所载："此等吐血，与各经之吐血有不同者。盖各经之吐血，由内伤而成者也。经逆而吐血者，乃内溢而激之使然也。其症既绝有异，而其气逆则一也。"此病如不细察，可致误诊。治以滋阴降火，顺气调经，必须于补肾之中，用顺气之法也。该证傅青主以肝逆立论，指出内伤之吐衄与内溢而激之吐衄"倒经"有别，因能对证下药，做到标本兼治，故收效较速，且少复发。除上述原因外，还有因胃火血热倒经、阴虚肺燥倒经、脾不统血倒经等。治疗应按《黄帝内经》"热者清之""逆者平之"的原则，以清热凉血降逆为主，方能取效。

经水来大小便出

 原文

经水来从大小便出，此名蹉经，因吃热物过多，积久而成，去其热毒，调阴阳即安，宜用【分利五苓散】。

> 猪苓　泽泻　白术　赤苓各一钱　阿胶　川芎　当归各八分

开水，空心冲散服。

释义

月经来潮不走其道，反从前后二阴而出，这叫作蹉经，是因喜食辛辣，日积月累而成，宜清热利湿，调和阴阳，用分利五苓散治疗。

病因病机分析

本条以"经水来从大小便出"为主症，当属月经病范畴。本病临床较少见，相当于西医学"子宫内膜异位症"。月经来潮不走其道，反从前后二阴而出，其实质是内有积热，阴阳失调而致。阳气过盛，逼迫胞宫之气血外泄。胞宫之前为膀胱，其后为直肠，乃大小二便之门户。胞宫内热传至前后，热迫血行，遂从二便而出，每于行经期出现。本病主要发病机制是热邪内盛，蕴结大小肠，灼伤血络，迫血外溢，值经期血气下注冲任，故大便下血、小便尿血。治宜清热除湿，行气养血，调和阴阳。方用分利五苓散。

🔵 方义分析

　　分利五苓散全方共七味药，是由五苓散去桂枝，加当归、川芎、阿胶化裁而来。循其病因病机及临床表现可将药物归类如下：猪苓、泽泻清热利水渗湿，导热下行，共为君药。白术健脾益气，燥湿利水；茯苓健脾利水渗湿；当归、川芎行气化瘀，养血和血，四药共为臣药。佐以阿胶补血养血，且滑利水道。诸药配合，清热利水渗湿与健脾益气养血双管齐下，虚实兼顾，扶正祛邪，阴阳调和，则诸症自愈。

📖 历代古书沿革

　　本文所载之分利五苓散，在《宁坤秘笈》《胎产新书》《验方新编》等著作中均有记载，所治病证相同，药物组成基本一致。

　　[1]《宁坤秘笈》，"经来大小便俱出，此名蹉经，因吃热物过多，积久而成，宜用分利五苓散，调其热毒，调其阴阳即安"。

　　分利五苓散方：猪苓、泽泻、白术、赤茯苓（各一钱），阿胶（炒）、川芎、当归（各八分），水煎，空心服即愈。

　　[2]《胎产新书》，"经来大小便俱出，此症名曰蹉经，因食热物多，积久而成，宜解其热毒，顺其阴阳"。

　　分利五苓散：猪苓、泽泻、白术、赤芍各一钱，阿胶、当归、川芎各八分。空心服。

　　[3]《验方新编》卷九妇人科调经门，"经来大小便俱出，此名蹉经，因吃热物过多，积久而成。宜用分利五苓散去其热毒，调其阴阳即安"。

　　分利五苓散：猪苓、泽泻、白术、赤苓各一钱，阿胶（炒）、当归、川芎各八分，水煎，空心服即愈。

病案举例

▶ 案例 1

王某，女，36 岁，1999 年 1 月 15 日就诊。

现病史：患者素性急易怒，1 年前因生气后出现经期大便下血，血色深红，经水减少，经行后便血自愈，呈周期性发作。伴见胸闷叹息，时气逆作咳，心烦少寐，口苦咽干，乳房胀痛，便秘尿黄。曾拟诊为痔疮，经槐角丸治疗无效。查其舌边红，苔薄黄，脉弦数。辨为肝火炽盛，上逆侮肺，热伤肠络。

治法：泻肝清肺，清肠凉血。

处方：牡丹皮 10g，栀子 10g，赤芍 12g，当归 10g，柴胡 10g，香附 15g，青皮 10g，生地黄 15g，地榆炭 10g，桑白皮 10g，黄芩 10g，大黄 10g。经前 3 日水煎服。

服 6 剂后便血渐止，余症随解。继服 2 个月经周期，每次 6 剂，诸症悉除。随访未复发。

（本病例选自《中国医药学报》2003 年第 6 卷之"佐金平木治疗经期病三则"）

按：经行便血又称"错经"。《血证论》云，"木气冲和条达，不致遏郁，则血脉得畅，设木郁为火，则血不和，火发为怒，则血横决，吐血、错经、血痛诸症作焉"。此案即由肝郁化火，肝火暴虐，反侮肺金，热迫大肠所致。当经潮之时，冲任失调，血热妄行，不循常道，而自便下，遂见经行便血。故立法以泻肝清肺，清肠凉血，使气火得泄，木气条达，冲任调和，血循常道，则便血自愈。

▶ 案例 2

刘某，女，29 岁，2016 年 10 月 6 日初诊。

主诉：月经来潮伴血尿 3 月余。

现病史：患者平素喜食辛辣之物，近 3 个月每于月经来潮出现小便赤色，无尿痛、尿频等不适，伴口苦、口干。末次月经 2016 年 10 月 5 日。舌红，苔薄黄，脉细数。

治法：清热解毒，和解阴阳。

方药：猪苓 15g，泽泻 12g，白术 15g，赤茯苓 12g，阿胶 12g（烊化），川芎 10g，当归 12g，麦冬 12g，栀子 9g，黄连 6g。

服药 3 剂，症状较前好转，小便赤色变淡。继服 10 剂，无口干、口苦等不适。停药。于下次月经时，月经如常，小便正常。

（本案选自夏桂成主编《月经病中医诊治》）

按：患者平素嗜食辛辣之品，热伏血分，损伤脉络，经前期阳长，冲脉气盛，相火更旺，灼伤阴络，致月经来潮伴尿血；热邪伤津，故见口苦，口干；舌质红，苔薄黄，脉细数均为热邪内盛之象。方中当归、川芎、阿胶，养血滋阴；赤茯苓、猪苓、泽泻，清泄小肠之热毒而止尿血；白术健脾益气，以助分利二便。麦冬、栀子、黄连滋阴，清小肠热邪。诸药配合，共奏解热毒，顺阴阳，凉血止血之功。

❀ 经水来肚大如鼓

经水来肚大如鼓，此症月水不来二三月，以至七八月，腹大如鼓。人为有孕，一月崩下血来，其血胞有物如虾蟆子，昏迷不知人事，体瘦者死，体壮者只投【十全大补汤】去肉桂、甘草。

当归 白术各一钱 川芎 白芍 人参 茯苓各八分 生地 黄芪各二钱

姜、枣煎，空心服三五剂。立效。

女性月经闭止两三个月，甚至七八个月，伴随腹部胀大如鼓。有人误以为是怀孕，日久则出现阴道出血，血块内有物如蝌蚪样，患者昏迷不省人事，身体瘦弱者难治，身体盛壮者可用十全大补汤去肉桂和甘草。

病因病机分析

本条以"腹大如鼓、月水二三月不来，或下血胞"等症状为主症，可知该病当属中医之"鬼胎"。妊娠数月，腹部异常增大，隐隐作痛，阴道反复流血，或剧烈呕吐，或下水泡如虾蟆子者，称为鬼胎，亦称伪胎。本病的主要病机是素体虚弱，七情郁结，湿浊凝滞不散，精血虽凝而终不成形，遂为鬼胎。本病常由气血虚弱、气滞血瘀、寒湿郁结和痰浊凝滞所致。冯氏用方为十全大补汤化裁，以方测证，该条针对虚证所列。患者素体虚弱，气血不足，孕后邪思蓄注，血随气结而不散，冲任滞逆，胞中壅瘀，则见腹部胀大，瘀伤胞脉则流血，久之胎失所养则胎坏，发为鬼胎。治疗以十全大补汤补气养血。

方义分析

冯氏取十全大补汤，去辛温燥热之肉桂，以防辛温发散，逼迫气血散失；甘草补脾益气，但其力量微弱，作用甚微，故去之。可见冯氏用药驭简去繁，用药精妙。四物汤为阴血受病之专剂，补有形之血；四君子汤为补气之专方，再加黄芪，补气之功倍增。昔人有言：见血无治血，必先调其气。又云：四物汤不得补气药，不能成阳生阴长之功。十全大补汤是为气血双补，补气以生血，血生以载气，两者相辅相成，使整张方子药力倍增，气血双生，乃大补之要药。

历代古书沿革

　　历代古籍中有关鬼胎的记载较多，但用药组方、主治病证各有异同，其中《景岳全书》《张氏医通》《萧山竹林寺女科》对鬼胎的认识和治疗方法与冯氏基本相同，都认为虚是主因。

　　[1]《景岳全书》："妇人有鬼胎之说，岂虚无之鬼气，果能袭人胞宫而遂得成形者乎？此不过由本妇之气质，盖或以邪思蓄注，血随气结而不散，或以冲任滞逆，脉道壅瘀而不行，是皆内因之病，而必非外来之邪……必以血气不足而兼凝滞者多有之，但见经候不调而预为调补，则必无是病。若其既病，则亦当以调补元气为主，而继以去积之药乃可也。"

　　[2]《张氏医通》论及鬼胎曰："古人论鬼胎之说，皆由其人阳气不足，或肝气郁结，不能生发，致阴血不化而为患也……虚人，只用十全大补加桂、附，是可缓图收功，不可峻用巴豆、芫花、莽草、鬼臼等毒药急追取咎也……此必大剂温补预调，而后方能成孕也。"

　　[3]《萧山竹林寺女科》：鬼胎（或作经阻腹大如鼓）月经不来，二三月至七八月，腹大如孕，一日崩下血泡，内有物如虾蟆子，昏迷不省人事，身瘦者死；壮实者，速投十全大补汤。

　　十全大补汤：川芎、白芍、人参、茯苓各八分，当归、白术、黄芪各一钱，肉桂五分，熟地二钱，甘草五分。姜三片，枣三枚，水一碗，煎七分。空心服，立效。

　　病案举例

　　一妇人，经闭八月，肚腹渐大，面色或青或黄，用胎症之药不应。余诊视之曰：面青脉涩，寒热往来，肝经血病也；面黄腹大，少食体倦，脾经血病也。此郁怒伤脾肝之症，非胎也。不信，仍用治胎散之类，不验。余用加味归脾、逍遥二药，各二十余剂，诸症稍愈。彼欲速效，别服通经丸，一服下血，昏愦自汗恶寒，手足俱冷，呕吐不食，余用人参、炮姜，二剂渐愈，又用十全大补汤，五十余剂而安。

（本医案为薛立斋医案）

 经水来血崩

 原文

经水来血崩，【止崩四物汤】主之。

> 当归二钱　生地炭三钱　白芍　川芎各五分　荆芥（炒黑）　黄芩　阿胶（炒）　地榆（去梢）各一钱　血余　升麻各四分　白术　蒲黄（炒）各八分

水煎，食远服。

或服【冯氏乌金丸】。（方见"孕妇忽下血不止"条下，176页）

释义

经水来血下不止，宜用止崩四物汤。

病因病机分析

本条以"经水来血崩"为主症，本病属月经周期、经期、经量均异常之"崩漏"范畴。本病主要病机为冲任不固，经血失约，子宫藏泻失常。常见的病因病机有脾虚、肾虚、血热和血瘀，概括为虚、热、瘀。条文中虽未言明此病病因，然而以方测证，可推断该证属实热内蕴或阴虚内热，冲任受损，血海不宁，迫血妄行所致。患者临床表现为经来无期，经血突然暴崩如注，血色鲜红或深红，质稠，烦热少寐，口渴，舌红，苔黄，脉滑数或细数。本病既已发病，急则治其标，暴崩之际急当塞流止血防脱，冯氏选用止崩四物汤旨在养阴清热凉血，固冲止血，兼补血益气。

◎ 方义分析

止崩四物汤全方共十二味药，方以四物汤为底方，根据疾病合理调整。其中将四物汤中的熟地黄改为生地炭以加强凉血止血之功，同时达到滋阴养血之效。阿胶具有补血、止血的功效，乃血肉有情之品，甘温质润，是补血之要药，既协助四物汤补血养阴，又加强止血之效。荆芥炒黑，则性味改变，由解表之功用转为收敛止血，运用于此，以达到止血之功用。地榆性微寒，善泄血中之热而凉血止血，味兼酸涩，又能收敛止血，与生地炭配伍，以泄阳热而止血。血余善入血分，具有较强的收敛止血之功，且能化瘀，故止血而不留瘀。蒲黄甘平，收敛止血，与以上药共同起到收敛止血的作用。黄芩清热以泄阳。气为血之帅，血为气之母，气虚则摄血无力，此方白术补气健脾，升麻升阳举陷，二者同用，益气升阳，以达到摄血止血功效。纵观全方，主次分明，止血而不忘补血，一类血药之中亦不忘补气之药。

📖 历代古书沿革

历代古籍中有关止崩方剂的记载较多，但组方、主治病证各有异同，其中《辨证录》《傅青主女科》《胎产指南》之止崩汤与冯氏之止崩四物汤略有出入，组方及主治病证有差异。

［1］《辨证录》《傅青主女科》："妇人有一时血崩，两目黑暗，昏晕在地，不省人事者，人莫不谓火盛动血也。然此火非实火，乃虚火耳。世人一见血崩，往往用止涩之品，虽亦能取效于一时，但不用补阴之药，则虚火易于冲击，恐随止随发，以致经年累月不能痊愈者有之。是

止崩之药，不可独用，必须于补阴之中行止崩之法。方用固本止崩汤。"

固本止崩汤：大熟地（一两，九蒸），白术（一两，土炒焦），黄芪（三钱，生用），当归（五钱，酒洗），黑姜（二钱），人参（三钱），水煎服。

[2]《胎产指南》，"产后血大来，宜审血色之红紫，视形色之虚实。如血多色紫有块，乃当去之败血也。若止留反作痛，不可论崩，如鲜红之血大来，乃是惊伤心不能主，怒伤肝不能藏，劳伤脾不能统血归经耳。当以崩论，先服生化汤几帖，则行中有补，而血宁生旺矣"。

生化止崩汤：川芎（一钱），当归（二钱，去尾），干姜（四分），炙甘草（五分），桃仁（十粒），荆芥（五分，炒）。枣引，水煎。

忌姜、椒、热物、生冷。鲜红血大来，加荆芥穗一钱（炒），白芷五分。血块不痛，形脱，加人参三钱。汗多气促，加人参三四钱。无汗，形不脱，气不促，只多服生化汤，则血自宁，勿言芎归活血助崩，误矣。

病案举例

杨某，女，45岁。

主诉：崩中复发5天。

现病史：据称崩中之前，停经五旬。就诊之时，经行5天，量多如冲，色鲜质稀，夹有紫块，小腹隐痛，腰酸畏冷，时现烦热，口干易汗，大便淡薄，舌淡苔黄，脉来虚数。

治法：益气健脾，固摄冲任，少佐消瘀之法。

处方：党参10g，生黄芪10g，白术10g，锻龙骨、煅牡蛎各30g（先煎），失笑散10g（包），炮姜炭5g，补骨脂10g，续断10g，阿胶10g（烊化兑服），炙甘草5g。

药服5剂，下血显减，血块已尽，腹痛缓解。再拟前方去失笑散，续服4剂，崩中止。神疲乏力，气短懒言，腰部酸楚。再以健脾益气，养血补肾之剂善后。并嘱以后月经将至，在当地进服初诊原方，经后以末诊方药调治，以图全效。半年后随访，患者欣然告曰：崩中未发，月经后

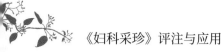

期，经量渐少。此乃临近天癸将竭之象，不作病论。

（本病例选自《辽宁中医杂志》1983 年第 11 卷之"治崩验案一则"）

按：经水色鲜质稀，伴见便溏，显是脾虚统摄无权；血块色紫，腹痛隐隐，亦为气虚血滞胞脉；烦热自汗，系去血过多，虚阳浮越；口干欲饮，乃脾弱不能布散津液；舌苔微黄，质淡胖大，为脾虚有湿之征；脉象虽数，沉取无力，仍属虚数之象，总为脾虚夹瘀之象。唐容川《血证论·脏腑病机论》："血之运行上下，全赖乎脾。"此案脾虚崩中，塞流以益气摄血，消瘀并行；复旧则健脾补肾。前人治崩分塞流、澄源、复旧初、中、末三步，虽是可师之言，然而验之临床，澄源斯为着眼之处，若贯彻始终，治分澄源塞流、澄源复旧两步，效更彰著。

白带

原文

白带乃湿也，宜【加减四物汤】。

> 当归三钱　白芍一钱　石莲肉　茯苓各二钱　川芎　羌活　艾叶（炒）　姜炭　防风各一钱

水煎服。

释义

带下过多，呈白色，主要是由于湿邪所致，宜使用加减四物汤进行治疗。

🏯 病因病机分析

本条以"带下色白"为主症，属于妇科"带下病"范畴。带下病是指带下量明显增多或减少，色、质、气味异常，或伴有全身或局部症状。带下病的主要病机是湿邪伤及任带二脉，使任脉不固，带脉失约。湿邪是导致本病的主要原因，但有内外之分，脾、肾、肝三脏功能失调是产生内湿之因。脾虚失运，水湿内生；肾阳虚衰，气化失常，水湿内停；肝郁侮脾，肝火夹脾湿下注。而外湿多因久居湿地，或涉水淋雨，或摄生不洁，或不洁性交等，以致感受湿热毒虫所致。总述带下病，乃因湿邪所致。以方测证，本条属于脾虚湿盛证，脾虚运化失司，水谷精微不能上输以化血，反聚而成湿，流注下焦，伤及任、带而发为白带。症状当有带下量多，色白，质稀薄，或如涕如唾，绵绵不断，无臭，伴面色萎黄，四肢倦怠，脘胁不舒，纳少便溏，或四肢浮肿，舌淡胖，苔白或腻，脉细缓。治疗当以健脾除湿为法，方用加减四物汤。

◎ 方义分析

加减四物汤全方共九味药。方中石莲肉性味甘涩苦寒，归脾、胃、心、肺经，功专补脾涩精；茯苓善入脾经，健脾渗湿利水，使湿无所聚。两药合用，使脾气健运，湿浊得消，故为君药。艾叶能温经脉，逐一切寒湿，为治妇科下焦带下之要药；姜炭性温，味苦、涩，归脾、肝经，温中散寒，《得配本草》言，"（炮姜）守而不走，燥脾胃之寒湿"；羌活、防风乃辛苦温燥之品，辛散祛风，味苦燥湿。四药合用，为臣，共助君药健脾祛风除湿。佐药以三物为基础，养血活血，使肝木条达而脾土自强。综合全方，重在祛湿，其"补、散、温、消"均是为湿邪开路，补虚而不滞邪，以达健脾除湿止带之功。

📖 历代古书沿革

历代古籍中关于加味四物汤的记载较多，然用于治疗白带者，见于《女科旨要》，然其方药组成与冯氏亦有所区别，具体举例如下。

《女科旨要》卷一之加味四物汤。处方：当归、鹿茸、白芍、香附、川芎、熟地、黄芪、白术、茯苓、陈皮、砂仁、人参、阿胶、小茴、山萸、沉香、粉草、延胡索。功能主治：妇人气血两虚，血海虚冷，经脉不调，或时腹下疼痛，或白带，或如鱼脑髓，或如米汁，信期不定，每日淋沥不止，面色青黄，四肢无力，头晕眼花。

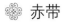 赤带

 原文

赤带乃热也，宜【加增四物汤】。

当归三钱　生地　白芍　香附（醋炒）　侧柏叶（炒）各二钱 川芎　白术各一钱

水煎服。

 释义

赤带多是由于热邪导致，宜用加增四物汤治疗。

病因病机分析

本条以"赤带"为主症，本病属于"带下异常"之范畴。赤带即妇人带下有红，似血非血，是一种特殊的带下疾病。《傅青主女科》详细论述了赤带的病因病机，即妇人有带下而色红者，似血非血，淋沥不断，所谓赤带也。夫赤带亦湿病，湿是土之气，宜见黄白之色，今不见黄白而见赤者，火热故也。火色赤，故带下亦赤耳。妇人忧思伤脾，又

加郁怒伤肝，于是肝经之郁火内炽，下克脾土，脾土不能运化，致湿热之气蕴于带脉之间。而肝火焚烧，肝不藏血，亦渗于带脉之内，皆由脾气受伤，运化无力。湿热之气，随气下陷，同血俱下，所以似血非血之形象，现于其色也。本条冯氏所述赤带，以方测证，其发病机制与傅青主所述类似，当为肝郁化火，内热炽盛，滞于带脉，引动阴血，另肝木下克脾土，脾虚生湿，肝火夹脾湿流注下焦，损伤任、带二脉，发为赤带。患者常表现为带下色红，或规律出现，或非时而下。治疗时采用抑木扶土法，方用加增四物汤。

◎ 方义分析

加增四物汤全方共七味药，由四物汤基础上少加健脾疏肝、清热之品化裁而成。《傅青主女科》云："夫火之所以旺者，由于血之衰，补血足以制火。"冯氏以四物汤为主方，亦旨在补血制火。四物汤方中当归、白芍养血补肝，平肝益阴；易熟地黄为生地黄，取其甘寒质润之性，滋阴血而凉血清热；川芎理气活血，行气通滞；全方共用，纯于治血，滋阴养血以制火之炎。香附疏肝解郁，理气调血，与川芎为伍，疏肝理气之功效增强，肝气疏则火郁自解，同时补血而不壅滞；侧柏叶苦寒，善清血分之热，又味涩而兼收敛止血，起到引血归经止带的作用，而炒炭后止带作用明显；白术补气健脾，燥湿利水，利带脉之滞，通带脉之气。诸药共用，肝气得舒，肝气舒自不克脾土，脾土健则肝不克，补清并用，补遗失之营血，清肝经之郁热，气血同治，肝气调畅，封藏有力，赤带自止。

📖 历代古书沿革

四物汤治疗妇科疾病首次记载于宋代《太平惠民和剂局方》，然用于治疗赤带则见于《傅青主女科》。冯氏所用的加增四物汤虽由四物汤加减化裁而来，但与历代古籍中记载的方剂药物组成有所区别。

[1]《妇科玉尺·带下》：赤带多因心火，时炽不已，久而阴血渐虚，中气渐损，而下赤矣。必养心和肝缓中，凉血清气之品。若赤带久不止，必血虚矣，宜胶艾四物汤加麦冬、杏仁、牡蛎。

[2]《竹林女科证治·卷一·瘦人赤带多热》：瘦人血虚生热，多下赤带，宜服清热四物汤，兼三补丸。

清热四物汤：熟地黄、当归各三钱，白芍二钱，川芎一钱，黄柏（酒炒）、牡丹皮各七分，黄连（姜汁炒）、升麻（炒）各五分。水煎汤服，后三补丸空心服。

三补丸：黄芩（酒炒）、黄柏（酒炒）、黄连（酒炒）各等分，蒸饼为丸。

[3]《明医指掌》：妇人赤白带下，脉息沉微，腹痛，阴中亦痛，经水愆期，子宫虚冷，不能成孕者，元戎六合汤……治妇人带下，腹中疼痛，阴中亦痛。即四物汤加肉桂、附子各五分。食前煎服。

病案举例

宋某，女，33 岁，2016 年 11 月 3 日初诊。

主诉：淡红色带下半月余。

现病史：面色萎黄，精神抑郁，胸胁胀满疼痛。问其带下色泽，答曰：带下淡红，未见脓液，无异味，且从未有崩中现象，舌淡红，苔微黄，脉细弦。

诊断：赤带。

病机：肝郁血虚。

方药：当归 15g，川芎 9g，生地黄 12g，白芍 12g，白术 10g，炒侧柏叶 15g，醋香附 12g。日 1 剂，水煎 400mL，分早晚温服。

患者服用 5 剂，面色微红，无胸胁不适，精神舒畅，带下色白，量适中，无异味，舌淡红，苔薄白，脉细弦。

（本病例来自张文红门诊病例）

按： 肝郁脾虚，肝不藏血，脾不生血，气血亏虚，冲、任、带脉及面部失于濡养，故见患者精神抑郁，面色萎黄，带下淡红；肝气郁结，失于条达，故见胸胁胀满疼痛；舌淡红，苔微黄，脉细弦均为肝郁气滞，气血亏虚之象。方中以四物汤为主方，旨在补血制火。白芍平肝，酸甘化阴，肝气得疏，则火郁自解。川芎辛香行散，温通血脉，既能活血祛瘀，又能行气通滞。侧柏叶起到涩带止血的作用。白术补气健脾，燥湿利水，利带脉之滞，通带脉之气。

❀ 赤白带

赤白带乃湿热也，宜【解带汤】。

> 蜀葵（红白二种） 黄柏（酒炒） 黄芩各二分 郁李仁八分 柴胡七分 党参一钱 炙草 干姜各六分

水煎服。

妇女带下，其色赤白相杂，多由湿热下注所致，宜用解带汤治疗。

🔅 病因病机分析

本条以"带下赤白相兼"为主症，当属"带下病"范畴。赤白带，是指妇女带下，其色赤白相杂，味臭者。赤带乃热也，夹白者，为湿是也。故本病的发病机制多因肝郁化热，脾虚聚湿，湿热下注，损及冲、任、带脉，以致白带夹胞络之血混杂而成赤白带下。以方测证，本病以脾虚为本，湿热下注为标，属虚实夹杂之证。推测其临床表现当有带下量多，质黏稠，赤白相间，有臭味，阴部灼热、瘙痒，伴全身困重乏力，胸闷纳呆，小腹作痛，口苦口腻，小便黄少，舌质红，苔黄腻，脉滑数。治疗以清热利湿为主，方用解带汤。

◎ 方义分析

解带汤全方共八味药。方中蜀葵，别名一丈红，红、白二色入药，有清热解毒，镇咳利尿之功效。张元素曰："蜀葵花，阴中之阳也，赤者治赤带，白者治白带，皆取其寒滑润利之功也。"故而解带汤中蜀葵红白两者皆用之，红者治疗赤带，白者治疗白带，为君药。黄柏、黄芩清热燥湿，前者入下焦，清下焦湿热，后者入中焦，清肝之热、脾之湿；郁李仁，其味微苦，具有润肠通便，下气利水之功，而在本方中旨在利水下气，因其入脾经，故而通利中焦之湿邪，并使气机下行。三药合用，清热祛湿，共为臣药。党参健脾益气，健脾之功增强，湿邪无源；柴胡辛苦微寒，善入肝经，退肝经之热，并条达肝气。肝脾同调，两药合而为佐。炙甘草调和诸药的同时，亦能增强益气之功，利脾之运化；于一派清热苦寒之药中，配以干姜，调和全方寒凉之性，两者同为使药。诸药并用，热清湿除带自止。

📖 历代古书沿革

历代古医籍中所记载的解带汤，均用于治疗带下病，然组方与此有所区别，具体记载如下。

[1]"解带汤"记载于《嵩厓尊生书·卷十四》，原方为椿根皮（炒）二

钱，醋香附一钱，白芍一钱，白术一钱，侧柏、黄连、黄柏（俱酒炒）各五分，白芷三分。用于治疗带下由肝经湿热、怒气所致而腹不痛者。腰腿痛，加四物四钱，羌活、防风各一钱；肥人，加苍术、半夏、南星；腹痛者，是湿热郁结，加黑姜四分，吴萸一分，木香二分，玄胡五分。

[2]《鸡峰普济方·卷十九》《医略六书·卷二十六》所载方剂名为解带散。组成：当归二两，苍术一两（炒），白芍一两半（炒），香附二两（醋炒），茯苓一两，丹皮一两，白术二两（炒），川芎一两，甘草五钱。主治：湿热白带。冲任为湿热所伤，而带脉不能收引，故带下色白，淫溢不已，脉缓涩。用法用量：每服三钱，空心米饮调下。制备方法：上为散。

苍术燥湿强脾，白术健脾燥湿，当归养血荣经脉，白芍敛阴和血脉，茯苓渗湿以清经气，牡丹皮凉血以清伏热，香附调气解郁，川芎活血调经，甘草缓中以和胃气也。

病案举例

王某，女，35 岁，2017 年 7 月 3 日初诊。

主诉：黄白色带下 2 月余，加重 3 天。

现病史：近 2 个月，带下色黄如赤夹白色，量多，近 3 日加重，质黏稠，有异味，伴外阴瘙痒，小便量多，色黄，大便偏干，舌色红，苔微黄，脉滑数。

诊断：赤白带。

治法：清热祛湿止带。

方药：蜀葵 15g，黄柏 10g，黄芩 10g，郁李仁 10g，柴胡 12g，党参 12g，炙甘草 6g，干姜 6g，泽泻 10g，蛇床子 10g。日 1 剂，水煎 400mL，分早晚温服。

患者服用 5 剂，带下量较前减少，无明显异味，黄色较前变淡，外阴无瘙痒，小便正常，大便正常，舌色淡，苔微黄，脉滑数。继续服用 7 剂，无明显不适。

（本病例来自张文红门诊病例）

按：湿热互结，损伤冲任及带脉，导致带下色黄如赤夹白色；湿热内蕴，耗伤津液，故带下黏稠，小便色黄，大便秘结；舌红，苔黄，脉滑数，皆湿热内聚化热的征象。方中蜀葵，阴中之阳也，治赤带。黄柏、黄芩清热燥湿，前者入下焦，清下焦湿热，后者入中焦，清肝之热、脾之湿。郁李仁，其味微苦，具有润肠通便，下气利水之功，而在本方中旨在利水下气，因其入脾经，故而通利中焦之湿邪，并使气机下行。加用党参，健脾益气，使脾之功能增强，湿邪无源。柴胡辛苦，微寒，善入肝经，退肝经之热，并调达肝气。炙甘草调和诸药的同时，增强其益气之功效，利于脾之运化之职。一派清热苦寒之药中，配以干姜，调和全方寒凉之性。

热入血室

热入血室（昼明白夜谵语），宜【柴胡地黄汤】。

柴胡三钱　黄芩　半夏各二钱　生地黄一钱五分　甘草三分

水煎服。

释义

女性正值经期，热邪由表入里，甚则出现神昏谵语，可用柴胡地黄汤。

病因病机分析

本病乃热入血室，属月经病之"月经前后诸证"之范畴。热入血室是指妇人正值经期，血室感受热邪而引起的病证。患者临床表现有恶寒发热，寒热往来如疟，胸胁胀满，小腹憋胀，甚则出现神昏谵语等症状。其发病机制为太阳或阳明邪热乘虚内陷血室，侵入少阳，与血搏结，心神被扰，少阳经气不利，枢机不运。治疗以和解少阳，清热凉血为法，方用柴胡地黄汤。

◎ 方义分析

柴胡地黄汤全方共五味药，是在小柴胡汤原方的基础上去人参、生姜、大枣，加生地黄而成。方中以柴胡味苦，微寒，为少阳主药，疏木升阳达表，使半表之邪得从外宣，为君。黄芩苦寒，清热泻火，使半里之邪得从内彻；生地黄甘寒质润，养阴生津之力颇强，可入血分，治疗热入营血最为擅长。二药合用，养阴退热，共为臣药。半夏辛温，能开结痰，豁浊气以还清，清痰涩，治结胸状，为佐药。甘草调和诸药，是为使药。诸药合用，使血室之热从外而解，诸证自愈。

📖 历代古书沿革

关于热入血室的记载，首见于东汉·张仲景《伤寒论·辨太阳病脉证并治》，"妇人中风，七八日，续得寒热，发作有时，经水适断者，此为热入血室，其血必结，故使如疟状，发作有时，小柴胡汤主之"，"妇人伤寒发热，经水适来，昼日明了，暮则谵语，如见鬼状者，此为热入血室，治之无犯胃气及上二焦，必自愈"。《金匮要略·妇人杂病脉证并治》中亦有类似记载。然用柴胡地黄汤治疗该病，则见于《普济方》《证治准绳·伤寒》《女科百问》。

[1]《普济方》：响如引锯，牙关紧急，瞑目不知人，疾势极危，召予视。予曰，得病之初，曾值月经来否？其家云，月经方来，病作而经遂止，得

一二日，发寒热，昼虽静，夜则有鬼祟，从昨日来昼胸两时顷，涎下，得睡，省人事，次授以小柴胡加地黄汤，三服而热除，不汗而自解矣。

[2]《证治准绳·伤寒》："治妇人伤寒发热，经水适来适断，昼日明了，夜则谵语，如见鬼神，亦治产后恶露方来忽间断，欲死。柴胡（一两二钱半），人参、黄芩、甘草（炙）、半夏（汤洗七次）、生地黄（各七钱），上为粗末，每服五钱，生姜三片，枣二枚，水煎服。"

[3]《女科百问》："小柴胡加地黄汤，治伤寒发热，或发寒热，经水适来或适断，昼则明了，夜则谵语，如见鬼神，亦治产后恶露方来，忽然断绝。柴胡（一两一分），人参、半夏、黄芩、甘草、生地（各半两），上咀片，每服五钱，水二盏，姜三片，枣二枚，煎八分。"

病案举例

朱某之妻，32岁。病伤寒已5日。1945年1月11日延余诊治。乍冷乍热，大便秘结，口渴而苦，夜烦难以入寐，六脉弦大而数，舌苔厚而燥。据朱述及病因，系于5天前携小儿赴大明湖做溜冰之戏，突觉寒气逼人。此时正值经期，1日后经遂止而浊带下注，恶寒发热，头痛，自服犀羚解毒丸数日不效，病情发展至此，卧床不起。根据上述脉弦、苔厚、便秘等表现，颇似阳明腑实承气证。但据《金匮要略》"妇人中风，七八日，续来寒热，发作有时，经水适断，此为热入血室，其血必结，故使如疟状，发作有时，小柴胡汤主之"及"妇人伤寒发热，经水适来……治之无犯胃气及上二焦"之旨，法宜和解，禁忌攻下。遂拟小柴胡汤加凉血活血润下之品。1剂寒热退而大便通，胃思纳谷，夜能入寐。1945年1月12日复诊。脉和苔退，唯感低热口干，头目晕眩，心烦，小便短黄，乃余热未尽，热邪伤津，又拟益阴清热疏利之剂，两进旋愈。

第一方：北柴胡12g，酒黄芩9g，清半夏9g，党参9g，生地黄12g，丹参9g，瓜蒌仁12g，火麻仁12g，生甘草3g，生姜2片，大枣3枚。

第二方：嫩青蒿 9g，生地黄 12g，玄参 9g，麦冬 9g，天花粉 9g，北柴胡 4.5g，栀子 9g，生甘草 3g，淡竹叶 6g。

（本案选自刘持年编著《山东中医药大学九大名医经验录系列 周凤梧》）

按： 本例正值经期，感受风寒，1 日而月经停止，浊带下注，是由热邪乘虚陷入血室，与血相搏，所以表现发作有时的寒热，与初感病在太阳之恶寒发热不同。病由恶寒发热而转为乍冷乍热，其原因在于血结。此时虽表邪内陷，但正气仍欲驱邪外出，所以表现如疟状的寒热，故宜用小柴胡汤和解表里。虽具有脉洪，苔厚，便结的承气证，但病机在于热结血室而内犯肠胃，里无实而表已罢，辨证的重点在于经来适断、往来寒热，因此"治之无犯胃气及上二焦"，忌用下法。又按本证和少阳证虽同用小柴胡汤，但目的不同。彼则专以和解少阳之枢；此则在表以除如疟之寒热，在里以散血室之邪热。再本例患者素体健壮，抗病力强，加之药证相投，故收效较速。

✿ 忍便转脬

忍便转脬，乃过忍小便至胞转，反不得小便。用：

> **滑石末三钱**

葱汤调服。

忍便转脬即转胞，是因为强忍小便导致膀胱转动，反而引起小便不通，可以用葱汤调服滑石末。

病因病机分析

本病以"小便不通"为主症。脬者,膀胱也。本条所述忍便转脬是指妇人因强忍小便,致膀胱转动,而致小便不通,饮食如常,但觉心烦不得卧,少腹膨胀疼痛者。本病常见于孕妇,古称为孕妇转胞。然常人亦可因强忍小便,或尿急疾走,或饱食忍尿,或忍尿入房,使水气上逆,气逼于胞,故屈戾不得舒张而发生胞转。本病的主要病机是膀胱气化失司。妇人膀胱位于胞宫之前,强忍小便,日久膀胱肌肉张力受损,进而导致小便不利,气化之水难以进入膀胱,膀胱收缩无力导致小便排出受阻,自然憋胀难忍。患者临床表现有小便不通,小腹胀急疼痛,坐卧不安等症。治疗以滑石末化气导溺。

方义分析

根据条文,冯氏女科用方简单精妙,一味"滑石"担当重任。滑石气微味淡,性味甘淡寒,归属膀胱经,具有利尿通淋的功效。葱白辛温,以通阳气也,配合滑石以助膀胱气化利尿之功,取通阳化气行水之意;另葱白宣肺提盖,取"提壶揭盖"之意,使上窍通而下窍之水出。滑石性寒,葱白性温,两者相用,互为制约。整个方子性味平和,无伤人体气机,实则妙哉。

历代古书沿革

历代古籍中有关滑石治疗转胞的记载较少,首见于《太平圣惠方》,且其组方、主治病证与冯氏描述基本相同。

《太平圣惠方》中记载:"妇人转脬因过忍小便而致。滑石末,葱汤服二钱。"

病案举例

罗某，女，33 岁，新疆某粮食局，1978 年 9 月 12 日初诊。

症状：由于输卵管阻塞，经长期治疗得孕，将娩期来成都住院待产。预产尚有 10 日，实发转胞，不能自行小便已两日。西医主张剖腹取胎，因爱人不在侧，急招施治。特征是少腹胀急，强迫无点滴可排，用导尿管感骤痛。面容苍白，舌淡苔白，脉迟缓。

病机：胞系下坠，压迫膀胱。

治法：升提理气活络。

自制方：红参 20g，升麻 20g，生黄芪 60g，蜈蚣 2 条，乌梢蛇 10g，土鳖虫 10g，生香附 24g，广木香 10g，佛手片 10g，炒川楝子 10g，九香虫 10g，怀牛膝 10g，车前子 10g。试服 6 剂。

服药前采用丹溪法：用灯芯刺鼻孔，令妊妇打喷嚏，嚏使肺气开，则上窍通而胞压可减，小便淋沥自流，黄稠而臭。

疗效：日服两剂，小便遂通。1 周后分娩，母子平安。

按：转胞一证，就是妊娠后期小腹胀痛、小便不通，为孕妇胎压膀胱所致，多与气虚而滞有关。若在妊娠中期，中药宜慎。本案已近分娩期，以益气化滞通络无所顾虑矣。

（本案选自《王渭川 60 年妇科治疗经验》）

女子经行复止

 原文

女子经行复止，血少神衰，宜【柏仁丸】。

> 柏子仁（去油壳）　牛膝（酒炒）　卷柏各五钱　泽兰　续断各二
> 两　熟地一两

共为末，蜜丸，每服二钱，米汤送下。

女性月经来潮后突然出现月经闭止，由阴血亏虚，心神失养引起，可用柏仁丸。

病因病机分析

"经行复止"属于"闭经"范畴，又称为"经闭""女子不月""经水断绝"等，分为原发性和继发性两种。原发性闭经是指女子年龄超过16岁，月经还未来潮者，而继发性闭经是指月经周期已建立后又中断6个周期以上，或月经停闭超过了3个月经周期者。该条文以"经行复止"为主症，当属继发性闭经。女子经水早闭与西医之卵巢功能减退有关。闭经发病原因归纳起来不外虚实两端。虚者多因精血匮乏，冲任不充，血海空虚，无血可下；实者多因邪气阻隔，冲任瘀滞，脉道不通而经不行。本病临床常见有气血虚弱、肾气亏虚、阴虚血燥、气滞血瘀、痰湿阻滞或虚实错杂等病机。根据冯氏所选用方药，以方测证，本条经行复止当属阴血亏虚证，其病位主要在心、肾二脏。月经的产生以肾为主导，肾藏精，若肾气亏损，则精血匮乏，源断其流，冲任失养，血海不足而致经闭不行；精血亏虚，血虚不能充养心神，心神失养，神明失主，久之营阴暗耗，心气不降，心火偏亢，心（神）－肾（阴阳）－子宫（包括冲任等奇经）的生殖生理轴功能失调，故而经闭不行。患者临床表现除经行复止外，当伴有神疲肢倦，头晕眼花，心悸怔忡，烦热盗汗，失眠多梦，舌淡苔薄，脉细无力等。治疗以柏仁丸养心安神，补血通经。

◎ 方义分析

柏仁丸全方共六味药。柏子仁性平而不寒不燥，味甘而补，辛而能润，其气清香，归心、肾二经，能透心肾，功专补心养血，使五脏安则心气降，为君药。熟地黄滋阴养血，补精益髓；续断补肾助阳。两者合用，益血补肾，共为臣药。卷柏、泽兰辛散温通，善活血通经，为佐。牛膝为使，味苦降泄，性善下行，有活血通经，引药下行之功。诸药组合，行中有补，补中有行，共奏养心通经之效。

📖 历代古书沿革

历代古籍中有关柏仁丸的记载较多，可见于《妇人大全良方》《验方新编》《景岳全书》等著作中，且组方、主治病证基本相同。

[1]《妇人大全良方》：若经候微少，渐渐不通，手足骨肉烦疼，日渐羸瘦，渐生潮热，其脉微数，此由阴虚血弱，阳往乘之，少水不能灭盛火，火逼水涸，亡津液。当养血益阴，慎无以毒药通之，宜柏子仁丸、泽兰汤。

柏子仁丸：柏子仁（炒，别研）、牛膝、卷柏各半两，泽兰叶、续断各二两，熟地黄三两。上为细末，炼蜜丸，如梧桐子大。空心饮下三十丸。

泽兰汤：泽兰叶三两，当归、芍药各一两，甘草半两。上为粗末，每服五钱，水二盏，煎至一盏，去滓温服。

[2]《验方新编》之柏子仁丸：治经行复止，血少神衰，或忧思伤心，心伤则不能生血，血少则肝无所养，故经闭。

柏子仁丸：柏子仁（去油）、牛膝（酒炒）、卷柏各五钱，泽兰、续断各二两，熟地一两，共研末，蜜为丸，米汤送下。

[3]《景岳全书·妇人规》之柏子仁丸：治血虚有火，月经耗损，渐至不通，日渐羸瘦而生潮热，慎勿以毒药通之，宜柏子仁丸，或前泽兰汤主之。

柏子仁丸：柏子仁（炒研）、牛膝（酒拌）、卷柏各半两，泽兰叶、续断各二两，熟地黄（酒拌蒸烂，杵膏）三两。上为末，入地黄膏加炼蜜丸，桐子大。每服百余丸，空心米饮下。

病案举例

蒋某，女，20岁，大学生。

初诊：1994年5月4日。闭经3年，初潮12岁，一般35~90天1潮，3天经净，量少，色暗红。3年前因高考紧张致月事全闭，需服西药方能来潮，停药则经闭。平素精神欠佳，食少，睡眠多梦，舌淡暗，苔薄白，脉细缓。证属心脾两虚，治以养心健脾，生血通经。方用党参、焦山楂各15g，白术、柏子仁、川牛膝、泽兰叶、卷柏、制香附各10g，川续断、当归、茯苓各12g，山药20g。7剂。

二诊：1994年5月18日。服药后精神、睡眠较前好转，月经尚未至。舌淡红，苔薄白，脉细缓。上方加熟地黄30g、白芍15g。7剂。

三诊：1994年5月30日。服药后于1994年5月23日行经，7天经净，量中，色鲜红，无特殊不适。舌淡红，苔薄白，脉细。继用初诊方加减调理1个月，月经已自潮。

随访半年，月事正常。

（本案选自《浙江中医杂志》1998年第33卷之"连梅汤活用治疗月经病"）

按：本例患者因学习紧张，忧虑过度，致心气不足，心血无以下注于胞宫，故致闭经。心主血，心病则血不足，血不养心，神不守舍，故见失眠多梦；心病不能养脾，脾失健运，故食少；血少气虚，则精神欠佳；舌淡苔白，脉细缓亦为心脾两虚之象。治以养心健脾，生血通经。方中柏子仁养心通经；党参、白术、山药、茯苓健脾补气；当归、续断养血活血；制香附、焦山楂行气导滞，使补而不腻，补中有行，则气血自生。二诊服药后诸症减轻，药已对证，再加熟地黄、白芍以增补养心血之功，服后则月经来潮。继数剂，善后调理。

❀ 妇人五十岁后经尚行

妇人五十岁后经尚行，乃虚中之热，用【止经丸】。

> **条芩四两　阿胶二两（熬汁）**

加醋和丸，空心每服二钱，白开水送下。

正常女性五十岁以后还有月经来潮，多由体虚有热所致，宜用止经丸进行治疗。

🌿 病因病机分析

本条以"妇人五十岁后经尚行"为主症，属于月经病之"绝经前后诸证"范畴。《素问·上古天真论》中说："女子七岁，肾气盛，齿更发长。二七，而天癸至，任脉通，太冲脉盛，月事以时下，故有子……七七，任脉虚，太冲脉衰少，天癸竭，地道不通，故形坏而无子也。"女子在七七之年，肾气渐衰，天癸渐竭，冲任二脉逐渐亏虚，月经将断而致绝经。然本条所述，妇人在五十岁后还未绝经者，是由阴虚血热引起。妇人于七七之年，肾阴本虚，加之房劳损伤，复伤肾精，肾阴不足，肝失濡养，相火妄动，热扰冲任血室，而致五十岁后经尚行。以方测证，证属阴虚血热证。患者临床表现当有月经来潮量少，色鲜红，质稍稠，腰膝酸软，潮热盗汗，头晕耳鸣，口燥咽干，舌质偏红，苔少，脉细数。治疗当以滋阴清热，安冲止血为大法，方用止经丸。

方义分析

止经丸共两味药，条芩和阿胶。黄芩苦寒，归肺、胃、胆、大肠经，分条芩和片芩。条芩内实质重，主降，专治下焦，善清躯壳之热，凡热之伏藏于经络、散漫于腠理者，皆能消除之，故重用黄芩清热燥湿，专泻相火；阿胶为血肉有情之品，其味甘主补，药性平和，入肝经而补血止血，既为补血之佳品，又为止血之良药，其性滋润，下入肾经以滋阴，上入肺经以润燥，用于此处功专滋阴补血。两药合用，共奏补血清热之功以调经。

历代古书沿革

关于妇人五十岁后经尚行，在历代古医籍中记载不多。宋·齐仲甫《女科百问·第十一问》：妇人卦数已尽，经水当止，而复行者，何也？此乃七七则卦数已终……或劳伤过度，喜怒不时，经脉虚衰之余，又为邪气所攻，所以当止而不止也。然其病机与本条有所区别。直至清代，《傅青主女科》中所述则与本条病机相同，认为本病由"精过泄而动命门之火"所致。自此之后，医家所著论著关于该病的记载与冯氏所选方药均相同。

《嵩厓尊生书·妇人部·经候》：五十岁后经尚行——止经丸。或是盛，或是热。条芩四两，阿胶二两，醋糊丸，空心服百丸。

胎 前

❀ 胎前绪论

　　胎前病即妊娠病，是指妊娠期间发生的与妊娠有关的疾病。胎前病不仅影响孕母的健康，还可妨碍胎儿的正常发育，甚至造成堕胎和小产，因此必须注意孕期防护，发病后积极调治。

　　常见的胎前病包括：妊娠恶阻、妊娠腹痛、胎漏、胎动不安、堕胎、小产、滑胎、子晕、子痫、子嗽、妊娠小便不通、鬼胎（葡萄胎）等。冯氏在其书中对这些疾病都有论及。

　　胎前病的病因病机可以从以下几方面讨论：其一，由于孕后精血下注养胎，最易形成阴虚阳亢状态，可引起妊娠呕吐、子晕等；其二，由于胎体渐长，阻碍气机，升降失常又易致痰浊中阻，气滞痰郁，而致妊娠肿胀、胎水肿满等；其三，脾胃为气血生化之源，脾胃虚弱则胎失所养而致胎漏、胎动不安等；其四，胞脉系于肾，若先天肾气不足，后天肾气损伤，胎元不固，则致胎漏、胎动不安、滑胎等。

　　胎前病的诊断亦与他病不同。首先要辨别是否有孕，如冯氏在该书中以"验胎散"验之。其次要辨明母病、胎病的不同。如因母病而致胎不安者，当重在治疗母病，母病去则胎自安；如因胎病而致母不安者，应重在安胎，胎安则母病自愈。再次，选方用药一定要时时顾护胎元。

　　胎前病的治疗原则是治病与安胎并举，具体治疗大法有三：①补肾，目的在于固胎之本，用药以补肾益阴为主；②健脾，目的在于益血之源，用药以健脾养血为主；③疏肝，目的在于通调气机，用药以理气清热为主。若胎元异常，胎堕难留，或胎死不下，则安之无益，宜从速下胎以益其母。

妊娠期间，处方用药也要详加选择，凡峻下、滑利、祛瘀、破血、耗气、散气，以及一切有毒药品，都宜禁用或慎用。但在病情需要的情况下，亦可适当选用以上药品，所谓"有故无殒，亦无殒也"，唯须严格掌握剂量，衰其大半而止，以免伤胎、动胎。

❀ 验胎散

 原文

凡妇人两三月经水不来，以【验胎散】试之。

用艾叶三钱，水一碗，煎至一茶杯，去滓，调川芎末二钱，热服。觉腹内微动是胎，一日不动乃经闭也。

 释义

妇人若月经两三月未潮，可选用验胎散试验是否有孕。用艾叶煎水约一茶杯，调服川芎末，趁热服下。若觉腹内微微跳动，则为有孕；若一日腹内无异常，则为经闭。

病因病机分析

妇人经水贵在如期而至，若逾期不至，须辨别有孕在身还是经水不调。

妇人有妊而不知，妊后气血下注温养胞胎，故经水不至；若精血不足或外邪阻滞，血海不能满溢，也会导致经水两三月不至，临床上需详细鉴别。

若为未妊而经水不调，根据其病因病机可分虚实两类。常见的分型有肾虚、血虚、血寒、气滞和痰湿五类。虚者多因肾虚、血虚、血虚寒导致精血不足，冲任不充，血海不能按时满溢而经迟；实者多因血实寒、气滞、痰湿导致气血运行迟滞，冲任受阻，血海不能如期满溢，致使月经后期而来。临床上，月经两三月未至时可用验胎散进行试验，从而更好地辨证施治。

◎ 方义分析

验胎散全方仅两味药。艾叶辛、苦，温，归肝、脾、肾经，可温经止血，散寒止痛。《本草从新》言其可逐寒湿，暖子宫，温中开郁，调经安胎，故对于月经两三月未至而未知有孕与否者，使用其作为试验方药最适合不过。川芎味辛、微甘，其辛温香燥，走而不守，既能行散，调经散瘀，又可入血分，下行入血海，正如《日华子诸家本草》所言，其治一切气，亦可养新血。在《孙氏集效方》中亦有川芎可用于经闭验胎之说。两药合用，既可验有胎无胎，亦可理气行滞，散瘀调经。该方用药平和，而无损胎之虞。

📖 历代古书沿革

验胎散，又名神方验胎散，最早见于《医学纲目》。历代古籍中有关验胎散的记载较多，可见于《龚廷贤医学全书》《寿世保元》《树蕙编》《竹林寺女科秘方》《医级》《疂斋急应奇方》《医学汇函》《女科指要》《女科指掌》等，其药物组成略有差别，大体药物组成为川芎、艾叶，或川芎、当归。

[1]《医学纲目》卷三十五妇人部胎前证之神方验胎散：妇人三两个月，月经不行，疑是两身，却疑血滞，心烦，寒热，恍惚，此药可验，取之内也……真雀脑芎（一两），当归（全用，重一两者，只用七钱），为细末，分作二服。浓煎，好艾汤一盏调下，或好酒调服亦得。可待三两个

时辰，觉脐腹微动而频，即有胎也。动罢则愈，安稳无虞。如不是胎，即不动，所滞恶物自行。如服药不觉效，再煎红花汤调下。

[2]《竹林寺女科秘方》验胎并保胎方："妇人经水不行，已经三月者。用川芎为末，浓煎艾叶汤，空心，调下二钱。觉腹内微动，则有胎也。脐之下动者，血瘕也。连服三次。全不动者，是血凝滞病也。"

[3]《树蕙编》之验胎散：经脉不行已经三月，疑而未确，以此试之。川芎为末二三钱，空心艾叶煎汤调下。觉腹内微动则有胎也。若服后一日不动，非胎，则系经滞也。

[4]《华佗先生内照图浅解》之验胎散：治妇人经络注滞三个月间。正川芎二两，右为细末，空心浓煎新艾汤一盏半，调一匙头服之，腹内微动者，是有妊也。

病案举例

▶ 案例1

殷某，女，36岁，1957年12月17日来本院门诊。患者经停2月余，形寒，头昏，胸闷，呕吐。给服"验胎散"，当夜即感腹内微动，证明有孕。于1958年8月15日前去访视，已于1958年7月11日产1女孩。

（本病例选自《江苏中医》1958年10期之"实验有效的'验胎散'"）

▶ 案例2

吴某，女，23岁，1958年3月24日前来就诊。患者停经2月余，形寒，头痛且晕，胸闷嗳气，呕吐食少，腹痛便稀。根据症状，似腹伤风伤食，但有停经史，为鉴别胎孕，除辨证处方外，予"验胎散"进行观察。于1958年8月15日访问，患者曰：服药后，腹内毫无动静。经治后，身体一直强健，1958年8月12日经行，今日方净。

（本病例选自1958年《江苏省卫生展览会资料汇编》之"古方验胎散鉴别妊娠之应用"）

按：妇人有妊而不知，或未妊而经水不调，均可导致经水两三月不至。可应用验胎散鉴别。验胎散两味药用药平和，若有胎则无损胎之虞，若无胎则可理气行滞，散瘀调经。

✿ 孕妇吐逆不思饮食

孕妇吐逆不思饮食，腹中觉痛，乃胎气不和，宜【和气饮】。

> 陈皮　桔梗　厚朴（姜炒）　小茴（炒）　益智仁　藿香各八分　砂仁一钱　苍术四分　丁香二分　甘草三分

水煎服，食远服。

妊娠后恶心呕吐、厌食，小腹疼痛不适，乃胎气失于调和，宜和气饮。

◐ 病因病机分析

本病孕妇以"吐逆不思饮食，腹中痛"为主症，当属妊娠病中"妊娠恶阻"之范畴。妊娠早期出现严重的恶心呕吐，头晕厌食，甚则食入即吐者，称为妊娠恶阻。本病常与胃虚、肝热、痰滞有关。根据和气饮组方，以方测证，该证当属胃虚气逆之证。胃气素虚，孕后经血停闭，血聚冲任胞宫养胎，冲脉气盛，夹胃气上逆，则患者有"吐逆不思饮食"之症状。胎体渐大，气机升降阻碍，易生郁滞，气郁则血行不畅，胞脉不通，加之血聚胞宫养胎，阴血益虚，胞脉失养则有"腹中痛"之症状。治疗当以健胃和中，降逆止呕，理气安胎为要，方用和气饮。

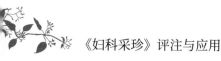

◎ 方义分析

和气饮全方十味药，逐一分析其药物组成。砂仁辛，温，入脾、胃经，温中行气并能安胎，古籍中即有单用砂仁一味药主治妊娠胃虚气逆、呕吐不食之证，例如《重订严氏济生方》中所载"缩砂散"，"缩砂仁不拘多少，上为细末，每服二钱，入生姜自然汁少许，沸汤点服，不拘时候"，可知砂仁理气和中，降逆止呕，安胎之效卓著。陈皮，辛、苦，性温，能行能降，善行脾胃之气而调中，亦能降上逆之气而止呕逆。厚朴，苦燥辛散，燥湿下气，宽中理气，既降上逆之胃气以止呕，又行气消滞缓腹中之痛。砂仁、陈皮、厚朴合用，温中降逆，调气和中以止呕，为君药。臣药配以桔梗、藿香、小茴香、丁香。桔梗，辛、苦，性平，开宣肺气，宣畅气机，利胸膈，通调郁滞之气，与砂仁、陈皮、厚朴同用，以降逆之药为主的同时，配以少量主升之药桔梗，一升一降，肺气升则助胃气之降。藿香、小茴香、丁香，均为辛温辛散之品，芳香醒脾而助君药以和胃止呕。益智仁辛温，温脾止泻，开胃摄涎，亦可止呕。苍术入脾、胃经，性温以燥湿，辛香健脾以促脾运。益智仁、苍术共为佐药。使以甘草，缓峻不伤正，调和诸药，并能缓急止痛。全方配伍，健胃和中，降逆止呕，理气安胎，气机得通，则呕逆、腹痛自解。

📖 历代古书沿革

历代古籍中有关和气饮的记载较多，但组方有别，治法各异，主治病证亦不同。其中和气饮用治妊娠病的条文主见于《郑氏家传女科万金方》《女科切要》《女科万金方》《济阴纲目》等著作。其名称也随年代变化有所改变，有和气饮、和气散、安胎和气饮、束胎和气饮、保胎和气饮之别，虽方药组成各异，但用治妊娠病的病证基本相同，均用以主治妊娠呕恶、不思饮食、脘腹胀满。

[1]《郑氏家传女科万金方》卷二之和气散：主治妇人血气不和，饮食少进，肚腹膨胀，呕吐恶心。

和气散：厚朴五钱，香附五钱，白术四钱，枳壳四钱，黄芩四钱，小茴香三钱，陈皮三钱，藿香三钱，甘草三钱，玄胡索三钱，砂仁二钱，草果二钱。上为末。

[2]《女科切要》卷三之保胎和气饮。原方主治：妊娠二月，负重触伤胎气，头晕目眩，恶心呕吐，不思饮食。

保胎和气饮：藿香、厚朴、广皮、枳壳、砂仁、黄芩、桔梗、苍术、小茴、紫苏。

[3]《女科万金方》引《胎产新书》之安胎和气散：安胎和气，主胎前二三个月，因挑砖、换石、移床、铺席伤触胎气，以致不安，头晕眼花，恶心呕吐，不思饮食。

安胎和气散：桔梗二钱，藿香二钱，陈皮二钱，苍术二钱，砂仁二钱，黄芩二钱，益智仁二钱，旧枳壳二钱，厚朴一钱，甘草一钱，苏叶一钱，小茴香（炒）一钱五分。

病案举例

姜某，女，31岁，1974年8月21日初诊。

主诉：闭经50天，近日恶心呕吐加重。

现病史：患者闭经50天，近几天恶心，呕吐，厌食，胸闷腹胀。妊娠试验阳性，血压100/60mmHg（过去有血压偏低史）。舌质光红，周边有齿痕，脉沉细弦。

中医诊断：妊娠恶阻。

中医病机：脾虚胃弱，冲气上逆。

治法：健脾和胃，降逆止呕。

方药：藿香三钱，紫苏梗二钱，陈皮二钱，砂仁一钱半，半夏二钱，白术三钱，木香一钱，生姜汁20滴。

治疗经过：上方服3剂后，恶心呕吐已止，食纳增加，基本痊愈。

（本案选自《刘奉五妇科经验》）

按：患者脾虚胃弱，受孕后经闭，血海不泻，冲任之气盛。冲脉隶属阳明，其气上逆犯胃，胃气以和降为顺，胃气虚不能下降，反随冲气上逆，表现为呕恶、厌食；脾虚运化失职，则脘腹胀满，舌边有齿痕。治法当以健脾和胃，降逆止呕。药用藿香、木香、陈皮芳香醒脾，而和胃止呕；砂仁、紫苏梗、生姜和胃，温中止呕；半夏降逆止呕；白术健脾益气，安胎。全方芳香醒脾，理其脾胃，降逆止呕。呕恶停，纳转香，诸症自消。

❀ 孕妇寒热似疟

孕妇寒热似疟，小腹作痛，口燥舌干，阴阳不和，宜【草果饮】。

草果仁一钱　青皮　柴胡　黄芩各八分　甘草五分

水煎，空心服。

如先寒后热，加肉桂七分。

孕妇寒热往来，症似疟疾，伴小腹疼痛，咽干口燥，是阴阳失和之故，宜草果饮。水煎，空腹服用。若先感恶寒之后发热，加肉桂七分同煎。

🏛 病因病机分析

本病以"寒热似疟，小腹作痛，口燥舌干"为主症，当属少阳病的范畴，为"妊娠邪伏少阳，阴阳不和"之病证。根据本条临床表现及方药组成，以方测证，可推出该证属痰湿内阻，少阳不和之证。少阳经脉循胸布胁，位于太阳、阳明表里之间。痰湿阻结膜原，邪正相争，正胜欲拒邪出于表，邪胜欲入里并于阴，故往来寒热；痰湿内阻，气机不畅，不通则痛，故见小腹作痛。足少阳之脉起于目锐眦，其支者，下胸中，贯膈，络肝，属胆，循胁里。邪在少阳，经气不利，郁而化热，可见口燥咽干。除上述之症外，患者可兼见胸胁苦满，默默不欲饮食，心烦喜呕，舌苔薄白或厚腻，脉弦。邪在表者，当从汗解，邪入里者，则当吐下，今邪既不在表，又不在里，而在表里之间，则非汗、吐、下所宜，故宜和解之法，选用草果饮加减治疗。

◎ 方义分析

草果饮全方共五味药，逐一分析其药物组成。君药草果仁，辛烈性温，既可燥湿温中，缓寒湿中阻之小腹痛之症，又尤善除痰截疟，解寒热往来之苦，故为君药。柴胡苦，平，入肝、胆经，透泄少阳之邪，并能疏泄气机之郁滞，使少阳半表之邪得以疏散。黄芩苦寒，清泄少阳半里之热。柴胡之升散，得黄芩之降泄，两者配伍，实为和解少阳的重要配伍组合。青皮行滞疏肝。黄芩、柴胡、青皮三味药合用，共为臣药。佐使以甘草健脾祛痰，调和诸药。全方配伍，燥湿清热并施，和肝清脾，疏达少阳。如先寒后热，实为阳气不足之证，加肉桂，既可补火助阳，温经散寒，又可引上浮之虚火归原。

📖 历代古书沿革

历代古籍中有关草果饮的记载较多，可见于《普济方》《医学纲目》《伤寒大白》《太平惠民和剂局方》《郑氏家传女科万金方》《朱氏集验方》《医贯》《妇人大全良方》《宁坤秘笈》等著作。从本方药物组成及功效主治来看，其可能是由宋代《严氏济生方》中清脾饮化裁而来的，两方均能燥湿化痰，泄热清脾，和解少阳，同可治痰湿阻于膜原（半表半里）之证。而草果饮在清脾饮基础上去茯苓、白术、半夏、厚朴，虽健脾益气、燥湿行气之效稍减，但加大草果仁剂量，温化痰湿之效较清脾饮尤著。此外经考证发现，此方与其他古籍中记载的草果散药物组成完全一致，均由草果、青皮、柴胡、黄芩、甘草五味中药组成，唯不同之处在于部分药物剂量有所加减。本书草果饮在草果散基础上将草果二钱减量为一钱，甘草由原方三分加量为五分。

[1]《严氏济生方》之清脾饮。功用：燥湿化痰，泄热清脾。主治：疟疾，热多寒少，口苦咽干，小便赤涩，脉来弦数。

清脾饮：青皮去白、厚朴姜汁炒、白术、草果仁、柴胡去芦、茯苓、黄芩、半夏汤泡七次、甘草炙，各等分㕮咀，每服四钱，水一盏半，姜五片，煎至七分，去滓温服。

[2]《太平惠民和剂局方》卷三（绍兴续添方）之草果饮。功效：进食理脾。主治：脾寒疟疾；瘴疟头痛身痛，脉浮弦寒热；寒热疟疾初愈；产后疟疾，寒热往来，或热胜于寒。用法用量：每服二大钱，水一盏，煎至七分，去滓热服，二滓并煎，当发日连进三服。制备方法：上为末。

草果饮：紫苏叶、草果仁、川芎、白芷、高良姜（炒）、青橘皮（去白，炒）、甘草（炒）各等分。

[3]《宁坤秘笈》卷上之草果散。主治：胎前疟疾，小腹作痛，口燥咽干。用法用量：水煎，空心服。

草果散：草果二钱，青皮八分，柴胡八分，黄芩八分，甘草三分。

病案举例

杨某，女，27岁，本院职工家属。妊娠9个月，因起居不慎，受凉之后出现恶寒，清涕，鼻塞，喷嚏，即在家卧床休息，次日因诸症不减，并感寒热交作，头痛，偶有呛咳，咽干口苦，周身酸困不适，即来我处求治。舌质淡红，舌尖稍红，苔薄欠润，脉细滑。

病机：风寒袭表，入里化热。

予小柴胡汤去大枣，加荆芥 10g、防风 10g、紫苏叶 12g、羌活 10g、葛根 12g、桑叶 10g、板蓝根 15g。考虑到患者即将临产，仅予上方 2 剂。3 日后患者复诊，诉服药 1 剂后即感恶寒发热消退，头痛明显减轻，清涕减少，2 剂后已无头痛，仅觉肩背酸困，口干咽痒。再予前方去羌活，加桔梗 10g，2 剂，诸症消失，病告痊愈。1 周后顺产 1 孩子，母子体健。

（本案选自《云南中医学院学报》1997 年第 20 卷之"小柴胡汤加减治疗妊娠感冒 92 例"）

按：妇女以肝为先天，受孕之后经血不泻，聚于胞中以养胎元，导致机体气血不足，阴血偏虚。妇女妊娠期间气血偏虚，藩篱不密而易受外邪侵袭。感邪之后又多因表卫不足而入里内传，致外邪入里客于少阳，化热化燥，表现为恶寒发热，或寒热往来，咽干咽痛，口苦，不思饮食，或咳嗽，恶心，呕吐，脉浮滑或细滑等表邪入里、邪客少阳的证候，予小柴胡汤加减治之。方中柴胡和解退热，祛邪达表，引邪外出；荆芥、防风祛风解表；紫苏叶发散表寒，并能理气宽中而安胎；羌活、桑叶疏解表邪；葛根生津止渴；板蓝根清热利咽。全方解表散热、和解少阳，邪气即除，诸症皆去。

❀ 孕妇气紧上冲不得卧 ————————○

孕妇气紧上冲不得卧，因受风寒，肺经有痰，宜【紫苏饮】。

| 苏叶　桔梗　枳壳　大腹皮　川贝母　当归　知母　桑白皮各八 |
| 分　五味子　石膏（煅）　甘草各四分 |

水煎服。

次服【安胎饮】。

| 熟地　生地　当归（土炒）　阿胶（炒）　艾叶（炒）　川芎　砂仁 |
| 各二钱　人参　甘草各二钱 |

水煎，空心服。

孕妇气紧上冲，不能平卧，因外感风寒之邪，痰壅于肺所致，宜服紫苏饮。症状缓解后服用安胎饮。

病因病机分析

妊娠后气紧上冲，不得平卧，当属妊娠"胎气上逆"病证。妊娠期胸腹胀满，甚或喘急，烦躁不安者，称为胎气上逆，亦称为胎上逼心或子悬。《医宗金鉴·妇科心法要诀》："孕妇胸膈胀满，名曰子悬。更加喘甚者，名曰胎上逼心。"本病多与肝气犯脾或肺胃积热有关。根据本病临证表现及方药组成，以方测证，可推出该证属痰热壅肺证。肺主气，司呼吸，风寒袭肺则肺气不清，寒痰郁久化热，痰热壅肺，热气上逆，室塞心胸，故发为胎气上逆。患者当有妊娠期胸腹胀满，甚或喘息不安，咳嗽不已，咳痰黄稠，面红口干，胸闷烦热，舌质红，苔黄腻，脉弦滑而数。治宜清热化痰，理气行滞，方选紫苏饮加减。

◎ 方义分析

紫苏饮全方共十一味药，逐一分析其药物组成。紫苏叶辛散性温，可行气安胎，外能解表散寒，内能行气宽中，且略兼化痰止咳之功；桑白皮甘寒性降，主入肺经，能清泻肺火兼平喘；川贝母性寒，味微苦，能清泄肺热，化痰，又味甘质润，能润肺止咳。以上三药共为君药。知母味苦、甘，而性寒质润，苦寒能清热泻火除烦，甘寒质润能生津润燥止渴，主入肺经而长于泻肺热、润肺燥；石膏辛、甘，大寒，入肺、胃二经，功擅清解，透热出表，以除阳明气分之热，一以助知母清肺胃之热，二以滋阴润燥，救已伤之阴津。石膏与知母相须为用，可增强清热生津之功。桔梗辛散苦泄，宣开肺气，祛痰，与桑白皮、知母配伍，增强清热化痰之效；枳壳行气消滞，气行则痰行。桔梗主升，枳壳主降，两药配伍，一升一降，一宣一散。桔梗开肺气之郁，并可引苦泄降下之枳壳上行入肺；枳壳降肺气之逆，又能助桔梗利膈宽胸，具有升降肺气、开郁化痰、宽中利膈的作用。知母、石膏、桔梗、枳壳共为臣药。当归甘温质润，补血养胎；大腹皮行气宽中，以顺其气，气顺血和则胎安；五味子味酸收敛，甘温而润，上敛肺气。三药共用，为佐药。甘草既能益气和中，又能调和诸药，为使药。全方配伍，行中有补，共奏清热化痰，埋气宽胸之功。

安胎饮方解见"孕妇元气壮盛忽然经来"条下。（见222页）

📖 历代古书沿革

历代古籍中有关紫苏饮的记载较多，可见于《丹溪心法》《太平惠民和剂局方》《普济方》《陈素庵妇科补解》《郑氏家传女科万金方》《永类钤方》《妇科胎前产后良方注评》等著作。其名称也随年代变化有分气紫苏饮、紫苏饮之别，在药物组成和功效上差异较大。在治疗疾病方面，紫苏饮多集中于妇科、儿科、外科疾病，其中此类方药用于妇科疾病多见于治疗胎前子悬，此外部分古籍中也用其治疗胎前伤风而见恶寒、发热、头痛者。从方药组成看，该方可能由元·朱震亨著《丹溪心法》之分气紫苏饮化裁而来。

[1]《丹溪心法》卷四之分气紫苏饮。主治：脾胃不和，胸膈噎塞，腹胁疼痛，气促喘急，心下胀闷。用法用量：加生姜三片，水煎服。制备方法：上锉。

分气紫苏饮：枳壳、茯苓、大腹皮、陈皮、甘草、苏子、草果、白术、当归、紫苏、半夏、桑皮、五味子。

[2]《太平惠民和剂局方》卷三（绍兴续添方）之分气紫苏饮。功效：和胃进食。主治：男子、妇人脾胃不和，胸膈噎塞，腹胁疼痛，气促喘急，心下胀闷，饮食不思，呕逆不止。用法用量：每服四钱，水一大盏，姜钱三片，入盐少许，同煎至七分，去滓，空心，食前服。

分气紫苏饮：五味子（去梗，洗）三斤，桑白皮（炙，锉）三斤，陈皮（去白，净洗）三斤，桔梗（锉）三斤，草果仁三斤，大腹皮三斤，甘草（炙）三斤，茯苓三斤。

[3]《陈素庵妇科补解》卷三之紫苏饮。主治：子悬，妊娠胎上逼心，胀痛闷绝。

紫苏饮：紫苏、白芍、陈皮、川芎、当归、甘草、黄芪、大腹皮、白术、乌药、木香、香附、厚朴、黄芩、葱白、艾草。

[4]《郑氏家传女科万金方》卷三之紫苏饮。功效：理气护胎，达生安胎。主治：子悬。用法用量：加带须葱白头，水煎服。

紫苏饮：苏梗、白芍、大腹皮、归身、茯苓、香附、川芎、甘草、陈皮、乌药、人参、生姜、枳壳、滑石、砂仁。

[5]《妇科胎前产后良方注评》之紫苏饮。功效：发散风邪。主治：胎前伤风而见恶寒、发热、头痛者。用法用量：水煎服。

紫苏饮：紫苏八分，枳壳六分，黄芩（炒）七分，柴胡六分，川芎八分，陈皮四分，茯苓五分，防风六分，当归六分，甘草四分，生姜三片。

病案举例

陈某，女，39岁，1994年10月25日深夜，因上腹剧痛而入本院治疗。确诊为急性胃炎乃转中医治疗。患者于1周前出现原因不明的上腹部骤然剧痛难忍，撑胀迫闷，自感有物上冲顶痛，拒按，胁部亦痛。伴有呕吐，胃纳不佳，躁动不安，痛苦面貌，苔薄白，舌质红。大便不爽，小便赤。妊娠已7个月，平素摄纳辛辣之物，脉象滑而稍数。

诊断：子悬。

治法：顺气和血，安胎止痛。

方药：紫苏饮加味。陈皮、党参、白芍、大腹皮、当归各10g，川芎5g，紫苏叶6g，甘草3g。

服上药1剂后，上述诸恙衰其大半，脉象沉滑，其他如故。前方既见效机，效不更方。按方再服1剂，腹痛、撑胀迫闷、胁痛诸症消失，食欲增加，二便正常，痊愈。

（本案选自《实用中医药杂志》1999年第15卷之"紫苏饮治疗子悬症临床体会"）

按："子悬"系中医之病名，多发生于4~8个月之孕妇。俗云"胎前一团火……其理固然"，因胎前聚阴以养胎，阴气不足，阳气有余，气有余则为火，火使气血沸腾，上攻举胎而迫心胸痛满作矣！因本病证较急，腹痛剧烈，应先用西医止痛药以治其标。若用西药后其效不明显，而产生耐受性，用此方效果较好。此多由饮食不节或七情诱发。紫苏饮加味治疗，药到病除。由此可见，辨证当有整体观念，不能感于现象而墨守一隅之见。故应用本方应依其杂证的不同而予以出入，灵活运用。如兼呕吐者加半夏（香油炒之）；腹痛者加以延胡索、木香；君火旺盛者加川黄连。随证化裁，更为适宜。

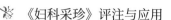

孕妇咳嗽

原文

孕妇咳嗽，用食过多生冷，又食热物，寒热交加，致令胎热，宜【五虎汤】。

石膏（煅）　苦杏仁（去皮）　枳壳（炒）各一钱　陈皮　苏叶　知母　桔梗各八分　麻黄四分　甘草三分

水煎，微温服。

释义

妊娠期间咳嗽，因过食生冷之品，继食辛热之品，寒热错杂，终致胎热所致者，宜五虎汤。

病因病机分析

本文以"妊娠咳嗽"为主症，当属"妊娠咳嗽"病证。妊娠期间，咳嗽不已，称为妊娠咳嗽，亦称"子嗽""子咳"。早在《诸病源候论》中就有"妊娠咳嗽候"记载，认为本病主要责之于肺。本病病位在肺，关系到脾，常由阴虚肺燥、脾虚痰饮、痰火犯肺导致肺失宣降而致咳嗽。根据本病临证表现及方药组成，以方测证，可推出该证属肺热壅盛证。过食生冷，寒邪入里，郁久化热，又食热物，火热壅遏于肺，加之孕后阴血下聚养胎，阳气偏亢，两因相感，肺失宣降而致咳嗽。患者当有妊娠期间，咳嗽不已，咳痰不爽，痰液黄稠，面红口干，胸闷烦热，舌质偏红，苔黄腻，脉弦滑而数的临床表现。故治当宣肺利气，清肺止咳，方选五虎汤加减。

◎ 方义分析

五虎汤全方共九味药，为麻杏石甘汤加味，逐一分析其药物组成。麻黄辛温，开宣肺气以平喘，开腠解表以散邪；石膏辛、甘，大寒，清泄肺热以生津，辛散解肌以透邪。两药一辛温，一辛寒，既能宣肺又能清肺，且透邪于外，合用则相反之中寓有相辅之意，既消除致病之因，又调理肺的宣发功能。石膏量多于麻黄，使本方不失为辛凉之剂。麻黄得石膏，宣肺平喘而不助热；石膏得麻黄，清解肺热而不凉遏，又是相制为用。杏仁味苦，降利肺气而平喘咳，与麻黄相配，则宣降相因；与石膏相伍，则清肃协同。麻黄、石膏、杏仁共为君药。知母苦寒质润，一以助石膏清肺胃之热；一以滋阴润燥，救已伤之阴津。石膏与知母相须为用，可增强清热生津之功。桔梗辛散苦泄，宣开肺气，祛痰；紫苏叶味辛能行，行气宽中，消痰利肺。知母、桔梗、紫苏叶共为臣药。陈皮辛行苦泄，而能宣肺止咳；枳壳理气行滞，疏畅气机，两者共为佐药。甘草顾护胃气，防石膏之甘寒，既能益气和中，又与石膏相合而生津止渴，更能调和于寒温宣降之间，为使药。清肺与温肺并用，以清为主；宣肺与降气结合，以宣为主。全方寒温同用，散清同调，共奏宣肺利气，清肺止咳之功。

📖 历代古书沿革

历代古籍中有关五虎汤的记载较多，可见于《女科秘要》《证治汇补》《同寿录》《仁斋直指附遗方论》《医便》《疮疡经验全书》《杨氏家藏方》《重订通俗伤寒论》等著作。虽所载剂方名一致，但药物组成和功效差异较大。在治疗疾病方面，五虎汤被用于治疗痰哮、鱼口疮、中风、胎前咳嗽等疾病。从本方药物组成及功效主治来看，其可能是由《女科秘要》之五虎汤化裁而来的，在《女科秘要》五虎汤基础上去酸敛收涩的五味子，并以枳壳代枳实，即为本条文五虎汤。

《女科秘要》卷二之五虎汤。主治：胎前因食生冷，又食椒、姜，冲损胎气，胃火盛而致咳嗽。用法用量：水煎服。

五虎汤：苏子八分，陈皮八分，知母八分，桔梗八分，杏仁一钱，石膏一钱，枳实一钱，麻黄四分，五味子三分，甘草三分。

✾ 孕妇衄血从口鼻中出

孕妇衄血从口鼻中出，乃热迫妄行，冲伤胞络，不可用四物汤，宜用【止衄立效方】。

丹皮　黄芩　白芍　侧柏叶（炒黑）　蒲黄（炒）各二钱

水煎服。

妊娠后口鼻出血，是由于热迫血行，灼伤脉络所致，不宜用四物汤，宜服止衄立效方。

〽 病因病机分析

本文以"孕妇衄血从口鼻中出"为主症，当属"妊娠吐衄"范畴。出于口者为吐，出于鼻者为衄。《景岳全书·血证》："血本阴精，不宜动也，而动则为病……盖动者，多由于火，火盛则逼血妄行。"本病常由肝经郁火或肺肾阴虚，致冲气上逆，迫血妄行所致。根据本病临证表现及方药组成，可推出该证属热邪犯肺证。热邪犯肺，灼肺伤络，加之妊娠血聚胞宫养胎，阴血相对不足，阴虚内热，燥热损伤肺络，血热妄行，上溢清窍，发为吐衄。患者当有妊娠期间咯血、吐血，心烦，口渴，舌红绛，脉滑数。治法为清热泻火，凉血止血，方用止衄立效方。

◎ 方义分析

止衄立效方全方共五味药，逐一分析其药物组成。牡丹皮苦寒，入心肝血分，清热凉血，尤善清营分、血分实热，并能止血，故为君药。黄芩性味苦寒，入肺经，清热泻火解毒，尤善清泻肺火及上焦实热，亦有止血安胎之功，与君药相配，既能增强澄本清源之力，又有止血安胎之功，故为臣药。侧柏叶苦涩性寒，善清血热，兼能收敛止血；蒲黄，其性甘平，长于化瘀收敛止血；热盛易伤阴血，加之孕后阴血亦不足，白芍养血滋阴，三者皆属佐药。全方集凉血、止血、清降、安胎于一方，但以凉血止血为主，使血热清，气火降，则出血自止。

📖 历代古书沿革

历代古籍中关于止衄立效方的记载较少。经考证，此方与清代《女科秘要》中记载的"衄血丸"方药组成一致，仅剂量稍有调整，而两部书中关于本病的病因认识也相同。以此推测，本书中的止衄立效方的出处为《女科秘要》中的"衄血丸"。而在清代《宁坤秘笈》上卷第四十七条记载的方剂，方药命名、药物组成及内容记载和本书此条文基本一致，唯有剂量稍有调整，推测此条文可能转摘自清代《宁坤秘笈》上卷第四十七条。

[1]《宁坤秘笈》第四十七之胎前衄血常从口鼻中来："此是伤热，血热乱行，冲伤胎络，只用凉胎法，不用四物汤，用衄血立效散。"

衄血立效散：丹皮、侧柏叶、黄芩（各八分），蒲黄（一钱，炒）。共为末，米糊丸，白滚汤送下即愈。

[2]《女科秘要》卷二之胎前衄血："常从口鼻中来，此因母伤热

物，血热则乱行，冲伤胞络，只有凉胎之法。"

衄血丸：丹皮、白芍、黄芩（各一两），蒲黄（炒）、侧柏叶（各一两）为末。早米糊丸，白汤下百丸。

🌸 孕妇泻痢

孕妇泻痢，乃湿热郁滞，宜【香连加味汤】。

> 石莲肉二钱　川连（姜汁炒）一钱　当归（土炒）一钱　木香块五分
> 陈皮　苏叶各一钱

水煎服。

如孕妇泻痢已久，身体瘦弱，发热者难治。

妊娠泻痢，为湿热郁阻，气机不畅，宜用香连加味汤。如果孕妇泻痢日久，身体羸弱，伴有发热者，难治。

🌀 病因病机分析

本文以"孕妇泻痢"为主症，当属"妊娠泻痢"范畴。孕妇下利脓血，或赤多白少，或白多赤少，腹痛下坠，小便不利为"子痢"，又称"妊娠泻痢"。妊娠泻痢有因贪食生冷，胃肠寒热相杂，运化失常而致者；有因气血不足，荣卫不和，外感暑湿之邪，消化失职而致者。本文选用香连加味丸，以方测证，可推出该证属于湿热瘀滞证。肖慎斋言："胎前痢，亦有暑邪湿热外感致病，不可专主饮食生冷为患。但妊娠痢疾，本于脾胃不和，因而气血受病。气伤则白，血伤则赤，若守河间之法降气，后重自除，行血便脓自止。不知胎前之气果可降乎，气降则胎下坠。胎前之血果可行乎，血行则胎必堕。"患者当有下利脓血，腹痛肠鸣，里急后重，小便不利，心烦呃逆，不思饮食，面色浮红，舌苔微黄而腻，脉弦滑。治宜清热利湿止泻，方用香连加味汤。

◎ 方义分析

香连加味汤全方六味药，逐一分析其药物组成。君药黄连苦寒，清热燥湿，而解肠中热毒，治湿热成痢之本；石莲肉清心火，除湿热，可清心开胃，常用于慢性痢疾、食欲不振、噤口痢。臣药当归养血活血，行血则便脓自愈，且可兼顾湿热邪毒熏灼肠络，伤耗阴血之虑；木香行气导滞，调气则后重自除。佐药紫苏叶既入气分又入血分，是肝、肺两经药，既能行气疏肝又能和血，可佐木香行气解郁，小量紫苏叶又能安胎；陈皮可醒脾燥湿，配合紫苏叶有安胎功效，《本草纲目》认为紫苏叶"同陈皮则行气安胎"。诸药合用，湿去热清，气血调和，故泻痢可愈，兼有预防泻痢过度动胎的功效。

📖 历代古书沿革

香连丸是治疗泻痢的名方，最早见于唐·李绛《兵部手集方》，由黄连、木香两药组成，功能清热燥湿，理气止痛，主治热痢，症见内热口渴、下利赤白、日夜不止、肛门灼痛或泄泻不止等。后世在此方基础上多有发展，从而形成了30多首香连丸同名方及剂型变异方，使其更具有针对性和实用性，其配伍也具有一定的灵活性。

《幼幼新书》引宋·吉谦伯《吉氏家传》之香连丸方配胡黄连以清热；《古今图书集成·医部全录》引《严氏济生方》之香连丸方加姜，治

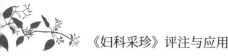

气痢、后重里急或下利；明·王肯堂《证治准绳·幼科》之香连丸方配补脾止泻之石莲肉；金·张元素《医学启源》之香连丸方配泻肝补血之白芍与行气燥湿之平胃散；元·曾世荣《活幼心书》之香连丸方配补血佳品阿胶疗吐血、衄血、血淋、尿血、肠风下痢等。

❁ 孕妇经来每月应期而至

孕妇每月经来，应期而至，此名漏胎，宜【滋阴益母丸】。

> 益母草二两（用黑豆汁酒浸透）　白芍　香附（醋炒）　阿胶（炒）　云苓　丹皮　川芎各一两　黄芩六钱　熟地　当归　砂仁各一两五钱

共为末，蜜丸，每服二钱，不拘时开水服。

妊娠后每月定期出血，如同月经，称为漏胎，宜用滋阴益母丸治疗。

❀ 病因病机分析

本病属于"激经"。妇女受孕早期仍按月行经，既无不适症状，又无损于胎儿，俟胎儿渐长，其经自停，谓之"激经"，又被称为"垢胎""盛胎"等。妊娠期阴道少量出血，时出时止，或淋沥不断，而无腰酸、腹痛、小腹坠胀者，称为"漏胎"。古人虽言激经对胎孕无妨，但如果出血量增多，即有可能转为漏胎，甚至堕胎，故应予以重视。任主胞胎，胞系于肾。肾气不足是造成孕期出血的主要原因，另外也有因脾肾两虚，阴虚火旺，灼伤胞脉而致者。以方测证，滋阴益母丸所治之证当为阴虚火旺证。素体肝肾阴虚，相火偏旺，怀孕之后阴血下聚养胎，阴血相对不足，相火更炽，火伤血络，气血妄行而出现阴道流血。治宜养血活血，滋阴补肾安胎，方用滋阴益母丸。

◎ 方义分析

滋阴益母丸为胶艾四物汤与安胎益母丸的合方化裁，全方十一味药，逐一分析其药物组成。孕妇阴虚火旺则迫血妄行，故用君药熟地黄补肾阴，滋阴养血；离经之血便是瘀血，益母草可祛瘀生新。臣以牡丹皮、黄芩清热滋阴，凉血泻火；阿胶滋阴补血止血；当归养血和血。佐药川芎疏气血之滞；茯苓健脾益气，宁心安神；砂仁理气安胎，可防诸药过寒伤脾；白芍养血凉血安胎；香附调血中之气。全方配伍以养血活血，滋阴补肾安胎。

📖 历代古书沿革

历代古籍中尚无滋阴益母丸的记载。滋阴益母丸组方由《万病回春》胶艾四物汤和《景岳全书》安胎益母丸化裁而来。

[1]《万病回春》之胶艾四物汤（又名安胎饮）。组成：熟地黄12g，当归9g，白芍9g，川芎6g，阿胶（炒）9g，黄芩6g，白术9g，砂仁6g，香附（炒）6g，艾叶3g，糯米3g，水煎服。功能：补血安胎。主治：血虚失养证。症见孕妇胎漏下血，腹痛，头晕，心悸，面色无华，舌质淡，脉细。常用于治疗胎漏、胎动不安。

[2]《景岳全书》之安胎益母丸。组成：益母草100g，香附（醋制）40g，川芎40g，当归40g，续断30g，艾叶30g，白芍30g，白术30g，杜仲（盐水制）30g，党参30g，茯苓30g，砂仁20g，阿胶（炒）

20g，黄芩 20g，陈皮 20g，熟地黄 100g，甘草 10g。用法：制成大蜜丸，每丸 4.5g，密封。口服，每次 1 丸，每日 2 次。主治：调经，活血，安胎。用于治疗气血两亏，月经不调，胎动不安。

病案举例

郭某，女，27 岁，已婚，2001 年 12 月 3 日初诊。

主诉：月经不调，淋沥不净 2 年。

现病史：2 年来经期延长，量中，色红，经行 3 天后即量少，淋沥 10 余天方净，周期尚准。经净后腰膝酸软，嗜睡。现 2 年未避孕，亦未妊娠。苔薄，脉细。

月经史：14 岁初潮，行经 7 天，月经周期 28 天，量中，色红，无痛经。末次月经 2001 年 11 月 15 日，行经 12 日。

生育史：0-0-2-0，末次妊娠 1998 年 5 月，有人流史。

病机：肾虚血瘀，冲任失调。

诊断：崩漏；不孕症。

治法：补肾活血，调理冲任。

方药：红花 9g，枸杞子 12g，熟地黄 15g，鸡血藤 15g，肉桂（后下）3g，肉苁蓉 15g，菟丝子 15g，淫羊藿 30g，香附 9g，当归 15g，紫石英 15g，胡芦巴 12g，皂角刺 12g。10 帖。

二诊：2001 年 12 月 26 日。月经 2001 年 12 月 20 日来潮，6 天净，量中，色红，少血块，无腹痛。自觉神疲乏力，腰酸。苔薄白，脉细。

治法：补肾活血，益气养血。

方药：当归 9g，川芎 5g，生地黄 12g，熟地黄 12g，白芍 12g，鸡血藤 15g，怀山药 15g，淫羊藿 15g，香附 12g，党参 15g，黄芪 15g。7 帖。

三诊：2002 年 2 月 6 日。现月经过期半月，刻下泛恶，时有腰酸，尿妊娠试验阳性，诊断为早孕。自述 2002 年 1 月 20—23 日有少量淡红色出血，无腹痛。苔白，脉细滑。

治法：养血补肾，和胃安胎。

方药：党参 12g，黄芪 12g，白术 9g，白芍 9g，黄芩 9g，藿香 9g，佩兰 9g，姜竹茹 9g，菟丝子 12g，杜仲 12g，生姜 3 片，阿胶（烊冲）9g，陈皮 6g。7 帖。

四诊：2002 年 4 月 24 日。妊娠已 4 月余，已无泛恶，无腹痛，无腰酸。但妊娠至今每月 20 日左右即有少量淡红色血自阴道流出，2~3 天净。苔薄，脉细滑。影像学检查示宫底脐耻之间，符合停经月份。今日 B 超检查示胎儿正常。

病机：冲脉旺盛，气血失和，肾气不固。

诊断：激经。

治法：补气养血，补肾安胎。

方药：党参 12g，黄芪 12g，白术 9g，白芍 9g，枸杞子 9g，熟地黄 9g，菟丝子 12g，续断 12g，陈皮 6g，桑寄生 12g，大枣 5 枚。7 帖。

随访：服药后一直无阴道出血，妊娠期正常，顺产分娩，胎儿娩出时评 10 分。

（本病例选自《李祥云治疗妇科病精华》）

按：激经是指妊娠后仍按月有少量阴道出血，似月经但无损于胎儿，中医又将其称为"垢胎""盛胎"。这种出血一般不超过 5 个月，其出血原因推测与太冲脉旺盛有关。多数妇女妊娠后，经血不泻，聚血养胎，而少数孕妇冲脉旺盛，气血失和，肾气不固，故按月有少量阴道出血。西医认为激经是激素水平不协调所致。此患者初诊时月经失调，淋沥不净，乃肾虚血瘀，冲任不调所致。肾虚则封藏失司，冲任不固，不能制约经血，瘀阻冲任、子宫，则经血妄行，故用温肾益精，活血调冲，促使血海充盈，冲任脉盛，月经正常而妊娠。方中用肉桂、肉苁蓉、菟丝子、淫羊藿、紫石英、胡芦巴温补肾气；枸杞子、熟地黄滋补肝肾；红花、当归、鸡血藤养血活血；香附、皂角刺理气通络。二诊经水刚净，除补肾活血，再加用党参、黄芪、四物汤益气养血，使冲任、血海充盈。三诊患者已妊娠，有早孕反应，故采用养血补肾，和胃安胎。方中党参、黄芪、白术益气健脾以助生化之源；白芍、阿胶养血安胎；菟丝子、杜仲补肾安胎；黄芩清热安胎；藿香、佩兰、姜竹茹、生姜、陈皮和胃止呕。四诊因妊娠后每月出现激经现象，故用八珍汤、寿胎丸加减，使肾气固，气血旺盛，冲任调和，胎元稳固。

❀ 孕妇白带 ○─────────────────────────────── ○

原文

孕妇白带乃胎气虚弱，先用白扁豆炒热，酒煮服，后用【加味千缙丸】。

焦术　云苓　艾叶（炒）　甘草各一两　干姜五钱　黄芩（酒炒）　益智仁　山药（炒）　香附（制）各六钱

共为末，炼蜜丸，每服二钱，空心白开水送服。

释义

妊娠后出现白带量多，属于胎气虚弱，先用酒煮炒白扁豆服用，再服用加味千缙丸。

胎气：妊娠期间，养胎之气，通称为胎气，其是胎儿在母体内所受的精气（《千金要方》）。受孕数月，头眩目昏，身体发热，口苦舌干，饮食即吐，此乃胎气不和。

🌣 病因病机分析

本文以"孕妇白带量多"为主症，当属"妊娠白带"范畴。妇女一般在孕后白带较平时稍有增加，如超出正常现象，则称妊娠白带，又名"胎前白带"。本病多因孕后脾虚运化失职，湿浊下注；或胞虚寒冷，寒湿凝滞，伤及冲带二脉；或湿热滞于胞中，伤及冲带二脉，以致白带量多。根据加味千缗丸组方，以方测证，该证当属脾虚证。脾气虚弱，运化失司，湿邪下注，损伤任带，使任脉不固，带脉失约，发为妊娠白带。患者当有妊娠期间，带下量多，色白，质地稀薄，如涕如唾，无臭味；伴面色萎黄或㿠白，神疲乏力，少气懒言，纳少便溏；舌体胖，质淡，边有齿痕，苔薄白或白腻，脉细缓。《病源辞典》言，"孕妇怀胎，将足月而间，有白带者，不足为患，若不论何时，时流白带，即为难产之兆，幸而顺生，产后亦防有血晕之危，故妊娠白带不可忽视，预先调治，以防临产及产后诸疾"。治宜健脾利湿，固摄胎元，方用加味千缗丸。

方义分析

加味千缗丸全方九味药，逐一分析其药物组成。君药白术、山药补脾益气。白术味苦、甘，性温燥，善补气健脾而助阳，既能祛湿止带又可安胎；山药甘平质润，不寒不燥，既补脾气，又益脾阴，为平补气阴之良药。臣药益智仁补肾健脾，可收涩止带；黄芩清热燥湿安胎；茯苓健脾利水渗湿；干姜可温中暖宫，祛胞寒。佐药艾叶、香附为血中气药，可行气燥湿。甘草调和诸药，为使。全方可健脾祛湿，温中暖宫，以达止带安胎之效。

历代古书沿革

历代古籍中尚无有关白扁豆炒热、酒煮合加味千缗丸治疗妊娠白带的记载。清·何应豫编著的《妇科备考》，治疗妊娠白带先用扁豆花略炒，以黄酒煮，类似于白扁豆的作用。明·王绍隆《医灯续焰》用白扁豆散治疗妊娠白带。明·薛己的《校注妇人大全良方》中有记载千缗汤，但药物组成与主治皆与加味千缗丸不同。

[1]清·何应豫《妇科备考》，"胎前白带乃胎气虚弱，先用扁豆花略炒，以黄酒煮，服后用闭目丸"。

闭目丸：龙骨（煅）、海螵蛸（煅）、牡蛎（煅）、赤石脂各五钱。米糊丸桐子大，黄酒下百粒。

[2]《医灯续焰》白扁豆散治妊娠带下：误服毒药，动胎欲堕。白扁豆生去皮，为细末。每服方寸匕，神效，或浓煎亦可。

病案举例

金某，女，20岁。

1968年4月17日初诊：妊娠4个月，带多，胃纳一般，脉细滑，苔薄，治拟健脾化湿。处方：炒白术9g，焦白芍9g，炒芡实12g，金樱子9g，炒陈皮4.5g，小生地黄12g，老紫苏梗3g，川石斛9g，生甘草2.4g，炒条芩4.5g，桑寄生9g。3剂。

1968年4月24日二诊：前方服后，白带已减，便溏，消化不良，脉细滑，苔薄，治拟再以健脾。参苓白术散（包）12g，炒白术9g，炒陈皮4.5g，老紫苏梗3g，炒条芩4.5g，川石斛9g，炒芡实12g，桑寄生9g，炒续断9g。5剂。

（本病例选自《老中医医案选》）

按：妇女妊娠之后，阴道分泌增多，出现少量白带，本属正常现象，然而本例患者脾气虚弱，怀胎之后，任脉不固，带脉失约，而带下量多，故当治带之中，顾及胎孕。方中白术、芡实健脾化湿；金樱子、桑寄生固任安胎；石斛、白芍、生地黄养阴清热；黄芩清热安胎；紫苏梗、陈皮理气；甘草调和诸药。全方共起健脾化湿之效。故服药3剂，白带减少，但脾虚之证明显，继以健脾安胎，以善其后。

孕妇赤带

 原文

孕妇赤带，日夜不止，精神短少，宜【侧柏丸】。

侧柏叶（炒黑） 黄芩各四两

共为末，炼蜜丸，每服二钱，空心白开水送服。

释义

妇女妊娠后，阴道中流出一种似血非血而呈赤色的黏液，日夜不止，神疲乏力，宜用侧柏丸。

病因病机分析

妇女阴道中流出一种似血非血而呈赤色的黏液，叫作赤带。《傅青主女科》说："有带下而色红者，似血非血，淋沥不断，所谓赤带也。"如果带下呈纯赤色而无黏液，则属于漏下。临床必须将两者鉴别清楚。带下赤色的病因，根据症状表现，一般以湿热盛者居多；或由心肝火炽，以致阴血亏损；气虚不能摄血也可致病。赤带初起，一般属于湿热、心肝火炽的居多；久病则以气血虚损为常见。本病可分为湿热、虚热、血虚三种证型。以方测证，可推测该证属于湿热证。孕后湿热蕴结于下，损伤任带二脉，故发为赤带。患者当有带下量多，色红，气味臭秽，外阴瘙痒或阴中灼热；伴全身困重乏力，胸闷纳呆，小便黄少，大便黏腻；舌质红，舌苔黄腻，脉滑数。宜清热燥湿，凉血安胎，方用侧柏丸。

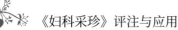 方义分析

　　侧柏丸全方仅两味药。侧柏苦、涩，微寒，能凉血止血，善治各类出血性疾病。研究发现，侧柏叶有较好止血作用，主要用于血热妄行的出血证，生用可凉血止血，侧柏叶炒炭后止血作用增强。黄芩苦寒，归肺、胆、胃、大肠经，既可清热燥湿止带，又能止血安胎。全方合用，可凉血止血，燥湿止带安胎。

历代古书沿革

　　历代古籍中有关侧柏丸的记载较多，但组方、主治病证各有异同。其中，《胎产新书》《萧山竹林寺妇科秘方考》所载侧柏丸与冯氏侧柏丸组方、主治病证相同。《圣济总录》《太平圣惠方》之侧柏丸与冯氏之侧柏丸略有出入，组方及主治有差异。

　　[1]《胎产新书》："胎前漏赤带，来如猪肝水，日夜不止，精神不宁，急服下方。"

　　侧柏丸：侧柏叶、黄芩各四两。上为末，蜜丸，空心白汤下百丸。

　　[2]《萧山竹林寺妇科秘方考》："胎前赤带漏红，如猪血水，日夜不止，精神短少，急用侧柏丸。"

　　侧柏丸：鲜侧柏叶烘燥、黄芩各四两。研末，蜜丸桐子大，白汤吞百粒。

孕妇日午潮热

 原文

　　孕妇日午潮热，久嗽吐血，毋作痨治，先用【加味逍遥】退热。

当归　白术　白芍　柴胡　花粉各一钱　黄芩六分　薄荷　胆草各五分　地骨皮　石莲肉各一钱五分

空心水煎服。

次服【紫菀汤】。

五味子五分　苦杏仁（去皮尖）一钱五分　桑皮（炙）一钱　知母（炒）一钱　川贝母（去心）八分　紫菀　桔梗　苏子各八分　枳壳一钱　款冬花六分　阿胶（炒研）一钱（冲）

水煎，临卧时服。

释义

　　孕妇每日午后定时发热，长时间咳嗽出血或痰中带血，不能以肺痨论治，先用加味逍遥散退热，再用紫菀汤止咳。

病因病机分析

　　本病以"孕妇咳嗽、痰中带血"为主症，当属于"妊娠咯血"。本病与肺痨不同，肺痨是指由于正气虚弱，感染痨虫，侵蚀肺脏所致的，以咳嗽、咯血、潮热、盗汗及身体逐渐消瘦等症为主要临床表现的，具有传染性的慢性消耗性疾病。冯氏在此提及本病与肺痨的不同，以防失治误治。妊娠咯血多因孕妇阴素虚，虚火内扰；或感受风热之邪，热伤肺络；或情志内伤，肝火犯肺，损伤肺络所致。本文选用加味逍遥散，以方测证，该证属于肝郁血虚证。肝气郁久而生热化火，加之孕后阴血下聚养胎，致阴血偏虚，阳气偏亢，两因相感，则肝郁之火犯肺，灼肺伤津以致妊娠咳嗽、痰中带血。患者当有妊娠后日午潮热，咳嗽，痰中带血，胸胁胀痛，烦躁易怒，口苦，舌质红，苔薄黄，脉弦数。方用加味逍遥散以疏肝清热、止血安胎，紫菀汤以润肺止咳。

◎ 方义分析

加味逍遥散全方十味药，逐一分析其药物组成。柴胡疏肝解郁，使肝气得以条达；当归甘、辛、苦，温，养血和血；白芍酸、苦，微寒，养血敛阴，柔肝缓急。三药合用，补肝体而助肝用，血和则肝和，血充则肝柔，共为君药。白术健脾祛湿，使运化有权，气血有源；黄芩清热止血安胎，尤善清肺热，使上焦之热除而胎安；龙胆草清肝火，除热；天花粉可清热泻火生津，与柴胡、龙胆草配伍，可疏肝经郁火之热；薄荷疏散郁遏之气，透达肝经郁热，助柴胡疏达肝气。白术、黄芩、龙胆草、天花粉、薄荷共为臣药。地骨皮、石莲肉清虚热为佐使药。诸药合用，使肝郁得疏，血热得清，血虚得养，气血兼顾，体用并调。

紫菀汤方解见"孕妇咳嗽日夜不宁名子嗽"条下。（见 239 页）

📖 历代古书沿革

历代古籍中有关加味逍遥散和紫菀汤治疗妊娠咯血的记载较多，虽组方有别，但主治病证大致相同。其中加味逍遥散联合紫菀汤治疗妊娠咯血的条文主要见于《胎产新书》《萧山竹林寺妇科秘方考》《妇科指归》等著作。单独有关紫菀汤的记载，主要见《妇人大全良方》。

[1]《胎产新书》记载，胎前气紧动红，夜多咳嗽不止，其经每月应期而至，日午心热，气急，咳嗽，人皆作痨症治，不效，宜先服逍遥散，热退，用紫菀汤以止嗽而安。

逍遥散组成：白术、川当归、白芍、天花粉、延胡索各 2.4g，地骨皮、石莲子各 3g，黄芩、薄荷各 1.2g，龙胆草 1.5g。用法：为散服或煎服。

紫菀汤组成：紫菀、阿胶、蛤粉（炒，研末冲）、川贝（去心）、桔梗、苏子各八分，五味子五分，款冬花六分，桑白皮（蜜炙）、知母（蜜炙）、枳壳各一钱，杏仁（去皮尖）一钱二分，陈皮一钱。用法：水煎临卧服。

[2]《萧山竹林寺妇科秘方考》记载：胎前气紧动红，应期而至，久嗽不已，日午心热气急，人作痨症治不效，先用逍遥散退热，后用紫菀汤止嗽。

逍遥散：秦归、白术各八分，地骨皮一钱，柴胡八分，黄芩六分，薄荷四分，胆草五分，石莲肉一个，花粉八分，白芍八分。水煎七分，空心服。

紫菀汤：阿胶（炒，研）八分（冲服），北五味五分，贝母（去心）、紫菀（去壳）、苏子（炒，研）各八分，杏仁（去皮尖）一钱五分，桑白皮（蜜炙）一钱，知母（炒）一钱，枳实一钱，桔梗八分，款冬花六分。水一碗，煎七分，临卧服。

[3]《妇科指归》："胎前气紧脸红，咳嗽不止。其经每月无期，忽来数点。日午心烦，气逼咳嗽。断不可作痨症，此乃郁火所至，带病受胎之故。治先用逍遥散，退其烦躁，次用紫菀汤，止其咳嗽。"

逍遥散：当归二钱，白芍八分，漂术一钱，柴胡一钱，条芩一钱，地皮二钱，花粉一钱五分，薄荷四分，胆草五分，石莲肉一个打碎，栀炭一钱，苏梗一钱五分。不用引。二三剂后，加小生地三钱。

紫菀汤：阿胶一钱，杏仁一钱五分，条皮一钱，川贝一钱，知母八分，紫菀一钱，冬花一钱，桔梗一钱五分，枳实五分，苏子四分，白菊一钱五分，条芩一钱。不用引，临卧服。

[4]《妇人大全良方》卷十三之紫菀汤：治妊娠咳嗽不止，胎不安。

紫菀汤：甘草、杏仁各一分，紫菀一两，桑白皮一分，苦梗三分，天门冬一两。上咬咀，每服三钱，水一盏，竹茹一块，煎至七分，去滓，入蜜半匙，再煎二沸，温服。

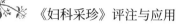
病案举例

　　徐某，女，32 岁。妊娠 6 个月，正值炎夏，外感暑邪，咳嗽咯血，牵引胸膺疼痛。诊其气口脉大，治用辛凉解暑，顺气安胎为宜，拟予沙参麦冬三物汤加味主之。连进 2 剂，而病获瘥。处方：北沙参二钱，麦冬二钱，桔梗一钱五分，象贝母一钱五分，杏仁二钱，杭白芍一钱五分，鲜地黄二钱，当归一钱五分，紫苏梗一钱五分，粉甘草一钱，淡竹叶二钱。

　　按：咳嗽咯血诱因有二，一为外感，二因内伤，这是中医对本证的认识，而在临证时当须审证求因，辨其虚实，既要看到病位在肺，又要究其他脏所及，取方用药，方可切中。今就本案乃为时感，暑伤于肺，咳嗽伤络，则血失其所归而见咯血。徐老认为治病时应立足祛邪，患者虽身孕 6 个月，亦应按其病于炎夏，暑热当令，有伤于气，故方取沙参麦冬汤以达到清热润燥，益气养阴的双重作用，使暑热清解而咯血随止。方用紫苏梗以安胎，这是徐老用药技巧所在。因客邪而引胎气不安，当须祛邪安胎，在祛邪中助以养血为理之当然，但如何顺其胎气又须考虑，故在方中选用紫苏梗，以取其辛甘微温之性，调节气机，引药各归其经，达入病所。然本案病在暑夏，暑中夹湿又当分析，故用紫苏梗醒脾和胃，以防湿困，而顺气安胎更谓之佳品。正如《药品化义》所云，"凡顺气诸品唯此纯良"，此信然哉。

　　（本病案选自《现代中医名家妇科经验集》）

孕妇尿血

原文

　　孕妇尿血，比漏胎更重，宜【灵效散】。

当归　生地各一两　　赤芍　川芎　黑栀各六钱　血余（煅存性）三钱　升麻　龙骨（煅，黄芩水浸）各三钱　艾叶（炒）五钱

共为末，每服二钱，空心童便调下。

孕妇尿血比胎漏更为严重，宜用灵效散。

病因病机分析

本病以"妊娠期间尿血"为主症，当属"妊娠尿血"。妇女在妊娠期间，出现小便频数，淋沥不断，点滴涩痛；或小便频数不痛，而尿中混有血液者，称为妊娠尿血。《妇人大全良方·妊娠门》："论妊娠尿血者，由劳伤经络，有热在内，热乘于血，血得热则流溢，渗入脬，故令尿血也。"肾为水脏，膀胱为水府，职司二便的施泄。妊娠之所以出现血尿，是由于肾和膀胱的气化失司，络脉受伤所致。其中有虚实之分。实者多是小便涩痛见血，点滴而下。其是由于平素阳盛，妊娠后血聚于下养胎，不能上承于心，心肝火旺，因而移热于小肠，热随水液传入膀胱，迫血妄行；或平素摄生不慎，湿热之邪内侵，蓄结于膀胱，灼伤津液和络脉，以致血液渗出脉外。虚者多由于平素劳伤，孕后气血养胎，导致脾虚气陷，肝肾不藏。脾虚则不能统血，不能载提胎体，膀胱受压；肝肾不藏，则开阖失司，故小便频数而有血。总之，妊娠之尿血，不论是实或虚，皆与肾和膀胱的功能失司有关，乃络脉受损，血不循经所引起的病变。本病的治疗本着虚则补，实则泻的原则。但病发于妊娠期间，必须注意治病安胎并重。热证不宜过于苦寒，以清润为贵；寒证不过热，以甘温为宜；除湿不过利，以淡渗为佳，以免损伤胎元而导致胎动不安，甚或堕胎、小产。本病以方测证，当属于阴虚火旺，灼伤络脉以致血液渗出脉外。患者当有妊娠期间小便热赤，血色鲜红，心烦口渴，口苦，口舌生疮，舌红苔少，脉细数。方用灵效散滋阴清热，止血安胎。

方义分析

灵效散全方九味药,逐一分析其药物组成。当归、生地黄、赤芍、川芎为四物汤之组成,孕后阴血下养胎元,母体容易阴血不足,此四味药可滋肝阴、补肝血。阴血不足,肝血燥,可致心肝火旺,移热于小肠,热随水液传入膀胱,迫血妄行,遂致尿血。故臣药用黑栀子清心肝火,血余炭止血;佐以升麻,散表升阳,可将下移之心肝火升散于上,起火郁发之意;黄芩水浸煅龙骨可镇肝潜阳,又有清热收敛止血之功;艾叶可止血,安胎,又可防上药过于苦寒,以免损伤胎元而导致胎动不安,甚或堕胎、小产。

历代古书沿革

历代古籍中有关灵效散的记载较少,《丹台玉案·卷五·胎前门》中有与本条相同的论述及方药。

《丹台玉案》卷五,"治妊娠尿血,比漏胎更甚,宜灵效散"。

灵效散:当归、生地各一两,赤芍、川芎、山栀各六钱,血余(煅存性)、升麻、龙骨(煅,黄芩水浸)各三钱,艾叶五钱。上为末,每服二钱,空心童便调下。

病案举例

陈某,女,26岁,元坑小学教师。

1968年4月16日,因妊娠5月余尿血而入院。自述患反复尿血已有七八年,第一胎怀孕时尿血复发,从初孕开始,至分娩后才愈。

初诊:1968年4月17日。怀孕5月余。第二胎。近日经常尿血,有热灼感,无痛,伴心烦心悸,夜不安寝,口干喜饮,腰酸楚。舌尖红,脉滑数。此系心火亢盛,移热于小肠,迫血妄行而致。治以清心泻火,凉血止血。方用导赤散合小蓟饮子治之。

处方：生地黄 10g，木通 10g，栀子 10g，炒蒲黄 10g，黄柏炭 10g，藕节 25g，牡丹皮 10g，石斛 10g，甘草梢 6g。6 剂。

二诊：1968 年 4 月 22 日。感口干、心悸已瘥，腰酸已减，尿血仍然，至夜更甚，头晕神疲，脉细数。改用下方治之。

处方：鲜墨旱莲 66g，鲜车前草 66g，小蓟 10g。水煎服，3 剂。

三诊：1968 年 4 月 24 日。尿血已止，诸症渐好，仍用前方加莲房 12g，继进 6 剂。

四诊：1968 年 4 月 30 日。7 天来尿清无血，夜寝安宁，纳增，胎儿正常，患者已无不适感，即出院休息。

按：尿血一病，多因火热扰血而致，临证先分虚实，后别脏腑。实火者，与心、肝、小肠、膀胱等脏腑有关；虚火者，多由肾、脾所致。本例患尿血虽已数年，然症见尿色鲜红，舌尖红，脉数，当诊为实火；又见夜寝不安，心烦心浮，知病在心。《诸病源候论》曰，"心主于血，与小肠合，若心家有热，结于小肠，故小便血也"。方用莲房清心火；小蓟、墨旱莲凉血；车前草清热利湿。诸药组成清心火、泻实热之剂而获效。患者为妊妇，怀孕 5 个月，苦寒滑利之品本属禁忌，然而"有故无殒"，未见伤胎。

（本医案选自《闽北中医医案选》）

孕妇忽下血不止

原文

孕妇忽下血不止，危症也，宜【胶艾汤】止血，次【安胎散】固胎。壮者三五剂见效，弱者难治，此血脱也。余制【乌金丸】，凡血脱崩漏等症无不奏效。

【胶艾汤】

> 熟地 阿胶（炒）各二钱 川芎一钱 艾叶（炒）三钱

枣三枚，水煎，空心服。

次用【安胎散】。

> 阿胶（炒） 云苓 当归 人参 生地各一钱 小茴（炒） 大茴（炒）各八分 川芎 甘草各五分

水煎，空心服。

又方：

> 雄鸡肝三个 地榆（去梢）三钱

黄酒一碗，煮熟食之即止。

如不效，服【冯氏乌金丸】。

> 当归（酒洗）四两 木香四钱 天麻八钱 好墨二两（火煅存性） 百草霜二两 益母草膏四两（同蜜和丸） 飞罗面二两

共为细末，炼为丸，每服二钱五分，黄酒送下。此丸务须虔制。凡妇人胎前、产后一切血症，及妇女经不调，皆能治之。宜多制以济人。

孕妇突然出现阴道持续出血，这是妊娠期间的危症，可以先用胶艾汤止血，再用安胎散保胎。身体强壮者用三五剂药就能见效，身体虚弱者则比较难治，此为血脱之证，可用冯氏乌金丸，出血过多、崩漏均可奏效。

病因病机分析

本文以"孕妇忽下血不止"为主症，当属"胎漏"。妊娠期阴道少量流血，时出时止，或淋沥不断，而无腰酸、腹痛、小腹坠胀者，称为胎漏，亦称"胞漏"或"漏胎"。该病主要病机是冲任损伤，胎元不固；病因有胎元与母体两方面。胎元方面因父母之精气不足，两精虽能结合，但胎元不固；或胎元有所缺陷，胎多不能成实。母体方面则为肾虚、气血虚弱、血热，以及父母精气不足等原因。此外，孕母不慎为跌仆所伤，或误食毒药毒物，或因痼疾，或孕后而患他病，或因胞宫病变，亦可影响母体气血或直伤胎元，引起胎漏、胎动不安。《金匮要略·妇人妊娠病脉证并治》中即有"妇人有漏下者，有半产后因续下血都不绝者，有妊娠下血者"的记载，据"胶艾汤主之"推论，其因当属血虚有寒。

◎ 方义分析

胶艾汤所治乃冲任虚寒，统固失职，阴血不能内守之证，该证治宜养血调经，止血安胎。方中阿胶补血止血；艾叶温经止血；熟地黄、川芎养血和血。全方配伍，以温补养血为主，肝肾并补，冲任同固，且以补为止，补中有止，养中有活，为治疗冲任虚损而偏寒之胎漏、月经不调或崩漏的常用方剂。

安胎散治疗冲任虚寒之胎元不固。方中阿胶、当归、生地黄、川芎养血调冲；茯苓、人参健脾益气，以固冲任；小茴香、大茴香温中散寒；甘草调和诸药。全方合用能补冲任，温中安胎。

雄鸡肝配地榆，有止血安胎的功效。《本草汇言》曰："鸡肝，补肾安胎，消疳明目之药也……妇人胎妊虽系胞中，而实厥阴肝藏主之，今胎妊有不安而欲堕者，以鸡肝入养荣诸丸，取其保固胞蒂，养肝以安藏血之脏也。"地榆为止血要药，与雄鸡肝同用，可止血安胎。

冯氏乌金丸专治妇科出血性疾病。离经之血便是瘀血，瘀血不去则新血不生，故用当归、天麻、益母草活血祛瘀，兼以补益气血；好墨和百草霜专司止血。全方祛瘀生新，活血止血，可治疗一切妇科血证。

历代古书沿革

本条之胶艾汤较《金匮要略》之胶艾汤少当归、白芍、甘草三味药，与《竹林寺女科》系列书籍之胶艾汤组成相同。如竹林寺僧所著《胎产新书》之胎前动红和何应豫所著《妇科备考》之胎前动血，所用方剂均为胶艾汤与安胎散，同冯氏本条文。关于乌金丸的记载可见于《竹林寺女科》与《青囊秘传》，但药物组成与冯氏乌金丸有出入。

［1］《胎产新书》之胎前动红：此因失跌动伤，恶血破来，如水流不止，急用胶艾汤，以止其血，再服安胎散，以护其胎。然此症如孕妇形盛，而在三五日内可治，若弱而久者，难治。

安胎散：阿胶、人参、茯苓、当归、生地各一钱，川芎、甘草各五分，小茴、八角茴各八分，空心服。

［2］《妇科备考》之胎前动血：此因饮食所伤，恶血暴下，如水不止，或因怒气伤肝所致。急用艾胶汤止血，次用安胎散固胎。体壮者三五帖，瘦弱者不治。

艾胶汤：川芎八分，熟地、阿胶（炒）各一钱，蕲艾二钱，枣三枚。煎服。

安胎散：阿胶（用蛤粉炒成珠）、茯苓、当归、人参、生地各一钱，川芎、甘草各五分，小茴、大茴各八分。水煎，空心服。

［3］《竹林寺女科》之乌金丸。药物组成：阿胶120g（拌炒），艾叶500g，谷芽、麦芽、苏木各60g，蛇蜕1条。制作方法：上药与粳米（熟）共为细末，水泛为丸，朱砂为衣。功效主治：温阳健脾化湿。主治带下如鱼脑者。

［4］《青囊秘传》之乌金丸。药物组成：陈京墨一斤，陈皮、没药、百草霜、飞面各三钱。用法：将墨炖软，入药，作四十九块，掐四十九丸，贮紫砂盆内，煮一日一夜不停止，阴干待用。修合时要净室。主治：主妇人胎前产后三十六症。

王某，女，32 岁，农民，2003 年 10 月 29 日初诊。自诉妊娠 3 个月。2 天前因忙于家务，出现腰酸，下腹部隐痛，继之出现阴道出血，量多，无血块。在妇幼保健院肌内注射黄体酮，疗效甚微，要求服中药治疗。患者面色白，神疲肢倦，阴道出血不止，腰酸，下腹部隐痛，无坠胀感。舌质淡，苔薄白，脉细弱。B 超检查示早孕，胎动、胎心搏动止常。

病机为冲任亏虚，胎元不固。

治以调补冲任，养血止血安胎。

方用胶艾汤加味：阿胶 15g，当归身 10g，白芍 12g，川芎 8g，熟地黄 15g，党参 15g，黄芪 15g，菟丝子 15g，续断 15g，杜仲 15g，桑寄生 15g，艾叶 10g，甘草 3g。每日 1 剂，水煎分 3 次温服，嘱患者卧床休息。

2 剂后腹痛消失，阴道出血停止，精神转佳。后顺产一健康女婴。

按：胶艾汤补血调经，安胎止崩；适用于女性冲任虚损，血虚偏寒证；能够治疗崩漏不止，月经过多，或妊娠下血，胎动不安，或产后下血，淋沥不尽；为养血止血，调经安胎的要剂。

（本医案选自《经方临床治验举隅》）

孕妇尿遗不禁

原文

孕妇遗尿不禁，宜【温胎饮】。

北五味　艾叶（炒）　菟丝子各二钱　牡蛎粉　大茴（炒）　川芎各一钱

生姜三片，水煎，食远服。

又方：

> 益智仁　白薇　白芍各三钱

研末，二钱一服，盐水调服。

妇女妊娠期间，小便不能自控而自行排出，宜用温胎饮。

病因病机分析

　　本文以"妊娠遗尿不禁"为主症，当属于"妊娠遗尿"。妊娠遗尿是指以妊娠晚期，小便不能控制而自行排出为主要表现的疾病。《妇人大全良方》中，本病亦名孕妇尿出。本病多因孕后阴血亏虚，阴虚火旺，热移膀胱；或肾虚，肺脾气虚，摄纳无力；或肝肾阴虚，热扰膀胱所致。以方测证，可推出该证属肾阳虚证，多因素体肾元虚衰，孕后载胎而益虚，致使肾失所固，而膀胱不约。患者当有妊娠期间小便不能自控而自行排出，伴有腰酸、脚软无力、神疲怯冷，舌淡苔白，脉弱。肾阳虚，膀胱失约，则出现小便不能自控的症状；肾阳为一身阳气之根，肾阳不足，机体失于温煦，故见腰酸、脚软无力、神疲怯冷；舌淡苔白，脉弱皆为肾阳虚衰之征。故因机立法，治宜温肾涩尿，选用暖胞固涩之温胎饮加减治疗。

方义分析

　　温胎饮全方七味药，逐一分析其药物组成。君药北五味子酸温，敛肺涩津，敛津涩溺；菟丝子性味甘温，可补肾固精缩尿，与北五味子共为君药。臣药艾叶性味辛、苦，温，散寒之力较强；大茴香辛温，功能温肾散寒。两者合用，助君药温肾固胯。佐药牡蛎粉为牡蛎煅粉而成，有固涩止遗之功。川芎辛温行气。全方共奏温肾固涩之功，则患者遗尿之证可解。此处强调加生姜三片水煎，可加强温中之力；食远服体现了古代医家顾护脾胃的理念。

又方为白薇散加入益智仁。其中白薇为君药，味苦咸，入心、肾二经，取水火相交之意也。《本草纲目》记载其为"治风温灼热多眠，及热淋，遗尿，金疮出血"。白芍为臣药，味苦酸，微寒，亦有收敛之功。佐以益智仁，固肾益精，涩以止脱。二药合用，共奏止遗之功。

📖 历代古书沿革

历代古籍中有关温胎饮的记载较少，主要见于明代《丹台玉案》，其药物组成与所治疾病与本文基本相同。又方为在白薇散的基础上加入益智仁。历代古籍中关于白薇散的记载较多，与本文所述之白薇散药物组成与所治疾病相同的主要见于《妇人大全良方》《严氏济生方》《圣济总录》《竹林女科证治》等著作。

［1］《丹台玉案》之立方温胎饮，治妊娠遗尿不禁。

立方温胎饮：北五味、蕲艾、大茴香（各二钱），牡蛎、川芎（各一钱二分），生姜三片，食远服。又方治症同前。益智仁、白薇、白芍（各等分）。上为末，每服二钱，加盐三分，滚白汤调下。

［2］《妇人大全良方》之妊娠遗尿方："疗妊娠尿不知出时，胎满故也。宜服白薇散。"

白薇散：白薇、芍药（各一两）。用法：上为细末，温酒调二钱。

［3］《严氏济生方》："白薇散治妊娠遗尿，不知出。"

白薇散：白薇、白芍药。用法：上等分，为细末，每服二钱，食前，酒调服。

［4］《圣济总录》："治妊娠小便无度，白薇散方。"

白薇散方：白薇、白芍药（各一两）。用法：上二味，捣罗为散，每服一钱匕，食前温酒调下。日三。

[5]《竹林女科证治》之妊娠遗尿："遗尿通治，宜白薇散。"
白薇散：白薇、白芍（各等分）。用法：为末，空心，米饮调下。

❀ 孕妇小便不通 ─────────────────────────────────────○

孕妇小便不通，因胎逼膀胱，名曰转胞，宜【车前八珍汤】。

熟地　车前　人参各一钱　焦术　云苓　当归　川芎　白芍各二钱　炙草八分

水煎，空心服。

妊娠后小便不通，主要是因为胎重下坠，压迫膀胱，本病又被称为转胞，宜用车前八珍汤。

☁ 病因病机分析
─────────────────────────────────────

本文以"妊娠期小便不通"为主症，当属"妊娠小便不通"。妊娠期间，小便不通，甚至小腹胀急疼痛，称为妊娠小便不通，又称"转胞"或"胞转"。转胞首见于《金匮要略·妇人杂病脉证并治》："妇人病饮食如故，烦热不得卧……不得溺也……肾气丸主之。"本病多因肾虚或气虚无力举胎，使胎气下坠，压迫膀胱，以致膀胱不利，水道不通，溺不得出。以方测证，该证属于气血虚弱证。素体虚弱，中气不足，妊娠后胎体渐长，气血虚弱则无力举胎，胎压膀胱，溺不得出。患者当有妊娠期间小便不通或频数量少，小腹胀急疼痛，面色㿠白，神疲倦怠，舌淡苔白，脉细弱。治疗宜益气扶正，兼以补血利尿，方用车前八珍汤。

◎ 方义分析

　　车前八珍汤是八珍汤加车前子，可益气补血利尿，治疗妊娠小便不通属气血两虚者。气为血之帅，血为气之母，两者互根互生。用八珍汤，补气即是养血，补血亦是益气。八珍汤是由四物汤和四君子汤组成的，两方虽互相联系，但各有特色。四物汤在《汤头歌诀》中有"血家百病，此方通之"之说。方中熟地黄甘温味厚，质柔润，长于滋阴养血；当归补血，养肝和血调经；白芍养血以柔肝和营；川芎活血行气止痛，调畅气血。熟地黄、白芍为阴柔之品，当归、白芍有辛温之效，故四物汤补血而不滞血，活血而不伤血。四物相配，功能养血活血，可使营血调和，血虚则补之，血瘀而行之。《蒲辅周医疗经验》中说，此方为一切血病通用之方。古代称有地位，并具冲和之德的人为君子。四君子汤所包含的四味药皆为补气常用之品，不燥不酸，其性平和，故名四君子。方中人参甘温，益气健脾养胃；白术苦温，健脾燥湿，加强益气助运之力；茯苓甘淡，健脾渗湿。茯苓、白术合用，则健脾祛湿之功更为显著。炙甘草甘温，益气和中，调和诸药。四物相配，共奏益气健脾之效。全方合用，八珍汤益气补血治本，车前子利尿治标，八珍汤加车前子标本兼治，使气血调和，小便则通利。

📖 历代古书沿革

　　有关车前八珍汤的记载多见于明清医籍，其中《胎产新书》《竹林寺女科》《近代中医珍本集》所载车前八珍汤与冯氏组方、主治病证相同。

　　[1]《胎产新书》："胎前小便不通，此症名曰转胞，医者多用车前、八珍汤，不效，宜服八味丸，空心。"

　　[2]《竹林寺女科》，"胎前小便不通，此证名为转脬，用车前八珍汤"。

车前八珍汤：白术、茯苓、甘草、当归、熟地各二钱，人参、川芎、白芍、车前子各一钱。水煎，空心服。

[3]《近代中医珍本集》，"胎前小便不通，名为转脬，急用车前八珍汤。不效，兼吞附子七味丸"。

车前八珍汤：车前、熟地、川芎、白芍各一钱，茯苓、当归各二钱，人参一钱五分，炙草五分。水煎服。

附子七味丸：附子、炙草各三分，丹皮、泽泻、萸肉各八分，山药一钱，肉桂五分。蜜丸，以汤药吞送。

病案举例

孙某，女，27岁，农民，已婚。2007年7月14日初诊。

患者妊娠近8个月。1个月前，出现小便短少，右足背部始浮肿。昨日忽小便不通，溺不得出，小腹胀急疼痛。当地卫生院经多次导尿，留置尿管，小便涓细如丝，撤除尿管后，小便仍不通，遂来求诊。现症见小腹胀急疼痛，双手按住阴部，坐卧不安，面色白，气短懒言，时痛苦呻吟，右下肢足背呈凹陷性水肿，按之没指。舌质淡，苔薄白而润，脉沉滑无力。此系妊娠小便不通，脾虚中气下陷无力举胎，胎元下坠压迫膀胱，故水道不通，致溺不得出。治宜补气升陷举胎。方用益气导溺汤。处方：党参20g，白术15g，茯苓15g，白扁豆20g，炙升麻8g，柴胡6g，桂枝6g，桔梗9g，通草5g，乌药10g。共3剂，水煎服，每日1剂，分2次服。1剂症减，3剂后小便如常人。为善其后，嘱服补中益气丸两周，并每日多饮蜂蜜水。后病未再发，足月顺产1女婴，现母女俱壮。

按：《女科经纶》云，"由中气虚怯，不能举胎，胎压其胞，胞系了戾，小便不通"。此患者伴见面色白、气短懒言之症状，辨证为气虚证，宜补气升陷安胎，可选益气导溺汤。方中党参、白术、茯苓、白扁豆健脾以益中气；炙升麻、柴胡升阳举胎；桂枝、桔梗通心阳，宣肺气而助水之下行；乌药散下焦之寒，兼以行气；通草具通利之功，可利小便，但剂量不可过大。诸药相伍，相得益彰，脾虚中气下陷而致妊娠小便不通，必见功获效。

（本医案选自《朱名宸妇科经验集》）

孕妇胎气不固

孕妇胎气不固，三五月小产，再孕至期仍复小产，名曰滑胎，一月前预服【安胎丸】。

> 熟地三两　砂仁五钱　当归　川芎　阿胶（炒）　白术各一两五钱　香附（酒炒）　黄芩各一两　白芍一两二钱　或加人参三分

糯米熬稀糊为丸如梧子大，空心每服二钱，白开水送下。或用整砂仁九个，煎水送下。

释义

妊娠后由于胎失所系，胎元不固致孕3~5个月小产者，再次妊娠后，在相同月份再次出现小产，便是滑胎，治宜孕前一月开始服用安胎丸。宜糯米熬稀糊为辅料，做成梧桐子大小一丸，空腹每次服用二钱，白开水送服。或用整砂仁九个，煎水送服。

病因病机分析

本文以"孕妇反复小产"为主症，当属"滑胎"。滑胎为妊娠常见疾病，又称"屡孕屡堕"或"数堕胎"，指堕胎或小产连续发生3次或3次以上者，相当于西医复发性流产。本病总的发病机制为冲任损伤，胎元不固，或胎元不健，不能成形，故而屡孕屡堕；常见病因有肾虚、气血虚弱和血瘀。以方测证，可推出该证属肾虚兼气血不足，胎元不固之证。肾气亏虚，冲任不固，胎失所养，故屡孕屡堕。气血两虚时，冲任不能载胎养胎，也会发生再孕仍复小产。患者除滑胎外，当有头晕目眩，神疲乏力，面色㿠白，甚至心悸气短，舌质淡，苔薄白，脉细弱等气血失养的表现。治疗当以益气养血，固冲安胎。文中提到孕前一月即开始服用，正体现了"预防为主、防治结合"的滑胎治疗思路。在未孕前即调理脾肾，调固冲任；已受孕者，积极安胎、保胎。治疗选用安胎丸加减。

◎ 方义分析

安胎丸全方共十味药，逐一分析其药物组成。熟地黄甘温质润，入肾，养血补虚，补阴益精以生血，尤善滋补肾阴，填精益髓，古人谓之大补五脏真阴，大补真水；人参补益元气。两者共为君药。当归、白芍、阿胶与熟地黄配伍，滋阴养血而保胎元；川芎行气活血，与熟地黄合用，补而不滞，滋而不腻；白术与黄芩相配，健脾清热，为安胎要药。当归、白芍、阿胶、川芎、白术、黄芩共为臣药。香附理气行气，砂仁理气醒脾，两者既可防益气养血之品滋腻碍胃，又有安胎之效，共为佐药。诸药配伍，使气血旺盛，冲任安固，自无堕胎之患。

◎ 历代古书沿革

历代古籍中有关安胎丸的记载较多，见于《广嗣纪要》《叶氏女科证治》《集成良方三百种》等著作中，且均以"安胎丸"命名，虽药物组成差异较大，但功效主治基本相同，所治病证也基本一致，多用于治疗妊娠胎动不安、胎漏、滑胎等疾病。从本方的药物组成来看，推测其可能由《景岳全书》之泰山磐石散化裁而来。泰山磐石散去黄芪、续断、甘草，加阿胶、香附即为本文中的安胎丸。经加减后的安胎丸养血补血、行气安胎的功效增强。

[1]《广嗣纪要》卷七之安胎丸。功效：预防堕胎。用法用量：每服50丸，以米饮送下。制备方法：上为末，山药作糊为丸，如梧桐子大。

安胎丸：莲肉（去心）二两，白术二两，条芩二两，砂仁（炒）半两，山药五两。

[2]《叶氏女科证治》卷二之安胎丸。功效：和中保胎，养血调气，健脾进食。用法用量：每早砂仁汤送下四钱。制备方法：上为末，炼蜜为丸，如梧桐子大。

安胎丸：生地黄（砂仁末一两拌酒蒸晒九次）四两，当归身（酒炒）三两，白芍（酒炒）三两，白术（切片，饭上蒸晒五次，蜜炙）三两，陈皮（去白）二两，条芩（酒炒）二两，川续断（盐水炒）二两，杜仲（盐水炒断丝）二两，麦冬（去心）二两。

加减：脾虚泄泻，加怀山药、菟丝子饼各三两；气虚，加人参二两；血虚，加阿胶（蛤粉炒珠）二两。

[3]《集成良方三百种》之安胎丸。主治：胎动不安，腹中作痛，下血胎漏，势将堕胎；或闪跌误伤，大癸复来；或惯好小产，不能到期。用法用量：每服三钱。制备方法：上为细末，糯米糊为丸，如梧桐子大。

安胎丸：川续断四两，杜仲四两（炒黑），山药四两（炒），当归四两，真阿胶四两（炒），白芍四两，熟地四两，砂仁四两，黄芩四两（酒炒），甘草四两，川芎四两，艾叶四两，白术五两（炒）。

病案举例

杨某，女，37岁，自治区某队技术员，已婚。

初诊（1980年3月1日）：14岁月经初潮，一向错后一两个月。1968年结婚，婚后月经仍然错后，但时间较短（10~30天），色量一般。经将行乳房胀，腰酸膝软。平时心烦易躁，大便溏薄。1968 年第一胎人工流产，1976 年、1979 年先后两次流产。脉弦细，苔薄白带黄，舌质一般。

诊断：滑胎。

病机：肝肾亏损，气血两虚。

治法：滋养肝肾，补益气血。

处方：太子参 15g，炙黄芪 15g，怀山药 25g，鸡血藤 15g，菟丝子 15g，枸杞子 9g，覆盆子 9g，茺蔚子 9g，地骨皮 9g，甘松 5g。每日水煎服 1 剂，连服 6 剂。

二诊（1980 年 3 月 6 日）：药已，心情舒畅，但夜间肢麻。脉沉细，苔薄白，舌质如平。仍遵上法出入。药用鸡血藤 15g，菟丝子 15g，当归身 10g，白芍 5g，枸杞子 9g，党参 15g，白术 9g，覆盆子 9g，茺蔚子 9g，淫羊藿 15g，柴胡 3g。月经周期基本正常，色量均佳，但腰腿酸软。脉虚细，苔薄白，舌质正常。药已对证，仍守上方，再服 6 剂。

三诊（1980 年 6 月 14 日）：经期已逾 10 多天，尚未来潮，恶心欲吐，乳胀腹痛，下肢轻度浮肿，纳差便溏，脉细滑，苔薄白，舌质淡嫩。医院妇科诊为早孕。此为孕后脾气虚弱，运化失常。拟健脾益气，补肾安胎治之。药用党参 20g，茯苓 10g，白术 10g，炙黄芪 20g，川杜仲 16g，川续断 9g，桑寄生 9g，砂仁 3g，陈皮 2g，炙甘草 5g。每日水煎服 1 剂，连服 6 剂。以后每隔日煎服 1 剂，以巩固疗效。上方坚持隔日煎服 1 剂，直至 1980 年 12 月，精神良好，纳寐俱佳，故停药。于 1981 年 1 月 26 日足月顺产 1 女孩，体重 3.5kg，发育良好。

按：孕后胎元不牢，其因虽多，但多属肝肾亏损，开阖失常所致。本例患者曾先后 3 次流产，显系肝肾亏损，冲任气虚，以致封藏不固而滑下。故以滋养肝肾，补益气血之法以治本，待血充气旺，冲任通盛，则孕后胎元得养，自能足月顺产。

（本医案选自《班秀文妇科医论医案选》）

孕妇浮肿

 原文

孕妇浮肿乃气血衰少，忌通利药，宜【五皮饮】。

大腹皮　青皮　五加皮　姜皮　桑白皮各二钱

水煎，空心服。

释义

妊娠期间出现面浮肢肿，乃是由于气虚血弱所致，切忌使用通利之药，宜用五皮饮。

病因病机分析

本文以"孕妇浮肿"为主症，当属"妊娠肿胀"。妊娠中晚期，肢体、面目发生肿胀者，称为子肿，亦称妊娠肿胀。本病多因脾虚、肾虚或气滞所致。以方测证，可推出此证属气滞证，多因素体多抑郁，肝失疏泄，气机不畅，孕后胎体渐长，阻碍气机，升降失司，气滞湿郁，泛溢肌肤，遂致子肿。患者当有妊娠数月，肢体肿胀，头晕胀痛，胸胁胀满，饮食减少，舌暗红，苔白滑或腻，脉弦或滑。治以理气行滞，化湿消肿，方用五皮饮。

方义分析

五皮饮全方共五味药，逐一分析其药物组成。方中以大腹皮为君，本品记载于《开宝本草》，为棕榈科植物槟榔的干燥果皮，味辛，性微温，奏行气消胀、利水消肿之功，泄满以疏健运之气。青皮苦、辛，温，归肝、胆、胃经，本品苦泄、辛行、温通，可疏通郁滞之气。五加皮辛、苦，温，归肝、肾经，不仅能祛风除湿，利水消肿，还能补益肝肾，强筋壮骨，以缓解孕妇相关症状。佐以生姜皮，辛散水气。桑白皮甘寒，归肺经，本品能肃降肺气而利水消肿。五药合用，共奏理气行滞，化湿消肿之功。

 ## 历代古书沿革

历代古籍中关于五皮饮的记载较多，在《妇人大全良方》《女科秘旨》《胎产心法》《竹林女科证治》《评注产科心法》《证治准绳·女科》等著作中均有所记载。按成书年代，五皮饮这一名称大概首见于《新刊仁斋直指附遗方论》，而与其名称不同的五皮散记载年代较早，最早见于《华氏中藏经》。虽然五皮饮与五皮散名称与药物组成略有不同，但所治疾病大致相同。尤其自清代开始，该方被广泛应用于治疗本疾病。

［1］《妇人大全良方》，"五皮散治胎水，寻常脾虚肿满亦治"。

五皮散：大腹皮、桑白皮、生姜皮、茯苓皮、橘皮（各等分）。

用法：上咀，每服半两。水二盏，浓磨木香，水一呷同煎至八分，去滓，空心温服。

［2］《女科秘旨》之子肿："面目虚浮，四肢作肿如水，此皆脾虚不运，清浊不分所致。"

五皮饮：大腹皮、桑皮、茯苓皮、陈皮、姜皮（各等分）。

用法：加木香，浓煎汁半盏服。［（吴按）或有以五加易桑皮者，亦妥。］

［3］《胎产心法》之子肿子气子满论："加味五皮汤治孕妇面目、身体、四肢浮肿者，此胎水泛溢，谓之子肿。"

加味五皮汤：大腹皮（黑豆水制净）、桑白皮（炒）、生姜皮、茯苓皮（用赤）、白术（土炒），加紫苏、连茎叶各一钱，枣二枚，去核，水煎服。

服时以木香磨浓汁三匙入药内。

[4]《竹林女科证治》之子肿，"若胎前浮肿，脾肺俱病者，宜五皮散"。

五皮散：大腹皮、桑白皮、茯苓皮、陈皮、生姜皮（各等分），加木香（少许）。

用法：浓煎汁半钟，空心服。

[5]《评注产科心法》之子肿（又名子气、子满、胎水），"妊娠妇人，常有面目腿足肿胀，故有各肿之名，其实皆由脾土不足以传化水谷之湿，而胞胎壅遏，膀胱不化，水泛横流，致肺气不降而喘息，小便淋漓不利，古方用鲤鱼汤、葵茯汤、白术散，皆有妙处。予每用五皮饮，如水肿之治，亦多验。盖一体水症也，此方简而易，不已再用鲤鱼汤，惟参术不宜早补，补则填塞不通，总宜利湿为先。如体浓者，或轻而小便利者，亦可不必治，待生子后而自消矣。此皆以体而言，不致胀满难过"。

加味五皮饮：桑白皮（一钱五分），大腹皮（一钱五分，此味只可治胎肿，常见治水肿者，服之愈大，须慎用），茯苓皮（一钱五分），新会皮（一钱五分），紫苏梗（一钱五分），车前子（一钱五分），老姜皮（八分），五加皮（一钱五分）。

二三剂后再加白术、茯苓，消去大半，然后再用六君子汤，补其脾气，亦宜食淡，淡以渗利也。

[6]《证治准绳·女科》，"指迷五皮散治胎水。寻常脾虚肿满亦治"。

指迷五皮散：大腹皮、桑白皮、生姜皮、茯苓皮、橘皮（各等分）。

用法：上咀，每服半两，水二盏，浓磨木香水一呷，同煎至八分，去滓空心温服。

病案举例

刘某，女，25岁，已婚，家庭妇女，2003年9月14日初诊。

主诉：怀孕6个月，下肢浮肿半月。

现病史：患者既往月经正常，末次月经2003年3月4日，停经52天时超声检查确定宫内妊娠，并见早孕反应。现孕 6 月余，自觉因天气变化着凉后而下肢浮肿、有冷感，曾自行热水泡脚，但浮肿未减轻而反加重，且逐渐出现颜面浮肿，晨起明显，伴气短乏力，周身不适，腰酸痛胀，纳差，小便清，大便正常，故前来就诊。

查体：舌质淡，边有齿痕，苔薄白微腻，脉弦滑而细。孕妇体态，查体合作，下肢浮肿（＋＋）。血压 130/86mmHg。

产科检查：宫底脐上一指，触及胎动，胎心音 146 次 / 分。

其他检查：①血常规示血红蛋白 98g/L，余尚正常。②尿常规示尿蛋白（－）。③超声检查示子宫增大，宫内可探及一胎儿，双顶径（BPD）：6.4cm，顶臀径（CRL）：30.6cm，胎动（＋），胎心 145 次 / 分。提示单胎，中期妊娠。

中医诊断：子肿（脾肾阳虚证）。

西医诊断：妊娠浮肿。

病机：脾肾阳虚，水湿内停，泛溢肌肤而致子肿。

治法：健脾补肾，消肿安胎。

处方：党参 15g，白术 15g，黄芪 15g，陈皮 15g，木香 10g，茯苓皮 10g，生姜皮 10g，桑白皮 10g，车前子 15g，大腹皮 10g，菟丝子 20g，巴戟天 15g，甘草 10g。4 剂，水煎服。

二诊：2003 年 9 月 20 日。用药后诸症减轻，仍觉身重不适，尿频，但程度不重。

查体：舌质淡红，苔薄，脉弦滑细。

处理：中药继服 4 剂，肿消停药，以生活、饮食调理为宜。

（本案选自《妇科圣手杨宗孟临床 56 年经验集》）

按：古籍对本病的论述，早在《金匮要略·妇人妊娠病脉证并治》中即有记载，谓"妊娠有水气，身重，小便不利，洒淅恶寒，起即头眩，葵子茯苓散主之"。《黄帝内经》指出，"诸湿肿满，皆属于脾""肾者，胃之关也，关门不利，故聚水而从其类也"。妊娠肿胀的发生机制，主要与水液代谢失常密切相关，加之素本虚衰，因妊重虚，故致脾虚湿盛，流溢肌肤而浮肿；脾虚不能温煦肾阳，水湿下注四肢，泛溢肌肤而浮肿。妊娠中、晚期出现肢体及颜面浮肿，多见于妊娠期高血压疾病，故治疗以健脾补肾、利水消肿安胎为主。杨老临证善用补中益气汤合五皮饮加减。补中益气汤健脾补气以治本，五皮饮利水消肿以治标，利水而不伤阴，消肿而不滞气。补中益气汤去升麻、柴胡、当归等理气活血之品，加车前子，取《伤寒论》"腰以下肿，当利小便"之意。本案患者四肢浮肿有冷感，加巴戟天温肾助阳，兼通血脉；虽利水消肿，不忘安胎，故用菟丝子滋肝肾、固胎元。五皮饮方出自《华氏中藏经》，原方为治疗皮水之剂，治头面四肢水肿，小便不利，心腹胀满，上气喘促，以及妊娠水肿诸症。其茯苓皮淡渗利水健脾，走表善利肌肤之水肿，如《本草纲目》曰"茯苓，主水肿肤胀，开水道，开腠理"。现代药理研究发现，茯苓皮的利尿机制可能与影响肾小管对钠（Na）的重吸收有关，而非钾盐所致，并且茯苓聚糖有提高机体免疫功能的作用。陈皮理气化湿和中。生姜皮、大腹皮温经通脉，利水消肿，二药并有发汗之功，又取《伤寒论》"腰以上肿，当发汗乃愈"之意。桑白皮可泻肺降气，行水消肿，其水提取物、正丁醇提取物均有明显的利尿作用，其煎剂有抑菌作用，又能改善胃肠功能而促进药物及营养物质的吸收。木香理气行滞安胎，防水气壅塞而气机不畅。本证虽以脾肾阳虚为根本，但临证治疗应注意兼顾泻肺，因正常水液代谢无不与肺的宣降密切相关。《黄帝内经》云，"饮入于胃，游溢精气，上输于脾，脾气散精，上归于肺，通调水道，下输膀胱，水精四布，五经并行"，即说明了肺在水液代谢过程中的功能。而《傅青主女科》也说，"妊娠有至五个月，肢体倦怠，饮食无味，先两足肿，渐至遍身头面俱肿，人以为湿气使然也，谁知是脾肺气虚乎……总以健脾补肺为大纲"，更强调了治肺的重要性。另五皮饮药物均用皮入药，取其药性走表而不伤胎，但临证仍需"中

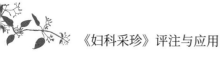

病即止"。治疗的同时，还要注意密切监测血压、尿蛋白水平，一旦发现异常，立即对症治疗，以免贻误病情。

🌸 孕妇脚痛不能行走

孕妇脚痛不能行走，宜【顺气散】。

台乌　僵蚕　白芷　陈皮各一钱　干姜　甘草　桂枝　川牛膝各五分　麻黄五分

姜三片、葱白一根，水煎服，发汗自愈。

妊娠期间双脚疼痛，步履艰难，宜用顺气散。

🌙 病因病机分析

本文以"孕期脚痛，行走困难"为主症，故属于"胎前脚痛"。本病多由于妊娠后气血衰弱，下元亏损，风邪乘虚侵入，筋脉失养所致。妊娠后下元亏损，加之风邪侵犯，筋脉痹阻，不通则痛，故见双脚疼痛。患者当双脚疼痛，步履艰难，微恶风寒，无汗，咳喘，舌苔薄白，脉浮。故因机立法，治疗该病时应以行气养血为治疗大法，选用行气之功显著之顺气散治疗。

🌸 方义分析

顺气散全方十一味药，逐一分析其药物组成。天台乌药辛温，为疏郁散气之妙品，有顺气止痛，温肾散寒之功，为君药。僵蚕散结消风；白芷和血气而散风，芳香利窍，为祛风之圣药；陈皮理气宽中。三者共助君药行气祛风之功，为臣药。麻黄辛温，既能发汗解表，祛风散寒，又可宣通肺气，肺为气之主，肺气通则周身之气皆通；桂枝通阳散寒，驱散在表之风邪，又能通利血脉；川牛膝有活血祛风之功；干姜温中通阳，以上共为佐药。使以甘草，缓峻不伤正，调和诸药。此处用姜三片、葱白一根，可加强祛风解表之力。全方配伍，重调气之药，气调则血自和。

📖 历代古书沿革

　　历代古籍中有关顺气散的记载较多，对其总结比较全面的有《鸡峰普济方》《古今医统大全》《嵩厓尊生书》《博济方》《伤科要法》《医略六书》《脉因证治》《医方类聚》《普济方》等著作。按照成书年代，本方大概首见于宋代《鸡峰普济方》，后明清各古籍对其多有记载，其名称亦有不同演绎，如秘制顺气散、乌药顺气散、八味顺气散、九味顺气散等。这些方药虽然同为顺气散，但在药物组成和功效上不尽相同。在治疗疾病方面，本方可用于治疗妊娠胸膈满闷、中风、跌仆损伤、气郁腹痛等疾病。本文所载之顺气散，与清代著作《竹林女科证治》《女科秘要》《宁坤秘笈》等所载乌药顺气散所治病证相同，药物组成基本一致。

　　[1]《宁坤秘笈》之胎前脚痛："此症乃血气衰弱，下元又虚，亦兼风邪。宜用止血行气之剂。须乌药顺气散治之。"

　　乌药顺气散：乌药、僵蚕、白芷、陈皮、枳壳（各八分），干姜、甘草（各五分），麻黄（四分，去节），姜（三片），葱（一根）。水煎服即愈。

　　[2]《女科秘要》之妊娠脚痛："此下元气血虚弱又兼风邪，治宜行气行血，宜乌药顺气汤。"

　　[3]《竹林女科证治》之妊娠脚痛："妊娠脚痛，此下元气血虚弱又兼风邪，治宜行气行血，宜乌药顺气汤。"

乌药顺气汤：乌药（炒）、僵蚕（炒）、川芎、白芷、陈皮、枳壳（麸炒）各八分，干姜、甘草各五分，麻黄（去节、净）四分，姜（三片），葱白（一茎）。水煎，去沫，温服。

❀ 孕妇中气牙关紧闭

孕妇中气，牙关紧闭，气滞壅塞，不知人事，宜【加味羚羊汤】。

> 当归　天麻　川芎各二钱　羚羊角一钱（锉末）　　胆星五分　焦术一钱　独活八分

如手足不遂，加竹沥、姜汁各二钱，冲服。

但凡人中风有痰，中气无痰，俱不可令病人仰卧。手扶盘膝而坐，先用皂角末少许吹鼻令喷，直扶至服药后病人明白，方令高枕而卧。若见病即令睡卧，气冲壅闭，则不救矣。如中风，照前方加红花三分、胆星五分。

妊娠期间出现猝然仆倒，牙关紧闭，不省人事，宜用加味羚羊汤。若出现手足厥逆，宜加入竹沥、姜汁。不论是中风有痰还是中气无痰，都不可使患者平卧。应先令患者坐位，用少量皂角末吹鼻取嚏，一直到患者意识清醒后才可使其垫高枕头而卧。如果发病后立即使患者平卧，导致气冲壅闭，则病情凶险。若出现肌肤不仁，手足麻木，口眼㖞斜，甚则半身不遂或猝然昏倒，痰涎壅盛，不省人事，依照前方加入红花三分、胆南星五分。

病因病机分析

本文以"孕妇中气，牙关紧闭"为主症，当属"孕妇中气"。孕妇中气为妊娠期间出现猝然仆倒，牙关紧闭，不省人事的疾病，临床中应注意与子晕、子痫相鉴别。子晕发生在妊娠中、后期，孕妇出现头目眩晕，视物不清，甚或不省人事，但顷刻便醒，醒后复如常人者。重者可忽然昏倒，不省人事，少顷即醒，但又若常人。子痫临床多见于妊娠后期或分娩前后，孕妇突然昏仆，不省人事，手足抽搐，牙关紧闭，目睛直视，口吐白沫，甚至角弓反张，但片刻渐停，呈间歇性发作，且发病前一般都有头晕眼花、头痛胸闷、欲呕等先兆症状。孕妇中气多由肾阴不足、心火炽盛、肝阳偏亢、肝风内动；或气虚、气逆；或血虚、血脉痹阻；或湿痰壅盛，化热生风所致，而非外中风邪所致，但也可由外邪引动而发病。本文仅提到孕妇中气之后可出现牙关紧闭、气滞壅塞、不知人事等症状，但以方测证，可推出该证属肝阳上亢证。本病因暴怒伤肝，而致肝阳暴涨，阳亢风动，气血上逆，壅塞经络，则发中风。患者恼怒气逆，肝阳暴涨，气血上逆则见猝然昏倒，牙关紧闭；肝热则面赤，口鼻气粗，脉洪有力。患者当有恼怒气逆，猝然昏倒，牙噤面赤，口鼻气粗，脉洪有力。故因机立法，治疗该病时应以内风视之，以平肝潜阳息风为主，兼以调养气血以安胎。选用平肝息风之加味羚羊汤治疗。本文强调不可令患者仰卧，否则气冲壅闭，病情危重。

方义分析

加味羚羊汤全方七味药，逐一分析其药物组成。君药羚羊角咸寒，归肝、心经，有凉肝息风，清热解痉之功，《本草纲目》记载其："平肝舒筋，定风安魂，散血下气，辟恶解毒，治子痫痉疾。"天麻归肝经，可用于平肝息风止痉。羚羊角、天麻共为君药。臣药当归可养血和血，其气轻而辛，故又能行血，血行风自灭；川芎可活血行气，祛风止痛，与君药合用，则息风之力更强。胆南星清火化痰，息风定惊，主治中风、惊风等病；独活为辛散之品，有息风散邪之功；焦白术健脾益气，燥湿利水，三者共为佐药。全方配伍，共奏平肝息风，清热解痉之功。文中提及如手足不遂，加竹沥、姜汁。其中竹沥甘寒，有清热化痰，镇惊利窍之功，可用治中风痰迷、肺热痰壅、惊风、癫痫等证；加姜汁，行竹沥之滞，降低原有药物的寒凉性质；皂角味辛、咸，性温燥，为强烈的祛痰药，气浮而散，入肺、大肠经，金胜木，燥胜风，兼入肝搜风泄热，吹之导气，则通上下关窍，而涌吐痰涎，搐鼻立作喷嚏，治中风口噤、咽喉闭塞。但中风后皂角粉末吹鼻取嚏一法，现已很少应用，因脑血管疾病发作期取嚏有造成出血的危险。中风加入红花、加大胆南星剂量，可加强活血、清热、化痰之力。

历代古书沿革

历代古籍中有关羚羊角汤的记载较多，对其总结比较全面的有《胎产心法》《胎产秘书》《妇科玉尺》《医宗金鉴·妇科心法要诀》《证治准绳·女科》《女科秘旨》《竹林女科证治》等著作。明清著作多称其为羚羊角散，主要用于治疗妊娠中风（子痫）。

［1］《胎产秘书》之子痫："凡妊娠口噤项强，手足挛搐，言语謇涩，痰涎壅盛，不省人事，名曰子痫。切不可作中风治，宜服加味羚羊角散。"

加味羚羊角散：羚羊角、当归、防风、独活、茯苓、枣仁、五加皮（各一钱），米仁（五分），杏仁（八分），甘草、木香（各三分），葱白（五寸），姜（五片），煎服。

虚，加人参。痰，加竹沥、姜汁。脾虚，加炒白术。风痰涌甚，加天竺黄一钱、川贝一钱。

［2］《胎产心法》："妊娠子痫，乃为恶候，若不早治，必致堕胎。其证或口噤项强，手足挛缩，言语謇涩，痰涎壅盛，不省人事。或忽

然眩晕卒倒，口不能言，状如中风，实非中风之证，不可作中风治。即或无痰，言语如常，但似风状，多因血燥、血虚，亦不可概以风治而误也，羚羊角散主之。"

羚羊角散：羚羊角、苡仁米、枣仁（去壳炒）各一钱，当归（酒洗）二钱，独活、五加皮、茯神各八分，川芎七分，杏仁（去皮尖）十粒，防风五分，木香三分，甘草四分。

用法：姜引，水煎服。

虚加人参一钱，痰加竹沥五分，胃弱加白术一钱。

[3]《妇科玉尺》之治胎前病方："羚羊角散治妊娠冒闷，角弓反张，名曰子痫风痉。"

羚羊角散：羚羊角、独活、枣仁、防风、五加皮、苡仁、酒当归、川芎、茯神、杏仁（各五分），木香、甘草（各二分）。

[4]《医宗金鉴·妇科心法要诀》之子痫证治："孕妇忽然颠仆抽搐，不省人事，须臾自醒，少顷复如好人，谓之子痫。乃肝、心二经风热所致，宜用羚羊角散。"

羚羊角散：防风、独活、杏仁、酸枣仁、五加皮、甘草、薏苡仁、茯苓、木香、羚羊角也。

[5]《证治准绳·女科》之风痉："羚羊角散治妊娠冒闷，角弓反张，名曰子痫风痉。"

羚羊角散：羚羊角（镑）、独活、酸枣仁（炒）、五加皮、薏苡仁（炒）、防风、当归（酒浸）、川芎、茯苓（去木）、杏仁（去皮尖）各五分，木香、甘草（炙）各二分。

用法：上姜水煎服。

[6]《女科秘旨》之子痫："孕妇痰涎壅盛阻塞，或时发搐，不省人事，名曰子痫。治宜清气化痰为主。盖此症因于气者多，治法与痫症同。惟剂稍小耳。若恶心甚者，煎二陈汤探吐，吐定则理气化痰。兼用黄芩、白

术保胎。古方羚羊角散。"

羚羊角散：羚羊角（一钱），当归（二钱），独活、五加皮、茯神（各八分），枣仁、米仁（各一钱），防风（五分），川芎、杏仁（各七分），木香（二分），甘草（四分）。

如虚，加人参；若痰气盛缓，而人参姜引；如痰多，加竹沥、姜汁；脾胃弱，加白术（二钱五分），研末服。

[7]《竹林女科证治》之子痫："妊娠中风，颈项强直，筋脉挛急，口噤语涩，痰盛者昏迷，癫痫发搐，不省人事，名曰子痫。轻则宜四物汤加黄芩、黄连以降火；半夏、陈皮以化痰；更加白术以燥湿、强脾，名曰清痰四物汤。甚则角弓反张，宜羚羊角散。"

羚羊角散：羚羊角（镑，一钱），独活、酸枣仁（炒）、五加皮、防风、当归（酒洗）、川芎、茯神、杏仁（去皮尖、炒、杵）、薏苡仁（各七分），木香（不见火）、甘草（各五分），姜（三片）。

用法：水煎，不拘时服。

病案举例

白某，女，39岁，10月，杭州。

初诊：禀体阴虚，妊娠八月，头晕目眩，面赤烘热，心悸寐劣，下肢浮肿。今晨突然抽搐，不省人事。按脉弦滑有力，舌绛唇干。厥阴风木内动，夹痰火而上扰。证属子痫重证，仿羚羊角散化裁。

处方：羚羊角片七分（先煎），老钩五钱（后下），生石决明一两（先煎），天麻钱半，甘菊花三钱，生白芍三钱，大生地六钱，茯神四钱，竹沥、半夏三钱，胆南星八分，当归二钱，鲜竹茹三钱。

二诊：前方服后，神苏，抽搐亦定。唯尚感头晕目眩，心悸，夜寐欠酣。脉弦滑，舌绛。再拟潜阳息风，以杜反复。

处方：羚羊角片五分（先煎），归身二钱，蛤粉（炒）、阿胶四钱，生石决明八钱（先煎），生牡蛎六钱（先煎），青龙齿四钱（先煎），麦冬三钱，茯神四钱，生白芍二钱，大生地六钱，老钩四钱（后下），炒橘红钱半，鲜竹茹三钱。

按：中风一证，唐宋医家多以外风视之，故所用方药，多味辛气温，善于散风之品，如羌活、独活、防风、葛根、麻黄之属。如《千金》之治中风口噤不能言方、独活煮散，《本事方》之星附散，《朱氏集验方》之八生饮等。间有视作内风者，亦主内外感召之说，或于滋养肝肾方中，掺入辛散风药，如《本事方》之防风汤、地黄酒；亦有于平息内风方中，仍不忘疏散外风，如千金排风汤、严氏羚羊角散，即属此例。故程门雪氏谓其方不纯，但师其意，勿拘其药也。诚历练有得之语焉。今人中风、子痫等证，咸从内风着眼，视风、痰、火三者，何者为主，而用药有所侧重也。

（本医案选自《叶熙春医案》）

孕妇便血无论粪先粪后

孕妇便血，无论粪前粪后，宜即用【逍遥散】。

当归　柴胡（醋炒）各二钱　焦术一钱五分　茯苓七分　丹皮　黑
栀　白芍各一钱　甘草四分

水煎，空心服。

妊娠期间，大便时血自肛门而出，无论先便后血，还是先血后便，均宜用逍遥散。

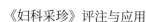 病因病机分析

该病以"妊娠期间大便下血"为主症，当属"孕妇便血"范畴。妊娠期间，凡血从肛门排出体外，无论在大便前还是大便后下血，或单纯下血，或血与粪便混杂而下，均称为妊娠便血。本病多由肠道湿热、脾胃虚寒、气虚不摄、肝郁血虚等所致。本文提到孕妇便血方用逍遥散，以方测证，可推出该证属肝郁血虚，化火生热之证。孕后精血聚下养胎，阴血亏虚，不能濡养肝体，或情志不遂而导致肝气郁结，日久化热，横逆犯胃，热伤胃络，以致血溢肠中而为便血。患者当有便血，色紫暗或黑色，甚或血色暗红，口苦目赤，胸胁胀痛，心烦易怒，失眠多梦，舌红苔黄，脉弦数。故因机立法，治疗该病时应以疏肝清热，健脾养血为治疗大法，选用疏肝清热之逍遥散。

方义分析

逍遥散全方八味药，逐一分析其药物组成。柴胡苦寒，疏肝解郁，使肝郁得以条达，《本草正》记载：用此者用其凉散，平肝之热。黑栀子清热泻火，使肝火得以清泻，栀子炒黑以利止血。两药合用，共为君药。白芍酸、苦，微寒，养血敛阴，柔肝缓急；当归辛、甘、苦，温，养血和血。当归、白芍与柴胡相配，补肝体而助肝用，使血和则肝和，血充则肝柔，共为臣药。以牡丹皮助黑栀子清泻肝火；焦白术、茯苓、炙甘草益气健脾，以化生阴血，以上共为佐药。诸药合用，共奏疏肝清热，健脾养血止血之功。

历代古书沿革

历代古籍中有关逍遥散的记载较多，对其总结比较全面的有《太平惠民和剂局方》《证治准绳·女科》《妇人规》《伤寒六书》《外科正宗》《妇

科玉尺》等著作。按照成书年代，该方大概首见于宋代《太平惠民和剂局方》，治肝脾郁结所致头晕目眩、乳房胀痛、胁肋胀痛、月经不调等病证，具有疏肝理脾之功，治疗月经不调诸证尤为常用。其名称随所治疾病与药物组成的不同而有所不同演绎。与本方逍遥散药物组成与所治证型相似的为丹栀逍遥散。以本方治疗孕妇便血的记载见于《女科医案》。

《女科医案》之便血：一妇，产后怒则便血，且寒热口苦，胸胁痛胀，或小腹痞闷。脉数弦濡。此肝火乘脾，而不能摄血也。投六君子汤加山栀、柴胡而愈。又用加味逍遥散、补中益气汤而血不复下矣。

❀ 孕妇腰痛

孕妇腰痛，乃血去荫胎，不能滋肾，肾水不足，宜用【养荣补肾汤】。

> 当归　熟地　杜仲（炒）各二钱　海螵蛸一钱五分　焦白术　麦冬（去心）各一钱　葛根七分　炙草五分

水煎，觉腹饿时服。

妊娠期间腰痛，是由于孕后精血孕育胎儿，无以滋养肾阴所致，宜用养荣补肾汤。

🏔 病因病机分析

本文以"妊娠腰痛"为主症，当属"妊娠腰痛"的范畴。妊娠腰痛是指妊娠期间因外感、内伤或闪挫导致腰部气血运行不畅或失于濡养，引起以腰脊或脊旁部位疼痛为主要症状的一种疾病。本病多因寒湿、湿热、血瘀或肾虚所致。本文提到妊娠腰痛方用养荣补肾汤，以方测证，可推出该证属肾虚证。《妇人规》谓："肾以系胞而腰为肾之府，故妊娠之妇，最虑腰痛，痛甚则坠，不可不防。"妊娠血虚不能滋荣于肾，肾主骨生髓，而腰为肾府，肾精亏虚则腰脊失养，不荣则痛，故致妊娠腰痛。患者当有腰痛隐隐，酸软为主，腿膝无力，遇劳加剧，心烦失眠，口燥咽干，手足心热，舌红少苔，脉弦细数。故因机立法，治疗该病时应辨清虚实，治以滋阴清热，调养气血。选用滋阴补肾之养荣补肾汤加减治疗。

方义分析

养荣补肾汤全方八味药，逐一分析其药物组成。君药当归味甘性温，入心、肝、脾经，可养血和血，《本草正》记载：当归专能补血，其气轻而辛，故又能行血，补中有动，行中有补，诚血中之气药，亦血中之圣药也，阳生阴长，气旺血生。熟地黄甘而微温，归肝、肾经，滋肾益精，以填真阴，《珍珠囊》记载：可大补血虚不足，通血脉，益气力。杜仲味甘、微辛，性温，入肝、肾经，可补肝肾，强筋骨，安胎。上药合用，共奏补肾养血之功，为君。臣药海螵蛸为厥阴血分药，其味咸而走血，可补血养血；焦白术归脾、胃经，与滋阴药同用时善补肾；麦冬微苦、甘，寒，可滋阴血，使心火下降，肾水上升，取心肾相交之意。三者共助君药滋肾养血。葛根甘辛而凉，生津退热，为佐药。使以炙甘草，缓峻不伤正，调和诸药。此处还强调觉腹饿时服，体现了医家兼顾脾胃之理念；去心下，加强药物吸收，能更有效达病所。全方配伍，滋阴补肾，补血养血，标本兼顾。

历代古书沿革

历代古籍中有关养荣补肾汤的记载较多，对其总结比较全面的有《傅青主女科·产后编》《嵩厓尊生书》《胎产心法》《竹林女科证治》《胎产秘书》《验方新编》等著作。该方多见于清代古籍，且在药物组成和功效上与本条文养荣补肾汤有所差异，主要用于治疗妊娠、产后风寒腰痛。

[1]《傅青主女科》之腰痛："由女人肾位系胞，腰为肾府，产后劳伤肾气，损动胞络，或虚未复而风乘之也。"

养荣壮肾汤：当归二钱，防风四分，独活、桂心、杜仲、续断、桑寄生各八分。

用法：生姜三片，水煎服。

两帖后痛未止，属肾虚，加熟地三钱。

[2]《胎产心法》："若寒冷邪气，连滞背脊，痛久未已，后忽有孕，必致损动，宜养荣壮肾汤主之。"

养荣壮肾汤：当归二钱，独活、桂心、川芎、杜仲（盐水制断丝）、续断（制，取净肉）、桑寄生（取真桑树上者）各八分，防风四分，生姜三片。

煎服。如服二帖后疼痛不止，肾虚也，加熟地三钱再服。失血过多者，加当归二钱，蜜炙黄、酒炒白芍各一钱五分。

病案举例

连某，女，29岁，已婚。1997年10月20日初诊。

主诉：妊娠20周，腰痛7日。

现病史：患者已妊娠20周，近7日来腰痛如折，俯仰皆痛甚，面色晦暗，两眼圈黑晕，头晕头痛，喜热畏寒，白带量多，质稀薄，尿频量多不痛。脉象沉细滑，舌质胖嫩，苔薄白。

诊断：妊娠腰痛。

辨证：肾虚证。

治法：补肾壮腰，佐以安胎。

处方：归肾丸加减。熟地黄、山药、山茱萸、云茯苓、当归、枸杞子、炒杜仲、菟丝子各 10g，桑寄生、川续断各 9g，甘草 6g。水煎服。

二诊：1997 年 10 月 28 日。近日带下清冷，量多质稀。脉象沉细滑，舌质红，舌苔薄白。原方加巴戟天、薏苡仁、补骨脂、芡实各 10g。

三诊：1997 年 11 月 7 日。腰痛已轻，夜尿频多清长。脉象细滑而沉，舌质红，舌苔薄白。原方加益智仁、桑螵蛸各 15g。

四诊：1997 年 11 月 15 日。稍有腰酸痛，带下已少，只觉头晕耳鸣。脉象沉滑，舌质红，舌苔白。同上加枸杞子、菊花、山茱萸各 10g。上方又服6 剂，腰痛止，耳鸣消，胎亦安。

（本案选自《弈氏妇科传薪录》）

按：本案患者已妊娠 20 周，腰痛 1 周。根据各项症状，如腰痛如折，面色晦暗，两眼圈黑晕，头晕头痛，喜热畏寒，白带量多，质稀薄，尿频量多等，可诊断为肾虚腰痛，治宜滋肾强腰，佐以安胎。方中当归可养血和血；熟地黄、山药、炒杜仲、菟丝子、桑寄生、川续断可补肾强腰；山茱萸有滋补肝肾，收涩固脱之功；云茯苓利水渗湿，滋补肝肾；枸杞子益精明目，诸药共奏补肾益精之功。二诊带下清冷，量多质稀，故加入巴戟天、薏苡仁、补骨脂、芡实补肾固精，除湿止带。三诊见夜尿频多清长，故加入益智仁、桑螵蛸固精缩尿。四诊时见头晕耳鸣，舌质红，因此加大枸杞子、山茱萸用量，加入菊花，以加强滋补肝肾之功。如此，则腰痛可解。

孕妇偏正头痛

原文

孕妇偏正头痛，乃寒邪入于阳经，宜【立效散】。

| 当归三钱 | 白芷 | 木通 | 生地 | 防风 | 辛夷各一钱 | 荆芥 | 川芎 |
| 天麻各八分 | 藁本六分 | 细辛三分 | 羌活一钱 | 半夏五分 | 灯心二分 |

姜三片，水煎，乘热气先熏痛处，微温服，避风半日。

妊娠期间出现偏正头痛，是由于寒邪侵犯阳经，宜服用立效散。

病因病机分析

本文以"孕妇偏正头痛"为主症，当属于中医"头风"之范畴。妊娠头风是以妊娠期间反复发作，或左或右，来去突然的剧烈头痛为主要表现的一种疾病，亦称为"妊娠偏头痛"。本病多由孕妇感受风寒、肝阳上亢或气血虚弱而致。本文孕妇偏正头痛方用立效散，以方测证，可推出该证属外感风寒证。孕期风寒之邪外袭，循经上犯清窍，清阳受阻，清窍不利，而致头痛。患者当有头痛身痛，颈背强痛，或伴恶风畏寒，遇风尤剧，口不渴，苔薄白，脉多浮紧。故因机立法，治疗该病时应疏风散寒止痛，选用疏风散寒之立效散。

方义分析

立效散全方十五味药，逐一分析其药物组成。当归性味甘、辛，温，归肝、心、脾经，可补血活血，养血柔筋，《本草正》记载：当归，其味甘而重，故专能补血，其气轻而辛，故又能行血，补中有动，行中有补，诚血中之气药，亦血中之圣药也，这里取"治风先治血，血行风自灭"之意；木通可通利血脉，助当归行血；川芎善行头目，活血通窍，祛风止痛，为治头痛要药，亦有养血柔筋之效；白芷、防风、羌活、细辛均可祛风散邪止痛，其中羌活善治太阳经头痛，白芷善治阳明经头痛，细辛善治少阴经头痛；荆芥辛散上行，可疏风透邪；辛夷辛温，散风寒，通鼻窍，可用于风寒头痛；藁本辛温，有祛风散寒，除湿止痛之效，善治巅顶头痛；天麻可平肝息风；半夏可温散寒邪，降逆止痛；生地黄是为风邪郁而化热所设；使以灯心草，调和诸药。全方配伍，共奏养血祛风，散寒止痛之效，则头痛可止。

历代古书沿革

历代古籍中有关立效散的记载较多，对其总结比较全面的有《太平惠民和剂局方》《丹溪心法附余》《济阴纲目》《圣济总录》《普济方》《兰室秘藏》《重订严氏济生方》《朱氏集验方》《古今医鉴》《妇人良方》等著作。按照成书年代，立效散大概首见于宋代《太平惠民和剂局方》，但多用于治疗下焦结热、出血性疾病、疮疡、乳病。《圣济总录》《兰室秘藏》中记载的立效散可用于治疗头痛，但在药物组成上与本书立效散差异很大。与本文所载之立效散药物组成相似性较高的祛风立效散见于成书于清代的《罗氏会约医镜》，其中所载的祛风立效散用于治疗外感风寒头痛。

《罗氏会约医镜》卷六之头痛篇："祛风立效散治外感风寒，头痛暴甚，畏风恶寒，脉紧而数。"

祛风立效散：陈皮、半夏、茯苓、甘草、白芷、川芎、蔓荆子各一钱，羌活、防风、桂枝各八分，细辛三分，苏叶四分，生姜五分。

用法：水煎热服，取汗。

病案举例

李某，女，29 岁，农民，1976 年 4 月 18 日初诊。

主诉：怀孕之后经常头痛，已 3 个月。

现病史：前额头痛，两太阳穴部更痛，午后痛剧如针刺之感，不冷不热，头上出汗，有时恶心欲吐，饮食日减，夜难入眠，烦躁不安，口干不渴，二便正常。

检查：脉象两寸缓而兼滑，关、尺脉沉而滑，舌质淡红，苔薄白微腻，体温 37℃，血压 120/80mmHg。

病机：妊娠初期反应未止，体弱血虚，风邪外袭，经络不活而致头痛、恶心欲吐。

治法：养血祛风，解表散邪，镇痛止呕。

处方：当归 12g，川芎 12g，羌活 10g，防风 10g，白芷 10g，菊花 12g，细辛 3g，蔓荆子 12g，延胡索 12g，钩藤 15g，荆芥穗 10g，黄芩 10g，半夏 10g。

二诊：1976 年 4 月 20 日。服约 1 剂，头痛减轻。又服 1 剂，呕吐亦止，头痛大减，夜能入眠，食欲好转，继服上方。

三诊：1976 年 4 月 23 日。头痛全止，反应消失，食欲正常，基本痊愈。

（本案选自《医案丛刊临证实效录》）

按：本例患者头痛较重，由于妊娠之后反应严重，呕恶不能用饭，气血不足，感受风邪，头部血络不活而致头痛加剧。方用当归、川芎补血而清头风；荆芥穗、防风、白芷、羌活、细辛等药祛风散寒而止头痛；菊花、钩藤、蔓荆子清肝热，息头风而止痛；加延胡索为镇痛之要药。连服数剂，头痛止而呕恶自愈。

❀ 孕妇胃痛不可忍

孕妇胃痛不可忍，亦不是胎气不顺，宜【五神散】。

川郁金　五灵脂各二钱　元胡一钱　当归三钱　甘草五分

共研末，每服二钱，白开水调服，中病则已。

妊娠期间胃痛难忍，非由于胎气不顺而致者，宜用五神散。

病因病机分析

本文以"孕妇胃痛难忍"为主症，当属于"妊娠胃痛"之范畴。妊娠胃痛是指妊娠期间以上腹胃脘部近心窝处疼痛为主要症状的疾病。本病多因外邪犯胃、饮食伤胃、情志不畅或素体脾虚所致。妊娠期间胎体渐长，阻碍气机升降可致胃气不顺而致胃痛，但本文提到此处胃痛并非胎气不顺所致，故以方测证，可推出该证属气滞血瘀之证。妊娠后情志不舒，则肝气郁结不得疏泄，气为血帅，血随气行，气滞日久则瘀血阻滞胃络，脉络壅滞而不通，不通则痛，故胃痛难忍。患者当有胃脘疼痛，痛有定处而拒按，情志不畅或食后加剧，夜尤甚，或见吐血、黑便，舌质紫暗或有瘀斑，脉涩。故因机立法，治疗该病时应行气活血，和胃止痛，选用行气化瘀之五神散。

方义分析

五神散全方五味药，逐一分析其药物组成。当归味甘、辛，温，归心、肝、脾经，补血活血，化瘀生新，为补血圣药，又因其味辛能行，可活血止痛，因此方中重用，为君药。川郁金味辛、苦，《本草经疏》言其"入手少阴、足厥阴，兼通足阳明经"，有行气解郁，活血止痛之功；延胡索可用于治疗气滞血瘀所致的各种痛证，与川郁金共为臣药，助当归活血止痛。五灵脂通利血脉，散瘀止痛，为佐药。使以甘草，缓峻不伤正，调和诸药。全方配伍，共奏行气活血，和胃止痛之功。

📖 历代古书沿革

历代古籍中有关五神散的记载总结比较全面的有《圣济总录》《万氏家抄方》《外科证治全书》《仙拈集》《证治准绳·疡医》《普济方》等著作。按照成书年代，五神散大概首见于宋代《圣济总录》。古籍中出现的五神散，在药物组成和功效上与本条文之五神散差异较大。在治疗疾病方面，《圣济总录》中的五神散用于治疗大肠积冷、下利不止、里急后重疼痛；《万氏家抄方》中的五神散用于治疗腹痛、心脾痛；《证治准绳·疡医》中的五神散用于治疗一切瘴毒、蛇伤、蝎螫；《普济方》中的五神散主治眼疾；《外科证治全书》中的五神散主治紫白癜风。本文所载之五神散在历代古籍中出现较少。

❋ 孕妇忽然倒地

孕妇忽然倒地，乃精神短少，承胎不住，眼目昏花，不须惊慌。扶坐片时，亦不必服药，以米粥补之自愈。

妊娠期间忽然摔倒在地，是由于精神欠佳，不能承胎所致，兼见视物模糊，不需要太过惊慌。扶坐休息片刻，不需要服药，用米粥调养即可痊愈。

🏛 病因病机分析

本文以"孕妇视物模糊、忽然倒地"为主症，可推断该证多因妊娠后血聚养胎，气血不足，母体精神欠佳所致。患者常伴头晕目眩，面色萎黄，神疲乏力，气短，唇甲色淡，心悸失眠，舌淡脉弱等症状。孕后气血虚无以上荣头目，则见头晕眼花，神疲乏力。无须用药治疗，以饮食补之，可自愈。

历代古书沿革

古籍中对本病的描述多见于清代，主要有《竹林寺女科》《宁坤秘笈》《胎产新书》《妇科备考》。

［1］《竹林寺女科》之胎前忽然倒地："此乃血少不能养胎，母无精神，承胎不住，头昏目暗。不须服药，饮食培补，自愈。"

［2］《宁坤秘笈》之胎前忽倒："此乃血养儿胎，母欠精神，承胎不住，目花眼昏，一时倒地。不须服药，只饮食补之可也。"

［3］《胎产新书》："胎前昏迷，忽然倒地，乃血去养胎，母无精神，承儿不住，故眼花头晕。此症无药方，只以补为主。"

［4］《妇科备考》之胎前忽然倒地："此乃血气荫儿，母欠精神，承胎不住，目花眼昏，一时倒地，不须服药，饮食滋补可也。胎前不乏语，不必用药，产后自愈。"

孕妇遍身瘙痒出风皮

原文

孕妇遍身瘙痒出风皮，肺经有风不可服药，用樟脑和烧酒搽之自愈。

释义

妊娠期间出现遍身皮肤瘙痒或痒甚难眠，为肺经有风，不需要服药，用樟脑和烧酒涂于患处便可痊愈。

病因病机分析

本文以"妊娠期间遍身瘙痒出疹"为主症，当属"妊娠身痒"范畴。妊娠期间，孕妇出现与妊娠有关的皮肤瘙痒症状，称为妊娠身痒。本病多由血虚、营卫不和、风热所致。本文孕妇身痒提示肺经有风，故可知该证属外感风热之证。风热之邪侵犯肺经，风热之邪乘虚侵入肌肤与血热相和，生风化燥则致身痒。治疗时无须服药，而以樟脑和烧酒搽之则可痊愈。

方义分析

樟脑外用止痛止痒，善治皮肤瘙痒疾病。《本草纲目》记载其可"通关窍，利滞气，治邪气、霍乱、心腹痛、寒湿脚气、疥癣、风瘙、龋齿、杀虫，着鞋中去脚气"。加用烧酒起温通血脉之作用，使血行则风自灭，瘙痒自除。

历代古书沿革

古籍中关于本病的记载较少，与本书中描述相近的为《竹林女科证治》《女科秘要》《妇科指归》。

［1］《竹林女科证治》之妊娠遍身瘙痒："妊娠遍身瘙痒，名为风痹，此皮中有风也。不必服药，宜用樟脑调烧酒擦之。"

［2］《女科秘要》之胎前遍体瘙痒："胎前遍体瘙痒，出风疹，此皮中有风，不可服药，宜用樟脑调烧酒，擦之即安。"

［3］《妇科指归》之胎前遍身痒甚："此因皮毛中风湿，不必服药。先用炒荆芥穗擦之。不愈，再用樟脑调烧酒，擦之即愈。"

孕妇乳肿痛疼

原文

孕妇乳肿疼痛乍冷乍热，名曰内吹。用猪牙皂一条，烧存性，黄酒和服立消，不再发矣。

释义

妊娠期间乳房肿胀疼痛，寒热并发，称为内吹。用猪牙皂一条，烧灰取末，和黄酒调和服下，不再复发。

病因病机分析

"内吹"出自《疮疡经验全书》，又称妊娠乳肿、胎前乳肿、内吹乳，其是吹乳的一种，与外吹相对应，属乳痈的范畴。乳痈是指乳房红肿疼痛，以致结脓成痈的急性化脓性疾病。发生于哺乳期者，称外吹乳痈；发生于怀孕期者，名内吹乳痈。本病多因肝郁气滞、胃热壅滞、乳汁淤滞所致。孕后肝气不舒，胃热壅盛，或为风邪所客，气壅不散，气滞血瘀，经络不通，乳管阻塞，以致乳房胀硬疼痛，寒热并发。患者往往突然发现乳房处有硬结块状，皮肤颜色正常或发红，自觉乳房内之结块肿胀疼痛；或兼有恶寒发热，口干思饮水，呕吐恶心，心烦易怒，便秘，舌红，苔黄，脉弦数。治疗时用烧后的猪牙皂与黄酒混合服用。

方义分析

猪牙皂辛温，归肺、大肠经，具有散结消肿的功效，与皂角功用相似，可治疗痈疽。黄酒为药引，有活血通络之功。

历代古书沿革

历代古籍中有关内吹的记载较多，如《疡医大全》《寿世保元》《女科秘要》《济生集》《太平圣惠方》《外台秘要》《傅青主女科》《医宗金鉴》《备急千金要方》《普济方》《圣济总录》《济阴纲目》等著作。治疗该病与本书方法接近的见于《济生集》《竹林女科证治》。

[1]《济生集》之胎前乳肿："胎前两乳肿，生寒作热，名内吹乳。皂角两条烧灰，调酒服。"

[2]《竹林女科证治》之妊娠乳肿："妊娠乳肿，发寒作热，名曰内吹乳。宜用猪牙皂荚一条，去子膜，烧灰存性，酒调服。"

✿ 孕妇消渴

 原文

孕妇消渴乃血少，三焦火炽而然，宜【加减地黄汤】。

> 熟地二钱　山萸肉　元参　川芎　麦冬（去心）各一钱　地骨皮一钱
> 五分　炙草三分　知母五分

水煎，食远服。

释义

妊娠期间出现口渴多饮，为阴血衰少，三焦热盛所致，宜用加减地黄汤。

病因病机分析

本文以"孕妇消渴"为主症，当属于"妊娠消渴"的范畴。妊娠消渴指妊娠期间以多饮、多食、多尿、形体消瘦，或尿有甜味为特征的疾病。本病多因肺胃燥热、肠燥津伤、肝肾阴虚、脾胃气虚、阴阳两亏或湿热中阻所致。本文以阴血衰少，三焦热盛为病机。患者素体阴虚，或因饮食不节、情志不调、劳欲过度等，使燥热内生；妊娠后，阴血聚下养胎，其阴更虚，燥热之邪益甚，三焦热盛，多食善消，津液耗伤，故发为消渴。患者当尿频量多、浑浊如脂膏，腰膝酸软，乏力，头晕耳鸣，口渴喜冷饮，口苦咽干，烦躁易怒，胸胁胀闷，口干唇燥，皮肤干燥、瘙痒，舌红苔少，脉细数。故因机立法，治疗该病时应以滋阴清热养血为治疗大法，选用加减地黄汤。

❀ 方义分析

加减地黄汤全方八味药，逐一分析其药物组成。君药熟地黄甘而微温，归肝、肾经，可滋阴补血，益精填髓，补益一切肝肾阴亏，为壮水之主药，但并不虞其寒凉滑泄，可直达下焦，滋津液，益精血。臣药地骨皮甘寒，入肺、肝、肾三经，可助熟地黄清降三经伏火，君臣相合，清火壮水，虚实兼顾。玄参凉血滋阴，泻火解毒，禀至阴之性，专主热病，味苦则泄降下行，寒而不峻，润而不腻。佐药川芎，入肝、脾、三焦三经，活血行气，走而不守，既能行散，上行可达颠顶，又入血分，下行可达血海，可助熟地黄补血；山茱萸补益肝肾；麦冬微苦、甘，寒，助熟地黄滋肾而润胃燥，且可清心除烦；知母苦寒质润，滋清兼备，可助熟地黄滋养肾阴。使以炙甘草，缓峻不伤正，调和诸药。此处还强调食远服，体现了医家兼顾脾胃、防药物刺激碍胃之理念。全方配伍，滋阴清热，除三焦火炽，兼以养血。

历代古书沿革

历代古籍中有关加减地黄汤的记载总结比较全面的有《医钞类编》《症因脉治》《幼科金针》《片玉心书》《类证治裁》《医学见能》等著作。按照成书年代，加减地黄汤大概首见于明代《片玉心书》。其名称亦有加减地黄丸、加减地黄方之别，在药物组成和功效上均有所差异。

［1］《类证治裁》卷之八胎前论治附方"烦躁"。

加减地黄汤：生地、山药、丹皮、萸肉、茯苓、杜仲、续断、五味、阿胶，水煎。

［2］《医学见能》卷一证治之唇口，"口燥舌干，或兼消渴引饮者，胃中阴液枯也，宜加减地黄汤……歌曰：口干舌燥胃阴枯，不解滋阴病不除。萸地参冬山泽味，元参花粉葛根扶"。

加减地黄汤：熟地、山药、党参、麦冬、泽泻、元参、花粉、山茱萸、葛根各三钱，五味一钱。

病案举例

蒋某，女，33岁。2015年11月5日，患者因"孕32周，体重增长缓慢20余日"入住杭州市某医院。患者从孕18周加起，因宫腔积液、腹痛、腹泻等原因反复住院治疗。患者既往产检口服葡萄糖耐量试验（OGTT）提示餐后1小时血糖偏高，尿糖（＋＋＋）。自行饮食控制及至中医门诊服中药调理。20余日前，常规产检时发现体重增长缓慢，伴食欲减退、恶呕，再次入院。入院以来患者胃纳不馨，食则呕恶，血糖控制不稳定。于2015年11月9日邀请陈师会诊。诊见患者消瘦明显，体重43kg，头晕乏力明显以致不能坐立，口唇干裂脱皮，自觉胃脘胀满，不欲饮食，无胃痛，无反酸嗳气，大便稀溏。舌质淡红嫩，苔薄光绛，脉细滑。B超检查提示胎儿大小与孕周尚相符。

中医诊断：胎萎不长；消渴病（脾虚失运，气机不畅，肾虚火旺）。

西医诊断：胎儿生长受限；妊娠期糖尿病。

治法：益气养阴，和胃止呕，补肾清热安胎。

处方：干姜3g，川黄连5g，川续断、炒杜仲、炒白术、炒扁豆各15g，炒白芍、清炙升麻、苎麻根、藿香、紫苏梗、佛手各10g，柴胡6g，淫羊藿、怀山药各30g。7剂，每日1剂，浓煎，嘱少量频服。

二诊：药后患者自诉口干略缓解，胃脘胀减轻，无腹痛腹胀，大便偏稀，每日2次。测血糖连续3天稳定并保持在正常范围。无阴道流血流液，胎动如常，未及宫缩。治疗依前法，加重健脾理气化湿之力。上方去柴胡、川续断、佛手，加炒黄芩12g，海螵蛸、煅蛤壳、桑叶各15g，姜竹茹9g，绿梅花、代代花各6g，葛根、炒谷芽、炒麦芽各30g，炙甘草10g。7剂。

三诊：患者孕34周＋5天，药后胃纳渐馨，大便转实，神气有复，口唇仍见干裂脱皮，偶有下腹紧缩感，无腹痛，无阴道流血流液，胎动如常，可及弱宫缩。B超检查提示胎儿大小与孕周相符，先露位置偏低，血糖控制平稳。舌红，苔薄白，舌根微腻，脉弦滑。患者可及宫缩，有早产风险，续以益气健脾、清热和胃、固肾安胎。方用太子参、藿香、紫苏梗、炙甘草、清炙升麻各10g，干姜3g，川黄连5g，姜竹茹9g，海螵蛸、煅蛤壳、炒白术、苎麻根、桑叶各15g，炒扁豆、葛根、淫羊藿、炒谷芽、炒麦芽各30g。7剂。

依此法加减调理，患者于2015年12月24日剖宫产下1女婴，母女平安。

（本病例选自《浙江中医杂志》2017年第52卷之"陈学奇治疗妇科疑难杂症验案三则"）

按：患者素体禀赋不足，气血亏虚，脾胃虚弱。孕后阴血聚下以养胎元则阴血愈亏，虚热内生，胎火上乘，火热内炽，上蒸肺胃，伤津耗液，发为消渴。患者见头晕，神疲乏力，口唇干裂脱皮，尿黄，舌红，少苔，脉细数等症状。孕晚期，随着胎体渐长，中焦脾胃气机受阻，加之阳明之冲脉上犯，更使气机升降失常，故患者出现胃纳不馨、食则呕恶等症状。患者总体病机为气机阻滞，脾胃气血不足，阴虚阳亢。治疗宜在益气养阴、固肾安胎的基础上，予以调畅气机、降逆止呕。处方在陈氏安胎平胃散的基础上加减而成。方中干姜配伍黄连，辛开苦降，寒热并调，恢复中焦气机；藿香、紫苏梗、佛手醒脾和胃，化痰止呕；绿梅花、代代花疏肝理气，行气宽中；白术、炒扁豆、炒谷芽、炒麦芽、炙甘草顾护中土；海螵蛸、煅蛤壳收敛降逆，制酸止痛；姜竹茹清热止呕。陈师指出，该患者脾胃虚弱，易腹泻便溏，用药取平和，去寒凉之知母、石斛，用白术、山药健脾益气；葛根、升麻生津清热；桑叶、苎麻根清热安胎；淫羊藿、川续断、杜仲固肾安胎。补、固、清三法合用，治病与安胎并举，终致安全度过妊娠期。

❀ 孕妇阴痒

孕妇阴门痒甚，因湿热留蓄而作，宜【渗湿汤】洗之。

> 川椒（去心子）三钱　枫子肉五钱　蛇床子　苦参　枯矾各三钱

共熬水，洗数次即愈。

孕妇外阴及阴道瘙痒严重，由湿热下注所致，宜用渗湿汤外洗治疗。

🌀 病因病机分析

本文以"孕妇阴门痒甚"为主症，当属于"胎前阴痒"的范畴。孕妇外阴及阴道瘙痒，甚则奇痒难忍，坐卧不安，或伴带下量多者，称为胎前阴痒。本病临床较多见，常因肝郁脾虚、湿热下注或外阴不洁，感染病虫，虫蚀阴中，或孕后房室过多，阴精耗损，加之孕后血聚养胎，精血愈发不足，化燥生风，外阴失养引起。以方测证，本方所治之证当属湿热之证，由湿热下注，湿虫滋生所致。肝经湿热下注，带下浸渍阴部，或湿热生虫，虫蚀阴中以致阴痒。患者当有阴部瘙痒灼痛，带下量多，色黄，或呈泡沫样，或如豆渣状，味臭秽，头晕目眩，心烦不宁，胸闷呃逆，小便黄赤，舌红，苔黄腻，脉滑数。故因机立法，治疗该病时应清热利湿，解毒杀虫，选用除湿杀虫之渗湿汤加减治疗。

◉ 方义分析

渗湿汤全方五味药，逐一分析其药物组成。方中君药大枫子肉辛热，祛风燥湿，攻毒杀虫。《本草纲目》记载其主风癣疥癞，杨梅诸疮，攻毒杀虫。《本草经疏》亦有关于大枫子苦能杀虫燥湿的作用记载。臣药川椒味辛，性热，可除湿止痒，杀虫解毒，善治各型阴痒；蛇床子性温，燥湿祛风，杀虫止痒，《本草新编》记载：蛇床子，功用颇奇，内外俱可施治，而外治尤良。苦参清热燥湿杀虫，其大苦大寒之性可抑制大枫子、蛇床子的温热之性。佐药枯矾解毒杀虫，燥湿止痒。全方配伍，共奏祛湿杀虫之效。

📖 历代古书沿革

历代古籍中有关渗湿汤的记载较多，但与本文所载之渗湿汤的药物组成与所治疾病都大不相同，而治疗外阴瘙痒疼痛多以川椒、白芷治之。关于对本疾病的描述多见于清代著作，如《竹林女科证治》《宁坤秘笈》《妇科指归》，其中使用的方剂为川椒白芷汤。

[1]《竹林女科证治》之妊娠阴痒："妇人受妊后，不节房劳，阳精留蓄，因而作痒，宜椒芷汤，内服外洗。"

椒芷汤：川椒（去目，一两），白芷（一两五钱）。

用法：水煎，服头煎，以二煎洗之。

[2]《宁坤秘笈》之胎前阴门痒甚："此症有孕，房事不节，阳精留蓄，因而作痒。宜川椒白芷汤并洗之。"

川椒白芷汤方：川椒（一两），白芷（一两五钱）。

用法：水煎服，渣煎洗之。

[3]《妇科指归》之胎前阴痒："有孕不节房事，阳精留蓄，因而作痒，用川椒、白芷、葱白煎水洗。"

❀ 孕妇元气壮盛忽然经来

孕妇元气冲盛忽然经来一二次，乃血旺也，不须服药，如有腰痛等症，服前【安胎饮】自愈。

安胎饮方见"孕妇气紧上冲不得卧"条下。（见150页）

妊娠期月经忽然来潮一到数次，是由血盛所致，不需要服药，如果有腰痛、腹痛等症状，服用安胎饮可痊愈。

病因病机分析

本文以"孕妇忽然经来一二次"为主症，当属"激经"范畴。激经又被称为盛胎或垢胎，指怀孕以后，月经仍按月来潮，量少、经期相对较短，且对孕妇、胎儿并无明显损害，多由气血充盛所致。此病为妊娠的特殊生理现象，对胎孕无妨，随胎儿渐长而自止，无须治疗。如《医宗金鉴》曰："激经无病不须治，子大能食经自停。"但当孕母出现腰痛、腹痛等症状时，则需重视。如《女科经纶》引《女科集略》认为"女之肾脉系于胎，是母之真气，子之所赖也"，若肾气亏损，便不能固胎元。《景岳全书·妇人规》曰："凡胎热者，血易动，血动者，胎不安。"本病患者当有妊娠后按月阴道流血，色红，阴道流血量及持续时间均不及正常月经，兼见腰酸、腹痛、小腹坠胀等不适。治宜补益肾气，滋阴清热，服用安胎饮。

◎ 方义分析

安胎饮全方共九味药，逐一分析其药物组成。熟地黄甘温质润，入肾，养血补虚，补阴益精以生血，尤善滋补肾阴，填精益髓，古人谓之"大补五脏真阴""大补真水"，故为君药。当归、生地黄、阿胶可滋阴养血而保胎元；川芎行气活血，与熟地黄合用，补而不滞，滋而不腻，四者共为臣药。砂仁理气醒脾，既可防益气养血之品滋腻碍胃，又有安胎之效；人参补益元气；艾叶有温经止血安胎之效，三者共为佐药。诸药配伍，使气血旺盛，冲任安固，自无堕胎之患。

◎ 历代古书沿革

历代古籍中有关安胎饮的记载较多，对其总结比较全面的有《寿世保元》《妇科玉尺》《太平惠民和剂局方》《陈素庵妇科补解》《郑氏家传女科万金方》《圣济总录》《医略六书》《丹溪治法心要》《丹台玉案》《嵩厓尊生书》《医学心悟》《胎产指南》《三因极一病证方论》《济阴纲目》等著作。古籍中所载安胎饮，药物组成不尽相同，但在治疗疾病方面基本相同，均可用于治疗胎动不安。

[1]《太平惠民和剂局方》之安胎饮："治妊娠三月、四月至九个月

恶阻病者，心中愦闷，头重目眩，四肢沉重，懒怠恶闻食气，欲啖咸酸，多睡少起，呕逆不食；或胎动不安，非时转动。腰腹疼痛及妊娠一切疾病，并皆治之。"

安胎饮：地榆、甘草（微炙赤）、茯苓（去皮）、熟干地黄（洗，酒洒，蒸，焙）、当归（去芦，洗，酒浸）、川芎、白术、半夏（汤洗七次）、阿胶（捣碎，麸炒）、黄芪（去苗）、白芍药，各等分，上为粗散。

用法：每服三钱，水一盏半，煎至八分，去滓温服，不拘时。如或恶食，但以所思之物任意与之，必愈。

[2]《济阴纲目》之胎漏下血："安胎饮治妊娠卒然腰痛，下血不已。"

安胎饮：当归、川芎、白芍药（炒）、熟地黄、阿胶（炒）、艾叶、黄芪（各一钱），甘草（炙）、地榆（各五分）。

用法：上锉一剂，加姜、枣，水煎服。

孕妇头项强直病名子痫

孕妇头项强直，筋脉挛急，语言謇涩，痰涎壅盛，昏迷不识人，时醒时作者，子痫也，宜【羚羊角汤】。

羚羊角（锉）二钱　枣仁（炒）　山萸肉（蒸）　独活各一钱　胆星五分　当归三钱　川芎　羌活各八分

姜五片，煎服。本方内加人参二分、紫河车一钱，更妙。

孕妇头痛眩晕，腰背反张，筋脉拘急抽搐，言语不清，痰涎较多，突然昏不知人，少顷可醒，醒后复发，属子痫，宜服羚羊角汤。

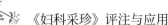 病因病机分析

本病属"子痫"范畴。妊娠晚期、临产时或新产后,突然发生眩晕倒仆,昏不知人,两目上视,牙关紧闭,四肢抽搐,全身强直,须臾则醒,醒后复发,甚或昏迷不醒者,称为"妊娠痫证",亦称"子痫"。本病为妊娠危急重症,严重者可危及孕妇及胎儿的生命,应及早治疗。本病多由肝阳上亢,肝风内动;或痰火上扰,蒙蔽清窍所致。本文子痫方用羚羊角汤,可推测该证属于妊娠痫证之肝风内动证。妇人孕后精血下聚胞宫养胎,肝肾阴虚,阳亢无制,进而化风。患者当有妊娠晚期,或临产时及新产后,头痛胸闷,突然昏仆不知人,两目上吊,牙关紧闭,口流涎沫,面浮肢肿,息粗痰鸣,四肢抽搐,腰背反张,时作时止,舌红,苔黄,脉弦滑而数。治疗以平肝息风豁痰为主,故选用羚羊角汤治疗。

方义分析

羚羊角汤全方九味药,逐一分析其药物组成。君药羚羊角性寒,主入肝经,长于清肝热、息肝风、止痉搐,为治肝风内动,惊痫抽搐之要药,可平抑肝阳而止头痛。酸枣仁益肝血,养心安神;山茱萸补肝肾之阴;胆南星化痰息风定惊,两者共为臣药。独活、羌活祛风止痛;当归、川芎补血活血,四者共为佐药。生姜为使药。诸药合用,起到平肝息风化痰的作用。若辅以人参、紫河车益气养血,可加强调和气血、养肝血、柔筋的功效。

历代古书沿革

历代古籍中关于羚羊角汤、羚羊角散的记载较多,但药物组成不尽相同。以羚羊角散为方名记载的可见于《严氏济生方》《妇科指归》《仁斋

直指方论》等书。

　　[1]《严氏济生方》："羚羊角散治妊娠中风，头项强直，筋脉挛急，言语謇涩，痰涎不消，或发搐不省人事，名曰子痫，亦宜服之。"

　　羚羊角散方：羚羊角（镑）、川独活（去芦）、酸枣仁（炒，去壳）、五加皮（去木）各半钱，苡仁（炒）、防风（去芦）、当归（去芦，酒浸）、川芎、茯神（去木）、杏仁（去皮尖）各四分，木香（不见火）、甘草（炙）各二分半。

　　各上咀，每服四钱，水一盏，生姜五片，煎至七分，去滓，温服，不拘时候。

　　[2]《妇科指归》之子痫："孕妇忽然不省人事，角弓反张，须臾即苏，状似中风，名曰子痫。必兼风邪所致，宜用羚羊角散。"

　　[3]《仁斋直指论方》附胎前诸方："羚羊角散治妊娠中风，头项强直，筋脉挛急，言语謇涩，痰涎不利，或时发搐，不省人事，名曰子痫。"

　　羚羊角散方：羚羊角镑、川独活、酸枣仁炒、五加皮各半钱，薏苡仁、防风、当归、川芎、茯神、杏仁各四分，木香、甘草各二分半。

　　上哎咀，每服四钱，水一盅，姜五片，煎七分，不拘时服。

孕妇受湿渗入膀胱名子淋

原文

　　孕妇受湿，渗入膀胱，积热不行，似淋沥，腹中疼痛，名子淋，宜【清利饮】。

木通　云苓　麦冬（去心）　车前子　大腹皮各二钱　淡竹叶十五片
灯心二分

水煎，食前服。

孕妇感受湿邪，水湿浸淫，湿渗膀胱，积热而致小便频数，淋沥不尽，伴腹痛，该病名为子淋，宜服清利饮，饭前服用佳。

病因病机分析

　　本病属"子淋"范畴。妊娠期间，尿频、尿急、淋沥涩痛者，称为"子淋"，亦称为"妊娠小便淋痛"。本病多由膀胱郁热，气化失司所致；病因多为阴虚津亏、心火偏亢、下焦湿热。本条提到小便频数，淋沥涩痛，方用清利饮，以方测证，推测其属于妊娠小便淋痛之下焦湿热证。孕期阴血下注冲任养胎，摄生不慎，湿与热搏，蕴结膀胱，气化不行，水道不利，故见子淋。患者当有小便频急，尿色黄赤，艰涩不利，灼热刺痛，甚或腰痛，口苦咽干，渴喜冷饮，胸闷食少，面色黄垢，舌红，苔黄腻，脉滑数。治疗宜清热利湿，润燥通淋，方选清利饮。

方义分析

　　清利饮全方七味药，逐一分析其药物组成。君药木通苦寒，利尿通淋，使湿热之邪下行从小便排出；云茯苓甘淡，甘则能补，淡则能渗，其既可祛邪又可扶正，利水而不伤正气，以达利水渗湿之功效，二药合用为君。臣药车前子甘寒滑利，清热利尿通淋，善于通利水道而清膀胱之热，渗湿分清浊以达利小便；淡竹叶甘淡，能渗湿利尿通淋；灯心草质轻力薄，与君药合用，可加强清热利尿通淋的功效。佐药麦冬苦寒，养阴润燥清热；大腹皮行水消肿。诸药合用，共奏清热利湿，润燥通淋的功效。

历代古书沿革

该方在历代古籍中的记载较少，最早可见于明代《丹台玉案》，后被收录于《中医方剂大辞典》第九册。

《丹台玉案》卷五胎前门之子淋：娠妊受湿，渗于膀胱，积热不行，以致淋沥，腹中疼痛是也。清利饮治子淋湿热不行，肚腹作痛。

清利饮方：木通、白茯苓、麦门冬、车前子、大腹皮（各一钱五分），淡竹叶（十五片）、灯心三十茎。

病案举例

于某，女，26岁，工人，已婚。

初诊：2013年7月10日。患者妊娠5个月，突感尿频、尿急、尿痛，尿意不尽，小便短赤，小腹坠胀，胸闷，食纳欠佳，带下黄稠量多；舌质红，苔黄腻，脉弦滑数。诊断为妊娠小便淋痛。证属湿热下注。治以清热利湿，润燥通淋。

处方：栀子12g，赤茯苓15g，当归6g，黄芩15g，白芍15g，甘草梢10g，生地黄15g，泽泻12g，车前子15g，木通6g。共3剂，水煎服，每日1剂。

二诊：服用上方3剂后，诸症好转，小便不再涩痛，次数减少。守上方去当归、木通。再服3剂而愈。

按：巢元方《诸病源候论》曰，"淋者，肾虚膀胱湿热故也"。妊娠期间若摄生不慎，感受湿热之邪，再因胎压膀胱，尿液留滞，致湿热之邪入侵，膀胱气化不利，则发为此病，治以清热利湿通淋。方中栀子、黄芩、木通清热泻火通淋；茯苓、泽泻、车前子利湿通淋；白芍、甘草养阴清热，又可缓急止痛；当归、生地黄养血安胎，使邪去而不伤正。二诊时，诸症好转，恐当归活血动胎，木通伤肾，故去之。全方合用，治病而不动胎，是治疗湿热子淋的良方。

（本病例选自朱名宸主编《朱名宸妇科经验集》）

🌸 孕妇身肿小便不利名子肿

孕妇身肿，小便不利，腹大亦异常，高过心胸者，乃胎中蓄水。亦有引饮太过，变为泄泻，损伤脾胃，不能制水，名子肿，宜【白术散】。

> 白术二钱　姜皮　陈皮　桑白皮　茯苓皮　川芎　秦艽各一钱　木通　防己各八分

童便一茶杯，同水煎，食远服。

孕妇妊娠中晚期出现身体浮肿，小便不利，腹部大且异常，与停经月份不符，宫底高于上腹甚至到达心胸位置，此是胎中蓄水证，也有饮水过多而致水湿泄泻，损伤脾胃运化失调，不能制约水湿，名叫子肿，宜服用白术散。

🕯 病因病机分析

本文以"孕妇身肿、腹大异常"为主症。文中虽曰子肿，实则包含两种妊娠疾病，即子肿与子满。妊娠中晚期，孕妇肢体、面目发生肿胀者，称为"妊娠肿胀"，亦称"子肿"。子肿多与脾虚、肾虚、气滞有关。妊娠5~6个月后，出现胎水过多，腹大异常，胸膈胀满，甚或遍身浮肿，喘不得卧者，称为胎水肿满，亦称子满。子满多与脾气虚弱、气滞湿阻有关。本文选用白术散，可推知该证当属于妊娠肿胀之脾虚证、胎水肿满之脾气虚弱证。脾主肌肉、四肢，脾虚不运，水湿停聚，泛溢肌肤四肢，故见身肿；脾虚失运，水湿留聚，浸淫胞中，发为胎水过多，腹大异常。患者当有妊娠数月，面浮肢肿，甚则遍身俱肿，皮薄光亮，按之凹陷，脘腹胀满，腹大异常，气短懒言，口中淡腻，食欲不振，小便短少，大便溏薄，舌体胖嫩，边有齿痕，苔白润，脉沉缓。以健脾除湿，行水消肿为治疗原则，方用白术散。

◎ 方义分析

白术散全方九味药，逐一分析其药物组成。白术益气健脾，燥湿利水，为君。生姜皮、桑白皮行气利水；陈皮、茯苓皮理气健脾祛湿，共为臣药。川芎、秦艽行气祛湿；木通、防己利尿消肿，四药加强君臣之药的利水之功，共为佐药。使用童便，为药引之用，可加强全方利水作用。诸药合用，共奏健脾除湿，行水消肿之功。

历代古书沿革

历代古籍中关于白术散的记载较多。治疗妊娠肿胀运用较多的为全生白术散，出自宋代《全生指迷方》。在《胎产心法》《济阴纲目》《证治准绳》等书中均有全生白术散的记载，其与本方白术散药味略有出入。

[1]《全生指迷方》：白术散治妊娠面目肿，如水状。

全生白术散方：橘皮（洗）、大腹皮、茯苓、生姜（各半两），白术（一两）。上为末，饮调方寸匕，食前服。

[2]《济阴纲目》卷八之胎水肿满（即子肿子满子气）：白术散治妊娠面目虚浮，四肢肿如水气，名曰子肿。（子肿与子气相类，然子气在下体，子肿在头面，须识之）。

白术散方：白术（二钱半），茯苓皮（一钱半），陈皮、生姜皮、大腹皮、桑白皮（各一钱）。

上锉，水煎服，或为细末，每服三钱，米饮调下。本方去白术名五皮散，或加木香。

[3] 《证治准绳·女科》卷四胎前门之胎水肿满：全生白术散治妊娠面目虚浮，如水肿状。

全生白术散方：白术（一两），生姜皮、大腹皮、茯苓皮、陈皮（各半两）。上为细末，每服二钱，米饮调下，不拘时。

病案举例

薛某，女，25岁，1998年11月23日初诊。诉G1P0（有过1次怀孕经历，但并没有生产过），停经31－3周。7天前腹部胀大迅速，就诊时上腹部胀大满闷，甚则疼痛，伴纳少，喘逆，行动不便。体格检查：血压（BP）126/67.5mmHg，发育正常，神清，表情痛苦，唇甲青紫，腹壁膨胀，皮下静脉可见，局部轻压痛，外阴稍肿，双下肢浮肿（－），舌淡苔白腻，脉沉滑。产科检查：宫高29.5cm，腹围93cm，胎位为右枕前位（ROA），头浮，胎心144次/分钟。尿液检查：无蛋白及管型。B超检查：胎儿无明显畸形，羊水最深处达13cm。

诊断：G1P0，31－3周宫妊；急性羊水过多。

给予全生白术散加味治疗。药用白术15g，茯苓皮15g，大腹皮15g，生姜皮5g，陈皮5g，砂仁5g，桂枝5g。服药5剂，上腹部胀闷及喘逆减，未感疼痛，外阴浮肿消失，唇甲无青紫，腹壁皮下静脉隐约可见。续服5剂，诸症基本消失。产科检查：宫高29.5cm，腹围88cm，胎位ROA，头浮，胎心142次/分钟。B超检查：羊水最深处达8.5cm。后随访至1999年1月22日，顺产1男婴。

按：急性羊水过多多发生于妊娠20~24周。该患者于妊娠30周后出现羊水过多，中医将此称为"胎水肿满"。此病例因脾虚不能制水，水气不化，蓄于胞中所致，故用白术、茯苓皮健脾行水，砂仁、生姜皮温中理气，大腹皮下气宽中、行水，陈皮调气和中，酌加桂枝通阳化气。全方共达健脾理气，温中消胀，通阳利水之效。健脾能制水，气行则水行，水气既消，母子亦可安。

（本病例选自《福建中医药》1999 年 04 期之"全生白术散加味治疗急性羊水过多 1 例"）

❀ 孕妇只腿足发肿名子气

孕妇只腿脚发肿，以致喘闷，甚则脚指间有黄水流出，名子气，宜【千金饮】。

> 木香 防己 五加皮 地骨皮各一钱五分 桑白皮 木瓜 苏叶各一钱 灯心二分

水煎，食远服。

孕妇腿膝及双足发肿，伴有喘闷，甚至脚趾缝间有黄水流出，是子气，宜服用千金饮。

🔥 病因病机分析

该文以"孕妇腿脚肿胀"为主症，当属妊娠肿胀之"子气"的范畴。妊娠中晚期，孕妇肢体、面目发生肿胀者，称为"妊娠肿胀"，亦称"子肿"。依据肿胀部位、性质及程度不同，妊娠肿胀分别有子气、皱脚、脆脚等类型。《医宗金鉴·妇科心法要诀》云："自膝至足肿，小水长者，属湿气为病，故名曰子气。"子气指妇女妊娠中期出现的自膝至足浮肿、小便频繁的病证，属于妊娠肿胀中的一种类型。子气多与脾虚、肾虚、气滞有关。病因分虚实两端，虚者脾肾阳虚，水湿内停；实者气滞湿阻，泛溢肌肤。本条子气选用千金饮，以方测证，可推知该证当属于妊娠肿胀之气滞证。气机郁滞，升降失司，清阳不升，浊阴下滞，故发为子气。患者当有妊娠数月，肢体肿胀，始肿两足，渐及于腿，皮色不变，压痕不显，头晕胀痛，胸胁胀满，饮食减少，苔滑或腻，脉弦或滑。治疗当理气行滞安胎，化湿消肿，方用千金饮。

◎ 方义分析

千金饮全方八味药，逐一分析其药物组成。君药木香，可通理三焦，善行脾胃之气滞，在本方中起行气健脾之功；防己利水消肿，善下行而泄下焦湿热，主治下肢水肿、小便不利，两者配伍共为君药。臣药桑白皮能肃降肺气，通调水道而利水消肿，主治水肿胀满尿少、面目肌肤浮肿；地骨皮入肺经，可泄肺热、行肺气；五加皮利水消肿，常与桑白皮等药配伍以加强利水消肿之功。三药合用，共为臣药。木瓜温通化湿而消肿；紫苏叶善于行气安胎；灯心草利水渗湿、利小便，三药共为佐使药。诸药合用，加强行气利水，共奏理气行滞安胎，化湿消肿之功。

📖 历代古书沿革

本方在历代古籍中较少见，仅可见于明代《丹台玉案》。

《丹台玉案》卷五胎前门之子气：娠妊单只腿足发肿，以致喘闷，甚则脚指间有黄水流出，即是子气也。千金饮治一切子气。

千金饮方：广木香、防己、五加皮、地骨皮（各一钱二分），桑白皮、紫苏、木瓜（各一钱），灯心三十茎，食远服。

孕妇气逆冲心名子悬

 原文

孕妇气逆冲心，胸膈满胀，忽一时昏闷，名子悬，宜【紫苏饮】。

> 苏叶一钱　当归八分　川芎五分　人参三分　白芍六分　陈皮　大腹
> 皮各五分　甘草二分

姜三片，水煎，空心服。

如心腹痛者，加延胡八分、木香二分（研末），冲服。

释义

孕妇气机逆乱，上冲于心，胸膈胀满，突然头昏胸闷气急者，名为子悬，宜服紫苏饮，加生姜三片，水煎后空腹服用。如有心前区或腹部疼痛，加延胡索八分、木香二分，水冲服。

病因病机分析

本文以"孕妇气机逆乱，胸腹胀满"为主症，当属于"子悬"范畴。妊娠期胸腹胀满，甚或喘急，烦躁不安者，称为胎气上逆，亦称为胎上逼心或子悬。本病多与肝气犯脾或肺胃积热有关。方用紫苏饮，以方测证，可推出本证为肝气犯脾证。妊娠期间，肝气犯脾，气血失和，以致胎气上逆，壅塞于胸腹，故见子悬。患者当有妊娠中晚期，胸膈胀满，头痛，头昏眼花，腰胁痛，心悸健忘，少寐多梦，神疲乏力，气短懒言，面色苍白或萎黄，舌淡，脉细弱。治宜疏肝理气，和血安胎，方用紫苏饮。

◎ 方义分析

紫苏饮全方共九味药，逐一分析其药物组成。紫苏叶行气和胃，为君药，《长沙药解》曰其"味辛，入手太阴肺经，降冲逆而驱浊，消凝滞而散结"。陈皮、大腹皮宽中下气，助紫苏叶行气和胃之功。当归、白芍养血柔肝，助肝气之疏泄；川芎活血行气；人参益气扶脾，共为佐药。甘草为使，调和诸药，亦可增强益气之功，辅以生姜温胃和中止呕。诸药合用，可顺其上逆之气，以达和血安胎之功。若症见心腹疼痛难忍者，可加用延胡索、木香理气止痛。

📖 历代古书沿革

紫苏饮为历代医家治疗子悬的常用方剂，也有书籍将其记载为紫苏和气饮，其中去川芎者名曰七宝散。对于紫苏饮的出处，现说法不一，有曰《外台秘要》者，也有曰《严氏济生方》和《医宗金鉴》者。此方为历代医家所重视，临床疗效颇佳。

[1]《外台秘要》卷九引《延年方》之紫苏饮。主治：咳嗽短气，唾涕稠厚，烦发无时者。制备方法：上七味，切。以水 1.2L，煮取 400mL。用法用量：分 4 次服用。

紫苏饮：紫苏、贝母各 6g，紫菀 3g，麦门冬 3g（去心），大枣 5 枚（擘），葶苈子 3g（熬令黄，别捣），甘草 3g（炙）。

[2]《严氏济生方》记载之紫苏饮。主治：子悬。制备方法：上咀，每服四钱，水一盏半，生姜五片，葱白七寸，煎至七分。用法用量：去滓，温服，空心。

紫苏饮：大腹皮、川芎、白芍药、陈皮（去白）、紫苏叶、当归（去芦，酒浸）各一两，人参、甘草各四钱。

[3]《医学心悟》记载之紫苏饮。主治：子悬及催生顺产。制备方

法：加生姜一片、葱白一寸。用法用量：水煎服。

紫苏饮：当归、川芎、紫苏各一钱，甘草（炙）、人参、白芍药（酒炒）各五分，大腹皮（黑豆煎水）八分。

[4]《女科秘旨》记载之紫苏饮。主治：子悬。制备方法：水煎服。用法用量：空心服。

紫苏饮：苏叶八分，人参、大腹皮、川芎、白芍、陈皮（去白）、甘草各一钱，当归（酒浸）二钱，姜三片，葱白一根。

病案举例

丁某，女，26岁。妊娠4个月，近日胃痛，胸闷短气，自觉有气从少腹上冲脘胁，呕吐不食，剧时手足厥冷，昏不知人。收妇科住院后，予以间隔吸氧及止痛药物，治疗1周，仍无效，遂转中医病房，诊时病证同前，痛苦不堪。舌质淡红苔白，脉弦缓无力。脉证分析：此证似胎气逆阻，形如子悬或胎上逼心，故有胸膈满闷短气，但有腹痛牵腰，上冲脘胁，又与胞阻相近。究其病机，为孕后胎儿生发于胞宫，母体脏气因之渐成闭阻之势，疏于调达，故冲任之气逆而上冲，随经直抵胸腔，以致胃气升而不降，胸中阳气不展，出现痛、厥、吐不已。治当调和冲任，补气养血。方选紫苏饮加减：当归15g，川芎10g，陈皮15g，紫苏梗叶15g，人参10g，甘草10g。水煎服。患者服药2剂后，呕止痛减，5剂病愈，调理1周出院后，足月顺产1健康男婴。

（本病例选自赵桂华、陈露明《中医文献杂志》1999年02期之"张志浩妇科病验案三则"）

原按：紫苏饮出自《医宗金鉴·胎前诸证门》，为子悬胎上逼心证治的方剂。方中紫苏梗叶、陈皮理气宽中，当归、川芎调和血脉，甘草缓和诸药。因其久吐伤正，故加人参补之。诸药合用，乃使气血调和，冲任自安，胃气得降，胸中平和，阴平阳秘，自无阻逆之患，母体胎儿始安。该方运用得效，关键在于抓住了病本在气逆，进而使理气之药用得恰到好处。初用此方时，曾有存疑者，虑及疏散太过。而张老则认为，母因胎儿而病于气逆，理顺中焦则上下得通，冲任之气各司其职，虽用理气之药，但无动胎气之患，故放胆用川芎、紫苏而无殒。

❀ 孕妇忽心惊胆怯名子烦

孕妇忽心惊胆怯，终日烦闷，亦有停痰积饮，滞于胸前而烦躁，胎动不安者，名子烦，宜【竹叶汤】。

麦冬（去心）一钱五分　云苓　黄芩各一钱　人参五分　淡竹叶十片

水煎，食远服。

如有痰者，加竹沥、姜汁各二钱，冲服。

妇人妊娠期间忽然出现心惊胆怯，甚或烦躁不安，或者痰饮停滞于胸，痰热内扰，烦躁，胎动不安，此名为子烦。治疗时宜用竹叶汤，水煎服，食远服。如有痰，加竹沥、姜汁各二钱冲服。

☁ 病因病机分析

本文以"孕妇心惊胆怯、终日烦闷"为主症，当属"子烦"范畴。子烦，又称妊娠心烦，是以妊娠期间孕妇自觉烦闷不安，郁郁不乐，或烦躁易怒为特征的一种疾病。本病多因阴虚火旺、痰火内蕴或肝经郁火所致。方用竹叶汤，以方测证，可推测该证属于阴虚火旺证。妇人妊娠后阴血下聚养胎而致阴血亏虚，虚火上扰，或痰饮停滞心中，日久化热，痰热内扰，以致子烦。患者当有妊娠期间，忽然心惊胆怯，甚或烦躁不安，有痰饮者，可见呕吐涎沫，恶闻食气，剧则胎动不安，舌红苔黄腻，脉细数。治疗时应以养阴清心为宜，故用竹叶汤。

◎ 方义分析

竹叶汤全方共五味药，逐一分析其药物组成。淡竹叶性寒，可祛心中烦热，其甘淡之性又可给邪出路，使痰饮从小便出；麦冬养阴生津，润肺清心，两者共为君药。臣药黄芩既可清热除烦，又可安胎，子母同治，防患未然，《本草新编》记载其可"退热除烦，泻膀胱之火，善安胎气"；人参补益生津安神。云茯苓健脾宁心，为佐。诸药合用，共奏养阴清心之功。若症见痰饮内停者，可加竹沥清热豁痰，姜汁温中化痰。

历代古书沿革

竹叶汤在历代古籍中的记载较多，首见于《金匮要略》，用于治疗产后中风。后世医家多用本方治疗妊娠子烦。竹叶汤名目繁多，虽同名，但药味及临床应用皆有不同，择方应用时当方证一致。

[1]《三因极一病证方论》之竹叶汤。主治：妊娠子烦，心惊胆怯，终日烦闷。制备方法：锉散，每服12g，用水250mL，加竹叶10余片，煎至170mL，去滓。服用方法：温服。

竹叶汤：竹叶10片，防风（去叉）、黄芩、麦冬（去心）各30g，白茯苓40g。

[2]《妇人大全良方》之竹叶汤。主治：子烦。制备方法：上咀，每服四钱。水一盏，竹叶数片，煎至七分。用法用量：去滓温服。忌醋物。

竹叶汤：防风、黄芩、麦门冬（各三两），白茯苓（四两）。

（注：《外台秘要》有竹沥三合，无竹叶，名竹沥汤。《指迷》同。一

方无黄芩，有知母。又方时时饮竹沥，随多少。）

[3]《证治准绳·女科》之竹叶汤。主治：子烦。制备方法：下作一服，水二盅，竹叶五片，煎至一盅。用法用量：无时服。

竹叶汤：竹叶五片，白茯苓三钱，防风、麦门冬（去心）、黄芩各二钱。

[4]《产宝》之竹叶汤。主治：子烦。制备方法：用竹叶十片，水煎。用法用量：食后温服。

竹叶汤：防风（去芦）、麦冬（泡，去心）、白茯苓、黄芩（各等分）。

❀ 孕妇咳嗽日夜不宁名子嗽

孕妇咳嗽，日夜不宁，名子嗽，宜【紫菀汤】。

紫菀　天冬　桑白皮　杏仁去皮　竹茹各一钱　桔梗六分　炙草三分

水煎，入白蜂蜜一匙和服。

孕妇咳嗽，日夜不宁，是子嗽，宜水煎服紫菀汤，服用时加入白蜂蜜一匙。

◉ 病因病机分析

本文以"孕妇咳嗽"为主症，属"妊娠咳嗽"范畴。妊娠期间，咳嗽不已，称为子嗽，亦名妊娠咳嗽。本病多由阴虚肺燥、脾虚痰饮、痰火犯肺导致肺失宣降而致子嗽。方用紫菀汤，以方测证，可推出该证属于阴虚肺燥证。妊娠期间，阴血下聚养胎，肺阴不足，虚火上炎，灼伤肺络，肺失濡养，而致咳嗽。患者当有妊娠咳嗽，干咳少痰或痰中夹血丝，咽干口燥，手足心热，大便干结，苔薄舌红，脉细滑数。治以养阴润肺，止咳安胎为主，方用紫菀汤。

◎ 方义分析

紫菀汤全方共七味药（加蜂蜜共八味），逐一分析其药物组成。君药紫菀辛温，归肺经，润肺下气止咳，《中华本草》曰其"主治咳嗽、肺虚劳嗽、肺痿肺痈"，但《本草经疏》曰其"辛散之功烈矣，而其性温，肺病咳逆喘嗽，皆阴虚肺热证也，不宜专用及多用，即用亦须与天冬、百部、麦冬、桑白皮苦寒之药参用，则无害"。臣药天冬滋阴润燥，清肺生津；桑白皮泻肺平喘，《本草择要纲目》曰其"甘以固元气之不足而补虚，辛以泻肺气之有余而止嗽，此其功皆实则泻其子也"。两者共为臣药，助君降逆止咳，且制君之辛温之性。佐药杏仁降气止咳，白蜜滋阴润燥，竹茹清热化痰止咳，桔梗宣肺祛痰。炙甘草调和诸药，为使药。诸药合用养阴润肺，止咳安胎。

📖 历代古书沿革

本方在古籍中有较多记载，均被用以治疗肺虚咳嗽，方名虽相同，药味、主治却不尽相同，与本方主治及药味相似的仅见于《妇人大全良方》。

《妇人大全良方》之紫菀汤治妊娠咳嗽不止，胎不安。制备方法：上咀，每服三钱，水一盏，竹茹一块，煎至七分，去滓，入蜜半匙，再煎二沸。用法用量：温服。

紫菀汤：甘草、杏仁（各一分），紫菀（一两），桑白皮（一分），苦梗（三分），天门冬（一两）。

孕妇忽失音不语名子瘖

 原文

孕妇三个月，忽然失音不语，或至九个月而瘖者，不必治，名曰子瘖。候分娩之后，不药而愈。缘胎系于肾，肾脉贯于舌本，为胎气所约，故不语。

 释义

妊娠三个月或九个月，忽然失音不语，即声音细哑不响，如无其他症状时可不用治疗。因为胎元赖于肾脉系养，肾脉循喉咙，挟舌本。胎儿增大导致胞脉受阻，肾脉不通，不能上至舌本，故声音细哑。待分娩后，肾脉得通，失音自然而愈。

病因病机分析

子瘖是以妊娠晚期出现声音嘶哑，音浊不扬，甚至不能出声为主要表现的妊娠疾病，又被称为妊娠失音，或妊娠音哑。此为胞脉受阻，肾脉不通，肾阴不能上承所致，一般不必治疗，待分娩后即可自然恢复。故本病常可伴有腰膝酸软、眩晕耳鸣、少寐健忘、五心烦热或骨蒸潮热、口干咽燥、颧红、盗汗、舌红少苔等肾阴虚之症状表现。《女科精要》曰："喑谓有言而无声，故经曰不能言，不能非绝然不语之谓。凡音出于喉咙，发于舌本，因胎气肥大，阻肾上行之经。肾脉入肺，循喉咙，系舌本。喉者，肺之部，肺主声音。其人窃窃私语，心虽有言，而人不能听，故曰喑。肺肾子母之脏，故云不必治。"如需治疗，可适当予以滋阴补肾之品。《胎产心法》云："切不可谓痰闭心窍，而用化痰开窍通声之药，致误母子之性命也。"

历代古书沿革

古代医家对本病的认识较早，最早可见于《素问》，经曰"人有重身，九月而喑，此何为也？岐伯对曰：胞之络脉绝也。帝曰：何以言之？岐伯曰：胞络者，系于肾，少阴之脉贯肾，系舌本，故不能言。帝曰：治之奈何？岐伯曰：无治也，当十月复"。后世医家以此为基础，不断对本病进行了进一步的探索并提出了自己的见解。

[1]《盘珠集胎产症治》记载，"舌为心苗，肺主声音，肺肾为子母之脏。心肺肾三脏，皆能致喑。如妊娠九月而喑，则以胞之络脉系肾。少阴之脉贯肾，上系舌本。脉络阻滞，故有言无声。分娩后自然声出，不必治"，但如若"心火克肺，宜降少阴之火；心肾不足，宜补少阴；痰涎滞络，宜清痰饮"。

[2]《胎产心法》曰："夫喑者，有言无声。经曰不能者，非绝然不语之谓。凡音出于喉咙，发于舌本。因胎气肥大，阻肾上行之经，肾脉入肺，循喉咙，系舌本；喉者肺之部，肺主声音，其人切切私语，心虽有言而人不能听，故曰喑。肺肾子母之脏，故云不必治。"

[3]《医宗金鉴·妇科心法要诀》记载："子喑声哑细无音，非谓绝然无语声。九月胎盛阻其脉，分娩之后自然通。妊娠九月，孕妇声音细哑不响，谓之子喑。非似子哑绝然无语也。盖少阴之脉络于舌本，九月肾脉养胎，至其时盛阻遏其脉，不能上至舌本，故声音细哑。待分娩之后，肾脉上通，其音自出矣。"

[4]《胎产秘书》记载："凡妊娠三五个月，忽失音不语者，胞络脉绝也，名曰子喑。盖胞系于肾，肾脉贯舌，故失音。此非药可治，分娩即自出声。"

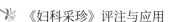 孕妇忽然闪跌激动胎元

原文

孕妇忽闪跌激动胎元，腹痛下坠见红，宜【胜金地黄汤】。

> 熟地　炙芪　砂仁各三钱　焦术　益母草各一钱　当归二钱　川芎一钱
> 炙草五分

水煎，入酒一小酒杯，微温服。

释义

孕妇忽然闪跌致胎元受损，腹痛有下坠感，伴阴道出血，宜服用胜金地黄汤，水煎时加一小酒杯酒，微温时服用。

病因病机分析

本文以"孕妇忽然闪跌而致腹痛，伴有下坠感及阴道出血"为主症，属于"胎动不安"。妊娠期间腰酸、腹痛、小腹下坠，或伴有阴道少量流血者，称为胎动不安。妊娠期不慎跌仆闪挫，加之素体虚，致气血不和，胎元失养而不固，出现腹痛、小腹下坠、阴道出血等症状。《傅青主女科》言"妊妇有失足跌损，致伤胎元，腹中疼痛，势如将堕者，人只知是外伤之为病也，谁知有内伤之故乎！凡人内无他症，胎元坚固，即或跌仆闪挫，依然无恙。惟内之气血素亏，故略有闪挫，胎便不安。若止作闪挫外伤治，断难奏功，且恐有因治而反堕者，可不慎与"。故在治疗本病时，要补虚养胎，但要慎用理气及活血之品，恐伤胎元。以方测证，本证属气血亏虚之证。患者当有疲倦乏力，面色萎黄或白，食欲不振，失眠多梦，腹痛伴有下坠感，阴道少量出血，舌淡苔白，脉细

弱。治以益气养血，补肾安胎，方用胜金地黄汤。

◎ 方义分析

胜金地黄汤全方八味药，逐一分析其药物组成。熟地黄、黄芪补益气血，为君药。熟地黄味甘，性温，入肝、肾二经，长于滋阴益肾填髓，《本草择要纲目》曰其"益肾水真阴，去脐腹急痛，养阴退阳，壮水之源，仲景六味丸以之为诸药之首，天一所生之源也"。炙黄芪甘温，益肺脾之气，且可使熟地黄滋而不腻。臣药焦白术甘温益气，健脾调中，以助生化之源，使气旺以载胎；益母草活血祛瘀，使血行而不留滞；当归补血养血安胎；砂仁温脾理气安胎，四药共为臣药。佐使药川芎可舒气血之滞。炙甘草调和诸药，为使。煎服加酒以通行血脉。全方共奏益气养血，补肾安胎之功，治病与安胎并举。

📖 历代古书沿革

本病为临床常见疾病，历代医家对其研究已久，治疗均以益气养血，补肾安胎为主，选方用药却各有特色。

[1]《辨证录》记载之救损汤。主治：孕妇有跌闪失足，以致伤损胎元。制备方法：水酒煎。

救损汤：归身五钱，白芍三钱，白术五钱，人参一钱，生地一两，甘草一钱，苏木三钱，乳香末一钱，没药末一钱。

[2]《傅青主女科》记载之救损安胎汤。主治：妊妇有失足跌损，致伤胎元，腹中疼痛，势如将堕者。用法用量：水煎服。

救损安胎汤：当归30g（酒洗），白芍9g（酒炒），生地黄30g（酒炒），白术15g（土炒），炙甘草3g，人参3g，苏木9g（捣碎），乳香3g（去油），没药3g（去油）。

[3]《类证治裁》认为"胎动不安，势必下堕。多由妊母衰病，或触损颠仆所致。然堕在三五七单月居多，且前次三月堕，后次至期必堕，乘其虚也，须早服养气血，护胎元之剂。加减八珍汤，添续断、陈皮、杜仲、砂仁。盖气虚则提摄不固，血虚则灌溉不周。胎元饮加减，或泰山磐石散"。

❀ 孕妇忽闻腹儿啼

孕妇忽闻儿啼者，因脐带疙瘩儿含口中，因母登高举臂脱出儿口，故有啼声。急令母曲腰就地拾物数十次，脐疙瘩仍入儿口即安。

又方：

黄连五钱

煎浓，时刻徐徐呷之。

大抵孕妇禀质虚弱，或因风、寒、暑、湿，或因喜、怒、忧、思，致胎受伤不宁，而有子烦、淋、气、痫、肿、悬、嗽、瘖八症，假借立名。母若气血和平，无所感触，岂有胎能病母之理耶！

孕妇听见腹中儿啼，是缘于脐带疙瘩含于胎儿口中，孕妇登高举臂脐带脱出儿口，故听见腹中儿啼。令孕妇弯腰拾物数十次，使脐带含于胎儿口中则可。可用黄连缓缓服之以止儿啼。

孕妇素体虚弱，或因外感风、寒、暑、湿，或因喜、怒、忧、思等情志失调导致胎元受损，出现子烦、淋、气、痫、肿、悬、嗽、瘖八症，因之言为腹儿啼。孕妇气血调和，胎元得固，则不会出现这些表现。

病因病机分析

此病又名子鸣，是指妇人妊娠七八个月时，因气虚，胎儿不安所致腹中有声如钟鸣的疾病。本病虽在临床上较为罕见，但在中医古籍文献中常被提及，可归属于妊娠病范畴。经查阅文献可知，其发病原因可能与"疙瘩脱出作声""胎热""母体气虚""母体情绪"等因素有关。正如《胎产心法》之腹内儿哭钟鸣论中提道："妊娠腹内儿哭或钟鸣者，因腹内脐带上疙瘩儿含口中，妊妇或登高举臂，脱出儿口，以此作声。"亦有胎热不安而啼者，如《傅青主女科》所述："妊妇怀胎至七八个月，忽然儿啼腹中，腰间隐隐作痛，人以为胎热之过也，谁知是气虚之故乎！"冯氏在论述该病时认为其发病主要因孕妇素体虚弱，或因外感风、寒、暑、湿，或因喜、怒、忧、思等情志失调导致孕妇胞宫气血失和，使胎元受损，故而发生胎儿在宫内受惊，出现啼哭。以方测证，可推断出冯氏较支持"疙瘩脱出作声"和"胎热"之说，故在治疗时辨证施治。若为孕妇登高举臂脐疙瘩脱出口中者，予弯腰数十次治疗；若属胎热者，予黄连清热安胎，使胎安则啼自止。

方义分析

本条仅选用一味药。黄连禀天地清寒之气生，性寒，味苦，且无毒。用此一则可清热降火，使热去而血凉，血凉而胎自安；二则黄连无毒，孕妇可放心服用，无损于胎儿。浓煎，徐徐呷服，可增强其清热安胎之功效。

历代古书沿革

本病在历代古籍中的记载较多，其病名首见于《胎产密书》。《胎产密书》中亦用黄连治疗本病。在《傅青主女科》《妇人大全良方》中也有本病的相关记载。

[1]《胎产密书》：凡妊娠临月，或九个月腹中儿啼者，缘儿在母腹口含脐带，随母呼吸，妊母或将手扳高取物，提出儿口脐带，故啼。但令其母如男子作揖，使脐带仍入儿口即不鸣矣。或煎黄连浓汁呷之。

[2]《傅青主女科》：妊妇怀胎至七八个月，忽然儿啼腹中，腰间隐隐作痛，人以为胎热之过也，谁知是气虚之故乎！治宜大补其气，方用扶气止啼汤。

止啼汤：人参（一两），黄芪（一两，生用），麦冬（一两，去心），当归（五钱，酒洗），橘红（五分），甘草（一钱），花粉（一钱）。

水煎。服一剂而啼即止，二剂不再啼。此方用人参、黄芪、麦冬以补肺气，使肺气旺，则胞胎之气亦旺，胞胎之气旺，则胞中之子气有不随母之气以为呼吸者，未之有也。

明代有一妇人，在妊娠八个多月时，忽闻腹中胎儿啼哭，请了几个医生诊治，均无效果。后来病家请程世光医生治疗。程先生将一把豆子撒在地上，让孕妇一个一个的拾起来，拾完之后，胎儿停止啼哭。

（本病例选自《怪病怪治》之"捡豆作揖治子啼"）

按：本病由孕妇登高或欠身举臂取物，伤及胎气所致，令孕妇做男子下拜的姿势，或撒豆于地下，令孕妇逐个捡起，即可治愈。

孕妇怀胎或过月或数年

原文

孕妇有怀胎过月者，或至二、三、四年者，乃血养胎不足，万勿惊慌，至期瓜熟自落。

孕妇怀胎过月而未临产，甚至延迟至二、三、四年者，乃因气血不足，胎儿失于长养之故。此时孕妇无须惊慌，注意调养气血，至期则瓜熟自落。

病因病机分析

　　本文以"孕妇过月未产"为主症，当属"过期妊娠"。过期妊娠是相对于足月妊娠而言。平时月经周期规律，妊娠达到或超过42周（≥294日）尚未分娩者，称为过期妊娠。西医学认为，过期妊娠不是一种正常的生理状态。过期妊娠时，胎儿体积过大，羊水量减少，胎盘老化，很容易引起胎儿宫内缺氧。就本条所述，虽然妊娠超过足月时间，但其实质与西医学过期妊娠有所不同。冯氏认为，妇人怀孕超过了10个月，甚至两三年者，在孕妇和胎儿没有任何不适的情况下，概由孕妇血虚，气血不足难以养胎，胎元发育欠佳，未至成熟状态所致，此时不应急于催生，可耐心等待瓜熟自落。这对临床有一定指导意义，然而我们在临证时必须要知道，瓜熟未必蒂落，应明确知道过期妊娠会给母婴带来很大危害，为了确保母胎平安，我们绝不能等闲视之，一定要在定时监测的情况下，保持良好心态，静待新生命的到来。

❀ 孕妇怀胎七八月者

　　孕妇有怀胎至七八月者，宜预服【安胎丸】。

> 熟地三两　砂仁五钱　当归　川芎　阿胶（炒）　白术各一两五钱　香附（酒炒）　黄芩各一两　白芍一两二钱　或加人参三分

孕妇怀孕至七八月（目录作八九月）时，宜预先服用安胎丸。

病因病机分析

　　孕妇怀胎至七八月者，应该提前服用安胎丸，这体现了中医"治未病"的思想。妊娠期间，妇人脏腑经络的阴血下注冲任，充养胎元，其气血特点表现为血热不足，气易偏盛，加之妊娠晚期胎儿渐大，易阻滞气机，从而使胎气壅滞，引发多种妊娠疾病。西医学同样认为孕晚期是孕妇身体情况最不稳定的时期，随时会出现早产。故冯氏基于此病理特点，认为在妇人怀孕七八个月时，应预先服用安胎丸，以养血安胎，清热和中，使气血调和，母子均安。

方义分析

　　安胎丸全方共十味药，逐一分析其药物组成。熟地黄甘温质润，入肾，养血补虚，补阴益精以生血，尤善滋补肾阴，填精益髓，古人谓之"大补五脏真阴""大补真水"，人参补益元气，两者共为君药。当归、白芍、阿胶与熟地黄配伍，滋阴养血而保胎元；川芎行气活血，与熟地黄合用，补而不滞，滋而不腻；白术与黄芩相配，健脾清热，为安胎要药。以上六药共为臣药。香附理气行气，砂仁理气醒脾，既可防益气养血之品滋腻碍胃，又有安胎之效，共为佐药。诸药配伍，使气血调和，母子均安。

历代古书沿革

　　见"孕妇胎气不固"条下。（见 186~187 页）

临 产

✤ 临产绪论

　　女性主要的生理功能简称经、孕、产、乳。产是女性生理功能重要的组成部分。产即指分娩，临产又称"临盆"。妊娠足月时出现的一系列与分娩有关的临床表现，如见红、离经脉、腹痛等，还要与假临盆鉴别，如试胎与弄胎等。

　　临产虽是正常的生理现象，但如果调护不当，就会影响分娩的顺利进行而致难产的发生，甚或危及母儿生命。所以历代医家对临产颇为重视，但囿于当时医疗水平，孕产妇难产的发生率及由难产引起的死亡率非常高，故人们对分娩，尤其难产非常畏惧、担忧，所以劝诫产妇及家属一定要静心等待，切莫惊慌。如《达生编》提出临产时要"睡、忍痛、慢临盆"的六字真言，对消除产妇的紧张、焦躁、恐惧，帮助顺利分娩，具有重要意义。

　　冯氏亦非常重视临产及难产的诊断和治疗，根据自己丰富的临床经验，编写了"临产须知"，谆谆告诫，并在书后附有针刺治疗难产的诸多针灸处方，唯恐产妇大意，而酿成不幸，用心良苦，作者"俾人人同登寿域，庶不负余之夙愿也"，可见一斑。

　　妊娠足月，即会出现分娩先兆，如《胎产心法》云："临产自有先兆，须知凡孕妇临产，或半月或数日前，胎腹必下垂，小便多频数。"故临产时，孕妇会有胎位下移，腰腹阵阵作痛，小腹逼坠而有便意，或有羊水流出，或有少量阴道流血等症状。

　　临产病是指临产足月出现分娩征兆至产程结束期间，发生的与分娩有关的疾病，常见的有难产、羊水栓塞、子宫破裂、脐带异常等。西医学多将其作异常分娩与分娩期并发症进行论治。

中医认为，临产病主要包括气血失调难产、交骨不开难产、胎位异常难产、胞衣不下、胞衣先破、子死腹中等。临产病的发病机制比较复杂，主要有先天不足，房事不节，损伤肾气；饮食失节，劳逸过度，损伤脾气；素多抑郁，情志不畅，气滞血瘀，影响了冲任、胞宫的功能，从而导致难产的发生。

临产病的发生，有其显著的特点：一是出现突然，来势急；二是处理不当，可危及母子二人性命。有一部分临产病可以通过产前检查发现并预防，如交骨不开（骨盆狭窄）、胎位异常、胎儿异常等，医生可以在产前确定适当的分娩方式，减少或避免难产的发生。有一部分临产病却是在分娩的过程中发生的，如胞衣先破、胞衣不下、子死腹中等，因此必须在临产时严密观察产程，发现异常及时采取相应的措施，避免难产的发生。

难产是指妊娠足月，胎儿不能顺利娩出者，古称"产难""乳难"。西医称其为异常分娩。决定分娩的常见因素有四点：产力、产道、胎儿及精神心理因素。任何一个或一个以上的因素发生异常，或因素间相互不能适应就会使分娩受阻（难产）。中医论述的难产与西医异常分娩的有些因素是相似的。如横产、逆产相当于西医的胎位异常；胎肥难产相当于胎儿异常之巨大儿所致的难产；交骨不开类似于产道异常等。

❀ 临产须知

歌曰：劝产妇勿惊慌，自有时辰作主张。腰痛不勤非是产，试胎弄胎总无妨。宽心行走情舒畅，房屋温和产妇强。冬月阴寒须用火，夏月炎热莫贪凉。房中妇人不宜众，清净悠闲莫要慌。浑身下体要和暖，心平气和赛药方。水流胞破是产候，努力推儿生在房。

孕妇在临产时千万不可惊慌失措，到时辰后定会瓜熟蒂落。腰痛不剧烈且持续时间不长时，未必就是要生产了，很有可能是临产先兆，如试胎、弄胎。此时孕妇应保持心情舒畅，居住环境应保持温暖。冬季天气寒冷时要注意保暖，夏季天气炎热，亦不能贪凉。房中人员不可过多，保持安静的生活环境。保持身体暖和，心平气和，比任何药物都有效。若阴道流液，则是羊水破裂，提示即将要产子，此时可用力生子。

❀ 试月弄胎试水

妊娠有九十月之间，忽然腹痛大作，如欲产而不产者，谓之试月。有将临月时，腹痛或作或止，一二日或三四日，谓之弄胎。俱宜服前【安胎饮】。有浆水淋漓少许，谓之试水。虽脐腹痛而腰不痛者俱非当产，若腹痛连腰痛即产矣。

薛院使云：欲产之时，觉腹内转动，即当正身仰睡，待儿转身向下，时时作痛，试捏产母手中指节跳，即可临盆产矣。

《诊脉歌》曰：欲产之妇脉离经，沉细而滑也常名。夜半作痛应分娩，来朝日午定知生。又有脉细不调匀或如雀啄屋漏应。腰痛腹痛眼生花，产在须臾知非病。

妊娠足月，即会出现分娩先兆，如《胎产心法》云："临产自有先兆，须知凡孕妇临产，或半月或数日前，胎腹必下垂，小便多频数。"故临产时，孕妇当有胎位下移，腰腹阵阵作痛，小腹逼坠而有便意，或有羊水流出，或有少量阴道流血。但尚要与试胎或弄胎鉴别。

试月：即试胎，妊娠八九个月，或腹中痛，痛定仍然如常者，古称"试胎"。

弄胎：若月数已足，腹痛或作或止，腰不痛者，古称"弄胎"。

离经脉：临产时孕妇的脉象也会出现相应的变化，称"离经脉"，如脉浮、滑。孕妇双手中指两旁可扪得脉动，渐及指端，可作为临产的参考。

凡生育非患也，皆因临盆太早，用力太过，遂有横生倒产之患，且脐腹疼痛之初，儿身才转，产母用力一逼，令儿偏注或左或右。虽儿逼门而不能下，但云儿已露顶，非顶也，乃左右头角也，儿不能出，当令产母仰卧，稳婆轻推儿迎上，以手正其头顶端正，用力一逼即产。若儿头之后骨偏在谷道，儿项未正，当令稳婆烘热棉衣，用手急放谷道外，轻推儿头端正，然后用力一逼即生矣。

凡遇见生育过程中出现难产者，如果是因为临产太早、用力不当的原因，可出现胎儿胎位变成横位的风险。当产妇刚开始宫缩时，胎儿开始转身，产妇此时用力过早过快，使胎儿的胎位出现变化，即胎儿头部偏向左侧或者右侧。即使胎头接近宫口却不能娩出，此时胎头已露部分不是顶先露的正常胎位，而是左枕横位或者右枕横位的异常胎位，因此胎儿不能顺利娩出。此时应该让产妇调整身体，采取仰卧位，接生婆轻轻推动胎儿身体向上，用手将胎儿头部摆正之后，产妇此时趁机用力即可顺产。如果生产过程中出现胎头偏向肛门处，胎儿的脖子出现弯曲，此时接生婆应该将手放入温暖的棉衣中温热，随即将手放在肛门处，轻轻将胎头摆正，之后令产妇用力，即可生产。

临产先手足者

 原文

又有儿先露或手或足，以盐末搽之，或用小针刺入一分，儿痛惊转一缩当即回顺，万不可耽延时候，久则手足必然青冷而子伤难以送入，亦不可妄用催生药。盖手足之出，非药可活，勿误听稳婆用刀断手。一断子必腹中乱扰而伤母矣。急用艾灸产妇右脚小足指指甲旁，艾炷如小麦大，灸三壮。多则五壮，手足即转，胎顺自生，即后图之至阴穴也。

又将产时门户俱正，儿亦露顶，儿不得下，此必因儿转身，脐带盘其肩也，名碍产。急令母仰卧，轻轻推儿向上，以手中指徐按儿肩，去其脐带，候儿顺正，用力一逼即产矣。

 释义

在生产过程中，胎儿若先露手或足者，可用盐末涂之，或用小针针刺一分，胎儿觉痛后会有收缩反应，胎位即可转正，此时千万不可错失良机，若耽误时间久，胎儿手足青紫发冷使胎儿受伤难以送回，更不可以用催生药强力生出。生产时手足先出者，非药可治，勿误听接生者用刀断手。若断之，胎儿受到惊扰，必于腹中频繁转动伤及母体。此时应急用艾灸灸孕妇右脚小趾趾甲角旁，艾炷取小麦大小，灸三壮，多则可取五壮，手足即转回，胎位转顺，胎儿自然娩出，此部位即后面所述至阴穴。

又有生产时胎位正，胎儿先露部位亦为头顶，而胎儿不得入盆，此必是由于胎儿转身时脐带绕于肩部，名曰碍产。此时应急令孕妇取仰卧位，轻轻将胎儿向上推，用手中指缓缓按压胎儿肩部，取其脐带，待胎儿转顺，用力即可顺利生产。

以上这段条文记载了冯氏及先贤们在没有手术解决难产危象时对难产的处理方法，包括手法扶正胎位、针法、灸法、热熨法、盐末抹胎等珍贵的经验。不仅还原当时的难产处置技巧，还给我们提供了珍贵的历史资料，甚至对我们今天的临床仍然具有重要的借鉴与指导意义。

❀ 临产横生不下

凡治难横生产不下，宜用【如神丹】。

巴豆（去壳）三粒　草麻子（去壳）七粒　麝香一分

研为一饼，贴脐上即产下，速去其饼，如迟子肠亦出。

凡产妇因胎位为横产式而难产者，宜选用如神丹。取巴豆、草麻子、麝香研末后捏成饼状，将其贴于脐上即可顺利生产，产后应快速将药饼取下，如果稍迟，可能会造成产妇子宫脱出。

（注：子肠，现指小肠。然在古代，中医认为子肠指"女子胞宫"，如《妇科辑要》中记载"子宫脱出，又名子肠不收"。结合条文所述，此处子肠当为女子胞宫。）

病因病机分析

本病以"临产横生不下"为主症，当属产科疾病之"难产"范畴。临产横生不下是指胎儿在分娩时，胎位呈横产式，即胎体纵轴与母体纵轴垂直，其是导致难产的一种疾病，亦是产科常见疾病之一，若处理不及时，对母婴危害极大，严重威胁产妇和胎儿的生命安全。本病多由临产过程中母亲不能忍痛，过早用力所致，主要发病机制为气血失调，可分虚实。虚者常由气血虚弱，无力运胎而发为难产；实者多因气滞血瘀，碍胎外出而致难产。以方测证，本证属气滞血瘀证。孕妇在临产过程中，儿身未转之时，母亲因不能忍痛，用力一逼，致全身气血运行不畅，气结血滞，气机不利，冲任失畅，胞宫瘀滞，碍胎外出，致横产不下。患者临产表现当有产时腰腹疼痛剧烈，按之痛甚，子宫收缩不协调，宫缩虽强，但间歇不均，无推力，久产不下，血色暗红，精神紧张，烦躁不安，面色紫暗，舌暗红，苔薄白，脉弦涩。治疗当以行气化瘀，滑胎催产为要，选用如神丹。

方义分析

全方共三味药，逐一分析其药物组成。巴豆性味辛温，辛则散，温则行，功专破血通经，行气通滞，《神农本草经》记载其辛可开通五脏六腑之闭塞，用于急病急治；温可化寒凝之形，将有形之物推出体外。据此，此处选用巴豆其意有二：第一，取其开通闭塞之功，破血通经，急病急治；第二，取其荡涤攻下之功，推儿下行。蓖麻仁通络开窍，止痛镇静，用于此处，取其促进子宫收缩，助儿快速生产之效。麝香性味辛温，无毒，其性走窜，功专开窍辟秽，通络散瘀，可通诸窍之不利，开经络之壅塞，止痛催产。三药合用，功专力宏，共奏行气化瘀，滑胎催产之效。然巴豆虽能起沉疴痼疾，但致泻峻猛，久之会导致峻泻；蓖麻仁亦有泻下导滞作用，久用则容易出现滑脱之证。故待儿产下后须中病即止，否则峻下太过，亦可致产妇发生子宫脱垂之病。

📖 历代古书沿革

历代古籍中有关临产横生不下的记载较少。关于如神丹治疗临产横生不下的记载比较全面的有《古今医鉴》《女科要旨》《医学正传》等。

[1]《古今医鉴》：如神丹治难产，兼胞衣不下，及死胎。巴三草七脱衣裳，细研如泥入麝香，捏作饼儿脐下贴，须臾母子便分张。灸法治难产，及胞衣不下。于左脚小指尖头上，即至阴穴，灸之，炷如小麦大，三五壮立产。

[2]《女科要旨·卷二·胎前》之金匮方八首，时方九首：则亦惘惘然矣！余故备言之以醒学人。

华佗顾生丹：朱砂（五钱，研细，水飞），明乳香（一两，箬上炙干）。上为末，端午日，猪心血为丸，如芡实大，每服一丸。用当归三钱、川芎二钱，煎汤送下（不经女人手）。

催生如神丹治逆产横生，其功甚大。百草霜、白芷（不见火，为末，各等分）。上每服三钱，以童便、米醋和如膏，加沸汤调之；或用酒煎，加入童便少许，热服。书云：血见黑则止。此药不但顺生，大能固血，又免血枯之妙。

[3]《医学正传·卷之七》之妇人科中·胎前：伏龙肝（一钱），黑铅（三钱，用小铫子火上熔，投水银半钱，急搅，结成砂子，倾出细研）。上为细末，用粽子尖为丸，如绿豆大，遇难产，以顺流水送下五丸，儿身自顺而正产，子母俱活矣。催生铅丹（良方）治横生逆产。如神丹治难产。用巴豆三枚，蓖麻子七枚（各去壳），研入麝香少许，捏作饼子贴脐。

临产一二日生子不下

 原文

产妇一二日生不下，或瘦小妇人交骨不开，垂危者，宜【脱花煎】。

> 败龟板（醋炙）六钱（研碎）　当归一两　川芎四钱　血余（瓦上焙
> 存性）四钱

水二饭碗，煎至一碗，热服。一时之久即生，虽死胎亦下。盖交骨不
开，阴气虚也，用此方如神。

释义

产妇进入产程持续一两日未产，或瘦小妇人耻骨联合（耻骨弓状韧带
处）不松动，垂危者，宜用脱花煎，水大约两碗，煎至一碗，热服。两小
时即可生产，即使是死胎也可以顺利生产。凡耻骨联合不松动，是肾阴气
虚，用此方均可见效。

病因病机分析

"交骨不开难产"为病名，指由于交骨不开造成的难产。古人认为，未
产前两骨相合，临产时两骨稍离。交骨不开指耻骨联合（耻骨弓状韧带处）不
松动。在分娩时，这一关节可被动地做一定的活动，使骨盆下口张大。

本条文指出因交骨不开，儿难降生。此多因元气虚弱，胎前失于调
养，以致气血不能运达所致。《傅青主女科》有载：交骨之能开能合者，气
血主之也。血旺而气衰，则儿虽向下而儿门不开。气旺而血衰，则儿门
可开而儿难向下。是气所以开交骨，血所以转儿身也。欲生产之顺利，非
大补气血不可。然交骨之闭甚易，而交骨之开甚难。临产交骨不开者，多

由于产前贪欲，泄精太甚，精泄则气血失生化之本而大亏矣，气血亏则无以运润于儿门，而交骨黏滞不开矣。

◎ 方义分析

全方共四味药，逐一分析其药物组成。方中当归味甘、辛，性温，归肝、心、脾经，为补血良药，兼具活血作用。血余炭苦涩微温，人发中含有大量角蛋白，以及钙、钾、铁等元素，有止血消瘀，利尿生肌之功效。醋龟板咸、甘，平，滋阴潜阳，补肾健骨，养血填精，润胎催产。西医学研究发现，醋龟板对子宫角和子宫体的收缩有明显的选择性，可增强子宫收缩力，随着剂量的增加，在一定程度上亦可增加子宫收缩频率和张力。诸药共奏养血润胎、理气活血、化瘀催产之效。有研究显示，中药活血化瘀之品还可改善盆腔血液循环，增强子宫兴奋性，故可达到催产的效果。

📖 历代古书沿革

历代古籍中有关脱花煎的记载较多。关于脱花煎治疗临产一二日生子不下的记载，比较全面的有《妇人规》《济生集》《竹林女科证治》《胎产心法》等。

［1］《妇人规》下卷产育类之催生：凡妊娠胎元完足，弥月而产，熟落有期，非可催也。所谓催生者，亦不过助其血气而利导之耳。直待临期，乃可用脱花煎或滑胎煎，随证加减主之。

《妇人规》下卷产育类之胞破产难：产难经日不下，别无危证者，宜用脱花煎催之，极妥极妙。脱花煎（见催生）。一医宿客店，治店妇临产数日不生，下体俱冷，无药，甚窘。令取椒、橙叶、茱萸，共煎汤一盆，令产妇以小凳坐盆内，熏洗良久，小腹皆暖，气温血行，遂产。

［2］《济生集》卷二之产后救护法：横生者，儿方转身用力太急也。产

母宜安然仰睡，令老练稳婆，先推儿身顺直，以中指探儿肩，不令脐带扳羁，然后用脱花煎服之。产母努力一助，儿即顺生。

[3]《竹林女科证治》卷三保产上之催生：顺势推之，自当立下。若只腹痛未甚，儿身尚未欲生，切不可早服催生之药，强其速生，使儿身不能转胞，则横生倒产，必不免矣。是故生无可催也。所谓催生者，不过助其气血而利导之耳。然必待临产腹痛已甚，方可用脱花煎少加肉桂（五七分），为最稳最妙。

[4]《胎产心法》卷之中子死腹中论：如儿头到门，交骨不开，久而不下，以致子死。如孕至五七个月，胎漏、跌仆、时证等类，伤胎而死。用乌金散、脱花煎、香桂散、牛膝、琥珀等丸，新法下胎、神杵饮类，择其宜服者服之，死胎自下。

病案举例

王某，女，30 岁。1984 年 8 月 16 日入院。因自述停经 7 个月，胎动停止 40 天，阴道淋沥出血 3 天而入院治疗。经妇产科检查发现宫底脐下二指，方位不清，胎心音听不到。内诊阴道有少量血性分泌物，宫颈色紫暗、质软，宫口未开，宫体似 5 个月妊娠，先露不清。B 超检查提示胎心、胎动均消失。诊断为死胎不下。先用西药治疗 3 日未效，而请中医会诊。查其舌质紫暗，苔薄白，脉象沉细，伴有腰部酸痛不适。治宜活血逐瘀下胎。方用脱花煎化裁：当归 20g，川芎 12g，芒硝（冲）12g，肉桂 6g，红花 6g，牛膝 10g，车前子（包）10g，吴茱萸 10g，水煎服。

服上方 3 剂后，突然腹痛下坠，排出死胎 1 具，胎膜胎盘完整，出血不多。清理宫腔未发现残留组织。于第二日痊愈出院。

按：下死胎，明代以后《景岳全书》倡用脱花煎。该案用活血行气，祛瘀下胎法，用脱花煎加芒硝一剂，祛瘀血，通血脉，且引血下行，使死胎幸获得下。

（本医案选自洪文旭等编著《妇科条辨》）

临产胞水流干

 原文

产妇胞水流多，产门涩干，以香油抹之，少进米粥，或服前【脱花煎】即产。

又有盘肠生，临产之时，母肠先出，然后儿下，其肠自收。如收不尽，以香油炖微温浸之，徐徐托上。再以酒醋喷产妇面，一惊即收。有产下带出子肠不收，亦照此法治之。

释义

胞水即胎水、羊水。产妇羊水早破流出过多，产道干涩，可以用香油抹之，并少服米粥，或者服用脱花煎即可顺利生产。

妇人又有生产时直肠膨出，进入产程后，产妇的直肠膨出，之后胎儿娩出后，直肠自行缩回。若直肠不能完全缩回，以香油加热至微热，将直肠浸入微热的香油中，缓慢地将其托入。再用酒或者醋喷洒产妇的颜面部，使其惊醒，直肠即可缩回。若有妇人产后出现子宫脱垂者，也可参照本法治疗。

（注：盘肠生，产科学名词，又名推肠生、盘肠产，是指产妇临盆，直肠先出盘露于外，子随后而生。清代《妇科辑要》中记载"子宫脱出，又名子肠不收"，故此处子肠指子宫。）

病因病机分析

本病以"产妇胞水流多，产门干涩"为主症，当属产科"胎膜早破"范畴，是临床常见疾病之一。胎膜破裂是指胎儿先露部衔接后，将羊水分隔为前后两部，在胎先露部前面的羊水称前羊水，当羊膜腔内压力增加到一定程度时，胎膜自然破裂，前羊水流出。在自然分娩的情况下，胎膜破裂多发生在宫口近开全时。临产前，胎膜自然破裂称为胎膜早破。妊娠达到及超过 37 周发生胎膜破裂者，称为足月胎膜早破；未达到 37 周发生者，称为未足月胎膜早破。据条文所述，本条主要指足月胎膜早破。本病多与生殖道感染、羊膜腔压力升高、胎膜受力不均、创伤等因素有关，具体表现为以下几个方面：①孕妇的子宫颈口松弛，使胎膜受到刺激而引发；②胎膜发育不良，如存在绒毛膜羊膜炎等，造成羊膜腔压力过大；③胎位不正、骨盆狭窄、头盆不相称、羊水过多、多胎妊娠等；④孕期性生活不慎引起羊膜－绒毛膜感染，特别是精液中的前列腺素可以诱发子宫收缩，导致羊膜腔压力不均匀；⑤一些其他因素，如孕期剧烈咳嗽、情绪异常，以及重体力劳动等，以上均可引起胎膜早破。本病临床典型症状是孕妇突感较多液体自阴道流出，增加腹压时阴道流液量增多。对于足月胎膜早破者，应严密监测母胎情况，必要时及时终止妊娠。

◎ 方义分析

见"临产一二日生子不下"条下。（见 258 页）

📖 历代古书沿革

见"临产一二日生子不下"条下。（见 258~259 页）

✿ 临产死胎不下

又有胎死在腹中不下，急以本妇鞋底烘热，徐徐往下熨之，急用【加

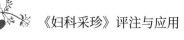

味平胃散】。

苍术　厚朴（姜炙）　陈皮各三钱　甘草一钱　芒硝二钱

水煎，入蜂蜜一两，随服即下。

子死腹中，不能自行产出，急用产妇的鞋底烘热，慢慢地向下熨，同时服用加味平胃散。

病因病机分析

本病以"胎死腹中不下"为主症，当属"胎死不下"之病。胎死不下，又名死胎不下，是指胎死胞中，历时过久，不能自行产出者，相当于西医之稽留流产。本病多因妊妇气血虚弱，不能促胎外出；或瘀血、湿浊阻滞气机，碍胎排出所致。以方测证，该证属脾虚湿滞证。脾虚湿阻，壅塞胞脉，运胎无力，故胎死胞中不下。患者临床表现当有胎死胞中不下，阴中流出黏腻血液，胸腹满闷，口出秽气，神疲嗜睡，苔白厚腻，脉濡缓。治疗当健脾行气，除湿下胎，方用加味平胃散。

方义分析

加味平胃散全方共五味药，逐一分析其药物组成。苍术为健运中州之主药，故重用为君；厚朴苦温芳香，行气燥湿，助苍术除湿运脾，是为臣；陈皮为佐，理气化滞，燥湿醒脾以助苍术、厚朴之力；使以甘草，调和诸药，且能运脾，行气和胃；更益芒硝以润下，使中州得运，则死胎自下。此处还用本妇鞋底烘热，徐徐往下熨之，也有祛除寒湿之功，加强其药物作用。全方共奏燥湿运脾，行气和胃作用。前人谓，"胃行则死胎自行，更投朴硝，则无不下矣"。

📖 历代古书沿革

《太平惠民和剂局方》创制平胃散，不但用于治疗脾胃不和之证，也作为和胃消食的常服保健药。因此，后世医家对此方推崇备至，它已经成为治疗脾胃病的鼻祖。平胃散方虽出自宋代，但用于胎死腹中的引产成熟于明清。

明代医家用平胃散引产，以酒水各半煎，朴硝后下，温服。其中较有代表性的医家是王肯堂和薛己。

[1]《证治准绳·女科》记载，"治死胎不下，指甲青，舌青胀闷，口中作屎臭。先以平胃散一帖，作两服，每服酒水各一盏，煎至一盏，却投朴硝末半两，再煎三五沸温服，其胎化血水下"。

[2]《女科撮要》亦指出，"（子死腹中）先以平胃散一两，酒水各半煎，却投朴硝半两，即热皮硝服"。

清代医家继承、发扬了前人用平胃散作死胎引产的经验。

[1]《验方新编》记载，"（子死腹中）产母唇舌俱青者，母子俱死，用平胃散最为神效"。

[2]《女科经纶》亦记载，"（产难子死腹中者）其胎已死，当下之，平胃散加朴硝"。

[3]《伤寒舌鉴》记载，"（妊娠伤寒）子殒腹内，急宜平胃散加芒硝下之"。

[4]《重订通俗伤寒论》肯定了张登用平胃散引产的经验，"（妊娠伤寒及温热症）若面赤舌青，母虽无妨，子殒腹内，急用芎归汤合平胃散加朴硝下之，以救其母"，俞氏主张加用芎归汤活血，使死胎得下，以救其母。

[5]《达生编》指出，平胃散治胎死腹中，用佛手散后胎犹未下，即服此方立效：苍术三钱，厚朴三钱，陈皮三钱，炒甘草一钱二分，加朴硝二三钱，水二大杯，煎一杯服，胎即化下。

病案举例

鲁某，女，29岁，教师。患者孕3个月，阴道出血2天。查子宫底位于脐耻之间，无明显宫缩，门诊以"胎漏"收住院。入院时阴道少量出血，咖啡色，无腰腹痛，拟益气养血，固肾安胎法治疗。观察1天后，行B超检查提示"死胎"，遂使用平胃散合桃核承气汤加味。处方：苍术、陈皮、桂枝、芒硝（冲服）、三棱、莪术各9g，厚朴、香附、大黄、泽兰各12g，牛膝、桃仁各15g，甘草6g。服上方2剂后，患者出现腹部阵痛，随后于阴道娩出完整胎盘及羊膜囊，胎盘大小约9cm×8cm×1.5cm，羊膜囊大小约2cm×1.5cm，刺破后可见米粒大小的胚芽，出血不多，一般情况尚好。

何某，女，23岁。患者孕90天，阴道出血6天，量少，色暗红，腰酸痛，无腹痛，纳可，口臭。B超检查提示"死胎"。舌暗红，苔薄黄，脉沉细，偶有结代。证属肾虚冲任失养，胎死宫内。方用平胃散合桃核承气汤加味。服药4剂后，阴道出血增多，腹胀痛，有坠感，常规消毒后行妇科检查，查宫口张开，有胎物组织堵塞宫口，以卵圆钳夹出完整的胎物组织。刺破羊膜囊后可见1个如花生大小的妊囊，并吸出残留的胎物组织，约鸡蛋大小。

按：死胎置于母体，已转变为致病物——"邪"。病属实证，应及时清除，否则会严重影响孕妇健康。手术当然不失为有效的方法之一，但胎死腹中往往内存感染灶，不仅损伤胞宫，而且有使感染扩散之虞。如果采用中药下胎则简便易行，患者也乐于接受。《傅青主女科》中有中药下胎的记载："死产者，子在腹中也，验母舌青黑，其胎已死。先用平胃散……投芒硝，煎服即下。"

　　再按：胎死腹中，必有湿浊、瘀血，用平胃散加朴硝，合桃核承气汤以健运胃肠湿滞，破血下瘀。苍术猛悍为健运主药。厚朴、陈皮加强行气燥湿，加芒硝以润下。桃仁破血祛瘀，大黄攻下瘀积，荡涤热邪，两药合用，瘀热并治。桂枝通行血脉，助桃仁破血行瘀。炙甘草调胃安中，并缓和诸药峻烈之性。两方合用，相得益彰，既可荡涤湿浊、瘀热，又不致过伤脾胃，两者兼顾，邪去正存，病体自康，从而免除手术之苦。

　　（本病案选自杜道英《新中医》之"中药下死胎20例证治体会"）

产　后

❀ 产后绪论

产妇在新产后或产褥期内发生的与分娩或产褥有关的疾病，称为"产后病"。

新产后，古指产后1个月内，现指产后7天。

产褥期，指胎儿娩出后，产妇生殖器官恢复至孕前状态所需要的时间，一般为6~8周。

产后一月称"小满月"，产后百日称"大满月"。

产后常见病有产后血晕、产后痉病、产后发热、产后腹痛、产后恶露不绝、产后汗证、产后身痛、产后大便不通、产后小便不通、产后缺乳等。另历代医家将产后常见病和危急重症概括为产后"三病""三冲""三急"，应予以重视。

产后病的病因病机为"多虚多瘀"，可归纳为4个方面：

第一，亡血伤津。由于分娩用力、出汗、产创和出血，而使阴血暴亡，虚阳外浮，易致产后血晕、产后发热等。

第二，元气受损。若产程过长、产时耗气、产后操劳过早，或失血过多，气随血耗，则气虚失于固摄，可致产后恶露不绝、产后发热的发生。

第三，瘀血内阻。分娩创伤，血溢脉外，离经成瘀；产后百节空虚，若起居不慎，感受寒热之邪，寒凝热灼成瘀；或胞衣、胎盘残留，瘀血为阻，败血为病，易致产后腹痛、产后恶露不绝等。

第四，外感六淫或饮食房劳所伤。产后气血俱虚，腠理不密，若调摄不慎，可致外邪入侵，营卫失和，脏腑功能失调，诸病迭生。

产后病的诊断：除常用的四诊八纲外，还要注意产后病的特点，掌握产后三审，即先审小腹痛与不痛，以辨有无恶露停滞；次审大便通与不通，以验津液的盛衰；再审乳汁的多少，以察胃气的强弱，可供临证时参考。

产后病的治疗：由于产后病的病机为"亡血伤津、元气受损、瘀血内阻、易感外邪，多虚多瘀"，所以产后病的治疗原则为"勿忘于产后，亦无拘于产后"。选方用药，必须顾护产后气血虚的特点，行气勿过于耗散，化瘀勿过于攻逐，消导必兼扶脾等。同时注意用药"三禁"，即禁大汗以防亡阳；禁峻下以防亡阴；禁通利小便，以防亡津液。

另外，特别要提出的是产后一定注意调护，如果防护得当，可以有效避免产后病的发生。如居室寒温适宜、饮食易消化而富有营养、劳逸结合、心情舒畅、百日内禁房事、衣着适中、勿感受外邪等。

❀ 产后胞衣不下

产后恶露入胞，胞衣不下，剪断脐带，用手掐住脐带，万勿放手致胞奔心。急以银挖耳簪顺刺胞上，胞破即下，宜预知也。或针后图昆仑穴即下。或以本妇头发纳于口内，发哕数次即下。或服【失笑散】，消瘀血下胞衣。

五灵脂　生蒲黄各一两

共为末，每服三钱，酒煎服。

妇人产后恶露入胞，致胞衣不下，宜先剪断脐带，用手掐住脐带，切记不可放手而使胞衣奔心，并立即用银挖耳簪顺刺胞衣之上，胞衣破后即可排出。这些是在分娩中可能遇到的情况，在产前就要预测到，并做好相应的预防与急救措施。或者用针刺昆仑穴可立下胞衣，或者把产妇的头发塞于口中，产妇恶心呕吐几次后胞衣即可下，或者口服失笑散，活血化瘀而下胞衣。

病因病机分析

产后胞衣不下是指产妇娩出胎儿后，经过半小时，胞衣（胎盘）仍不能自动排出的疾病，又称"息胞"。本病始见于《诸病源候论·卷四十三》："有产儿下，苦胞衣不落者，世谓之息胞。"胞衣，即今之胎盘与胎膜的总称，本病相当于西医学的胎盘滞留。

本病为临床常见之产后病，多由分娩后元气大虚而无力排出胞衣，或产时感受外寒而气血凝滞所致。其总的病机不外乎虚实两端：产妇分娩时用力、出汗、产后失血等，气血损伤，致分娩后元气大伤，产妇无力排出胞衣；或产后余血浊液、外邪侵袭、元气受损、气机逆乱等导致冲任不畅，瘀血阻滞胞宫而致胞衣不下。治宜虚者补而调之，实者通而调之。以方测证，本证属实证之瘀血阻滞证。产后恶露入胞，使胞衣胀而不能出，则小腹胀满疼痛，可见有包块而拒按，阴道出血量多且色暗有血块，血块下后痛减，舌紫暗，或有瘀斑、瘀点，苔薄，脉弦涩有力。此为瘀血阻滞为患。故因机立法，治宜活血祛瘀、暖宫散结、祛瘀生新，方用失笑散。

方义分析

本方共两味药，药性平和而效佳，服药者每于不觉之中而诸证悉消，不禁欣然失笑，故名为"失笑散"。方中五灵脂苦、咸、甘，温，入肝经血分，功擅通利血脉，散瘀止痛。蒲黄甘平，亦入血分，有活血止血,行血消瘀之功。两者等量为末,相须为用,活血化瘀,止痛下胞;酒煎服,乃取其活血脉、行药力、化瘀血之功,以加强五灵脂、蒲黄活血止痛之功,且制五灵脂气味之腥臊。故用热酒下失笑散一剂,则瘀血散,胞衣下,疼痛止。

📖 历代古书沿革

对于失笑散的出处,众说纷纭,有说最早见于宋代《太平惠民和剂局方》,也有证据表明失笑散始载于唐代《近效方》,惜该书已经佚,无从考证,但该方被宋·唐慎微《经史证类备急本草》引用,得以保留。失笑散被诸多医著记载,并被广泛用于临床乃始于宋代。在历代的医籍中,有将失笑散记载为"断弓弦散"者。在《妇人大全良方》中,失笑散被记载为两首方剂,分别为煎剂"失笑散"和丸剂"紫金丸"。时至今日,失笑散仍被广泛应用于临床,尤其被广泛运用治疗妇科各种瘀血、痛证。

[1]《苏沈良方》卷八之失笑散,别名断弓弦散。主治:小肠气及心腹痛,或产后恶露不行,或月经不调,少腹急痛。用法用量:上药研末。每服 6g,先用酽醋 30mL,熬药成膏,以水 150mL,煎至 100mL,热服。

失笑散:五灵脂、蒲黄各等分。

[2]《太平惠民和剂局方》记载之失笑散。主治:产后心腹痛欲死,百药不效。制备方法:上先用酽醋调二钱,熬成膏,入水一盏,煎七分。用法用量:食前热服。

失笑散:蒲黄、五灵脂各等分为末。

[3]《妇人大全良方》记载之紫金丸。主治:产后恶露不下。制备方法:以米醋调五灵脂末,慢火熬成膏子,次以蒲黄末搜和丸如樱桃大,每服一丸,水与童子尿各半盏,煎至七分,令药化。用法用量:温服之。少顷再一服。

紫金丸:五灵脂(水淘去石,培干,秤,炒为末)、真蒲黄。

[4]《外科枢要》之失笑散。主治：跌仆、产后心腹绞痛或不知人事，或经行瘀血作痛成痈。用法用量：每服二三钱，酒水煎，热服。

失笑散：灵脂、蒲黄（俱炒等分）。

[5]《景岳全书·妇人规》之失笑散。主治：妇人心痛气刺不可忍，及产后儿枕蓄血，恶血上攻疼痛，并治小肠气痛。制备方法：上为末，每服二三钱，用酒煎，热服。一方用好醋一杓熬成膏，再入水一盅，煎至七分，热服。一方用醋糊和丸龙眼大，每服一丸，以童便和水各半盅，煎七分。用法用量：温服。

失笑散：五灵脂（净者）、蒲黄（等分俱炒）。

[6]《医学心悟》记载之失笑丸。主治：瘀血胀胞及儿枕痛。制备方法：共为末，醋糊丸，如桐子大。用法用量：每服二三钱，淡醋水下。

失笑丸：五灵脂（去土炒）、蒲黄（炒），等分。

🌸 产后面白目闭

产后面白目闭，此乃恶血下多，气脱之故，急用：

人参五钱

煎汤灌之，将手掐人中、眉心，即刻回生。

妇女产后脸色苍白，双目紧闭不开，是由于产后出血过多而导致气随血脱，应急用人参五钱煎汁大口灌入，并用力掐人中、眉心，使产妇起死回生。

人中位于鼻唇沟中上部位（嘴唇沟的上三分之一与下三分之二的交界

处），是重要的急救昏厥要穴，可醒神开窍，调和阴阳，解痉通脉；眉心即印堂穴，属于经外奇穴，位于两眉头的中间，可明目通鼻，宁心安神。

病因病机分析

本病以"产后出血量多，产妇头晕目闭，面色苍白"为主症，属"产后血崩"范畴。产后血崩指妇人分娩后突然阴道大量出血。本病的特点为产后阴道大量出血。产后24小时出血量达500mL以上，若救治不及时，可引起休克，危及产妇的生命，此病为产后急危重症之一。

产后血崩与西医学的产后出血类似。产后出血可由以下因素导致：子宫收缩乏力；软产道损伤；胎盘、胎膜部分残留；凝血功能障碍等。所以临证必须明辨病因，随证施治，方不致误。

本病的主要发病机制有气虚血失统摄；瘀血留滞，新血不得归经；产伤损伤脉络。产妇素体虚弱，产时耗血伤气，气虚冲任不固，而致血崩；产后血室正开，寒邪乘虚而入，或产后恶露不下，胞衣残留不下，以致瘀血阻滞，血不归经，气随血脱而致血崩；或产时出产不当、产程过快、胎儿过大等因素，以致损伤脉络，而致血崩不止。无论何种病因，皆可致产妇出血，暴崩不止，气随血脱，立致危证。患者当有产后面色苍白，四肢厥冷，汗出淋漓，苔薄，脉沉细无力的证候。本证为暴崩失血，气随血脱之证。中医学认为"有形之血不能自生，生于无形之气"。气为血之帅，故治宜大补元气，回阳救逆，宜急用独参汤，配合刺激人中穴和印堂穴，可达起死回生之效。

方义分析

本方用人参一味大补元气，回阳救逆。人参性平，味甘、微苦，微温，长于大补元气，复脉固脱，补脾益肺，生津止渴，安神益智，被称为"百草之王"，有"补后天之气无如人参"之美誉。病至虚极欲脱，危在旦夕，当务之急为益气固脱。本方用人参一味峻补元气而不配伍他药，盖欲借此挽大厦于将颓不欲受其左右牵制。人参大补元气，既可强心救脱，又可益气摄血，故对气不摄血的大量失血证有卓越疗效。

历代古书沿革

单用一味人参大补元气，历代有之，有独参汤、人参散、破证夺命丹之类。"独参汤"之名始载于元代医著《十药神书》；"人参散"之名首见于东晋时代、成书于3世纪的《肘后备急方》；"破证夺命丹"刊于宋代《是斋百一选方》。虽产生于不同时代，但均是以一味人参长期应用于临床，故以"单行"而论。"人参散""破证夺命丹"之名的出现要早于"独参汤"。因此，可视为此两方是"独参汤"的"祖方"。

[1] 元代《十药神书》载丙字号独参汤。主治：止血后，虚弱无动作者。用法用量：水二盏，枣五枚，煎一盏，不拘时细细服之。服后宜熟睡一觉，后服药除根。

丙字号独参汤：大株人参十两。

[2] 明代《医方考》载独参汤。主治：上下失血过多，脉微欲绝者。

独参汤：人参（去芦，二两）。

[3] 明代《医贯》记载："又如失血暴甚欲绝者，以独参汤一两顿煎服，纯用气药。斯时也，有形之血不能速生，几微之气所当急固，使无形生出有形。"

[4] 清代《医宗金鉴》载："独参汤，治元气大虚、昏厥、脉微欲绝，及妇人崩产、脱血、血晕。"

[5] 清代《张氏医通》记载："独参汤治气虚不能统血，骤然脱血，血崩不止。"

[6] 清代《删补名医方论》记载："治元气大虚、昏厥、脉微

欲绝，及妇人崩产、脱血、血晕。人参须上拣者，浓煎顿服，待元气渐回，随证加减。"

病案举例

张某，女，28 岁，1985 年 2 月 20 日就诊。产前过劳及纳食量少，产程 36 小时，分娩后，胎盘完整，而阴道暴注出血不止，用缩宫素肌内注射，出血仍不止，复用纱条填塞止血，无济于事。患者面色苍白，头身冷汗，手足逆冷，不省人事，六脉微细无根，唇色淡白，血压 0/0mmHg。

中医诊断：产后暴崩。

病机为大量失血损及阴阳，阴阳逆乱。

急刺人中，并以红人参 60g 切细，煎取药汁频频灌服。服药后 70 分钟阴道出血停止，厥回脉复，血压 110/85mmHg，转危为安。3 个月后追访，母婴俱健。

（本医案选自刘志卿《独参汤临证举隅》）

❀ 产后忽然气绝

产后忽然气绝，用：

> **韭菜一二斤**

煮浓汁灌。若牙关不开，急用鸭蛋一个，酒热煮灌之，牙关自开。

妇人产后忽然晕厥，不省人事，急用韭菜一两斤，煮浓汤灌服。如果牙关紧闭，急用鸭蛋和热酒一起煮汤灌服，牙关可开。

病因病机分析

本病以"气息忽绝"为主症，当属产后病之"产后血晕"范畴。产后血晕指妇人分娩后突然头晕眼花，不能起坐，或心胸满闷，恶心呕吐，痰涌气急，心烦不安，甚则神昏口噤，不省人事者，又称"产后血运"。本病相当于西医学产后出血引起的虚脱、休克，是产后危急重症之一，若救治不及时，往往危及产妇生命，或因气血虚衰而变生他疾。本病的主要病机有虚实两端，虚者多由阴血暴亡，心神失守而发；实者则因瘀血上攻，扰乱心神所致。产妇新产后气血耗损，元气虚惫，或因分娩伤损胞宫，血去过多，营阴下夺，清阳不升，气陷于下，血不上达，气随血脱，使气血一时不相顺接，以致神明失养，不知人事，发为气绝之神昏证；或因产时、产后感受风寒，血为寒凝，瘀血上攻，瘀阻气闭，终致气绝神昏。对于失血过急过多者，还须配合止血、输血，以挽其危，不可妄用辛香开窍之品。根据用药推测患者症状当有妇人产后昏不知人，瞑冒眼闭，面色苍白，口开，或痰壅气急，心下急满，舌淡，苔少，脉微欲绝或脉涩。当急用韭菜两斤，煮浓汤灌之，以回阳救逆醒神。

方义分析

韭菜：《本草纲目》言，"（韭）饮生汁，主上气喘息欲绝，解肉脯毒。煮汁饮，止消渴、盗汗，熏产妇血运，洗肠痔脱肛"。《本草分经》曰，"辛温微酸，温脾益胃助肾，补阳固精气，暖腰膝，散瘀血，停痰，入血分而行气解毒。韭汁：胃脘上口有积血妨碍饮食者，此能除之，每用少许，频服久服甚效"。

酒：《灵枢·经脉》曰，"饮酒者，卫气先行皮肤，先充络脉，络脉先盛，故卫气已平，营气乃满，而经脉大盛"；《医方集解》云，"（方中）加酒者，欲其通行周身，使无邪不散也"；《本草新编》曰，"酒，味苦、甘、辛，气大热，有毒。无经不达，能引经药，势尤捷速，通行一身之表，高中下皆可至也。少饮有节，养脾扶肝，驻颜色，荣肌肤，通血脉"。故可知，酒辛散温通，可助药通行周身，直达病所，以增强药物的治疗作用。

历代古书沿革

韭菜因其辛温之性及气味之浓，中医常用其温肾助阳，开窍醒神及止血等。

[1]《丹溪心法》曰韭菜"温中，行气，散血，解毒"，主治胸痹、噎膈、反胃、吐血、衄血、尿血、痢疾、消渴、痔漏、脱肛、跌仆损伤、虫蝎螫伤。用法用量：经血逆行，或血腥，或吐血，或唾血，用韭汁服之；跌仆损伤在上者，宜饮韭汁，或和粥吃。

[2]《寿世保元》记载韭菜：①主治产后血晕。制备方法为用韭菜细切，盛于有嘴瓶中，以热醋沃之，急封瓶口，以瓶纳产妇鼻孔中。②韭菜主治诸失血。制备方法为韭菜连根洗净，石臼内捣烂，入童便，用布扭去滓，重汤煮荡令热，浊者居下不用，只用清者，或单服，或入药服俱好。

[3]《急救良方》记载韭菜：①主治产后血晕。制备方法为用韭菜切碎，入茶瓶中，以老米醋沸热浇之，纸密封瓶口，勿令泄气，以瓶小嘴向产妇口鼻熏之，立醒。②主治中恶卒死（或先病，或睡卧间忽然而绝，皆是中恶也。夜间原无灯者，不可用火照）。制备方法为急取鸭血热灌下，喉间即活。又用蒜头捣汁灌入鼻中即活，或韭菜汁亦可。

[4]《续名医类案》记载孙文垣治竹匠妇，"孕五月，患心痛。究所由，为失足坠楼也。教饮韭菜汁一盏，痛随止"。

[5]《本草便读》曰："韭菜，熟食性味甘温，助肝肾元阳，补中寅散；生汁却专辛热，治血瘀噎膈，脘内留邪。根须通络行瘀，下行降浊。韭子固精暖肾，治带疗淋。（韭菜一名起阳草，其叶味辛而酸，性

温，入肝经血分，助阳气，暖下元，行散之力有余，固补之功不足，亦为五荤之一。但行瘀散血，韭汁为优，暖下固精，韭子为胜。根须之性，与叶相同，而下行之力为专。故凡病后劳复，与夫阴阳易之病，下部瘀浊阻滞者，皆可用之。）"

❀ 产后面黑

产后面黑，此乃恶血入肺，发喘，垂危欲毙，急用：

> 人参五钱（研末）　苏木（槌碎）二钱

水三杯，煎至一茶杯，调参末服。

此二方，若无人参者，以：

> 党参二两　玉竹（炙）一两　炙芪一两五钱　沙参一两

熬汁，煎服。

妇人产后脏腑损伤，气血失调，恶露及瘀血阻滞经脉，逆行上冲入肺，面色发黑，发而为喘，属产后危急重症，需立即救治。急用苏木6g捶碎，予3杯水煎至1茶杯，与人参末一起服用。若无人参，用党参60g，炙玉竹30g，炙黄芪45g，沙参30g，煎汤服用。

◔ 病因病机分析

本病以恶血上逆冲肺而致"产妇面色发黑，喘促欲死"为主症，故属于产后危急重症产后"三冲"之"冲肺"。《张氏医通》曰，"凡产后危证，莫如三冲、三急。三冲者，败血冲肺、冲心、冲胃也"，"若面赤，呕逆欲死，曰冲肺，二味参苏饮，甚则加芒硝荡涤之"，并明言本病危急，"大抵冲心者，十难救一。冲胃者，五死五生。冲肺者，十全一二"。本病与西医学的羊水栓塞类似。

本病的病因病机主要为产时耗气伤血，脏腑受损，肺气亦虚，风寒之邪乘虚侵入，与血搏结；或恶露当下不下，瘀滞于内，败血上冲于肺，致肺失宣降。患者可见产时或产后咳逆气急，喘息难卧，面色紫黑，胸闷烦躁，喘满而咳，甚或抽搐，昏迷，恶露量少或不下，舌苔白暗，脉弦细。治宜大补元气，破瘀行气，回阳救逆。

◎ 方义分析

本文中涉及方剂两首。第一首方中重用人参为君，大补元气以统血归经，兼补虚损之肺气，肺气充实则恶血无以冲逆；苏木生用破瘀力更峻于利血。两者合用，使血气降，瘀血破而自化，则好血无不归经，对产后恶血冲肺可谓神效。第二首方为一方缺少人参时的代替方，其中包含四味药。方中党参补中气，黄芪固卫气，党参偏于阴而补中，黄芪偏于阳而实表，两药相合，一里一表，一阴一阳，相互为用，其功益彰，共奏扶正补气之功。《本草分经·手太阴肺·补》曰："玉竹，甘平，补气血而润，去风湿，润心肺，用代参地，不寒不燥，大有殊功。"诸药联合，肺气足则血安，诸症向愈。

📖 历代古书沿革

用人参和苏木治疗产后恶血冲肺由来已久，但历代医家所用方剂名称不同，有"人参苏木煎""二味参苏饮"等记载。在治疗产后恶血上冲时，此方为历代医家认可及推崇，足见其临床疗效之佳。

[1] 宋代《妇人大全良方》载"经脉不通，产后血喘，苏木、人参煎汤化下"。

[2] 明代《本草纲目》曰："产后气喘，面黑欲死，是血入肺所引起。和苏木二两，加水二碗，煮成一碗，再加人参末一两服下。极效。"

[3] 明代《慈幼新书》记载："又有败血入肺作喘者，人参、苏木等分，煎服自瘥。"

[4] 清代《女科经纶》记载：郭稽中曰，产后恶露不快，败血停凝，上熏于肺，亦令喘急，但服夺命丹，血去而喘自定。又产后败血冲心，胸满上喘，命在须臾，服血竭散，或参苏饮。治产后血入于肺，面黑发喘欲死，人参一两，苏木二两。

[5] 清代《类证治裁》记载："面赤呕逆，为气血冲肺，人参苏木煎。"

[6] 清代《温病条辨》记载："若面赤呕逆欲死，或喘急者，此败血冲肺，人参、苏木，甚则加芒硝汤荡涤之。"

[7] 清代《胎产心法》记载："二味参苏饮，治恶露入胞，胀大不能出，及产后败血冲肺，喘满面赤几死者。"

二味参苏饮：人参（二钱），苏木（四钱，碎），水煎服。又入童便热服。一方，人参一两为末，苏木二两捶碎，水碗半，煎苏木水一碗，去滓，调人参末，随时加减服。大便溏泄者禁用。

[8] 清代《医宗金鉴·妇科心法要诀》记载："若因恶露不行，败血上攻于肺而喘者，必面色紫黑，宜夺命散下瘀，瘀去喘自定。虚者参苏饮，即人参一两为末，苏木二两煎汤，冲服也。"

❀ 产后面紫目闭

产后面紫目闭，此恶血上冲气壅，故目不开。急用：

南山楂一两（炒焦）

童便煎服。再用韭菜汁一茶杯入花瓶内，将好陈醋熬滚冲于瓶内，毋令泄热气，即将瓶口按对鼻孔熏之，用手掐人中、眉心即愈。

妇人产后面色青紫，目闭不开，这是恶血上冲，气血壅滞而致，故双目不睁。急用南山楂炒焦，用童便煎服。再用韭菜汁一茶杯倒入花瓶内，将上好的陈醋熬至沸腾，冲入花瓶内，不要让热气散失，立即将瓶口放至产妇鼻孔下熏之，并用手掐人中、眉心，产妇即可恢复。（人中位于鼻唇沟上三分之一与下三分之二的交点处，为急救要穴；眉心位于双眉之间，即印堂穴，可清头窍，助开窍醒神。）

病因病机分析

本病属"产后血晕"之实证（血瘀气逆证），发病机制为产后胞脉空虚，寒邪乘虚内侵，血为寒凝，瘀滞不行，恶露涩少，血瘀气逆，扰乱心神，而致晕厥。产后亡血伤津或外邪侵袭，致余血浊液瘀滞，气机不利，血行不畅，恶露不下或产后情志不畅，抑郁难舒，气机不降，逆乱上冲，引败血上攻，面色紫黑。宜急下瘀血，瘀去目自开。推测患者应有产后恶露不下，或下也甚少，小腹疼痛拒按，气粗喘促，神昏口噤，不省人事，两手握拳，面色青紫，唇舌紫暗，脉涩有力。治宜开窍醒神，活血化瘀。

方义分析

南山楂即野山楂，性味归经及功效同山楂。山楂，酸、甘、微温，归脾、胃、肝经；皮赤肉红黄，故善入血分，为化瘀血之要药；主消食健胃，行气散瘀；用于治疗肉食积滞、胃脘胀满、泻痢腹痛、瘀血经闭、产后瘀阻、心腹刺痛、疝气疼痛。焦山楂消食导滞作用增强，可用于肉食积滞、泻痢不爽。吴于宣曰：经云……独圣散用山楂一味浓煎，与砂糖、童便同服者何也？山楂不惟消食健脾，功能破瘀止儿枕痛；更益以砂糖之甘，逐恶而不伤脾，童便之咸，入胞而不凉下。相得相须，功力甚伟，名之曰独圣，诚不虚也。

童便即童子尿，指10岁以下男童的尿。小儿乃纯阳之体，且尿为肾中阳气温煦产生，保留真元之气，一名还元水，能降火清瘀，有活血化瘀的作用，可用于治疗胞胎不下、产后血晕、败血入肺。

韭菜，又名起阳草。《本草便读》曰，"其叶味辛而酸，性温，入肝经血分，助阳气，暖下元……行瘀散血，韭汁为优"；《本草分经》曰，"辛温微酸，温脾益胃助肾，补阳固精气，暖腰膝，散瘀血，停痰，入血分而行气解毒。韭汁：胃脘上口有积血妨碍饮食者，此能除之，每用少许，频服久服甚效"；《本草求真》有云，"韭味最利病患。凡一切血瘀气滞等症。俱能使之立效"。

醋，味酸、苦，性温，入肝、胃经；有散瘀，止血，解毒，杀虫，醒神的功效；主治产后血晕、黄疸、黄汗、吐血、衄血、大便下血、痈疽疮肿，又可解鱼肉菜毒。

四药合用，散瘀血，启阳气，醒神志，诸症得消。该法是治疗产后血晕之血瘀气逆证的简便、有效的方法，值得临床推广。

📖 历代古书沿革

本病在历代临床中均较为常见，因其死亡率极高，故受到古今医家高度重视。由于古代医疗条件有限，本法兼具简、便、廉、效之特点，故成为临床产后常用方，为古代挽救产妇性命做出了极大的贡献。

韭：

[1]《妇人大全良方》记载韭菜。主治：产后血晕，全不省人事，极危殆者。制备方法：用韭菜切，入在一有嘴瓷瓶内，煎热醋沃之，便密缚瓶口。用法用量：以瓶嘴向产妇鼻孔，令醋气透入，须先扶病患。

[2]《奇方类编》记载之韭菜。主治：暴死或卧忽不醒。制备方法：烧炭一炉，以陈醋频浇火上，令鼻闻之即活，或韭菜汁灌鼻亦可。

山楂：

[1]《药鉴》记载山楂又能治妇人儿枕疼痛。制备方法：浓煎汁入砂糖少许。

[2]《宁坤秘笈》记载山楂可治儿枕痛者。制备方法：山楂煎汤和砂糖少许。用法用量：调服一丸，用至二三丸即定。

醋：

[1]《医学心悟》：产后血晕，宜烧漆器，熏醋炭，以开其窍。

[2]《胎产秘书》：外用醋韭法冲鼻，使产母闻醋气令精神敛而不散。此治血晕之急法也。大约病弱产母临盆之际，须预煎生化汤，预备韭醋瓶以防患，此为万全……倘气脱将绝，牙关紧闭，药不下喉者，用鹅羽筒插喉灌之，如灌下渐温暖，则不拘帖数灌之。

[3]《女科撮要》：凡产可预烧称锤令赤以器盛之，急至床前以醋沃之，或以醋涂口鼻，闻之即醒，或用破旧漆器，或干漆烧烟熏之。

❈ 产后忽有垂肉线

产后忽有垂出肉线，长二三尺，触之痛引心腹欲绝，因用力太过所致。以：

老生姜三斤（连皮）　芝麻油二斤

先将姜捣极烂，同油拌匀炒热。用细软绢四尺，叠长方式，将肉线轻轻盛起，盘作三团，纳入产户。乃以绢包姜，就近产户熏之，稍冷即换。熏一日夜，肉线可缩一半；熏二日，可以尽入。切勿令肉线断，断则无可救矣。

妇人因产时用力太过致产后阴道有肉线垂出，触碰则疼痛欲绝。先将姜捣烂，与油拌匀炒热，再用细软的绢布盛起肉线，盘成三团放入阴道中。用绢布包姜熏阴道口，借助药物之气使肉线升提，温度稍降便换。熏一天一夜，肉线可以缩回一半；熏两日，则可以全部缩回。切记不能切肉线，切不能使肉线断，否则将无法救治。

病因病机分析

本病因产后亡血过多，气血虚弱，任督失养，而带脉崩坠，力难升举，随中气下陷而致。带脉损伤，固束无力，则固摄纵行诸经之职失司，升举无力而致下陷，遂现腰酸坠胀、腹坠胀满、带脉下垂、便血、崩漏等证候。《傅青主女科》释曰："妇人有产后水道中出肉线一条，长二三尺，动之则疼痛欲绝，人以为胞胎之下坠也，谁知是带脉之虚脱乎！夫带脉束于任督之间，任脉前而督脉后，二脉有力，则带脉坚牢；二脉无力，则带脉崩坠。"推测患者可有产后阴道垂出肉线，长二三尺，触之疼痛难忍，神疲懒言，四肢无力，小腹空坠，面色无华，舌淡，苔薄白，脉缓弱等证候。此乃气血虚弱，带脉随中气下陷之证，急当益气固脱，升阳举陷。

◎ 方义分析

本病应用中医传统外治法，使药物直达病所。方中取老生姜辛而微温之性，加之芝麻油炒热温度高，两者产生双重温热效果，药效持久不易散失。肾开窍于二阴，且任督二脉交于会阴部，熏外阴则可温肾阳、补任督，而补任督则带脉升。熏烘两日则任督得养，带脉得坚，诸陷得升，则下脱之肉线尽收。

📖 历代古书沿革

古籍中有很多关于本病的记载，现代却鲜有报道。历代古籍中对本病的治疗常用外治法，偶兼内治法，但均效果显著，值得被后世收录及深入研究。

［1］清代《串雅内外编》曰："产后用力，产户垂出肉线，长三四尺，触之痛引心腹欲绝。用老姜连皮三斤，捣烂入麻油二斤，拌匀炒干。先以熟绢五尺折作方袋，令人轻轻盛起肉线，使之屈曲作团，纳入产户。乃以绢袋盛姜就近熏之，冷则更换。熏一日夜，缩入大半，二日尽入。内服补气血之剂。此乃魏夫人秘传怪病方也。但不可使肉线断，断则不可治矣。"

［2］清代《达生编》曰："（治产后肉线方）妇人产后，设有垂出肉线，约长三四尺，触之，痛引心腹欲绝者。系过于用力，或用力太久之故。用老姜（三斤连皮捣烂），麻油（二斤）同姜拌匀，炒干。先以熟绢四五尺，叠作长模式。将肉线轻轻盛起，盘曲作三团，纳入产户，以绢袋盛姜就近熏之，冷即更换。熏一日夜，肉线可缩入大半，二日可以尽入，切不可令肉线断，断则难治矣。"

[3] 清代《竹林女科证治》曰："（产下肉线）临产用力太过，以致胕膜有伤，产户垂出肉线一条长三四尺，牵引心腹痛不可忍，以手微动则痛欲绝。宜用生姜三斤连皮捣烂，入麻油二斤拌匀炒熟，以油干为度。先以熟绢五尺折作数层，令妇人轻轻盛起肉线，使之屈曲盘旋纳入产户，再以绢袋盛姜，就近熏之，冷则再换，一日夜收入大半，二日收尽。但肉线切不可断，断则不治矣。"

[4] 清代《张氏医通》曰："妇人产后，水道中出肉线一条，长三四尺，动之则痛欲绝。先服失笑散数服，次用带皮姜三斤研烂，入清油二斤，煎油干为度。用绢兜起肉线，屈曲于水道边，以前姜熏之，冷则熨之，一日夜即缩，二日即尽。再服芎归汤调理。如肉线断，则不可救矣。"

[5] 清代《类证治裁》曰："有产后水道中出肉线一条，长三四尺，动之则痛绝。先服失笑散，次以带皮姜二斤研烂，入清油二斤，煎油干为度。用绢兜起肉线，屈曲于水道边，以姜渣熏，冷则熨之，乃缩上。再服失笑散，芎归汤。如肉线断者，不治。"

[6] 清代《傅青主女科》曰："妇人有产后水道中出肉线一条，长二三尺，动之则疼痛欲绝。人以为胞胎之下坠也，谁知是带脉之虚脱乎？"

方用两收汤：人参一两，白术二两，川芎三钱，熟地二两，山药一两，山萸四钱，芡实五钱，扁豆五钱，巴戟三钱，杜仲五钱，白果十枚。

❀ 产后伤破尿胞

产妇伤动尿胞，胞破终日不能下便，常漏湿不干。以：

> 生黄绢一尺（剪碎）　白千叶牡丹根皮（为末）一钱　白及末一钱

水煮绢烂如泥，并药空心服。服时不可言语，静坐一时，数服自愈。

产妇生产时损伤膀胱，甚至膀胱破裂，尿液从阴道时时漏下，不能自止，外阴潮湿或湿透衣裤，不能正常小便者，以生黄绢一尺，剪碎后煮烂如泥状，与白千叶牡丹根皮、白及末一起空腹服用。服药时不可说话，静坐一小时，连续服用数次后便可痊愈。

病因病机分析

本病以"产后小便终日淋沥不禁"为主症，属于"产后尿失禁"。产后尿失禁是指产后小便自遗，滴沥而下，不能约束者，又称"产后小便失禁"。本病的主要病机为膀胱失约；常见病因为气虚、肾虚和产伤。膀胱位于少腹，被喻为州都之官，主要功能是贮藏和排泄小便。产妇素体肺脾气虚，通调不利，或素体肾虚，复因产程过长或接生不慎或难产、手术损伤膀胱，使膀胱气化功能失职（膀胱不利或膀胱失约）；肾与膀胱相表里，肾气损伤，致膀胱气化失职，故使排尿异常，尿液自溢。本证属产伤；患者症见新产后，产妇小便失禁，或点滴而下，阴道漏尿不干，或尿中夹血，外阴潮湿或湿透衣裤，小腹胀急刺痛，时有触痛，舌暗，苔薄白，脉弦涩，以上为瘀血之征。治宜止血生肌，补脬止遗，以黄绢等药治疗。

方义分析

本方共三味药。按功效考虑黄绢为君，臣以白及，佐以白牡丹根皮。《本草纲目》曰："（黄丝绢）煮汁服，止消渴及产妇脬损，洗痘疮溃烂。烧灰，止血痢、下血、吐血、血崩。"时珍曰："绢，疏帛也。生曰绢，熟曰练，入药用黄丝绢，乃蚕吐黄丝所织，非染色也。"白及收敛止血，消肿生肌；白千叶牡丹根皮长于清热，以及活血化瘀，以防脬破络损，血溢脉外而成瘀。三者合用，补而不滞，敛而不涩，共奏止血生肌，补脬止遗之功。清·王晋三评曰："脬，妇之膀胱也。临产为稳婆伤破，小水淋漓无度，观其补法，有不可思议之妙。生丝造者曰绢，色黄者入血；牡丹皮连木者入里，色白者走气。二者皆能泻膀胱之火，引清气以达外窍。白及性黏，功专收涩，能补五内之破损。"

📖 历代古书沿革

本方在历代有不同的方名，古籍中有记载者如"补脬饮""补遗补脬饮""千金补脬饮""黄绢汤"等。虽方名不尽相同，然方内药味及剂量大同小异，均为产后排尿异常的临床常用验方。

[1]《世医得效方》之补胞饮。制备方法：上三味，用水一碗，煎至绢烂如饧。用法用量：空腹顿服，服时不得作声，作声不效。

补胞饮：黄丝绢（生者，一尺，剪碎），白牡丹根皮末（千叶，他无效）、白及末一钱。

[2]《普济方》之补脬饮，主治产后伤胞动破，不能小便，但漏湿不干。用法用量：水煎至绢烂为饧，空心顿服。

补脬饮：黄丝绢一尺，牡丹皮、白及各一钱。

[3]《证治准绳》之补遗补脬饮，主治妇人产时伤脬，终日不得小便，但淋湿不干者。用法用量：煎至绢烂如饧，服之。

补遗补脬饮：生丝绢（黄色者）一尺，白牡丹根皮末、白及各一钱。

[4]《济阴纲目》之补脬饮，主治产后伤动脬破，终日不小便，但淋沥不干。用法用量：用水一碗，煎至绢烂如饧，服之。

补脬饮：生熟绢（黄色者，一尺），白牡丹根皮末、白及（各二钱）。

[5]《景岳全书》之补脬饮，主治产后伤动脬破，不能小便而淋沥。制备方法：用水一碗，同煮至绢烂如饧。用法用量：空心顿服。服时不得作声，作声则不效。

补脬饮：生黄丝绢（一尺，剪碎），白牡丹皮根、白及（各一钱，俱为末）。

[6]《妇人规》之补脬饮，主治产后伤动脬破，不能小便而淋沥。制备方法：用水一碗，同煮至绢烂如饧。用法用量：空心顿服，服时不得作声，作声则不效。

补脬饮：生黄丝绢（剪碎，一尺），生丹皮根、白及（俱为末，各一钱）。

[7]《慈幼新书》之黄绢汤，主治产伤膀胱，不能小便，渗湿苦楚。制备方法：同煎，至绢烂如饧。用法用量：空心顿服，不得作声。

黄绢汤：生黄绢（一尺，剪碎），白丹皮、白及（各一钱）。

[8]《盘珠集胎产症治》之补脬饮，主治产后伤动胞破，终日不小便，但淋湿不断。制备方法：上用水一碗，煮至绢烂如饧，服之。用法用量：服时不得作声，作声无效。

补脬饮：生丝绢黄色者一尺，白牡丹根皮末、白及各一钱。

[9]《类证治裁》之补脬饮，主治产后小便不禁。制备方法：共为末，水煮必绢烂如饧。用法用量：空心服，不得作声，作声即不效。

补脬饮：生黄丝绢（一尺，剪碎），白牡丹根皮、白及（各一两）。

[10]《傅青主女科》之补脬饮，主治产时误破尿脬膀胱。制备方法：水二碗，煮至绢烂如饧。用法用量：服之，宜静卧，不可作声，名补脬饮。

补脬饮：生黄丝绢一尺，白牡丹皮根皮为末、白及末各两钱。

病案举例

（因未找到产后此类疾病的现代案例，故选用现代相似病例之子宫全切术后排尿异常作为参考。）

刘某，女，48岁，1994年6月20日初诊。患者半月前因子宫肌瘤出现阴道流血，量多。于当地某医院接受子宫全切术，术后3天拔除尿管，发现小便不自主，全部从阴道漏出，复插导尿管 1 周后无效。经检查，确诊为膀胱阴道瘘，嘱 3 个月后行膀胱修补术。患者出院后，家属带延余诊治。时症见乏力，小腹部略痛，小便只能自解数滴，其余全部从阴道漏出。饮食、大便均正常，舌淡红，苔白，脉缓。病机为术中胗损，瘀滞胗络，兼中气不足。治宜活血散瘀，生肌补胗，兼补中益气。方选补胗饮配合补中益气丸。处方：白及（研末）、牡丹皮（研末）各 30g，黄色蚕茧 20 个。每天 1 剂，水煎至蚕茧烂如饧，药液不用纱布过滤，分 2 次服。中气不足者配合补中益气丸，每次 2 丸，每天 2 次；气血亏虚者加服人参养荣丸或八珍益母丸，每次 2 丸，每天 2 次，疗程 8~13 天。自服药第二天开始，患者自排小便，量逐日增多，夜间尿漏次数减少。治疗 8 天后，小腹略痛，小便完全恢复正常。后嘱服复方新诺明 3 天、甲硝唑 1 周而痊愈。

体会： 膀胱阴道瘘临床较为少见，可并发于子宫切除术后，因多数在术后拔除尿管后发现，已无法再次手术，需行膀胱修补术。笔者所治该病，此乃首例患者，亦是在家属恳求下给予其的一种尝试性治疗，意想不到竟收奇效。《本草纲目》记载，"产时伤胗，终日不小便，只淋漓不断，用生丝黄绢一尺，白牡丹根皮末、白及末各一钱，水二碗，煮至绢烂如饧，服之"，"入药用黄丝绢，乃蚕吐黄丝所织"。笔者所治患者中，其中 1 例将方中黄色蚕茧改为白色蚕茧，服 3 天无效，后改服黄色蚕茧，10 天后痊愈。笔者所诊治 7 例患者中，6 例均在后 23 天内服用补胗饮，而收痊愈之效。而 1 例患者因病程长达 5 年，考虑瘘口早已形成瘢痕，故无效。笔者认为，以本法治疗膀胱阴道瘘愈早愈好，以不超过 1 个月为宜。

（本病案选自张丽娟《新中医》2006 年第 38 卷第 3 期之"补胗饮治疗膀胱阴道漏 7 例"）

❀ 产后儿枕痛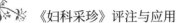

原文

产后儿枕痛及恶露不行、腹痛等证，宜【生化汤】。

当归六钱 川芎四钱 干姜八分 桃仁五分 炙草五分

加童便一茶杯，水煎服。

释义

妇人产后瘀血阻滞经脉而致腹痛，恶露不行，或行而不畅，宜服用生化汤。加童便一茶杯，水煎服。

病因病机分析

妇人在产褥期间发生与分娩或者产褥有关的小腹疼痛，称为"产后腹痛"，其中由瘀血引起的产后腹痛，称为"儿枕痛"。《圣济总录》曰，"妇人纯阴，以血为本"；《妇人规》曰，"血有留瘀而痛者，实痛也"。产后腹痛的病机无外乎不荣而痛和不通则痛虚实两端；常见病因为气血虚弱和瘀血阻滞。妇人产后血室正开，百脉空虚，寒邪乘虚入侵，血为寒凝，或因产创，使脉道滞涩，恶血留宿，血行不畅，瘀滞内阻于冲任、胞宫，不通则痛。本证属于瘀血而致；症见妇人产后小腹疼痛拒按，恶露不行或行而不畅，色紫暗有块，故面色青白，四肢不温，舌质紫暗，脉沉紧或弦涩；治宜温经活血，祛瘀止痛；方用经典名方生化汤。

◎ 方义分析

生化汤被称为"血块圣药""妇科良方"，具有养血祛瘀、温经止血的功效，主治因血虚寒凝，瘀血阻滞所致证候，被广泛应用于妇产科疾病。生化汤经历代妇科医生的临床验证，其确有非常好的疗效，甚至是产后必服方，有"产后第一汤""产后不过百天，生化汤是其祖先"的说法。

经考证，生化汤方名最早见于《景岳全书》，再由傅山将其完善并发扬光大，使得此方能够流传于世。傅山在产后病的治疗中将生化汤运用到了出神入化的地步。《傅青主女科》一书中，由生化汤加减变化的方剂达31首。在产后病方面，冯氏继承了傅青主的学术思想，更加重视生化汤在产后病中的应用，"产后篇"中论述了产后病72种，方剂46首，其中生化汤就有36首，足以说明生化汤在产后病治疗中的作用和地位。

生化汤遵循《黄帝内经》"亢则害，承乃制，制则生化"的理念为组方遣药的指导思想，以"寓补血于行血之中，生新于化瘀之内，使生新不至于留瘀，化瘀不至于损营"的理念为组方遣药的基本法则。

生化汤的药物组成：当归、川芎、桃仁、干姜、炙甘草、童便。该方具有化瘀而不耗血、养血而不留瘀、生新于化瘀之中的特点，主要用于治疗产后恶露不行、少腹冷痛等疾病。妇人产后正气虚弱，寒邪乘虚而入，寒凝血滞，瘀阻胞宫，故而恶露不行、少腹冷痛。该证是体虚寒凝血瘀之证。方中用当归补血活血、祛瘀生新，川芎行气活血散寒，桃仁活血祛瘀，干姜温经止血，炙甘草补中益气、缓急止痛、调和诸药，童便益阴除热、引败血下行。诸药协同，以奏活血化瘀、温经止痛之功。

总结生化汤及其类方的配伍特点及演变规律，可概括为君药为主，妙用对药，君臣佐使，轻重有度，知常达变，依法加减，药随证变，药性对证，味少效专，用药纯和，药证相符，价格颇廉。

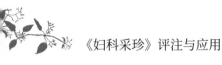

历代古书沿革

[1]《胎产指南》记载之加减生化汤。主治：劳倦昏而甚，及血崩、气血脱而晕。用法用量：水煎服，宜速灌生化汤两帖。

加减生化汤：川芎（三钱），当归（六钱），干姜（四分），桃仁（十粒），炙甘草（五分），荆芥（五分），大枣（药引）。

[2]《医学实在易》载生化汤。主治：产后一切杂症。用法用量：水煎服。

生化汤：当归（五钱），川芎（二钱），炮姜（五分），桃仁（一钱五分），炙草（一钱）。

[3]《盘珠集胎产症治》记载之生化汤。主治：产后恶露未尽所致之腹痛，或产后气血虚弱感寒。用法用量：风冷搏血，生化汤加木香三分，磨冲服。冷湿乘虚而致，生化汤加肉桂、白芷、炒姜。

[4]《医学心悟》记载之生化汤，功能预防产后病，"（生化汤）凡产后服一二剂，祛瘀生新，为妙"。用法用量：入童便少许，水煎服。

生化汤：当归（三钱），黑姜（五分），川芎（一钱五分），益母草（一钱），桃仁（去皮尖及双仁者，炒，研，七粒）。

[5]《家传女科经验摘奇》所载生化汤，主治产后血崩。

生化汤：川芎（一钱），川归（四钱），干姜（四分，炙黑），甘草（五分，炙），荆芥（五分），桃仁（十粒，去皮尖），上枣水煎。

如鲜血红大来，加荆芥、白芷各五分；血块形脱，加人参一钱；汗多气促，加参三四钱。

[6]《傅青主女科》之生化汤，主治产后诸证。用法用量：用黄酒、童便各半，煎服。

生化汤：当归（八钱），川芎（三钱），桃仁（十四粒，去皮尖，研），黑姜（五分），炙草（五分）。

[7]《女科秘要》在生化汤方后曾言："产后诸症，俱以生化汤为君，余

不过随证加减而已。"

生化汤流传至今，仍是妇科治疗产后诸症的常用方。因此，根据血瘀型产后腹痛的病证机制进行辨证论治，以生化汤为基础方，结合现代临床的需要，进行加味，共奏温经养血，祛瘀止痛的功效。

病案举例

陈某，女，25 岁，2010 年 10 月初诊。患者 1 周前足月顺产 1 女婴，因小腹阵痛难忍 2 天就诊。患者产后情绪不畅，常感郁闷不舒，胸胁胀痛，喜叹息。且又不慎感寒，出现腹痛拒按，得热痛缓，恶露量少，涩滞不畅，色紫暗，有血块，伴面色青白，四肢不温，舌质紫暗，边有瘀点，脉弦紧。血常规检查及 B 超检查未见异常。四诊合参，证属寒凝血滞，恶露不下，以致产后腹痛。治以祛寒化瘀，温经止痛。方用生化汤加减。处方：当归 15g，川芎 9g，桃仁 9g，炮姜 6g，益母草 15g，蒲黄 9g，五灵脂 15g，延胡索 9g，川楝子 9g，香附 6g，桂枝 6g，炙甘草 6g。每日 1 剂，水煎 2 次，早晚分服，共 3 剂。

3 天后二诊。患者诉腹痛大减，恶露排出通畅，色与量基本正常。上方续服 2 剂，病愈。

原按：中医学认为产后腹痛与产褥期气血运行不畅有关。根据产后多虚多瘀的特点，治疗以补虚化瘀为主。隋代《诸病源候论》认为，产后腹痛之因多责于"脏虚"，瘀血未尽，遇风冷凝结所致。此患者乃产后情绪不佳，肝失疏泄，气滞血瘀，加之产后百脉空虚，血室正开，感受寒邪，血为寒凝，瘀血内停，阻滞冲任、胞宫，不通则痛。生化汤养血温中，祛寒止痛，补虚化瘀，寓攻于补，化瘀血，生新血，从而血行流畅，通而不痛。加益母草、失笑散、延胡索，增强化瘀理气止痛之功；加桂枝温经散寒；加香附疏肝理气。临证需注意畅情志，慎起居，避风寒，使气血流畅，有利于疼痛减轻。西医学认为本方可改变血液流变学状态，缓解子宫平滑肌痉挛而达到止痛目的。

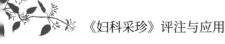

（本医案选自汪敏华、陈祖盛《福建中医药》2011年第42卷第4期之"生化汤治疗产后病验案举隅"）

❀ 产后突出如鸡冠

产后阴户突出如鸡冠，或如菌样，名曰阴挺。若不乘时治愈，为终身之患，先【芎归汤】急用洗之，次用【雄黄散】早晚搽之。朝【补中益气汤】，晚【龙胆泻肝汤】。

【川归汤方】

> 川芎　当归　生甘草　龙胆草　白芷各一钱

煎浓，早晚洗之。

【雄黄散】

> 雄黄一钱　葱头　藜芦　车前子各二钱　冰片三分　鳖头（炒黄色）一钱

共为细末，洗毕即搽雄黄散。依次服药：

【补中益气汤】

> 炙芪二钱　人参五分　焦术二钱　当归身三钱　升麻五分　陈皮一钱五分　柴胡五分　苍术一钱（炒）

水煎，空心服。

【龙胆泻肝汤】

> 生地二钱　黑栀一钱　车前子一钱　白芍一钱五分　龙胆草一钱五分　麦冬（去心）一钱　当归二钱　柴胡　泽泻　木通各一钱　甘草三分

水煎，临晚卧时服。

妇人产后阴道有物突出如鸡冠，或者如蘑菇样，名曰阴挺。若不及时治疗，则可成为终身疾患。急用芎归汤早晚外洗外阴，洗后即用雄黄散外涂。晨起空腹口服补中益气汤，晚上睡前服用龙胆泻肝汤，本病即可痊愈。

病因病机分析

本病以"产后阴道有物脱出"为主症，故属于"阴挺"。阴挺指子宫从正常位置沿阴道下降，宫颈外口达坐骨棘水平以下，甚至子宫全部脱出于阴道口外，又称"子宫脱垂"。该病常伴有阴道前后壁膨出，中医称其为"阴挺""阴脱""阴菌""阴痔"。

本病的病机主要是冲任不固，带脉失约；常见病因有肾虚和气虚。素体虚弱，中气不足，因产用力，或劳力过度、抬高负重等致气虚下陷，系胞无力而阴挺下脱；或因产育过多、房事所伤等，致肾气亏虚，带脉失约，冲任不固而系胞无力。阴脱之后，易感湿热毒邪，导致湿热下注。本病可见妇人产后有物脱出于阴道口外，气短乏力，面色㿠白，白带量多，腰酸畏寒，尿频；如脱出物摩擦损伤感染者，可见局部肿痛，黄水淋沥，小便赤涩，舌淡，苔黄腻，脉细滑。治宜局部与整体辨证结合，内外合治，方收全效。先以芎归汤外洗，继以雄黄散外搽，再以补中益气汤补气升提以治本，龙胆泻肝汤清热利湿解毒以治标。

◎ 方义分析

《外科正宗》卷四之芎归汤，主治子宫脱垂、阴痒；妇人阴中突出如蛇，或似鸡冠、菌样。阴痒者，煎汤浴洗，随后搽雄黄藜芦散。补中益气汤临床常被用于治疗脾不升清证、气虚发热证和中气不足、清阳下陷证等，以补气升提为第一要义、重中之重，气升则脱垂自收。雄黄散燥湿，祛风，杀虫，解毒。龙胆泻肝汤泻肝胆实火，清肝经湿热，治肝胆实火引起的胁痛、头痛、目赤口苦、耳聋耳肿，以及肝经湿热下注之阳痿阴汗、小便淋浊、阴肿阴痛、妇女带下等。四方合用，内外同治，未感染邪毒者可用之预防，已感染邪毒者可用之治疗，防治并施，一举两得。

📖 历代古书沿革

阴挺属妇科常见疾病，产后多发。古代医家对本病的研究颇有心得。

[1]《景岳全书》："妇人阴中突出如菌如芝，或挺出数寸，谓之阴挺。此或因胞络伤损，或因分娩过劳，或因郁热下坠，或因气虚下脱，大都此证当以升补元气、固涩真阴为主。如阴虚滑脱者，宜固阴煎、秘元煎。气虚陷下者，补中益气汤、十全大补汤。因分娩过劳气陷者，寿脾煎、归脾汤。郁热下坠者，龙胆泻肝汤、加味逍遥散。"

[2]《济阴纲目》曰，"《大全》曰：妇人阴挺下脱，或因胞络伤损，或因子脏虚冷，或因分娩用力所致。薛氏曰：阴挺下脱，当升补元气为主。若肝脾郁结，气虚下陷，用补中益气汤；若肝火湿热，小便涩滞，用龙胆泻肝汤。一妇人阴中突出如菌，四围肿痛，小便频数，内热晡热，似痒似痛，小便重坠，此肝脾郁结，盖肝火湿热而肿痛，脾虚下陷而重坠也。先以补中益气加山栀、茯苓、车前子、青皮以清肝火、升脾气，更以加味归脾汤调理脾郁，外以生猪脂和藜芦末涂之而收"。

[3]《医宗金鉴》："妇人阴挺，或因胞络伤损，或因分娩用力太过，或因气虚下陷，湿热下注，阴中突出一物如蛇，或如菌如鸡冠者……属热者，必肿痛小便赤数，宜龙胆泻肝汤；属虚者，必重坠小便清长，宜补中益气汤加青皮、栀子……"

[4]《疡医大全》：汪省之曰，阴挺宜朝进补中益气汤，晚服龙胆泻肝汤，外涂雄黄藜芦散，其患渐收。

[5]《验方新编》："产后阴中下精肉一块如菌，或如鸡冠，约长寸许，甚至有满尺者，名阴挺下脱。即平常妇人亦有之，总因元气下陷而然。治法与茄症相似，用补中益气汤。如产后则本方去柴胡，以有升麻提脾气而自愈也。"

历代古籍中对雄黄散的记载如下。

[1]《脉因证治》之雄黄散。主治：阴肿大如斗，核痛不治。用法用量：外洗。

雄黄散：雄黄（一两），明矾（五钱），甘草（五钱）。

[2]《保婴撮要》之雄黄散。主治：小儿虫食肛门之肛痒。用法用量：外以雄黄散纳肛内。

病案举例

王某，女，38岁，农民，2007年9月20日初诊。患者2年前因产后过早操劳家务而致宫颈脱出阴道口，遂去某医院就诊。经妇科检查示Ⅰ度子宫脱垂。宫旁注射无水乙醇等，虽有一定疗效，但效果不持久。现症见小腹下坠隐痛，阴道有物脱出，劳则加重，卧床休息则缩复还纳，伴倦怠懒言面色不华，四肢乏力，带下量少，质稀色淡，舌淡，苔薄，脉缓弱。诊断为阴挺（子宫脱垂），证属气虚下陷证。治法：补益中气，升阳举陷。药用：炙黄芪20g，党参15g，焦白术、茯苓、杜仲各12g，续断10g，当归、炙升麻各9g，炒柴胡6g。20剂，每日1剂，水煎服。

2007年10月10日二诊：上方共服20剂，小腹下坠隐痛减轻，子宫回缩，阴道基本恢复形态，扩张后可见稍下移的宫颈口。精神略有好转。继服上方30剂。

2007年11月20日三诊：精神气色明显好转，症状基本消失，已能参加体力劳动。续服10剂以巩固之。

按：子宫脱垂属于中医阴挺范畴。其常见的病因是分娩损伤，产妇过早参加重体力劳动，此时过高的腹压可将尚未复旧的后倾子宫推向阴道，以致发生脱垂。本例子宫脱垂患者，其病机主要为气虚下陷，故用补中益气汤加减以补益中气，升阳举陷。方中另加补益肾气之杜仲、续断，以加强固本补虚之效。

（本病案选自武高阳、刘刚强《补中益气汤治疗妇产科病证验案2则》）

❀ 产后阴户肿痛

产后阴户肿痛，宜【清肝渗湿汤】。

当归　川芎　白芍　生地　黑栀　黄连　龙胆草　连翘各一钱　柴胡　木通　泽泻各六分　滑石二钱　芦荟五分　甘草三分　防风八分

加竹叶十片、灯心一分，水煎，食远服。或用桃仁烧熟，研烂敷之。

妇人产后外阴肿痛，宜服用清肝渗湿汤，加竹叶十片、灯心草一分，水煎后，饭后服用，并用烧熟的桃仁研烂外敷，即可痊愈。

病因病机分析

妇人产后外阴部及外阴一侧或两侧肿胀疼痛者，称为"阴肿"，又称"阴户肿痛"。本病多因肝经湿热下注，或因分娩产伤复感邪毒而致。产后血室正开，元气、津血俱伤，腠理疏松，或因分娩创伤，脉络受损，加之起居不慎，虚邪贼风或湿热邪毒乘虚而入，搏于阴户，故令阴户肿痛；或素性抑郁，肝郁化热，脾虚湿盛，湿热互结，壅滞前阴，经脉失畅，而发为阴肿。以方测证，本证当属气血虚弱为本，肝经湿热为标之虚实夹杂之证；宜疏肝解郁，清利湿热。患者临床表现当有产后出现阴门红肿疼痛，黄带黏稠、腥臭，易怒多叹息，两胁胀痛，口干口苦，纳差，小便短赤，大便偏稀，舌质淡红，苔薄黄，脉弦滑数。治宜益气疏肝，清热利湿，消肿止痛，方用清肝渗湿汤。

方义分析

本方共十七味药，为四物汤与龙胆泻肝汤合方的加减方。其中针对产后"多虚多瘀"的特点调养全身气血，扶助正气又不留瘀，选用四物汤益气养血；龙胆泻肝汤（加减）在扶助正气的同时清利肝经湿热，清热化湿解毒。方中柴胡入肝、胆经，疏泄气机之郁滞；当归补血养肝，和血调经；易熟地黄为生地黄，增强清热之功效；白芍养血柔肝和营；川芎活血行气，畅通气血。四味合用，补而不滞，滋而不腻，养血活血，可使营血调和。且白芍与柴胡配伍，补肝之体，助肝之用，使血和则肝和，血充则肝柔；白芍配甘草可酸甘化阴，缓急止痛。龙胆草善泻肝胆之实火，并能清下焦之湿热；黄连、栀子、柴胡苦寒泻火；木通、泽泻清利湿热，使湿热从小便而解；肝为藏血之脏，肝经有热则易伤阴血，故配合生地黄、当归以养血益阴。以上诸药共奏泻肝胆实火，清肝经湿热之功。连翘长于清热解毒，消肿散结；防风祛风胜湿，为风中润剂，疏风散邪而不伤气血，王好占曰"防风可搜肝气"，可助清肝利湿；淡竹叶、灯心草、滑石清热利水，清心除烦，使邪热从小便而泄。《药笼小品》言芦荟"功专清热杀虫。同胆草能泻肝经实火"。甘草调和诸药。诸药共奏调养气血扶正，清热泻火解毒之效，扶正与祛邪同治。清代《长沙药解》曰，"桃仁，味甘、苦、辛，入足厥阴肝经。通经而行瘀涩，破血而化癥瘕"，桃仁辛苦滑利，通经行血，可止阴中肿痒。故用桃仁烧熟，研烂外敷，活血消肿止痛。内外同治，疗效更显著。

历代古书沿革

本条文之清肝渗湿汤首见于《外科正宗》，历代常用之治疗肝经湿热所致之各种妇科疾病。本方在历代古籍中虽方名相同，但药物组成稍有差异，摘录如下。

［1］《外科正宗》之清肝渗湿汤，主治肝经郁滞，邪火流行，致阴肿痛，或风热作痒。用法用量：煎八分，食前服。

清肝渗湿汤：川芎、当归、白芍、生地、山栀、黄连、连翘、龙胆草（各一钱），银柴胡、泽泻、木通（各六分），滑石（二钱），芦荟（五分），甘草（三分），防风（八分）。水二盅，淡竹叶、灯心各二十件。

［2］《医宗金鉴》之清肝渗湿汤。主治：肾囊痈（红肿焮热疼痛，身发寒热，口干饮冷），由肝肾湿热，下注肾囊而成，初起宜服荆防败毒散汗之，外用葱盐熬汤烫之；寒热已退，宜服清肝渗湿汤消解之。用法用量：煎八分，食前服。

清肝渗湿汤：黄芩、栀子（生，研）、当归、生地、白芍药（酒炒）、川芎、柴胡、花粉、龙胆草（酒炒）各一钱，甘草（生）、泽泻、木通各五分。水二盅，灯心五十寸。

［3］《回生集》之清肝渗湿汤。主治：囊痈（阴囊红肿发热，小便赤涩，内热口干，坠重作痛，乃囊痈之候）。用法用量：水煎，食前服。

清肝渗湿汤：川芎、龙胆草、天花粉、当归、生地、柴胡、山栀、黄芩（各一钱），泽泻、木通、甘草（各五分），加灯心。

[4]《古今医彻》之清肝渗湿汤。主治：囊痈及睾丸悬挂。用法用量：水煎服。

清肝渗湿汤：当归、白芍药、生地、柴胡、龙胆草（酒炒）、泽泻、山栀（炒黑）各一钱，川芎、甘草各五分，灯心一握。

✿ 产后吊阴

原文

产后吊阴，忽有筋二条，从阴中吊起至乳上，痛不可忍，身体发热，宜【川楝汤】。

> 川楝子　猪苓　白术　小茴香（炒）　台乌　元胡　乳香各一钱　木香五分　泽泻一钱　麻黄六分　槟榔八分　甘草梢三分

加姜三片、葱头一个，水煎，热服。出汗即愈。

释义

妇人产后摄生不慎，肝脉受寒，阴道或外阴疼痛，甚至牵引小腹及两乳疼痛，并伴有身体发热者，水煎川楝汤，加生姜和葱头，趁热服用。汗出后本病即可痊愈。

病因病机分析

吊阴痛是以阴部、少腹部、乳房部等足厥阴肝经循行部位牵引疼痛为主要特征的一种疾病。竹林寺僧医根据疼痛部位，认为此病多与肝经有密切联系，并创制川楝汤治疗该病。后人对妇人吊阴痛的治疗多推崇竹林寺僧医从肝论治的治疗原则。该原则亦体现了女子以肝为先天的思想。妇人产后百节空虚，腠理不实，摄生不慎，肝脉受寒而拘急疼痛，发为本病。根据用药，推测患者可见产后阴部、腹部、乳房掣痛，痛不可忍，形寒肢冷，发热，腹胀或便溏，舌暗苔白，脉浮紧。治宜疏肝解郁，散寒止痛，温泄肝经寒浊之法，方用川楝汤加减。

方义分析

全方共十四味药，功效为疏肝解郁，散寒止痛，温泄肝经寒浊。方中以川楝子为君药，疏肝行气止痛；小茴香性温而长于暖肝止痛；延胡索性温，味辛、苦，是行气止痛之妙品，止痛功效卓著；木香、乌药、槟榔、乳香、小茴香等药能疏肝理气止痛，温经散寒；白术、泽泻、猪苓可健脾利湿，淡渗湿邪；麻黄、生姜、葱白辛温。诸药共奏疏肝理气止痛，温经散寒祛湿之效。

历代古书沿革

在历代古医籍中，本病亦有"阴中痛""阴户痛"等名称记载于世，而吊阴痛病名始见于《竹林女科证治》之经行吊阴痛，原文记载："经来有两条筋，从阴吊至两乳，痛不可忍，身上发热。"若女子表现为阴中抽痛、小腹拘急、乳房胀痛，经期、非经期皆可按该病施治。《竹林女科证治》还提出了以川楝汤治疗本病，此后《宁坤秘笈》《验方新编》《增广灵验验方新编》等著作均收录了该方。"此症两条筋从阴吊起至乳上疼痛，身上发热。宜用川楝汤两剂而愈。川楝汤：川楝子、猪苓、泽泻各八分，麻黄六分，木香三分，小茴香、大茴香、白术、乌药、乳香、元胡各一钱，槟榔八分，姜三片，葱一根，水煎对火服，发汗即愈。"自此，川楝汤成为治疗吊阴痛之专方，临床辨证，随证加减，疗效颇佳。

病案举例

吴某，女，36 岁，已婚，1996 年 7 月 18 日初诊。近半年来，经期延长，需 8 日以上方能干净。每次经将净时，阴中吊拉抽缩，难忍，持续数分钟方能缓解。末次月经于 1996 年 7 月 12 日来潮，15、16 日又出现吊阴痛，痛时弯腰缩腹，难以步履，其苦不可言状，持续时间也较前延长，需坐良久方可缓解。伴经行量多，色暗有块。舌淡苔白，脉弦细。此乃足厥阴肝经所循，良由《萧山竹林寺女科》17 症所属。投川楝汤加减，以疏肝理气，温中止痛。药用：川楝子 10g，广木香 6g，当归 10g，桂枝 10g，小茴香 3g，乌药 10g，橘核 10g，细辛 3g，吴茱萸 3g，延胡索 12g，3 剂。嘱患者每次经前均按原方去橘核，加党参 12g、白术 10g，服 3~5 剂。连续 3 个月经前服用后，吊阴痛未作，血块减少，唯经量仍多，嘱其继服补气健脾，调固冲任之品以善后。

原按：吊阴痛在临床上并不多见，它好发于经产妇及更年期妇女，经行时发作，妇科检查及神经科检查均无异常。《萧山竹林寺女科》十七症中记载："经来吊阴痛不可忍，经来时有筋二条。从阴内吊起至乳下，痛不可忍，身发热，宜川楝汤（川楝、木香、猪苓、白术、大小茴、乳香、泽泻、乌药、延胡索、麻黄、槟榔、姜、葱）。"本方在川楝汤的基础上加减，以川楝子为君药，疏肝理气止痛；臣以小茴香、木香、乌药加强君药作用；再佐细辛、延胡索，使止痛效果更佳；当归养血活血；桂枝温通血脉；吴茱萸温中散寒；橘核理气疏肝。全方配合，共奏疏肝理气，养血通络，温中散寒止痛之效。

（本案选自于萍《湖南中医杂志》2002 年 03 期之"古方治疗妇科痛症举隅"）

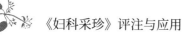 产后阴户长开不闭

 原文

产后阴户长开不闭，宜【加减归脾汤】。

> 白术　炙芪　当归各二钱　人参五分　枣仁（炒）一钱五分　茯
> 神　远志　柴胡　黑栀　白芍　丹皮各一钱　甘草五分　龙眼肉七个

水煎服。

 释义

产后失血过多，气随血脱，致气血大虚，不能固摄，而使阴道口长开
不闭，宜用加减归脾汤。

病因病机分析

产后阴户长开不闭是指产后阴道外口不能闭合，即"产后玉户不
敛"，又名"产户不敛""阴门不闭"。本病多因平素体弱，产后气血
大虚，不能收摄，或产时损及产门所致。文中虽只提到产后阴户长开不
闭，但以方测证，可推出该证属心脾气血两虚之证。患者当有产门不
闭，惊悸，眩晕健忘，少气懒言，倦怠乏力，面色无华，饮食少思，夜
眠差，舌淡，脉弱。产后气血两伤，心脾俱亏，则心不藏神，故惊悸；血
虚则不能濡养脑髓，故眩晕健忘；血虚不能上荣肌肤，故面色无华；脾
气虚则表现为少气懒言、倦怠乏力、不思饮食；而舌淡、脉弱均为气血
虚弱之象。此证虽属心脾两虚，但以脾虚为核心，气血亏虚为基础，故
因机立法，治疗该病时应本着"虚则补之"的原则，以健脾养心与益气
补血兼施为治疗大法，选用加减归脾汤治疗。

◎ 方义分析

归脾汤为补气养血之经典名方。全方以人参、黄芪、白术、甘草等甘温之品补脾益气以生血，使气旺而血生，为方中主帅，为君药；再以当归、龙眼肉甘温补血养心，茯苓、酸枣仁、远志宁心安神，共同辅助君药，是为臣药。另加白芍养血敛阴柔肝，柴胡疏肝解郁，黑栀子配以牡丹皮疏肝泄热，是为佐药；最后以生姜、大枣调和脾胃，以资化源，是为使药。君、臣、佐、使相辅相成，上下贯通，首尾呼应，环环相扣，是为方药配伍之典范。

归脾汤配伍特点：一是心脾同治，重点在脾，引血归脾大有"母贫子贵"之意，使脾旺而有气血生化之源，以反哺气血的亏虚；二是气血并补，但重在补气，因为中医认为"气为血之帅"，气旺而血自能生，可调理产后气血不足引起的阴户长开不闭。

历代古书沿革

历代古籍中有关归脾汤的记载比较多。该方首见于南宋·严用和所著《严氏济生方》，后于明清古籍中多有记载，其方药亦随年代变化有所不同演绎。南宋·严用和所著《严氏济生方》之归脾汤无当归、远志；明·薛己在原方的基础上加了当归、远志，进一步扩大了该方的临床应用。而其在加入当归、远志之后，又加入了牡丹皮、山栀子，使之成为"加味归脾汤"，使临证应用更加灵活。在薛氏所著《校注妇人良方》中记载"归脾加柴、栀、丹皮"及"加味归脾汤"；《正体类要》中记载"加味归脾汤""归脾汤加山栀""归脾汤加山栀、丹皮、竹茹"。而用加减归脾汤治疗本病的具体内容摘录如下。

[1]《万氏妇人科》之产后阴门长开不闭："女子出产，胞户窄小，子出不快，乃至折裂，浸淫溃烂，日久不敛，而出现产后阴户长开不闭。"

［2］《证治准绳》："（薛）玉门不闭，气血虚弱……若因忧怒，肝脾气血伤也，加味归脾汤。"

［3］《妇科问答》，"二问：产后玉门不闭，何治？答曰：宜服后药：川芎、当归、茯苓、陈皮、甘草、续断、杜仲、人参、牛膝、熟地"。

［4］《医宗金鉴·妇科心法要诀》："凡产后玉门不闭者，多由气血不足所致。"

病案举例

孙某，女，25岁，汉族，农民。

1985年4月18日初诊。夫代诉：现已生产半月有余，阴道口仍然不能闭合。症状：面色苍白，自汗，少气懒言，阴道口不闭合。舌质淡红，脉象弱。辨证：根据脉、舌、症状分析，此乃胎前失于调养，产后气血大虚，不能收敛之证。

诊断：产后玉门不闭。

治法：大补气血。

处方：炙黄芪30g，白术10g，陈皮6g，升麻10g，柴胡6g，党参15g，当归身15g，龙眼肉10g，炙甘草6g。5剂，水煎服。

1985年4月23日二诊。服药之后，自觉精神好转，肢体也较前舒适，是方药切证，不更方继服10剂。

1985年5月4日三诊。精神大增，玉门基本闭合，嘱患者遵上方再服1剂以固之。

按：本例"玉门不闭"患者，是由胎前失于调养，产后气血大虚，不能收敛致病。因此，对本证的治疗采用大补气血法。由于方药切证，效果很好。方用补中益气汤加龙眼肉调补脾胃，升阳益气，大补气血，使正虚得补，复之气血得调而和之，则玉门可复。

（本病例选自于继珍《男性女性病诊治实用秘要》）

❀ 产后阴翻

 原文

产后阴翻，用：

> **泽兰二两**

煎汤熏洗，数次即愈。

 释义

因产时损伤，复感湿热邪毒，而致阴翻，用泽兰二两，煎水熏洗，数次即愈。

◎ 病因病机分析

本病以"产后阴户燥热，变成翻花"为主症，应属于"阴挺"范畴，类似于西医学"产后子宫外翻""子宫脱垂""阴道前后壁膨出"的范畴。

翻花乃外阴部有物翻出或挺出。杨志一所著《妇科经验良方》："阴户忽然有物挺出，如阴茎然；或阴户翻出不能转动者，名曰翻花。治宜补中益气汤加减。"分娩后，因阴户燥热而致翻花。《卫生鸿宝》卷五："产后玉门燥热，遂成翻花。泽兰叶四两，煎汤熏洗二三次即收，或加枯矾。又阴中生笋，长半寸，用川连半斤，煎水半锅，入盐一撮，盆盛，乘温坐盆内。"本病多因产时损伤，气血亏损，失于固摄，而致阴挺下脱，又复感湿热邪毒，侵袭阴部，流注冲任，遂成燥热之证。文中虽只提及产后阴翻，但根据本方药物组成，以方测证，可推出该证属阴部翻花之湿热证；患者阴部当有肿物脱出，表面红肿热痛，甚则溃烂流脓，黏稠臭秽，舌红，苔黄，脉滑数。产后气血亏虚，冲任不固，带脉失约，故子宫脱垂；复感湿热，气血凝滞，蕴结成毒，腐肉化脓，故阴部红肿热痛，溃腐流脓，黏稠臭秽；舌红，苔黄，脉滑数，均为湿热邪毒之征。治宜用泽兰煎汤熏洗，数次即愈。

◎ 方义分析

全方仅用泽兰一味药。泽兰味苦、甘、辛，性微温，主要功能为活血化瘀，行水消肿，解毒消痈。本方主治妇女经闭、痛经、产后瘀滞腹痛、癥瘕浮肿、跌打损伤、痈肿疮毒。《神农本草经》曰："泽兰主金疮痈肿疮脓，皆取散血之功，为产科之要药。更以芎、归、童便佐之，功效胜于益母。"同时，以泽兰煎汤外洗，皮肤久浸于温热药气中，能使角质层软化或膨胀，药物容易透过角质层而被吸收到体内，也可通过毛囊或汗腺管被吸收到体内，更会直接附着在皮肤上发挥作用，使药物成分发挥最大效能。故用泽兰煎汤熏洗以达行血清热利湿之功。

📖 历代古书沿革

纵观历代古籍，记载产后阴翻者甚多，而用泽兰治疗该病者，可见《增补临证指南医案》《绛雪丹书》《集简方》《陈修园医学全书》《奇效简便良方》《验方新编》《外治寿世方》《分类实用古今秘方集成》等书，具体内容摘录如下。

［1］《增补临证指南医案》之产后阴翻：泽兰叶煎浓汤熏洗即收。

［2］《绛雪丹书》之产后阴翻：因产户燥热翻成反花，治法用泽兰四两，煎水洗二三次，再入枯矾煎洗即愈。

［3］《集简方》之产后阴翻：泽兰叶煎汤，先熏后洗二三次，再入枯矾煎洗即安。

［4］《陈修园医学全书》之泽兰洗方治产后阴翻：泽兰叶煎浓

汤熏洗，即收。

[5]《奇效简便良方》卷三胎产之产后阴翻：泽兰叶，煎浓汤熏之。或用四两加枯矾煎洗二三次。

[6]《验方新编》卷九妇人科产后门：产后阴户翻出，疼痛，名曰翻花，用泽兰叶四两，煎汤熏洗二三次，再加枯矾煎洗即安。

[7]《分类实用古今秘方集成》之产后阴翻：因产户燥热翻成反花，治法用泽兰四两煎汤熏洗，再入枯矾煎洗之即安。

❁ 产后受风筋纵

产后受风筋纵，手足抽搐，不能伸展，或日久身骨筋脊背起有筋疙瘩，宜吃【舒筋饼】，非别药所能治也。

胡椒一钱　麝香一分　地龙一两　黑芝麻　生蜜各四两　飞罗面一斤

水和作饼，三十二个，烙成干饼，空心每食一饼，小米汤送下。

妇人产后百节空虚，卫表不固，腠理不密，起居不慎，风寒湿邪乘虚而入，客于经络、关节、肌肉，以致筋脉痉挛，手足抽搐，不能伸展，日久气血瘀滞，筋骨脊背产生筋结，此非其他药物能治疗的，宜吃舒筋饼治疗。

❀ 病因病机分析

本病以"产后受风筋纵，手足抽搐"为主症，属"产后痉证"范畴。产褥期内，产妇突然发生四肢抽搐，项背僵直，甚则口噤不开，角弓反张，这种疾病被称为"产后痉证"，又称"产后病痉""产后痉风"。其主要发病机制有二：一是亡血伤津，筋脉失养；二是感染邪毒，直窜筋脉。根据本方药物组成，以方测证，可推出本病为产后阴血虚少，不能濡养筋脉，筋脉失濡所致。患者当有产后失血过多，突然四肢抽搐，日久气虚血瘀，留驻经络关节，遂致筋结成块，面色苍白或萎黄，舌质正常，苔薄白，脉浮弦。治以益气养血，祛风镇痉，活血通络为主，宜用舒筋饼治疗。

◉ 方义分析

全方共六味药。地龙咸，寒，功能清热止痉，平肝息风，通经活络，平喘利尿。麝香辛，温，归心、脾经，功能开窍醒神，活血通经，消肿止痛。故以地龙、麝香活血通络，为君药。胡椒气芳香，味辛辣，功能温中，下气，消痰，解毒。故以胡椒温中散寒为臣药。黑芝麻甘，平，归肝、肾、大肠经，功能补肝肾，益精血，润肠燥。生蜂蜜甘，平，归肺、脾、大肠经，功能益气温中，润燥解毒，养脾胃，却痫痉、除口疮、心腹猝痛，补五脏不足，通大便久闭。佐以黑芝麻、生蜂蜜补肝肾，益气温中。飞罗面是指磨面时飞落下来混有尘土的面，其性平，具有养脾胃的作用，在此为使。上药合用，共奏舒筋止痛之功。此处还强调用小米汤送下。小米汤味甘，性平，具有益气、养脾胃之功效，体现了医家兼顾脾胃、防药物刺激碍胃、药食同源之理念；空心下，可加强药物吸收，能使药效直达病所。全方合而为用，共奏温中散寒、益气养血、活血通络之功，可使气血充而邪除。故而临床以此方治疗产后痉证，收效颇佳。

📖 历代古书沿革

张仲景在《金匮要略·妇人产后病脉证治》中首次提出"新产血虚，多汗出，喜中风"的理论，"新产妇人有三病，一者病痉……新产血虚，多汗出，喜中风，故令病痉"。《诸病源候论》提出"产后中风痉"，并认为产后中风痉候的病因为"因产伤动血脉，脏腑虚竭，饮食未复，未满日月。荣卫虚伤，风气得入五脏，伤太阳之经，复感寒湿，寒搏于筋则发痉"，或为"产后血虚，多汗而遇风"。《备急千金要方·妇人方（中）》论及新产妇百日内"极须殷勤忧畏，勿纵心犯触，及即便行房。若有所犯，必身反强直，犹如角弓反张，名曰蓐风，则是其犯候也"，同卷更有以"甘草汤"治疗"产后痉"的描述，"治在蓐中风，背强不得转动，名曰风痉方"，这更是在前人对"产后痉"认知上的提炼和升华。宋·陈自明也在《妇人大全良方·妊娠风痉方论第二》中提出，"论曰：夫妊娠体虚，受风而伤太阳之经络，后复遇风寒相搏。发则口噤背强，名之曰痉。其候冒闷不识人，须臾自醒，良久复作，谓之风痉，亦名子痫，亦名子冒，甚则反张"。明·方有执因"儿女遭惊风"作《痉书》，其中详细论述了"产后惊风"，指出"痉因于多汗，多汗因于血虚，血虚惟儿家为最，以未充也。新产妇人次之，以在蓐也"。明·薛立斋在《女科撮要》中注意到产后痉病的病机为"亡血过多，筋无所养"，因此采用"大补血气"法，以"多保无虞"。

❀ 产后恶露重来如流水

产后忽恶露重来，如流水不止，昏迷不知人事，宜【金狗散】。

金毛狗脊	川续断	阿胶（炒）	地榆（去梢）	当归	白芷	黄芩
各一钱	白芍	川芎各八分	熟地二钱			

水煎，空心服。

产后恶露停止后，忽然再次出现，量多如流水不止，导致阴血暴亡，心神失养，昏迷不知人事。宜用金狗散治疗。

病因病机分析

　　本病以"产后忽恶露重来"为主症，当属产后病中"产后恶露不绝"之范畴。产后血性恶露持续10天以上，仍淋沥不尽者，称"产后恶露不绝"，又称"恶露不尽""恶露不止"。西医所说的子宫复旧不良所致的晚期产后出血，属产科危急重症，宜积极救治，必要时予输血、输液治疗，以挽救产妇生命。本病多由肾气不足，封藏失职，冲任固摄无权，阴血失守，虚热内生；或感受热邪；或过食辛辣；或肝郁化热，热扰冲任，迫血妄行而致。以方测证，可推测出该证属肾虚兼以血热之证。患者当有恶露量多，如流水不止，昏不识人，色鲜红，质稠黏，伴面色苍白，舌红，苔薄黄，脉细弱或脉微欲绝。肾气不足，封藏失职，冲任固摄无权而致恶露重来，如流水不止；阴虚热灼，则血色鲜红，质黏稠；失血过多，心神失养，昏不识人，血虚不能上荣于面，故面色苍白；肾阴虚血热，则舌红苔薄黄；但失血又多，则脉细弱或微弱欲绝，为气随血脱之征。因本病出血量多，势如流水，顷刻之间，患者即昏不知人，故宜急则治标，急投清热之剂以釜底抽薪，遏制火热迫血妄行之势，继以大量补血止血之剂以峻补阴血。选用金狗散治疗。

方义分析

　　全方十味药，逐一分析其药物组成。金毛狗脊味苦、甘，性温，归肝、肾经，功能祛风湿，补肝肾，强腰膝。《本草正义》中提出金毛狗脊"能温养肝肾，通调百脉……又能固摄冲带，坚强督任，疗治女子经带淋露，功效甚宏，诚虚弱衰老恒用之品"。续断苦、辛，微温，归肝、肾经，可补益肝肾，强筋健骨，止血，疗伤续折。故金毛狗脊与续断补肝肾，固冲止血，共为君药。地榆苦、酸、涩，微寒，能凉血止血，解毒敛疮。黄芩苦，寒，清热燥湿，泻火解毒，止血。地榆、黄芩清热凉血止血，与君药配伍，既能助君澄本清源，又能塞流止血，皆为臣药。阿胶甘、平，补血，滋阴，止血；当归甘、辛，温，补血调经，活血止痛；川芎辛，温，活血行气，使补而不滞，伍以地榆、黄芩，寒温适中，以防地榆、黄芩过于寒凉而成伤阳、留瘀之弊；熟地黄味甘，性微温，补血养阴，填精益髓；白芍苦、酸，微寒，养血敛阴，柔肝止痛，平抑肝阳。阿胶、当归、川芎、白芍、熟地黄五药合用，大补阴血，以挽大厦之将倾，共为佐药。白芷辛温通窍，以醒神昏。全方合用，共奏滋补肝肾，固冲止血，兼以清热凉血之功。文中强调空腹服用，意在加强药物吸收，提高药效。

📖 历代古书沿革

历代医籍中有关金狗散的记载较多，对其总结比较全面的有《妇科备考》《胎产新书》《宁坤秘笈》《萧山竹林寺妇科秘方考》《古今灵验秘方大全》等著作。在治疗疾病方面，本方多用于经水不止、产后恶露重来等疾病。历代古籍所载金狗散之药物组成基本一致，具体摘录如下。

[1]《妇科备考》：产后一月，恶露重来，如流水不止，昏迷倒地，不知人事，此乃生产一月，夫妇交媾，摇动骨节，以致血崩，急用金狗散。

[2]《胎产新书》之产后一月恶露重来：此症来如流水不止，昏迷倒地，不省人事，此乃未满一月，夫妇交媾房事，摇动筋骨，血不归络，以致血崩不止，急服金狗散。

[3]《宁坤秘笈》之产后一月恶露重来如血水不止：昏迷倒地不知人事，此乃生产一月，夫妇交媾动摇骨节，以此血崩不止。急用金狗散方。

[4]《古今灵验秘方大全》之产后一月恶露重来：其症来如流水不止，昏迷倒地，不省人事，此乃夫妇未满一月，交媾房事，摇动筋骨，血不归络，急服金狗散。

金狗散：金毛狗脊、川断、阿胶、川芎、当归、白芷各一钱，白芍、黄芩各八分，熟地二钱，空心服。

病案举例

主治：妇人阴道出血证。不论虚、瘀等均可服用。

处方：炒续断 15g，狗脊 15g，地榆 15g，当归 10g，白芷 12g，黄芩 6g，川芎 5g，白芍 15g，熟地黄 20g。

用法：每日 1 剂，水煎分 2 次空腹服。10 日为 1 个疗程。气血虚弱加黄芪 30g、党参 15g；气滞血瘀加柴胡 10g、香附 10g、丹参 20g、益母草 30g；偏寒者加艾叶 10g、吴茱萸 10g；偏热者加炒栀子 10g、牡丹皮炭 10g、仙鹤草 15g；出血量多加海螵蛸 15g、茜草 12g、血余炭 10g。

疗效：治疗 47 例患者，治愈 44 例，好转 2 例，无效 1 例。

按语：妇人阴道出血，原因多端，临床验证，单纯实热少见，多是虚实夹杂者。究其根本，在于肾虚。肾失闭藏，冲任固摄无力，阴血失守，经血淋沥不断，故治法以治肾为主。方中炒续断、狗脊补肾，固冲任，具有奠下之功。本病患者往往心情不舒，郁而化热，故取地榆、黄芩清热凉血止血；当归、川芎、白芍、熟地黄养血调经，使血循常道。《神农本草经》云白芷"主女人漏下赤白"，配之以补中寓活，温而不燥，寒而不凉，治妇人出血诸证，疗效满意。

（本案例选自张俊庭主编《中国中医特治新法大全》）

❀ 产后瘀血顶心

 原文

产后瘀血顶心，数日神昏不醒，瘀化为脓，流出臭秽，不自知觉，宜【清魂散】。

> 川芎二钱　当归　泽兰叶各三钱　荆芥穗　人参各一钱　益母草二钱　炙草五分

加生姜三片、大枣三枚，水煎服。

 释义

产后瘀血停滞，气逆攻心，致昏迷不醒，日久瘀而化脓，阴道流出臭秽之物，宜清魂散。

👐 病因病机分析

本病因产后瘀血停滞，气逆攻心，致昏迷不醒，属产后血晕之瘀血阻滞证。产后危证，莫如败血三冲。其人或歌舞谈笑，或怒骂坐卧，甚者逾墙上屋，口咬拳打，山腔野调，号佛名神，此为败血冲心，多死。本病以"产后瘀血顶心，数日神昏不醒"为主症，属产后三冲中的"冲心"范畴。该病多因恶露不下，瘀血停滞，气逆攻心所致，且瘀久化脓，下出臭秽。以方测证，可推出该证属血瘀气逆证。患者当有产后恶露不下，或下也甚少，小腹疼痛拒按，甚则心下满闷，神昏口噤，不省人事，两手握拳，面色青紫，唇舌紫暗，或下出臭秽之物，如脓似血，脉涩有力。新产感寒，内侵胞中，余血浊液遇寒则凝滞，或气滞血瘀，冲任瘀滞，瘀血停蓄，不得下出，故恶露不下，或下也甚少；瘀血内阻，故小腹疼痛拒按；败血停留，气机不畅，逆上攻心，扰乱神明，清窍闭塞，以致神昏口噤、不省人事；瘀血内停，筋脉失养而拘急，故两手握拳，此为产后血晕闭证之象。面色青紫，唇舌紫暗，瘀血日久，化而成脓，故见流出秽物，如脓似血，脉涩有力，为血瘀化脓之征。应以活血逐瘀为治疗大法，用清魂散治疗。

◎ 方义分析

清魂散全方共九味药，逐一分析其药物组成。方中用当归、川芎活血化瘀，为君。古语有云："离经之血，即为瘀血，瘀血不去，新血难安。"唐容川在《血证论》中指出，"失血何根，瘀血即其根也"，"瘀血不去，新血断无生理"，"故凡血证，总以去瘀为要"，故治疗血证当以活血化瘀为主。吴谦在《名医方论》中指出"有形之血液不能自生，生于无形之气故也"，故用人参为臣药大补元气，以裕生血之源。泽兰叶辛散芳香以醒神；荆芥穗理血升散以达清；益母草苦泄辛散，主入血分，善于活血祛瘀调经，三药共为佐药。甘草既能助人参大补元气，又能调和诸药，为使。再加生姜、大枣以调和气血。诸药合用，共奏活血化瘀兼以补气生血之效，故收效满意。

📖 历代古书沿革

历代古籍中有关清魂散治疗本病的记载较多，可见于《丹溪心法》《张氏医通》《医宗金鉴》《女科切要》《女科经纶》《古今医鉴》等著作中，具体内容摘录如下。

［1］《丹溪心法》产后九十二附方之清魂散：治血迷血晕。

清魂散：泽兰叶、人参（各二钱半），荆芥（一两），川芎（半两），甘草（二钱）。上为末。用温酒热汤各半盏，调一钱急灌之，下咽即开眼。

[2]《张氏医通》妇人门下之严氏清魂散：治产后气虚血晕。

清魂散：人参、川芎各一两，荆芥穗二两，泽兰叶、甘草（炙）各八钱。为散，沸汤、温酒各半盏。调服二钱，童便尤良。

[3]《女科切要》之产后血晕：产后血晕者，气血暴虚，未得安静，血随气上，迷乱心神，故眼前生花，甚者令人闷绝，不知人事，口噤神昏气冷，宜服清魂散即苏。

[4]《女科经纶》之产后血晕属血随气上。郭稽中曰：产后血晕者何？曰：产后气血暴虚，未得安静，血随气上，迷乱心神，故眼前生花，或闷绝不省，口噤神脱，但服清魂散即醒。

[5]《古今医鉴》之清魂散（昆山郑氏方）：治产后血晕者，由败血流入肺经，头旋目眩，昏闷不省。血晕有三，有用力过多血晕者，有下血过多血晕者，有小产去血太过血晕者，俱可服之。

清魂散：泽兰叶、荆芥（各一钱），川芎（八分），人参（五分），甘草（三分），陈皮（七分），香附（醋炒，七分），白芷（五分），益母草（一钱），当归（八分），生地（八分），丹皮（五分），红花（三分），蒲黄（炒黑，七分）。上锉一剂，水一盅半，煎至七分，滤去滓，入童便半盅温服。

病案举例

新产后营阴亏耗，恶露未除，旧患便溏，脾土薄弱，胃呆纳少，舌苔腻，脉象濡缓，新邪旧恙，治宜兼顾。故拟和营生新，扶土和中。

方药：全当归二钱，云茯苓三钱，生白术一钱五分，益母草三钱，紫丹参三钱，红花五分，焦楂炭二钱，大川芎五分，炮姜炭四分，炒谷芽三钱，炒赤砂糖三钱，干荷叶一角。

二诊：新产三朝，昨起寒热，至今未退，头痛骨楚，胸闷不思饮食，舌苔腻，脉象弦滑带数。此营血已亏，恶露未尽，氤氲之邪乘隙而入，营卫循序。故拟清魂散合生化汤加味，一以疏邪外达，二以祛瘀生新。

方药：紫丹参二钱，大川芎四分，炮姜炭三分，炒黑荆芥炭一钱五分，益母草二钱，红花六分，清水豆卷三钱，炒赤砂糖三钱，全当归二钱，焦楂炭三钱，炒谷芽四钱，炒白薇一钱，干荷叶一角。

三诊：新产五朝，寒热轻而复重，头痛骨楚，胸闷，不思饮食，舌苔腻布，恶露未止，脉象弦滑带数。宿瘀留恋，氤氲之邪夹痰滞交阻阳明为病。再拟清魂散合生化汤，复入疏散消滞之品。

方药：紫丹参二钱，红花八分，枳实炭一钱，炒白薇一钱五分，炒黑荆芥一钱五分，全当归一钱五分，焦楂炭三钱，益母草二钱，淡豆豉三钱，大川芎五分，炒谷芽四钱，保和丸（包煎）三钱。

四诊：新产八朝，形寒身热，有汗不解，胸闷，饥不思纳，渴不多饮，舌苔薄腻而黄，脉象弦滑带数。客邪移于少阳，宿瘀未楚，营卫失常，有转疟之机括，还虑缠绵增剧。再拟小柴胡汤合清魂散、生化汤复方图治。

方药：吉林参须五分，红花八分，清水豆卷四钱，嫩白薇一钱五分，软柴胡五分，全当归二钱，紫丹参二钱，大川芎四分，炒黑荆芥一钱，全瓜蒌（切）三钱，炒谷芽三钱，益母草二钱，通草八分。

五诊：新产十二朝，寒热得退，胸闷不纳如故，小溲短赤，舌苔薄腻。阴血已亏，蕴湿未除，脾胃运化无权。再拟养正祛瘀，和胃化湿。

方药：吉林参须五分，赤茯苓（朱砂拌）三钱，全当归二钱，清水豆卷三钱，炒黑荆芥五分，福泽泻一钱五分，谷芽、麦芽各三钱，益母草二钱，陈广皮一钱，紫丹参二钱，通草八分，佩兰梗一钱五分，大砂仁（研）五分，干荷叶一角。

按：血虚伤津，百脉空虚，元气耗损，无疑是产后病的基本特征。自然宜于补养，这是常法。但观本例，素有旧恙，脾胃虚弱，产后气虚血瘀，正气未复，又感氤氲之邪，正邪交争，营卫失常，乃以虚中夹实，瘀血内阻为主。故以生化汤行血活血、祛瘀生新为先。《良方》有云："产后以去败血为先，血滞不快，乃成诸病。夫产后元气既亏，营运失度，不免瘀血停留，治者必先逐瘀……此第一义也。"待瘀血去，再合他方以兼顾其他。

（本案摘自《丁甘仁临证医集》）

❀ 产后血晕不知人事

 原文

产后血晕，不知人事，或素有此症，将产时即服此药催生，即可无血晕之患，宜【加味川芎汤】。

当归一两　川芎五钱　上肉桂二钱　荆芥（酒炒）三钱

水煎服。

 释义

产后失血过多，心神失养，神明不守，遂致血晕，不省人事。若平素体虚，或曾患血晕病之孕妇，宜在产前服用加味川芎汤，即可避免发生产后血晕之患。

病因病机分析

产后血晕指分娩后，妇人突然头晕眼花，不能起坐，或心胸满闷，恶心呕吐，或痰涌气急，甚则神昏口噤，不省人事。本病相当于西医学产后出血引起的失血性休克。产后血晕的主要病机不外虚实两端，即阴血暴亡，心神失养，或瘀血停滞，气逆攻心。本病常由血虚气脱和血瘀气逆所致。文中虽只提及产后血晕，不知人事，但根据本方药物组成，以方测证，可推出该证属血虚气脱之证。患者当有产时或产后失血过多，突然昏晕，面色苍白，心悸愦闷，甚则昏不知人，眼闭口开，手撒肢冷，冷汗淋漓，舌淡，苔少，脉微欲绝或脉大而虚。若孕妇素体虚弱，正气不足，则无力促胎外出而致难产，此种情况最易导致失血耗气、气随血脱的血晕发生。正如张景岳说："所谓催生者，要助其血气而利导之。"故以养血活血，引胎下行，催胎顺产，是为预防难产及血晕之良计，均宜用加味川芎汤治疗。冯氏在此谆谆告诫，若平素体弱，禀赋素薄，或既往曾患血晕之人，切要注意，在将产之时服用此方，可以很好预防血晕危证的发生，戒之慎之，不可不防也。

方义分析

本方共四味药，逐一分析其药物组成。古人云："离经之血，即为瘀血，瘀血不去，新血难安。"唐容川在《血证论》中亦指出，"失血何根，瘀血即其根也"，"瘀血不去，新血断无生理"，"故凡血证，总以去瘀为要"，故对产后血晕的治疗，不论是由于失血过多引起的，还是由于瘀血内停引起的，均当以活血化瘀为主。故本方以当归补血活血，为君药。川芎味辛性温，能行气活血，祛风止痛，为血中气药、妇科圣药，故为臣药。荆芥理血升散，以达清空；肉桂性热，补火助阳，散寒止痛，温经通脉，配伍补气养血药，有温运阳气，鼓舞气血生长的功效，两药是为佐药。纵观全方，诸药具有养血活血、理血升清之功效。故失血可补，失荣之脑得以充盈，血晕可止也。

历代古书沿革

纵观历代医书，记载产后血晕者甚多。用加味川芎汤治疗该病者，可见《太平惠民和剂局方》《宋氏女科》《名医类案正续编》等书。其方名随年代变化有所不同，有川芎汤、加味川芎汤之别。虽该方方药组成各异，但用治产后病的产后血晕之主治病证则基本相同。具体内容摘录如下。

[1]《太平惠民和剂局方》之川芎汤。

处方：当归（去芦，洗，焙）、川芎各等分。上粗散。

主治：产后去血过多，晕闷不省，及伤胎去血多、崩中去血多、金疮去血多、拔牙齿去血多不止、悬虚、心烦眩晕、头重目暗、耳聋满塞、举头欲倒，并皆治之。

[2]《宋氏女科》之川芎汤。

处方：川芎五钱，当归五钱，荆芥穗五钱（炒黑）。

用法用量：作一服，水煎，入酒、童便服之。每服三钱，水一盏半，煎至一盏，去滓，稍热服，不拘时。

功能主治：产后去血过多，血晕不省。

[3]《名医类案正续编·续名医类案》卷之三十四产难：太学戴时济弟媳，一产三男，母子俱殒，一犹在腹。今又婢孕，其腹膨，颇患之。比产，先令安卧，予加味川芎汤，每隔半日而产，积日半生三子，俱无恙。

病案举例

李某，女，24岁。分娩后半日，突然流血不止，憎寒战栗，晕厥，不省人事，口噤不语，面色苍白，手足逆冷，少气息微。诊视脉微，似有若无，唇面爪甲俱苍白，此乃血脱证。急令火烧红铁器淬醋，使气从鼻嗅，以醒脑清神。给予人参 60g，丹参、黄芪、煅龙骨、煅牡蛎各 30g，当归 15g，川芎 6g，荆芥炭 10g，防风 10g，水煎分作 2 次服，连进 2 剂。人事清醒，脉来应指缓弱，手足转温，仍遵上方加服 2 剂，诸症悉平。

按：血晕是妇人产后常见疾病。由于产后出血过多与分娩时用力过久，出汗过多，则气无所依附，随之外脱，故有"气随血脱""气随津脱"之说，从而酿成气血俱虚，阴阳失调，脏腑功能乖乱；又复感外邪，郁闭于内，邪盛正虚，脉道被阻，更使血液不能上荣，遂见血晕诸证。本病治疗关键，重在补气，使气旺血生，所谓"气血同源"。方中人参味甘，大补元气，固脱生津，益智安神，久服轻身延年（有研究表明：人参能增强大脑皮层的兴奋，同时又能增强其抑制，并促两者的平衡，又具有抗休克、抗炎、抗过敏等作用）；丹参味苦，微寒，能活血祛瘀，凉血养血；当归味甘，能补血调经，活血止痛；黄芪味甘，微温，能补气升阳，益气固表止汗；川芎辛温，具有活血行气，祛风止痛之功；龙骨味甘、涩，微寒，具有平肝潜阳，镇静安神，收敛固涩的作用；荆芥炭辛温，具有止血、疏风的作用。全方共奏益气固脱，兼以祛邪之功，使出血停止，瘀血消散，邪去正安，枢机扭转，阴阳达到平衡，则郁冒诸证自解。

（本病例选自谢文军、姜尚萍、谢艳军《陕西中医》1990 年 04 期之"回魂汤治疗产后血晕 61 例"）

❀ 产后恶露不行心痛

产后恶露不行，心包络痛，或死血在腹中作痛，或恶血阻而不行，上冲于胞络，下阻于腹中，闷而作痛，宜【失笑散】。

> **生蒲黄　五灵脂各五钱**
>
> 用陈醋熬滚，调服。此二味，皆能和血止痛，故治血痛如神。

产后恶露当下不下，瘀阻胞宫，上行瘀阻心脉，以致心痛，下行瘀结腹中，以致腹痛，当以活血化瘀止痛，宜用失笑散。

病因病机分析

妇人分娩后，宫内的瘀血和浊液留滞不下，或虽下甚少，称为"产后恶露不下"。本病为产后常见病，却不可轻视，严重者可导致"产后三冲"，属危重证候。本病多因产后外感受寒或内伤生冷，寒邪乘虚侵袭胞脉，瘀阻冲任；或因气滞血瘀，恶露难下；或因产后气血虚弱，无血可下所致。一般临床常见的恶露不下有气滞、血瘀、寒凝、气血两虚等证型。根据本方药物组成，以方测证，可推出该证属瘀血阻滞证。产后脏腑虚弱，血室正开，若起居不慎，风寒之邪乘虚而入，血为寒凝，或因内伤七情，气滞血瘀，瘀阻冲任，脉络胞宫不畅，则恶露当下不下；瘀血阻滞，不通则痛，故见腹痛、心痛。治法当以活血化瘀为主。方用失笑散以活血行气止痛，使瘀血得去，脉道通畅，则诸症自解。

◎ 方义分析

失笑散仅由蒲黄、五灵脂两味药组成，是治疗血瘀作痛的常用基础方。方中五灵脂咸温，咸以软坚散结，温以通行血脉，故此药有良好的散瘀止痛作用。蒲黄甘平，其甘缓既有活血止痛之功，又有行血散瘀之力，活血不伤血，止血不留瘀，实为治疗瘀血所致诸种出血疼痛病证之圣药。两药各等分，合而为用，具有活瘀血、通经络、止疼痛之神效。文中强调用陈醋熬滚，调服，乃取其活血脉、行药力、化瘀血之效，以加强五灵脂、蒲黄活血止痛之功，且可除五灵脂气味之腥臊。诸药合用，瘀血得去，脉道得畅，则诸症自解。前人运用本方，患者每于不觉中诸症悉除，不禁欣然而笑，故名"失笑散"。

📖 历代古书沿革

历代古籍中有关失笑散的记载较多，但组方有别、治法各异、主治病证亦不同。其中，用失笑散治产后恶露不行的条文主要见于《医宗金鉴》《成方切用》《济阴纲目》《女科经纶》《女科折衷纂要》等著作中。其中，《济阴纲目》《医宗金鉴·妇科心法要诀》《女科经纶》《女科折衷纂要》中关于失笑散治疗产后恶露不下的论述与本条文相似。

[1]《医宗金鉴》卷四产后门之恶露不下证治：恶露不下是因风冷气滞血瘀凝，若还不下因无血，面色黄白不胀痛，风冷血凝失笑散。（注：产后恶露不下，有因风冷相干，气滞血凝而不行者，必腹中胀痛；有因产时去血太多，无血不行者，面色必黄白，腹心不疼，以此辨之。血凝者，用失笑散逐而行之。）

[2]《医宗金鉴》卷三删补名医方论之失笑散：治产后心腹绞痛欲死，或血迷心窍，不省人事。

失笑散：五灵脂、蒲黄等分，每服三钱，酒煎服。

[3]《成方切用》卷十下胎产门之失笑散：治恶露不行，心包络痛，或死血腹痛（恶血阻而不行，上冲于包络，下阻于腹中，皆闷而作痛）。

失笑散：蒲黄、五灵脂等分为末，煎膏，醋调服。

[4]《济阴纲目》记载恶露不下。《大全》曰：夫恶露不下者，由产后脏腑劳伤，气血虚损，或胞络挟于宿冷，或产后当风取凉，风冷乘虚而搏于血，则壅滞不宣，积蓄在内，故令恶露不下也。薛氏曰：前证若恶露不下，用失笑散。

病案举例

余翰石医案（恶露滞胞阻气机，通补兼施气血复）

亚某，女，26 岁。

初诊：1962 年 3 月 26 日。

主诉：头晕旋转，腹中时痛，恶露不下。

诊查：产后五朝，恶露不下，小腹痛，胸闷气逆，头晕失眠，身微热，脉细。

病机：冲任不和，浊瘀上逆。

治法：养血通滞。

处方：全当归 12g，五灵脂 9g，泽兰叶 9g，紫丹参 12g，川芎 6g，茺蔚子 9g，生蒲黄 10g，南楂炭 12g，血竭末（吞）2g，荆芥 6g，桃仁 9g，3 剂。

二诊：1962 年 3 月 30 日。药后恶露隐隐自下，头昏大瘥，身热赤退，腹痛减轻，面色泛黄，虚证乃见。苔薄腻，脉细涩。

处方：全当归 12g，延胡索 9g，制香附 9g，大丹参 12g，花蕊石 12g，五灵脂 12g，金铃子 9g，生蒲黄 9g，琥珀（吞）2g，茺蔚子 9g，川芎 6g，5 剂。

按：产后恶露排出有利于子宫复旧。若排出不畅，滞于胞宫则阻碍气机，不通则痛，则见小腹痛；瘀阻气逆，则头晕胸闷；瘀而不行，郁而化热，则有发热。所以治疗应以"勿拘于产后，勿忘于产后"为原则，通补兼施，不峻补而气自复，不猛攻而血自复。

（本案例选自董建华《中国现代名中医医案精华》）

❧ 产后发热

产后发热自汗，肢体疼痛，名曰蓐劳，宜【当归羊肉汤】。

> 黄芪（炙）一两　党参七钱　生姜五钱　当归七钱

用羊肉一斤，煮汁去肉，吹去浮油，加煎前药服之。如恶露不净，加上肉桂二钱。倘妇人日渐羸瘦，日晡发热，余制【全鳖丸】，经验多人。无论妇女痨病，皆可服。

> 熟地　生地各二两　天冬　麦冬各一两五钱　知母　贝母　益母草各一两　当归一两五钱　甘草五钱　地骨皮　陈皮各八钱

用活鳖一个，约重一斤许。但此物北地甚少，若鳖肚有红黑色者，乃蛇之变；有三足五爪者，谓之大毒能伤人。惟鳖肚白色四爪者良。先将鳖洗净，放瓷盆内饿两日，将前药熬水三四大碗，凉冷。将鳖捉入药水盆内，再将药亦倒盆内，任其吃饱，待鳖死，将药渣取净，即用药水煮鳖，以药水干为度。将鳖折开，其肉炙干，其骨用麻油炙脆，俱为末。仍将前药称一料，共鳖肉骨同捣为末，炼蜜为丸如梧子大，服三钱，白开水送下。

产后发热自汗，肢体疼痛，称为产后蓐劳，宜用当归羊肉汤治疗；若恶露不净，加用肉桂治疗；若患者日渐消瘦，日晡发热，治宜用全鳖丸。

病因病机分析

产后出现虚弱喘气，寒热如疟，肢体倦怠，头痛自汗，咳嗽气促，身体羸瘦等证候的疾病，称为"产后蓐劳"。本病系"产后虚损"之证，多因产前体虚，或孕期旧疾未愈加之分娩亡血伤津、精气耗伤以致产后虚损难复；或因产事不顺，气血过耗；或产后调摄失宜，更加重产前、产时之气血虚乏，脏腑虚损；或阴损及阳，或阳损及阴，或穷必及肾而成多脏同病之产后蓐劳。文中虽只提及发热自汗，肢体疼痛，但方从法出，法随证立，由当归羊肉汤方可推断出该证属气血亏虚，营卫不和之证。患者可见发热自汗，肢体疼痛，倦怠乏力，气短懒言，面色无华，头晕心悸，舌淡苔白，脉细缓之临床表现。当以益气实卫，补血和营为治疗大法，宜用当归羊肉汤。

疾病过程中若出现恶露不净，属寒凝血瘀之证，可加肉桂温经散寒。另肉桂与人参、黄芪配伍，也可增强补气生血的作用。

倘若患者日渐羸瘦，日晡潮热，根据全鳖丸方可以推测该证属阴虚内热之证。患者可见午后潮热，五心烦热，或骨蒸痨热，颧红盗汗，形体消瘦，咳嗽气喘，舌红少苔或无苔，脉细数之证候。治宜以滋阴养血清热为治疗大法，宜用全鳖丸治疗。

◎ 方义分析

当归羊肉汤全方共五味药，逐一分析其药物组成。方用当归、羊肉补益营血，为君药。《本草纲目》曰："羊肉能暖中补虚，补中益气，开胃健脾，益肾气，养肝明目，治虚劳寒冷，五劳七伤。"阳气外浮，宜益气实卫，配伍党参、黄芪，以令气不外浮，故为臣药；兼见感寒体痛，故佐以生姜辛散寒邪。五药合用，能呈补血和营，益气实卫功效。疾病过程中若出现恶露不净，属寒凝血瘀之证，故加肉桂温经散寒。令肉桂与人参、黄芪配伍，也可增强补气生血的作用。

全鳖丸方由十二味药组成，逐一分析各药物作用。全鳖入药，其中鳖肉性味甘平，归肝经，有滋阴凉血，补虚调中之功，可治疗阴血亏虚所致的骨蒸潮热、五心烦热、午后低热。鳖甲咸寒，直入阴分，滋阴退热，软坚散结，退热除蒸，用于治疗阴虚发热、劳热骨蒸；鳖血味甘、咸，性平，归肝经，可滋阴清热，活血通络，主治虚劳潮热、阴虚低热。知母泻火滋阴以退虚热；地骨皮凉血而退有汗之骨蒸；生地黄、天冬、麦冬壮水制火以滋阴液，以上诸药共为臣药。熟地黄、当归益阴养血；贝母、陈皮滋阴润肺，止咳化痰，四药共为佐药。使以甘草，调和诸药。综上，全方配伍共奏滋阴清热，益阴养血之功。

📖 历代古书沿革

纵观历代医书，记载产后蓐劳者甚多，而用当归羊肉汤治疗该病者，可见《严氏济生方》《明医指掌》《济世全书》《退思集类方歌注》《成方切用》《医方论》《医方集解》《女科切要》等书，具体内容摘录如下。

[1]《严氏济生方》妇人门产后杂病论治之当归羊肉汤：治产后发热，自汗，肢体痛，名曰蓐劳。

当归羊肉汤：当归（去芦，酒浸，七钱），人参（七钱），黄芪（去芦，一两），生姜（半两）。上咀，用羊肉一斤，煮清汁五大盏，去肉入前药煎四盏，去滓，作六七服，早晚三四服，收汗，止头痛。

[2]《明医指掌》卷九妇人科产后六之产后蓐劳：当归羊肉汤，治产后发热自汗，肢体疼痛，名曰蓐劳。

当归羊肉汤：当归（七钱，酒洗），人参（七钱，去芦），黄芪（一两，蜜炙），生姜（五钱）。上咀，用羊肉一斤，煮清汁五大盏，入药煎四盏，作六服。

[3]《济世全书》之当归羊肉汤：产后蓐劳，有因生产不顺，疲极筋力，忧劳心虑，致令虚羸喘乏，寒热如疟，头痛自汗，肢体倦怠，咳嗽痰逆，腹中绞刺。

当归羊肉汤：当归酒洗七钱，人参七钱，黄芪一两，生姜五钱。上锉，用羊肉一斤，煮清汁五大盏，去肉，入前药煎至四盏，去滓作六服，早晚频进。

[4]《退思集类方歌注》之（附）当归羊肉汤：（孙思邈《千金要方》一名归姜参羊肉汤）治产后发热，自汗身痛。

当归羊肉汤：黄芪（一两），人参、当归（各七钱），生姜（五钱），羊肉一斤煮汁去肉，入前药煎服。

[5]《成方切用》卷十下胎产门之当归羊肉汤：治产后发热自汗，肢体疼痛，名曰蓐劳。

当归羊肉汤：黄芪（一两），人参、当归（各七钱），生姜（五钱），用羊肉一斤，煮汁去肉，入前药煎服。

如芪、参补气而固卫。当归养血而调营。生姜辛温，引气药入气分而生新血。羊肉甘热，用气血之属以补虚劳，热退而汗收矣。

[6]《医方论》卷四经产之剂之当归羊肉汤：黄芪一两，人参、当归三钱，生姜五钱。用羊肉一斤，煮汁去肉，入前药煎服。肉血有情，补形补气，故元气敛而汗自收。

[7]《医方集解》经产之剂第二十一之当归羊肉汤：治产后发热自汗，肢体疼痛，名曰蓐劳。

当归羊肉汤：黄芪（一两），人参、当归（七钱），生姜（五钱）。用羊肉一斤，煮汁去肉，入前药煎服。如恶露不尽，加桂（辛热行血）；恶露已尽，加川芎；有寒，加吴茱萸；有热，加生地汁；有气，加细辛，此手足太阴、厥阴药也。参补气而固卫，当归养血而调荣，生姜辛温，引气药入气分而生新血，羊肉甘热，用气血之属以补虚劳，热退而汗收矣。

[8]《女科切要》卷六之产后蓐劳：妇人新产后自汗，肢体酸疼，虚眩无力者，名曰蓐劳，当归羊肉汤。产后气血大亏，失于调理，自汗发热虚羸，饮食不化，时咳发渴者，人参鳖甲散。

关于全鳖丸，纵观历代古书，《仁斋直指方论》《惠直堂经验方》记载的全鳖丸与本文所用相似，具体内容摘录如下。

[1]《仁斋直指方论》卷九之全鳖丸，主治痨瘵虚热嗽喘。

全鳖丸：知母、贝母、杏仁（浸去皮）各三两，柴胡二两，川芎一两，当归半两，明阿胶（炒酥）半两。入浓瓷器中，用中等活鳖一个，生宰去头，以鳖肉并血并药，用醇酒五升，同浸一药酒汁调米粉为糊，丸桐子大，每七十丸，米饮下。

[2]《惠直堂经验方》卷一补虚门之全鳖丸：治男妇一切骨蒸，虚损劳热。

全鳖丸：当归三两，生地三两，熟地三两，丹皮三两，杜仲三两，益母草三两，地骨皮三两，天冬（去心）二两，白芍二两，麦门冬（去心）二两，贝母（去心）二两，牛膝二两，白茯苓二两，续断二两，陈皮二两，甘草一两五钱，五味子一两。

上药都拌匀，分为两处。以一半置大砂锅内，用水八碗，煎至四五碗，将滓滤出，再入水五碗，煎二三碗滤出，将滓晒干，同未煎一半药，共研为末用。再用甲鱼一个重一斤者，如多少俱不可用，将甲鱼后足吊起，过一日候渴极，放入药汁内一时许，用砂锅煮之，陆续添药汁，须剩一碗许备用。其鳖煮烂，剔出骨甲，醋炙黄脆为末，入前药末内和匀，以鳖肉捣烂，并汁和药为丸，如梧桐子大，阴干，瓷器收贮。

【病案举例】

丁某，因疟小产，瘀凝未尽，冲任受伤，少腹结瘕，上攻疼痛，大便常溏，内热不已，迄今半载。不渴不嗽，病在下焦。通补冲任，和营化瘀，不越产后治例，与阴亏劳损有歧。方药用当归（小茴香炒）、川楝子、延胡索、香附、肉桂心（研，冲）、白芍（吴茱萸炒）、紫石英、砂仁、茺蔚子、玫瑰花。

复诊：产后蓐劳，已经八月。内热瘕痛，病在冲任。方药用当归（酒炒）、白芍（桂枝三分炒）、桃仁泥、丹参、党参、炒牡丹皮、稽豆衣、广皮、玫瑰花。

按：本病多因产后气血耗伤，冲任受损，摄生不慎，忧劳思虑或感受风寒所致。《产宝》有云，"产后虚弱，喘乏作，寒热状如疟，名曰蓐劳"。《产宝百问》亦曰，"产后虚羸，渐成蓐劳，皆由产下亏损血气所致……"此案病机符合产后多虚多瘀的特点，本着"勿拘于产后，亦勿忘于产后"的原则，治当通补结合，补养冲任，和营补虚，兼以化瘀。这是产后病常见的治法，自然与单纯的补虚养阴清热不同。

（本案例选自李家庚总主编《王旭高经典医案赏析》）

产后中风 ───○

 原文

产后中风，不省人事，口吐痰涎，或瘛疭，或战振，宜【交加散】。

> **当归　荆芥穗各三钱　南薄荷二钱**

共为末，每服二钱，童便、黄酒各一茶杯，煎八分，调服。

释义

产后气血空虚，猝中风邪，致不省人事，口吐痰涎，或抽搐，或震颤，宜用交加散治疗。

病因病机分析

产后中风为妇人产后感受外邪而引发的疾患。轻者现头痛恶寒，时见发热，心下闷，干呕，汗出等临床表现；重者现发热面赤，喘而头痛，甚则牙关紧闭，角弓反张，不省人事等临床表现。本病多因产后气血俱去，多虚多瘀，风邪乘虚而入所致。本文虽只提及"产后中风，不省人事，口吐痰涎，或瘛疭，或战振"，但根据用药，以方测证，可推出该证属气血两虚，外感风邪之证。患者当有突然昏仆，不省人事，言语不利，口舌㖞斜，伴恶寒发热，舌淡苔白，脉弦细。治疗以养血活血，加以治风之药，故用交加散治疗。

方义分析

全方共三味药，逐一分析其药物组成。方中当归为补血之良药，味辛、甘，性温，辛能行血，甘可养血，温能散寒，最符合产后多虚、多寒、多瘀的特点，故用当归养血活血，使血足而筋自荣，络通则风易散，寓有"治风先治血，血行风自灭"之意，并能制诸风药之温燥，故为君药。荆芥穗辛散气香，功能凉血行血，祛风化瘀止血。荆芥穗擅长发表散风，且微温不烈，药性和缓，为发散风寒药中药性最为平和之品，故用荆芥穗祛风理血升散，是为臣药。薄荷辛以发散，凉以清热，清轻凉散，其辛散之性较强，是辛凉解表药中最能宣散表邪，且具有一定发汗作用之品，为疏散风热常用之药，故为佐药。薄荷、荆芥穗两药相配为伍，参合而用，可散经络风热而使其外解，用治一切风热，烦躁口干，口眼㖞斜等证候。童便为童子小便，其有两大显著功效，一为滋阴降火，二为止血消瘀。诚如古人云："为滋阴降火之要药，消瘀血之神品。"酒可辛散温通，促进气血运行。故加童便、酒增强活血化瘀之力，促进气血运行调和。全方配伍得当，既化瘀而生新血，又祛除外邪。诸药并用，使正气恢复，营卫通行，气血调和。

历代古书沿革

纵观历代古籍，记载产后中风者甚多，而用交加散治疗该病者，可见《校注妇人良方》《太平圣惠方》《证治准绳·女科》《广嗣全诀》《古今医鉴》等书，具体内容摘录如下。

［1］《校注妇人良方》卷十九之交加散，主治产后中风，瘛疭振颤，不省人事，口吐痰涎。

交加散：当归、荆芥穗各等分。上药为细末，每服二钱，加酒少许，水煎服。

［2］《太平圣惠方》之交加散。处方：当归、荆芥穗各等分。制法：上为细末。功能主治：产后中风，不省人事，口吐涎沫，手足瘛疭。用法用

量：每服二钱，水一盏，酒少许，童便少许，煎七分，灌之。

[3]《证治准绳·女科》之交加散：治瘛疭或颤振，或产后不省人事，口吐痰涎。

交加散：当归、荆芥穗（各等分）。上为细末，每服三钱，水一盏，酒少许，煎至七分，灌下咽即有生理。

[4]《广嗣全诀》之交加散：治瘛疭，或颤振，或产后不省人事，口吐痰涎。

交加散：当归、荆芥穗等分。上为细末，每服二钱，水一盏，酒少许，煎至七分，灌下神效。

凡有患者，宜先服愈风汤，佐以此散，服之则睡，睡中必以左手搔头，觉必醒矣。

[5]《古今医鉴》：产后中风口噤，乃血虚而风入于颊口，筋得风则急，故口噤也。若角弓反张，乃体虚而风入于诸阳之经，故独腰背挛急，如角弓反张之状也，四物汤加秦艽、羌活。又宜荆芥略炒为末，每服二钱，黑豆淋酒调下，童便亦可。又方，用当归、荆芥各等分，水一盏，酒少许，煎七分灌之。如口噤用匙斡开，微微灌下，但下咽即效。

❀ 产后受惊 ⸻⸻⸻⸻⸻⸻⸻⸻⸻⸻⸻○

产后受惊，昏迷不省人事，或发热等症，俱宜【宁胆汤】。

> 当归　云苓　地骨皮各一钱五分　川芎　白芍各一钱　防风　荆芥　秦艽　羌活各八分　苍术七分　生地二钱　甘草三分

加煨姜三片、灯心一分，水煎服。

产后受惊致昏迷不省人事，或产后发热，俱宜用宁胆汤治疗。

病因病机分析

本病属"产后惊悸"范畴。产后惊悸指产后出现心悸易惊、怵惕不安等临床表现。该病多发生在新产后，由于产时受惊，惊则气乱，致气机运行失调，气血运行不畅，逆上攻心，扰乱神明，清窍闭塞，以致神昏口噤，不省人事；或产后耗伤气血，百脉空虚，腠理不密，卫阳不固，以致风、寒、暑、热之邪，乘虚而入，正邪相争，营卫不和，而致发热。文中虽只提到"产后受惊，昏迷不省人事，或发热等症"，但根据方药组成，以方测证，可推出该证属血虚外感风寒湿邪之证。患者当有头晕眼花，心悸少寐，恶露量或多或少，色淡质稀，或兼见恶寒，发热，头身疼痛，舌淡苔白，脉浮紧等证候。治宜以补血为主，兼以祛风散寒，故用宁胆汤治疗。

方义分析

全方共十四味药，逐一分析其药物组成。《景岳全书·妇人规》云："产后气血俱去，诚多虚证。"金元四大家之一的朱丹溪亦有"产后多虚说"。故在治疗妇人产后发热时，要配伍四物汤养血扶正。四物汤由四味药物组成，其中因此病血虚有热，故易熟地黄为生地黄，清热滋阴养血，为君药。当归甘温质润，长于补血，是补血圣药，补血养血同时亦能活血；白芍味苦、酸，性微寒，能养血敛阴，和营养肝；川芎味辛，性温，能行气活血，祛风止痛，为血中气药、妇科圣药。再加云茯苓补气健脾，宁心安神；荆芥、防风祛风散寒解表；羌活辛、苦，性温，散表寒，祛风湿；苍术功擅除湿蠲痹，可治内外一切湿邪；秦艽既可祛风湿，又可清虚热，并透伏热使从外解；地骨皮清热凉血。使以甘草，调和诸药。另加灯心草清心镇惊，煨生姜温中散寒。全方配伍，共奏补血扶正，祛风散寒除湿之功。

历代古书沿革

　　历代古籍中有关宁胆汤治疗"产后受惊，昏迷不省人事，或发热等症"的记载较少。有关产后惊悸者的记载，多见于《冯氏锦囊秘录》《胎产指南》《妇人大全良方》等著作，具体摘录如下。

　　[1]《冯氏锦囊秘录》女科精要卷十八产后杂症门之产后惊悸：产后惊悸者，由脏虚，心气不足，阴虚邪热乘心，以致惊不自安，悸动不定，目睛不转，而不能动，诊其脉动而弱者，惊悸也。惟宜养血，佐以安神，血生则神有所根据也。

　　[2]《胎产指南》之产后怔忡惊悸：产后忧惊劳倦，去血过多，则心中躁动不宁，谓之怔忡。若惕然而惊，心中怯怯，如人将捕之状，谓之惊悸。治此二症，惟调和脾胃补气血，志定神宁，气舒心安，而病愈矣。如分娩后，血块未消，宜服生化汤，补血行块，血旺则怔忡惊悸自平，不必加定安心神之剂。如块消痛止后患此症者，宜服加减养荣汤，加木香，减川芎、麦冬，即归脾汤。

　　[3]《妇人大全良方》之产后脏虚心神惊悸方论第二：夫产后脏虚，心神惊悸者，由体虚心气不足，心之经为风邪所乘也。或恐惧忧迫，令心气受于风邪，风邪搏于心则惊不自安。若惊不已则悸动不安，其状目睛不转而不能呼，诊其脉动而弱者，惊悸也。动则为惊，弱则为悸矣。

病案举例

张师母产后受惊，腹痛，恶露不行。血府有瘀，诸症皆由此而起。

处方：当归 9g，生地黄 12g，桃仁 9g，红花 6g，甘草 3g，枳壳 6g，赤芍 9g，柴胡 9g，川芎 6g，牛膝 9g，茜草 9g。

二诊：恶露行，乃是好事，腹痛亦瘥。

处方：当归 9g，生白芍 9g，茯苓 9g，川芎 9g，桂枝 3g，牡丹皮 9g，桃仁 9g。

按：本例患者产后恶露不行系由受惊诱发，惊则气乱，肝气郁结，气滞血瘀，瘀血阻滞于胞宫、胞脉。病因明确，当以疏肝解郁、活血化瘀为治。

（本病案选自《范文甫专辑》）

❀ 产后血闷

产后血闷，急用：

桃仁二十个（去皮）	生藕四两（槌碎）

同煎服。

产后素体气虚，血行不畅，瘀血内停，气逆而上，致心胸烦闷，宜用桃仁、生藕煎服治疗。

病因病机分析

产后血闷又称产后血晕，是指妇人分娩后突然头昏眼花，不能起坐，或心胸满闷，恶心呕吐，痰涌气急，心烦不安，甚则神昏口噤，不省人事。产后血晕是产后危急重症之一，若救治不及时，往往危及产妇生命，或因气血虚衰而变生他疾。产后血闷的病因病机分虚实两端。虚者，乃由阴血暴亡，心神失养所致；实者，则为瘀血上攻，扰乱心神所致。平素气血不足，复因产时失血过多，营阴下夺，气随血脱，以致血不养心，神不守舍而昏闷；或产时恶露去少，瘀血不行，以致血瘀气逆，并走于上，上攻心胸，扰乱心神，而致晕闷。文中虽只提及产后血闷，但方从法出，法随证立，由方可推断出该证属血瘀之证。患者当有心下满闷，气短喘粗，痰涌气急，产后恶露不下，或下也甚少，色紫暗有块，小腹疼痛拒按，舌暗有瘀斑，脉弦或涩。产时因耗气伤血，元气不足，虚证居多，治宜活血化瘀，故用桃仁、生藕煎服治疗。

方义分析

全方由两味药组成。方中桃仁，为血瘀、血闭之专药。"苦以泄滞血，甘以生新血。毕竟破血之功居多……仲景桃核承气、抵当汤，皆取破血之用。又治热入血室，瘀积癥瘕，经闭，疟母，心腹痛，大肠秘结，亦取散肝经之血结"（《本经逢原》）。莲藕味甘，入脾、肾、心、肝经，生用性寒，有清热生津、凉血散瘀、止渴除烦功效，主治热病烦渴吐血、衄血，小便热痛不畅，尿血等疾病。孟诜编撰的《食疗本草》指出，"藕，生食之，主霍乱后虚渴，烦闷，不能食；蒸食甚补五脏，实下焦"。吴瑞编著的《日用本草》认为藕能"清热除烦，凡呕血、吐血、瘀血、败血，一切血症宜食之"。著名的医药家李时珍称藕为灵根、善治血证之良药、祛瘀生新之佳品。故本方用桃仁配伍生藕，可达活血化瘀除烦之功。

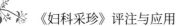 历代古书沿革

纵观历代古书，本病见于《外台秘要》《太平圣惠方》《妇人大全良方》《普济方》等书，且以上医籍治疗本病所选用药物亦与本条文大致相同。具体内容摘录如下。

[1]《外台秘要》卷第三十四之产后血气烦闷方四首：取生藕捣绞取汁，饮一升，未定更饮，瘥止，竹沥亦得。（《千金》同）

[2]《太平圣惠方》卷第七十九之治产后烦闷诸方：治产后虚劳。心热烦闷，不识人方。

上以生藕，捣绞取汁，暖饮一小盏，频频服之。

[3]《妇人大全良方》卷之二十产后余血奔心烦闷方论第十三：疗血气烦闷方。生藕汁饮二升甚效；竹沥亦得。（《千金》同）

[4]《普济方》卷三百四十七产后诸疾门之产后闷烦：治产后血闷血竭。用藕节和生地黄捣汁。热酒并小便调下。

病案举例

李某，女，20余岁。患瘀血冲心，其夫邀王氏诊治。患者新产之后，气血大伤，营卫空虚，不慎感冒风寒，恶露不下，小腹胀痛，继而胸闷不安，神识不清，狂言乱语，妄见鬼神。视其面红气粗，舌绛紫有瘀斑，其脉涩滞有力。触其小腹硬满，但患者溲自利。此恶露不下，败血冲心也。

方药：赤芍、当归、没药、琥珀、桂心、细辛、麝香、姜汁，酒1盅，兑服。

二诊：瘀血下行，腹痛稍减，神识渐清，自觉身体疲乏，食不知味。败血已有出路，君主之位安泰，表邪亦有外达之机，唯气血双虚，宜原方加人参、黄芪继进。

三诊：恶露甚多，神清气爽，饮食增加，脉亦无涩滞之象，沉取无力，唯早晚时发寒热，以小柴胡汤加砂仁善其后。

按：当归补血，赤芍行血，树脂似人之血，没药为树脂所结，故能治结血，琥珀乃树脂所化，故能化死血，四药专治瘀血，亦云备矣。而又恐不能内行外达也，故领以细辛、桂心、麝香，使药性无所不到，而内外、上下，自无伏留之瘀血。败血既去，其心神自安。妙在小柴胡汤善后，是治血海之上源，血为肝之所司，肝气既得清达，则血分之瘀自解。

（本案选自张杰、吴东昆主编《王凌霄医疗经验集》）

❁ 产后大便不禁

产后大便不禁，用：

> **黑栀三钱（研末）**

和粥食，即止。

产后痢疾用黑栀了。

❁ 病因病机分析

产后大便不禁，当属于"产后下利"的范畴。产后大便次数增多，粪便稀溏，甚或泻下如水样者，谓之"产后泄泻"，亦称"产后腹泻""产后下利"。但本条使用方剂为黑栀子，以方测证，可知该证属于产后痢疾之湿热痢。

产后痢疾主要因产后妇女身体衰弱，元气不足，脾胃虚弱，而外受湿热疫毒之气，内伤饮食生冷，积滞于肠中所致。

推测患者证候表现主要有：产后大便次数增多，发热腹痛，里急后重，肛门灼痛，下黏液及脓血样大便等，兼见身体困倦，心烦不眠，唇干口渴，舌红，苔黄腻，脉象细数。治宜补中益气，收涩固脱。选用黑栀子和粥治疗。

🌸 方义分析

本方由栀子单味药组成。黑栀子，苦寒无毒，主入心、肺、三焦经，可清热利湿，泻火除烦，凉血解毒，止血。《本草纲目》曾记载栀子可治吐血衄血、血痢下血、血淋。由此可见，栀子乃为治疗产后泄泻血痢之专长。栀子清泻三焦火邪，泻上焦心火而除烦，泻下焦之火而止痢，亦可清妇人血室之热。

配合粥同食之意义在于，一恐栀子性味寒凉过度，粥可以中和栀子的寒凉之性，防止药物刺激脾胃。二是米粥具有补中益气、健脾和胃的作用。清代医家王孟英在他的《随息居饮食谱》中提出"米油可代参汤"，因为它和人参一样，具有大补元气的作用。冯氏治病注重调理脾胃，和粥食属于饮食疗法辅助药物治疗的一种常用方法，药食同源并补，取材简便，且可以起到加倍的疗效。

📖 历代古书沿革

历代医籍有关栀子治疗血痢的记载较多，比较全面的有《本草纲目》《肘后备急方》《金匮玉函经二注》《圣济总录》《中华本草》《中药大辞典》等。对于栀子治疗热毒血痢的记载稍晚，但此法一直被沿用至今。

[1]《本草纲目·木部第三十六卷·木之三·栀子》：治吐血衄血，血痢下血，血淋，损伤瘀血，及伤寒劳复，热厥头痛，疝气，烫火伤。

[2]《圣济总录》治赤白痢并血痢：山栀子仁四七枚。锉，以浆水一升半，煎至五合，去滓。空心食前分温二服。（栀子仁汤）

[3]《金匮玉函经二注》：产后下利虚极，亦用白头翁汤者，可概见矣。下利后更烦，按之心下濡者，为虚烦也，栀子豉汤主之。

[4]《肘后备急方》热毒血痢：栀子十四枚，去皮捣末，蜜丸梧桐子大。每服三丸，日三服，大效。亦可水煎服。

[5]《济阴纲目》：治产后热滑赤白痢，腹中搅痛不可忍。（此方以三黄解毒为主，非真热勿用，辨之。）

黄连四两，黄芩、黄柏各二两，栀子仁、阿胶、蒲黄各一两，当归二两半。上药为末，炼蜜丸，如桐子大，每服六七十丸，米饮下，日三夜一。

病案举例

夏某，女，30岁，1980年8月5日诊。

主诉：产后发热，腹痛下利，里急后重1天。

初诊：患者产时因大汗畏热，曾进冷食过多，产后下血量多，夜间发热，腹痛如刺，下利脓血，赤白夹杂，里急后重，肛门灼热，昨夜至今，临厕30余次，伴气短乏力，纳差脘痞，所下恶露甚多，有块状物，小溲短黄。检查：体温38.8℃，舌质淡红，边蓝，苔白腻如积粉，脉弦涩。

中医诊断：产后痢疾。

西医诊断：产后急性菌痢。

病机：脾气不足，湿热内伏，血瘀滞胞。

治法：益气健脾，清热化湿，行血化瘀。

处方：泡参30g，鸡血藤18g，生黄芪90g，黄连6g，木香6g，赤芍6g，琥珀末6g，槟榔9g，葛根9g，桔梗9g，秦皮炭9g，蒲黄炭9g，甘露消毒丹9g，茵陈12g，白头翁12g，炒北五味子12g。4剂，水煎服。

二诊：服药后，发热退，痢下 1 昼夜 4 次，呈稀薄粪便，恶露减少，仍有块状物，尿清，已能饮食，但腹胀，乳汁少，舌淡苔薄黄，脉弦滑。

调方：党参 24g，黄芪 24g，蒲公英 24g，益母草 24g，王不留行24g，连翘 12g，金银花 9g，鸡内金 9g，厚朴 3g，豆蔻仁 3g，广木香3g，黄连 3g，琥珀末 3g，山楂 3g。6 剂，以健脾消胀而进食，养胃通经而下乳。

三诊：服药后食欲增进，乳汁渐多，二便调畅，腹胀、恶露消失，身体康复。

（本病例选自杨洪明、杨绍戊编著《老中医诊籍评鉴》）

按：本案症见"腹痛……下利脓血，赤白夹杂，里急后重"等，属湿热痢之实热证。但据产后下利，症又见"产后下血量多……气短乏力，纳差脘痞，所下恶露甚多，有块状物"等，属产后血亏有瘀，脾气虚衰。治疗则应清热化湿、益气健脾、行血化瘀三者兼顾，方能达到扶正祛邪康复之目的。此案思之悟之，乃灵活证施药之范例也。

❀ 产后大便不通

产后大便不通，误服大黄。伤食，误服消导药。怒气，误服耗气药，致成鼓胀。以上三症宜仿丹溪医案为法。

> 人参一钱　白术　当归各三钱　川芎　白芍各一钱　云苓一钱　泽泻八分　厚朴　紫苏各五分　陈皮四分　大腹子　莱菔子各六分　木香三分

水煎服。如伤食，加神曲、麦芽；如伤怒，加木香；如大便不通，加陈皮、肉苁蓉各三钱。

产后虽多虚多瘀，但以气血俱虚为本。开郁勿过耗散，消导必兼扶脾，解表勿过发汗，化瘀勿过攻破。寒证不可过用温燥之药，热证不宜过用苦寒之药，补虚时应防止邪气阻滞，攻邪时不可以伤正。妇人产后大便难，误认为实热、伤食、气郁等证，而误用攻下、消导、耗气等药物，易致胃气损伤，增加了胃部的满闷，病久形成鼓胀。以上三种误下，均可以效仿丹溪医案进行治疗。

病因病机分析

产后饮食如常，大便数日不解，或艰涩难以解出者，称为"产后大便难"，又称"产后大便不通"。

产后大便难主要与产后血虚、气虚相关。产妇素体血虚，因产更虚，或产后失血过多，营血骤虚，或产后汗出不止，津液亏耗，肠失濡润，故令大便难，甚至不通；也可因素体气虚，因失血耗气，肺脾之气益虚，脾气虚则升降无力，肺气虚则肃降失司，大肠传送无力而致病。本病病机可概括为血虚津亏，肠燥失润，或肺脾气虚，传导无力。

该条文所涉及内容为产后大便不通误治而致变证、坏证的治疗。产妇素体虚弱，临产又劳，而致中气不足，胸膈室滞，胃虽纳谷但传化艰难。医者误认为伤食，而擅用消导之剂；或误因气郁，而专事疏散之药；或因大便秘结，而妄议攻下。产后鼓胀由三种误下而形成，即胎前素弱，产后又亏，胃难纳谷，脾不健运，或因伤食而停滞，或因血虚而便闭，误进消耗等药，胃气益损，满闷益增，气不升降，滋热助积，郁积之久，遂成鼓胀。

根据大便难误下和以方测证，可推测出该方所治疾病的症状当有产后大便干燥、数日不解或解时艰涩难下，或心悸少寐，肌肤不仁，面色萎黄，或神疲乏力，气短汗多，舌淡，苔白，脉细弱。

方义分析

治法当以大补气血为主，即塞因塞用。

该条文中方剂为丹溪医案补方。根据人参、白术、当归、川芎、白芍、茯苓等药物，可推测出该方为八珍汤加减。究其病机，《胎产秘书》根据误下后的不同证型，将基础方进行加减，分为益气汤、健脾汤、养生化滞汤。误用耗气药，宜益气汤。误用消导药，宜健脾汤。误用攻下药，宜养生化滞汤。

益气汤：人参、白术、当归各三钱，川芎、白芍各八分，茯苓一钱五分，厚朴、陈皮各四分，紫苏、炙甘草各五分，腹皮六分，莱菔子三分，木香二分，木通五分。

健脾汤：人参、白术、当归、茯苓、白芍、神曲各一钱，川芎七分，陈皮四分，炙甘草、砂仁各五分，腹皮五分。

伤食加麦芽五分；腹大痛加吴茱萸一钱。

养生化滞汤：川芎二钱，当归四钱，人参一钱五分（胀甚者减半），白芍、茯苓各一钱，白术二钱（胀甚倍用），桃仁十粒，腹皮四分，苁蓉五分（酒洗）。

该条文中全方十三味药。君药白术、当归，均为补益药。白术甘温，归脾、胃经，可健脾益气，为补气健脾第一要药，方中重用白术起到补气之功效，既能助脾运化、助大肠传导，又能固卫气以止汗。当归甘温，归肝、心、脾经，可补血活血，润肠通便，为妇科补血活血、调经止痛之要药，活血行瘀之良药。方中重用当归，起到补血之功效，既能补血以润肠通便，使产后血虚肠燥大便难缓解，又可补血活血，使面色萎黄、眩晕、心悸之症状得以治之。两药配伍，共奏气血双补之功。

臣药人参，大补五脏元气，生血摄血，尤适用因产而耗气失血之证，为补脾气之要药；泽泻利水渗湿清火；茯苓健脾宁心；白芍活血敛阴；川芎活血行气，使补而不滞。以上五药与君药合用，增强君药补益之功，共成益气补血之效。

佐药厚朴、大腹皮下气宽中，紫苏行气宽中，陈皮理气，莱菔子降气。五药合用，共奏升降气机之功，防止君药滋腻，阻滞气机，使气行血亦行。另外，莱菔子消食除胀，使产后鼓胀之病得以缓解。

使以木香，辛香能行，行气止痛，健脾消食，可减轻补益药的滋腻和滞气之弊，理气不伤正。

全方配伍，补气兼顾行气、理气，补血兼顾活血，使补不碍胃，补而不滞，气血巨荣，便难得解。

历代古书沿革

历代古籍中有关产后大便难的记载较多，但对丹溪医案补方和产后鼓胀的记载较少，比较全面的如下所示。

[1]《傅青主女科》产后编下卷鼓胀第二十九："如产后中风，气不足，微满，误服耗气药而胀者，服补中益气汤……如伤食，误服消导药成胀；或胁下积块，宜服健脾汤……如大便不通，误服下药成胀，及腹中作痛，宜服养荣生化汤……块痛，将药送四消丸。屡误下，须用参、归半斤，大便方通，鼓胀方退。凡误用消食耗气药，以致绝谷，长生活命丹屡效。"

补中益气汤：人参五分，当归五分，白术五分，白茯苓一钱，川芎四分，白芍四分，萝卜子四分，木香三分。

健脾汤：人参、白术、当归各三钱，白茯苓、白芍、神曲、吴萸各一钱，大腹皮、陈皮各四分，砂仁、麦芽各五分。

养荣生化汤：当归四钱，白芍一钱，白茯苓一钱，人参一钱，白术二钱，陈皮五分，大腹皮五分，香附五分，苁蓉一钱，制桃仁十粒。

[2]《胎产指南》:"产后大便不通,误食大黄方,成鼓胀,宜服丹溪医案补方。产后伤寒,误食耗药,成鼓胀,宜服丹溪医案补方。产后忿怒,误食耗气方,宜服丹溪医案补方。

"治产后误下、误消、误耗三症:人参三钱,白术三钱,川芎一钱,芍药一钱,茯苓一钱,当归三钱,泽泻八分,浓朴五分,紫苏五分,陈皮五分,木香三分,腹皮六分,炒萝卜子六分。

"伤饭面,加神曲、麦芽;伤肉,加砂仁、山楂;伤怒气,加磨木香。大抵产后虚弱误下、误消、误耗,犯虚虚之戒,丹溪大补气血方,屡试屡验。胎前鼓胀亦可奇效。"

[3]《产宝》之鼓胀:"产妇素弱,临产又劳,中气不足,胸膈室滞,胃虽纳谷,传化艰难。医者误认伤食,而擅用消导之剂;或因气郁,而专事疏散;或因大便秘结,而妄议攻下。此鼓胀所由来也。治法当大补气血为主,所谓塞因塞用,其效甚捷。先服独参汤,调饭锅焦末,以通胃气。次服养生化滞汤,则脾运而胀消矣。丹溪先生治产后鼓胀,参服至半斤以上,大便方通,肿胀方退。"

养生化滞汤:川芎二钱,当归三钱,人参一钱,生白术二钱,陈皮八分,制香附五分,茯苓二钱,炙甘草三分,大腹皮四钱,桃仁去皮尖研十一粒。

上药用水一盏半,加黄酒一小盅,煎七分热服。

大便秘结,加肉苁蓉二钱;误服大黄,加生黄芪四钱,倍用人参。胀甚,人参可加至四五钱。

[4]《胎产秘书》下卷产后鼓胀:"胎前素弱,产后又亏,胃难纳谷,脾不健运。或因伤食而停滞,或因血虚而便闭,误进消耗等药,胃气益损,满闷益增,气不升降,滋热助积,郁积之久,遂成鼓胀。治当审其误用何物。如误用耗气药,宜益气汤。误用消导药,宜健脾汤。误用攻下药,宜养生化滞汤。"

益气汤：人参、白术、当归各三钱，川芎、白芍各八分，茯苓一钱五分，厚朴、陈皮各四分，苏梗、炙草各五分，腹皮六分，莱菔子三分，木香二分，木通五分。

健脾汤：人参、白术、当归、茯苓、白芍、神曲各一钱，川芎七分，陈皮四分，炙草、砂仁各五分，腹皮五分。

伤食加麦芽五分；腹大痛加吴茱萸一钱。

养生化滞汤：川芎二钱，当归四钱，人参一钱五分（胀甚者减半），白芍、茯苓各一钱，白术二钱（胀甚倍用），桃仁十粒，腹皮四分，苁蓉五分（酒洗）。

[5]《广嗣五种备要》产后鼓胀二十七："胎前素弱，产后又亏，胃难纳谷，脾不健运。或因伤食而停滞，或因血虚而便闭，误进消耗等药，胃气益损，满闷益增，气不升降，滋热助积，郁积之久，遂成鼓胀。治当审其误用何物，如误用耗气药，宜益气汤；误用消导药，宜健脾汤；误用攻下药，宜养生化滞汤。"

方同《胎产秘书》方。

病案举例

周某，女，42 岁，成都某学院。

初诊：1963 年 8 月 3 日。症状：患者婚后 20 年未育，曾就我科长期治疗得孕，平安产子。究以产程过长，出血较多，平时人体羸瘦。产后 10 日，子宫复旧不全，子宫垂脱，大便困难，用润肠通下剂无效。每天非灌肠则不能排便，产妇苦之，旋急促邀诊。审其面色苍白，头昏心悸，腹部胀痛，但恶露已净，脉沉涩，苔薄白。诊断：产后大便难。病机：气血亏损，气滞便结。治法：补气养血，佐以理气通结。方药：潞党参 60g，鸡血藤 18g，生黄芪 60g，炒升麻 24g，当归身 10g，制香附 10g，广木香 10g，槟榔 10g，九香虫 10g，土鳖虫 9g，益母草 24g，鹿角胶 24g，鱼鳔胶 24g。嘱服 6 剂。疗效：病情好转。

二诊：1963 年 8 月 16 日。症状：服上方后，大便能自解。复请产科复查，宫体垂脱已上缩。但产妇仍感少腹隐痛，不胀，黄带较多。方药：潞党参 60g，鸡血藤 18g，生黄芪 60g，炒升麻 24g，当归身 10g，蒲黄炭 10g，制香附 10g，广木香 10g，槟榔 10g，九香虫 10g，土鳖虫 10g，益母草 24g，鹿角胶 24g，鱼鳔胶 24g，琥珀末 6g。嘱服 6 剂。疗效：病情显著好转。

三诊：1963 年 8 月 25 日。症状：服上方 6 剂后，诸症悉解，唯乳汁不足。方药：党参 30g，白术 10g，茯苓 12g，炙甘草 10g，益母草 24g，王不留行 24g。疗效：痊愈。

2 个月后，产妇已照常工作。并惠赠 60 天婴儿照片，以资纪念。

（本病例选自王渭川著《王渭川妇科治疗经验》）

按：产后失血伤津、肠道失润被认为是引起产后大便难的常见原因。依据本案患者的病史及分娩时的情况，认为其病机为气血亏虚，肠道失润。但诸治不效，原因在于产后还存在子宫脱垂。子宫复旧不良，压迫直肠，腑气虚滞，功能不全。方用大剂益气之品，合宣泄活络的虫类药，使其别开生面。对于此类患者，使用药物治疗的同时，还应加强锻炼，通过锻炼提高腹壁、盆底肌肉的张力，促进子宫复旧，从而改善肠蠕动功能。

❀ 有过月而产者

有过月而产，又有经一二年至四五年而产者。觉腹痛胎动，心内仓皇，临盆太早，浆水先下，败血浆住儿胎，急用：

盐豉一两，以青布裹紧，烧存性，用麝香一分，共研细末，用秤锤烧红，淬黄酒调一钱，热服其胎即下。或以新汲水磨好墨一茶杯，服之墨即裹儿出。或服前方【脱花煎】。或照后图穴针灸。

妊娠已足月，有超过 1 个月分娩者，又有经过 1~5 年而分娩者。产妇自觉腹痛和胎动，心慌、心率加快。这是由于进入产程太早，羊水先破，瘀血堵塞胎儿娩出，应当急用盐豆豉、青黛、麝香研末烧红后以黄酒调服，胎儿则可娩出。或用新汲水（刚刚打出的井水）磨墨，服后胎儿娩出。或用前方脱花煎。或照后图针灸穴位进行针刺治疗。（原书中之后图）

病因病机分析

妊娠足月临产时，胎儿不能顺利娩出者，称为"难产"，古称"产难""乳难"。

难产常由肾气虚弱、气血虚弱或气滞血瘀所致。难产的机制主要有虚、实两个方面。虚者是由于气虚不运而难产，实者是由于气滞血瘀而难产。

本条文提到产妇自觉腹痛及胎动、心悸心慌，胞衣已破、羊水已出，而致血瘀难产，属于难产之气滞血瘀证。患者当有产时腰腹持续胀痛，疼痛剧烈，宫缩虽强，但不协调，无推力，久产不下，精神紧张，烦躁不安，胸闷脘胀，时欲呕恶，重则面色紫暗，舌暗红，苔薄白，脉大或至数不匀。治疗宜行气化瘀，滑胎催产，方用胜金散。

方义分析

胜金散全方四味药：盐豆豉、青布、麝香、黄酒。麝香芳香走窜，善通全身诸窍，开窍醒神；青布裹紧烧存性，即青黛，性味咸寒，可清热解毒、凉血定惊，有息风止痉之功效；豆豉盐用，盐咸寒入肾，主沉降，易引胎儿下行，盐制后能增强止痛的功效，盐豆豉除烦，宣发郁热。以上三药共为君药。黄酒为佐使药、冲服引经药，可引诸药到清窍及胞宫，祛瘀通经活络；黄酒还可溶解药物中的有效成分，增强药效。诸药共用，共奏行气化瘀、滑胎催产之功效。

历代古书沿革

历代古籍中有关胜金散治疗难产的记载较多，对其总结比较全面的有《济阴纲目》《证治准绳·女科》《脉因证治》《东医宝鉴》《本草纲目》。

[1]《妇人大全良方》郭稽中产难方论第四：产难者何？胎侧有成形块为儿枕，子欲生时，枕破与败血裹其子，故难产。但服胜金散，逐其败血即自生。若逆生、横生，并皆治之。

胜金散：麝香（一钱，研），盐豉（一两，以旧青布裹了，烧令赤，急以乳钵研细）。上为末，取秤锤烧红，以酒淬之，调下一大钱。

[2]《脉因证治》：难产乃败血裹其子。麝香一钱，盐豉一两。青布裹，烧令红，捶为末。秤锤烧红，淬酒下一钱。

[3]《证治准绳·女科》催生法：郭稽中云，产难者，因儿转身，将儿枕血块破碎，与胞中败血壅滞，儿身不能便利，是以难产。急服胜金散消散其血，使儿自易生。

胜金散：麝香（一钱，研），盐豉（一两，以青布裹了烧红，急研细）。上取秤锤烧赤，淬酒中，以酒调服一钱。

[4]《东医宝鉴》：胜金散治产难及横逆产。盐豉一两，以青布裹了，烧存性，入麝香一钱。上末，秤锤烧红，淬酒，调下一钱。

[5]《济阴纲目》论难产由于血滞血干：产难者，因儿转身，将儿枕血块破碎，与胞中败血壅滞儿身，不能便利，是以难产，急服胜金散消其血，使儿自易生。

[6]《本草纲目》：济生胜金散治人弱难产。麝香一钱，盐豉一两，以旧青布裹之，烧红为末，以秤锤淬酒，服二钱即下。郭稽中云，妇人产难及横逆生者，乃儿枕破而败血裹子，服胜金散逐其败血，自生也。

有孕七八月而产者

有至七、八、九等月而产者，觉胎动下坠，宜服【安胎丸】。方在前。已产宜服【生化汤】。

释义

妊娠至7~9个月时，自觉胎动不安，有下坠感，应当服安胎丸。若胎儿已娩出，则服生化汤。

病因病机分析

妊娠期，出现腰酸腹痛，胎动下坠，或阴道少量出血者，称为"胎动不安"，又称"胎气不安"，属于西医学中的"先兆早产"。凡妊娠12周内，胚胎自然殒堕者，称为"堕胎"；妊娠12~28周内，胎儿已成形而自然殒堕者，称为"小产"。

胎动不安常由肾虚、气虚、血虚、血热、外伤或癥瘕伤胎所致；发病机制是冲任气血失调，胎元不固。

本条所述胎动不安未产者服安胎丸，可知该条论述的是胎动不安之肾虚证。患者当有妊娠期间腰酸腹痛，胎动下坠，或伴阴道少量出血，色暗淡，头晕耳鸣，两膝酸软，小便频数，或曾屡有堕胎，舌淡苔白，脉沉细而滑。先行保胎治疗，选用安胎丸，即固胎饮；若已胎元难留，则宜服生化汤进行活血祛瘀。

◎ 方义分析

安胎丸全方共十味药，逐一分析其药物组成。熟地黄甘温质润，入肾，养血补虚，补阴益精以生血，尤善滋补肾阴，填精益髓，古人谓之"大补五脏真阴""大补真水"；人参补益元气。两者为君药。当归、白芍、阿胶与熟地黄配伍，滋阴养血而保胎元；川芎行气活血，与熟地黄合用，补而不滞，滋而不腻；白术与黄芩相配，健脾清热，为安胎要药，以上六药共为臣药。香附理气行气，砂仁理气醒脾，既可防益气养血之品滋腻碍胃，又有安胎之效，共为佐药。诸药配伍，使气血旺盛，冲任安固，自无堕胎之患。

生化汤全方共五味药。方中重用当归补血活血，化瘀生新，为君药。川芎辛散温通，活血行气；桃仁活血祛瘀，均为臣药。炮姜入血散寒，温经止血为佐药。炙甘草既可益气健脾，以资化源，又能调和诸药，是使药而兼佐药之意。原方另用童便（现多不用）同煎，乃取其益阴化瘀，引败血下行之意。诸药配合，寓补血于行血之中，生新于化瘀之内，使生新不至于留瘀，化瘀不至于损营，共奏活血化瘀，温经止痛之功。

📖 历代古书沿革

历代古籍中有关胎动不安的记载较多，但以安胎丸（固胎饮）、生化汤治疗胎动不安的记载较少，总结比较全面的有《胎产指南》《丹溪心法》《医学正传》等。

［1］《丹溪心法》产前九十一：入方，固胎。地黄（半钱），归身、人参、白芍（各二钱），白术（一钱半），川芎（五分），陈皮（一钱），黄

芩（半钱），甘草（三分），黄连（少许），黄柏（少许），桑上羊儿藤（七叶者），一本无芩。上咀，每二钱，入糯米二十四粒，煎服。血虚不安者，用阿胶；痛者，用砂仁止痛，安胎行气故也。

[2]《医学正传》妇人科中胎前：（固胎饮）熟地黄、归身尾、人参、白芍药、白术、川芎、陈皮、甘草、桑上羊儿藤（七叶，完者。愚恐当作如检桑叶圆者，即俗名桑络也，真桑寄生尤妙）。少加黄连、黄柏，入糯米五七十粒，煎服。血虚不安者，加阿胶珠。胎气痛者，加缩砂。

[3]《胎产指南》胎不安毋议落胎救母辨：妊妇患伤寒，或患疫病，热久皆堕胎，堕后未免增热。因热消阴血，又继产血脱故也。治者慎勿妄论伤寒、疫症未除，误投栀子豉汤、芩、柏等药；或往来寒热，柴胡不可用也；或潮热，大小便秘，承气、五苓等方不可投也。宜频服生化汤，时进两帖，不拘帖数，服至热退停药。

病案举例

除某，女，34岁。现病史：患者曾两次于孕7个月早产，胎儿均未存活。此次又孕7个月，又出现面色白，气短喘息，又见皮肤薄软，嫩脆无力，故收入院。脉象：沉细滑，右脉沉细无力。舌象：舌颤抖，舌淡，苔薄白。西医诊断：先兆早产；习惯性早产。中医病机：肾虚冲任不固，肺经亏虚。故面色白，气短喘息，皮肤薄软，嫩脆无力。立法：补肾固冲任，补肺气安胎。方药：安胎饮加黄芪。川续断12g，桑寄生12g，杭白芍12g，甘草6g，菟丝子30g，杜仲炭15g，阿胶（烊化）10g，黄芪30g。

服药至足月生1男孩，体壮肥胖。随访至2岁，发育良好。

（本病例选自张丽蓉著《求子必读·妇宝良方——张丽蓉临证50年医案、论文选》）

按：此乃屡孕屡堕，应期即漏之习惯性流产病案。诊断为肺、脾、肾亏虚，冲任不固所致。缘由产育人流过多，又失调摄，肾精亏耗，阴阳俱虚，致冲任空虚，胎元难固。予益肾扶阳、填精补气等药物，以补营血而痊愈。

❀ 产后乳孔不通

 原文

产后乳孔不通，用：

> **生鹿角尖（磨）三钱**

黄酒冲服。

 释义

产后乳汁不畅，乳房肿胀疼痛，用黄酒冲服生鹿角尖。

病因病机分析

本条产后乳孔不通当属"乳痈"的范畴。

乳痈是急性化脓性感染性疾病，以乳房肿胀疼痛，甚则化脓破溃为特征。本病与西医学所说的急性乳腺炎基本相同。

产后乳痈多与妇女产后乳头损伤、外邪入侵、乳汁过多、情志内伤、饮食不节等因素有关。本病发病机制一为哺乳失当，乳汁蓄积，郁久化热酿毒；二为七情所伤，肝郁化火；三为产后过食腥荤厚味，胃肠积热，热毒壅滞而成。

本条虽只提到产后乳孔不通，但以方测证，可推出该证属于乳痈（急性乳腺炎）之热毒炽盛证。患者当有产后乳房肿胀疼痛，肿块逐渐增大，皮肤焮红灼热，疼痛剧烈，呈持续性、搏动性疼痛，壮热不退，口渴喜饮，患部拒按，若肿块中央变软，按之应指，为脓已成；或见局部漫肿痛甚，发热，穿刺抽得脓液；或溃后脓出不畅，红肿疼痛不消，发热不退，有袋脓现象或传囊之变，伴见同侧腋窝淋巴结肿痛，小便短赤，大便干燥，舌质红，苔黄腻，脉弦数或滑数。治疗应清热解毒，托毒透脓。选用生鹿角尖，黄酒送服。

◎ 方义分析

全方单味药，循其病因病机及临床症状表现可知生鹿角尖的功效之大。鹿角味咸，咸可软坚散结，能入血行血消肿。生用鹿角尖，行血消肿之功尤甚，善治乳痈、瘀血肿痛等病。《本草经集注》虫兽中品记载：鹿角味咸，无毒。主治恶疮、痈肿，逐邪恶气，留血在阴中。由此可见鹿角治疗痈肿脓毒之专长，可治乳痈已成脓。黄酒冲服引经药，可引诸药到乳络，通经活络下乳；黄酒还可溶解药物中的有效成分，增强药效。黄酒与生鹿角尖同用，共奏消肿排脓，通经下乳之功效。

历代古书沿革

历代医籍中有关生鹿角尖治疗乳痈的记载较多，对其总结比较全面的有《本草经疏》《补辑肘后方》《中华人民共和国药典》《中药大辞典》《妇人大全良方》《济阴纲目》。

[1]《本草经疏》：鹿角，生角则味咸气温，惟散热，行血消肿，辟恶气而已。咸能入血软坚，温能通行散邪，故主恶疮痈肿，逐邪恶气，及留血在阴中，少腹血结痛，折伤恶血等证也。

[2]《补辑肘后方》：治奶发诸痈疽发背，烧鹿角捣末，以苦酒和涂之。

[3]《中华人民共和国药典》：鹿角用于乳痈初起，瘀血肿痛。

[4]《中药大辞典》：鹿角治疗急性乳腺炎，将鹿角锉为细末，装入胶囊，每粒0.5g。每次2~4粒，日服4~6次。治疗27例，除1例用药3天无效改用他药外，余皆治愈。初起者疗效较好。

[5]《妇人大全良方》乳痈方论第十五：治乳痈。鹿角屑（一两），上为细末，以猪胆汁调下一钱，不过再服，神验。以醋浆水服之亦得。

[6]《济阴纲目》吹乳痈肿：一方，治妇人吹乳硬肿，身发热憎寒，疼痛难忍，不进饮食者，服之良验。

鹿角一两（此药行厥阴经），炭火存性，研细，分作二服，先将末药五钱入锅，次下无灰酒一碗，滚数沸倒在碗内，乘热尽饮，卧覆汗出即安。

一方，用鹿角锉为细末，酒调二三钱服，亦效。

一方，用鹿角于粗石上磨取白汁涂之（磨者更妙），干又涂。

【病案举例】

杨某，女，26岁，2004年5月8日初诊。

现病史：产后2个月，2周前左乳房出现肿块伴发热，在门诊用抗生素治疗1周热退，但肿块仍在。乳房检查：左乳房内上方肿胀有结块，微红而痛，表皮微热，排乳不畅，两腋下淋巴结未触及，纳谷尚可，大便干结，脉弦数，舌淡红，苔薄微黄。此产后乳汁蓄积，蕴而化热，聚结成块。治拟清热通乳，消肿散结。

处方：鹿角片（先入）12g，蒲公英40g，紫花地丁40g，忍冬藤30g，炒黄芩10g，穿山甲（代）10g，皂角刺10g，炒赤芍12g，川桂枝6g，生大黄6g。4剂。

外用药：芒硝30g，装入由双层纱布缝制的口袋内，每日4次外敷患处。

2004年5月12日二诊：药后左乳房上方肿块缩小，胀痛减轻，排乳仍不畅，脉弦涩，舌淡红，苔薄白。再拟上方加漏芦10g，白桔梗10g，川通草6g。5剂，外敷法同上。

2004年5月17日三诊：药后，左乳房上方肿块消散，排乳通畅，苔脉同前。再拟上方续进5剂。

2004年5月24日四诊：左乳房上方肿块未再起，排乳通畅，未用药，嘱其注意休息，近期饮食清淡，少食熏烤煎炸、辛辣油腻等食物。

（本病例选自雍玉婢、雷运坤、程凌云主编；吴元森、孔旋、朱振涛副主编《江苏省名中医 龙家俊医案医论集》）

按：急性乳腺炎是指乳腺组织的急性化脓性炎症，是细菌侵入乳房引起的感染，常发生于产后未满月的哺乳妇女，尤以初产妇多见，亦可在怀孕期或非哺乳期和非怀孕期发生。本病临床初起表现为乳头破裂、疼痛，哺乳时加剧，进而出现乳房结块，局部红、肿、热、痛，并有腋下淋巴结增大等症状。

本病主要是由金黄色葡萄球菌通过乳头皮肤的破损处入侵，或通过乳腺导管开口，上行到乳房间质，加上产后妇人机体免疫力下降，以致感染，形成脓肿。治疗以抗生素和手术治疗为主。

中医称本病为"乳痈"，哺乳期发生的叫"外吹乳痈"；妊娠期发生的叫"内吹乳痈"；非哺乳期又非妊娠期发生的叫"不乳儿乳痈"。哺乳期妇女发病多因乳络不畅，不能使乳儿吸尽乳汁；或因乳头破裂，外结黄痂，阻滞乳汁外流；或小儿断乳后，乳汁壅滞不得外出，化热酿脓引起。怀孕期妇女发病多由胎气旺盛，胸满气滞，疏泄不利，结肿成痈。不乳儿乳痈多因女子在非哺乳期给子女假吸，或因外伤，乳头破裂，感染邪毒引发。

该病例患者为"外吹乳痈"，乃排乳不畅，郁而化热所致，方用自拟"蒲皂鹿角煎"以清热通乳，消肿散结，同时外敷芒硝以清热软坚散结。二诊时排乳仍不畅，遂加通草、漏芦、桔梗通乳。仍用芒硝外敷，内外结合，热去，乳汁行，肿块消，乳痈得痊。

产后乳少

 原文

产后乳少，宜【通乳丸】。

生地　当归　生芪　川芎　山甲（炒）　木通　通草　王不留行各三钱

共为末，蜜酒丸如梧子大，每服三钱，黄酒送下。

释义

妇人产后出现乳汁不下、乳少时，选用通乳丸。

病因病机分析

哺乳期内，妇人乳汁甚少或全无，称为"缺乳"，亦称"乳汁不行""乳汁不足"。

产后乳少主要与营养不良、手术创伤，或七情所伤、高热等因素有关。本病发病机制一为化源不足，无乳可下；二为肝郁气滞，乳络不通，乳不得下。病机可概括为气血虚弱，肝郁气滞。

本条虽只提到产后乳少，但以方测证，可推出该证属于产后乳少之气血虚弱证，患者当有产后乳少，甚或全无，乳房微胀疼痛，神倦食少，面色无华，舌淡，苔少，脉细弱。治疗宜养血活血，通经下乳，方选通乳丸。

方义分析

全方八味药，逐一分析其药物组成。生黄芪甘温补气，大补肺脾之气，以资气血生化之源，为补益脾气之要药，且能行滞通痹，补气以通痹而达到通乳之功；当归甘而辛，既善补血养血滋阴，又长于活血行滞止痛，可疏肝行滞而通乳，为妇科补血活血、调经止痛之要药。两药相伍，黄芪补气助当归生血之功，当归生血载气之运行，一气一血，一阴一阳，气旺血生，共奏补气生血、行滞通乳之功。川芎温通血脉，既能活血祛瘀，又能行气通滞，乃气滞血瘀诸痛证之要药，性善行窜，开郁散结而通乳；生地黄清热凉血，养阴生津，加强生乳之源，助乳汁生化。王不留行、穿山甲能通达畅行气血，善活络通经下乳；通草可通胃气上达而下乳；木通入血分，可通经下乳。四药均可作为引经药，引诸药入乳络而达到养血活血、通经下乳之效。

八药研末，做成梧桐子大小的蜜丸，即如今的小蜜丸制剂，易于保存。蜜丸性柔缓，作用温和，易于吸收，可缓解方中诸药峻烈之性，顾护脾胃；且蜜丸适合贵细原料药材和含不易提取加工成分的中药材，使得药效更好，本方中炮山甲即是此类药材。黄酒送服的目的：黄酒既是引经药，又是蜜丸的重要辅助材料，可引诸药到乳络，通经活络下乳；黄酒又可溶解药物中的有效成分，增强药效。

📖 历代古书沿革

产后缺乳始见于《诸病源候论》卷之四十四："妇人手太阳、少阴之脉，下为月水，上为乳汁。妊娠之人，月水不通，初以养胎，既产则水血俱下，津液暴竭，经血不足者，故无乳汁也。"

在历代医籍中，对于通乳丸的记载不尽相同，有通乳散、通乳丹、通乳丸、通乳饮、通乳汤、猪蹄汤、通脉汤等名称，但药物组成上基本相同。

[1]《妇科玉尺》卷四产后："其或气脉不足，经血衰弱，而乳汁涩少，宜通乳汤。"

通乳汤：通草、猪蹄、穿山甲、川芎、甘草。

[2]《妇人规》下卷乳病类："妇人乳汁乃冲任气血所化，故下则为经，上则为乳。若产后乳迟乳少者，由气血之不足，而犹或无乳者，其为冲任之虚弱无疑也。治当补化源而兼通利，宜猪蹄汤。"

猪蹄汤：用八物汤（即八珍汤）加黄芪、漏芦、陈皮、木通。先以猪蹄煮汁二碗，煎药服之。或加天花粉。

又方：用猪蹄一副，通草二两，甘草一钱，穿山甲十四片炒，将猪蹄洗切，入水六碗，同药煎煮约至三碗，加葱、姜、盐料，取汁饮之，忌冷物，要吃羹汤，助其气血，乳汁自下。夏月不可失，盖时用葱汤洗乳为佳。

[3]《济阴纲目》卷十四乳病门："通乳散治女人乳少……通乳汤治乳后气血不足，经血衰弱，乳汁涩少。"

通乳散：当归、天花粉、木通、牡蛎、穿山甲，上为细末，用猪蹄汤入酒少许调服。

通乳汤：猪蹄下节四只，通草二两，川芎一两，穿山甲十四片炒黄，甘草一钱。上用水五升煮汁饮之，忌生冷，避风寒，夜卧不宜失盖，更以葱汤频洗乳房。

[4]《傅青主女科》女科下卷："气旺则乳汁旺，气衰则乳汁衰，气涸则乳汁亦涸，必然之势也。世人不知大补气血之妙，而一味通乳，岂知无气则乳无以化，无血则乳无以生。治法带补气以生血，而乳汁自下，不必利窍以通乳也。方名通乳丹。"

通乳丹：人参一两，生黄芪一两，当归二两酒洗，麦冬五钱去心，木通三分，桔梗三分，七孔猪蹄二个去爪壳，水煎服。

[5]《竹林女科证治》卷三保产上："若气血虚而乳少者，或产时去血太多，或产前有病，以及贫苦之妇，仆婢下人，产后失于调理，血脉枯槁。或年至四十气血渐衰，往往无乳，急服通脉汤。"

通脉汤：黄芪生用一两，当归五钱，白芷一钱，通草二钱，七星猪蹄一对。煮汤，吹去浮油，煎药服之，服后覆面睡卧即有乳。如未效，再服一剂。

若新产无乳者，水酒各半煎服，不用猪蹄；若年少力壮，体素强健者，宜加红花三分，以消恶露。

病案举例

汤某，女，24岁。

初诊：1984年4月24日。患者于1984年3月13日顺产1女婴，一直乳汁甚少，乳房不胀，但触及即漏乳，乳汁清稀。产后出血不多，但恶露至今已月余，未净，量少，色淡红。口干，时感头晕，纳可，二便尚可，舌淡，苔薄白，脉细。方药：党参15g，黄芪15g，当归12g，炙甘草6g，白术15g，通草6g，木馒头10g，炮甲珠10g，白芷6g，大枣3枚，陈皮6g，川芎6g。

二诊：1984年4月30日。服上方6剂，恶露已净，乳汁增多，乳房已有胀感，但仍时有漏乳。口干，舌淡，苔薄，脉细。服上方10余剂，乳汁增多，再无漏乳。

（本病例选自梅乾茵编著《黄绳武妇科经验集》）

按：产妇在哺乳期乳汁甚少或全无，称为产后缺乳，又称"产后乳无汁""产后乳汁不行"。此为产后常见病。其发生的机制较复杂，涉及冲任、心、肝、脾、肾等。但就其病机而言，主要有虚、实两端。虚者主要责之于气血亏虚，实者是由于气血壅闭，乳络不畅。临床上，病机以血气虚弱和肝郁气滞为多，一虚一实，治法不同。

本例患者产后乳汁甚少，乳房不胀，乳汁清稀，恶露持续不净，量少，色淡红。诸症全无实象，故此乃气血亏虚之证。产后亡血伤津，气血亏虚，血虚则乳汁无以化，故乳少而质甚稀；气虚则固摄无权，上则漏乳，下则恶露点滴难尽。乳汁由气血所化生，气血生化之源在于脾胃。故方中以黄芪、白术、党参、陈皮益气健脾为主。正如《女科经纶》中慎斋曰："产后脾胃之气旺，则血旺而乳多。脾胃之气衰，则血减而乳少。此立斋治乳汁以壮脾胃、滋化源为要也。若不顾脾胃以补气血，徒从事于通乳之剂，是犹求千金于乞丐而不可得矣。"当归、川芎养血和血，治恶露不止；白芷在此有引经之功，载诸药入阳明；通草通利下乳；穿山甲味淡性平，气腥而窜，故能宣通脏腑、贯彻经络、通经下乳；奶母果又名木馒头（王不留行），性味甘平，《中国药学大辞典》谓其能"通乳，活血，消肿，治乳汁不下"。全方诸药合用，补中寓通，滋而不腻，脾胃健，气血盛，则乳自下。

❀ 产后吹乳歌

【吹乳歌】

妇人吹乳症如何，牙皂烧灰蛤粉和。

热酒一杯调一匙，须臾揉散笑呵呵。

治疗妇人吹乳时用皂角散方：牙皂烧灰与蛤粉合用，一勺黄酒送服，初起须忍痛揉令稍软，自可消散。

病因病机分析

吹乳指伤风或因儿饮口气所吹所致之乳肿胀，相当于乳痈之早期证候。

本病发病机制为乳子膈上有痰，口气焮热，含乳而睡，热气吹入乳房，凝滞不散，作痛。《校注妇人良方》称："产后吹乳，因儿饮口气所吹，令乳汁不通，壅结肿痛，不急治多成痈。"

条文中所提之催乳歌，即为皂角散方：牙皂烧灰、蛤粉。用热酒送服，初起须忍痛揉令稍软，吸令汁透，自可消散。根据用药可推测出产后吹乳方（皂角散方）所治患者的症状应有产后乳少，甚或全无，乳房肿胀疼痛，心烦躁扰，口渴欲饮，舌红，苔黄，脉细数。

◎ 方义分析

全方由牙皂、蛤粉两味药组成。牙皂为豆科植物落叶乔木皂荚的干燥不育果实，其与皂角刺不同，皂角刺为豆科植物皂荚的棘刺。牙皂散结消肿之效显著，可治疗乳房痈肿。蛤粉咸寒，为清热软坚散结之品，能软能消，可散乳结。热酒调服，即黄酒送服，调和诸药，可引诸药到乳络，通经活络下乳。

历代古书沿革

吹乳一名出自《诸病源候论》卷四十："热食汗出，露乳伤风，喜发乳肿，名吹乳，因喜作痈。"记载产后吹乳的古籍较多，但是记载本条文吹乳歌的古籍较少，主要见于《本草纲目》《医学纲目》《妇人大全良方》等。

[1]《本草纲目》木部第三十五卷皂荚，"妇人吹乳用猪牙皂角去皮，蜜炙为末。酒服一钱。又诗云：妇人吹奶法如何？皂角烧灰蛤粉和，热酒一杯调八字，管教时刻笑呵呵。入麝香少许，人粪少许，和涂"。

[2]《医学纲目》卷之十九，"（皂角散）歌曰：妇人吹乳意如何？皂角烧灰蛤粉和，热酒一杯调一字，顷间揉散笑呵呵。又方乳香（研，一钱），瓜蒌根末（一两），上研令匀，温酒调服二钱"。

[3]《妇人大全良方》卷二十三产后吹奶方论："夫产后吹奶者，因儿吃奶之次，儿忽自睡，呼气不通，乳不时泄，蓄积在内，遂成肿硬。壅闭乳道，津液不通，腐结疼痛；亦有不痒不痛，肿硬如石，名曰吹奶。若不急治，肿甚成痈。产后吹奶，最宜急治，不尔结痈逮至死者，速与服皂角散、瓜蒌散，敷以天南星散，以手揉之则散矣。"

皂角散：牙皂、蛤粉。

病案举例

张某，肝木纵横不平，胸脘牵及乳房，胀痛难忍。病在肝胃，再为疏通。

皂荚子（去弦，蜜炙打）、金铃子、延胡索、薤白头、沉香片、上湘军、香附、枳壳、青皮、郁金。

（本病例选自《张聿青医案》）

按：本病案属于肝郁胃热之吹乳。元·朱丹溪在《丹溪心法》中提出："乳房阳明所经，乳头厥阴所属，乳子之母，不知调养，怒忿所逆，郁闷所遏，厚味所酿，以致厥阴之气不行，故窍不得通，而汁不得出，阳明之血沸腾，故热胜而化脓。"产妇若情志不畅，肝气不舒，加之饮食不节，胃中积热，根据经脉循经分布，经络阻塞，气血郁滞而成乳痈。

 加减生化汤

原文

【加减生化汤】计三十六方，补前人未备耳。

按产后本属血虚，然阴亡则阳气受伤，太补则血气易滞，若失调则邪皆易袭。此方去瘀生新，扶阳益血，行中有补，化中有生，名曰【生化汤】，洵不诬也。初产后服三四剂，可免诸患。如兼别症，必须加减，随症治宜。余仿丹溪法拟三十六方，补前人未备耳。

【生化汤】

> 当归五钱　川芎一钱　炮姜三分　炙草五分　桃仁八粒（去皮尖及双
> 仁者，研）

水煎服。或加童便一茶杯，同煎。

加减生化汤共计 36 方，弥补了前人对生化汤运用与记载的不足。

冯氏认为，产后妇人以血虚为本，阴血骤虚则阳无以生，过于补益则血气易阻滞气机，机体气血阴阳失调则易受到诸邪侵袭。生化汤祛瘀血生新血，养血活血，使机体行中有补、化中有生。宜产后前几日服生化汤三四剂，可免除产后诸疾患。若产后兼夹他病，必须对生化汤进行加减后服之，因人制宜。冯氏仿丹溪法拟 36 方，即 36 种加减生化汤，弥补了前人对生化汤运用与记载的不足。

冯氏针对产后病尤为推崇生化汤，产后篇涉及方剂 46 首，其中生化汤加减 36 首。生化汤被称为"血块圣药""产后第一方"，因其具有良好的治疗效果，被广泛应用于妇产科疾病。现代临床所用生化汤多出自《傅青主女科》，但许多古籍都有关于生化汤的记载，例如《景岳全书》《产宝》《灵验良方汇编》《女科秘要》《女科秘旨》等。与其他医籍所载之生化汤的区别是，傅青主之生化汤中加了黄酒和童便，且加减更加灵活多样。

生化汤具有养血祛瘀、温经止血的功效，主治因血虚寒凝，瘀血阻滞所致证候。其原方由当归、川芎、桃仁、黑姜、炙甘草组成，并用黄酒、童便各半煎煮。因童便不易被大众接受，现多已不用。原方中当归用量最大八钱（24g），为君药，可补血活血、化瘀生新，使补中有动，行中有补。川芎三钱（9g）为臣，可活血祛瘀、行气止痛。两者同为血中之气药，合用可补血活血兼以行气。桃仁十四粒（6g左右），可活血祛瘀。三者合用，补中寓通。黑姜即为炮姜，可入血散寒，温经止血，其用量小，为五分（2g左右），不仅有散寒之功，还能止血，防止祛瘀之力太过，有通中寓塞之意。黄酒温通血脉，与黑姜共为佐药。炙甘草为使，和中缓急，调和诸药。纵观全方，补中寓通，通中寓塞，生新于化瘀之中，使瘀血化新血生也。《盘珠集胎产症治》称其为"产后第一妙方，保全产妇之圣药也"。

冯氏对生化汤推崇备至。冯氏所用生化汤与《傅青主女科》之生化汤组成相同。他认为："生化汤治产后儿枕作痛及恶露不行、腹痛等症。当归五钱，川芎一钱，炮姜三分，炙草五分，桃仁八粒（去皮尖及双仁者，研）。水煎服。或加童便一茶杯同煎。按产后本属血虚，然阴亡则阳气受伤，太补则血气易滞，若失调则邪皆易袭。此方去瘀生新，扶阳益血，行中有补，化中有生，名曰生化汤，洵不诬也。初产后服三四剂，可免诸患。如兼别症，必须加减，随症治宜。余仿丹溪法拟三十六方，补前人未备耳。"

《妇科采珍》中生化汤的加减变化独具匠心，冯氏在总结前人经验的基础上，对生化汤加减方进行了补充，而且在临床加减使用中时刻注意"产后多虚，宜补勿攻；产后多瘀，宜化勿破；产后多寒，宜温勿凉"的用药原则。冯氏的这一产后用药原则在生化汤的加减中体现得淋漓尽致。

病因病机分析

妇人分娩后至产褥期内发生与分娩或产褥有关的疾病，称为产后病。常见的产后病有产后血晕、产后腹痛、产后发热、产后恶露不绝、产后缺乳等。上述诸病多发生在"新产后"。目前，根据临床实际，倾向将产后7日以内称为"新产后"。

产后病的发病机制可以概括为3个方面：一是失血过多，亡血伤津，虚阳浮散，或血虚火动，易致产后血晕、产后痉证、产后发热、产后大便难等病。二是瘀血内阻，气机不利，血行不畅，或气机逆乱，可致产后血晕、产后腹痛、产后发热、产后身痛、恶露不绝等病。三是外感六淫或饮食房劳所伤等，导致产后腹痛、产后痉证、产后发热、产后身痛、恶露不绝等病。总之，产后脏腑伤动，百节空虚，腠理不实，卫表不固，摄生稍有不慎便可发生各种产后疾病。

　　产后病的治疗大法应根据亡血伤津、瘀血内阻、多虚多瘀的特点，本着"勿拘于产后，亦勿忘于产后"的原则，结合病情进行辨证论治。《景岳全书·妇人规》说："产后气血俱去，诚多虚证。然有虚者，有不虚者，有全实者，凡此三者，但当随证、随人，辨其虚实，以常法治疗，不得执有成心，概行大补，以致助邪。"即产后多虚的治疗应以大补气血为主，但其用药须防滞邪、助邪之弊；产后多瘀当以活血化瘀之法，然产后之活血化瘀，又须佐以养血，使祛邪而不伤正，化瘀而不伤血，这是论治的一般规律。具体选方用药，必须照顾气血。开郁勿过于耗散，消导必兼扶脾，祛寒勿过用温燥，清热勿过用苦寒。同时，应掌握产后用药"三禁"，即禁大汗，以防亡阳；禁峻下，以防亡阴；禁通利小便，以防亡津液。此外，对产后急危重症，如产后血晕、产后血崩、产后痉证、产后发热等，须及时明确诊断，必要时行中西医结合救治。

　　【生化汤】治产后儿枕作痛及恶露不行、腹痛等症。

> 当归五钱　川芎一钱　炮姜三分　炙草五分　桃仁八粒（去皮尖及双仁者，研）

水煎服。或加童便一茶杯，同煎。

　　本条论述生化汤治疗产后瘀血作痛、恶露量少、各型腹痛等症。

病因病机分析、方义分析、历代古书沿革相关内容见"产后儿枕痛"条下。（见 290~293 页）

劳某，女，32 岁，干部。

初诊：1978 年 5 月 7 日。本人自述产后 7 天，恶露较少，少腹作痛，有坚硬块，按之痛增。诊之面色紫暗，舌质略紫，脉沉紧。治法：祛瘀，活血，止痛。处方：加味生化汤。当归 10g，川芎 6g，益母草 10g，红花 4g，桃仁 9g，炮姜 3g，炙甘草 3g，炒蒲黄 9g，五灵脂 9g，山楂 10g。共 3 剂。

二诊：服上方 3 剂后，恶露增多，腹痛减轻。继服 3 剂痊愈。

（本病例选自张达旭《中医妇科临床经验选》）

按：产后胞宫瘀血浊液以下为顺，当下不下必生变证。瘀积于胞宫，凝滞不通，故猝然而痛。血属有形，停蓄日久，则有坚硬块。舌质紫、脉沉紧均为血瘀之象。方中生化汤以化瘀生新，失笑散助生化汤化瘀生新。益母草直入胞宫，能促进子宫收缩；山楂行瘀血、散宿血，瘀血祛则腹痛自止。由于辨证清晰，用药恰当，服药 3 剂后，立即收效。

❀ 产后胎衣不下

原文

产后胎衣不下，宜【生化汤】煎送【益母丸】一粒，次煎又送一粒，外用烘暖衣服盖产妇肚上，如冬月万不可久坐桶上及人身上，守候胞下，受寒恐伤损产母，必须上床盖被和暖，再服【生化汤】一帖，胎衣即下。灸法在前。

产后胎盘不下先后两次服生化汤煎送益母丸，用暖衣被保暖腹部，遇冬季则不可以久坐夜桶。受寒易使产妇寒凝血瘀，胎盘难下，必须上床盖被保暖，后服生化汤一剂，即可使胎膜娩出。胎衣属于胞衣（胎盘与胎膜）的一种。故本条文属于产后胞衣不下。

病因病机分析

　　产后胞衣不下指胎儿娩出后，经过 30 分钟，胎盘不能自然娩出者，又称"息胞"。

　　产后胞衣不下的机制包括：虚者由于气虚不能传送，实者由于血瘀阻碍，以致胞衣不下。病机可概括为血虚、血瘀。

　　本条提到产后胞衣不下，治疗用生化汤煎送益母丸。以方测证，可推出该证属于胞衣不下之血瘀证。患者当有胎儿娩出后，胞衣久不娩出，小腹疼痛，有包块拒按，阴道出血不畅，色暗有块，血块下后痛减，舌紫暗，或有瘀斑、瘀点，苔薄，脉弦涩有力。宜服生化汤煎送益母丸。

方义分析

　　根据本文校注可知，益母丸即益母草连根、叶、花、子，当风阴干，为末蜜丸。故本条文中的生化汤加益母丸方为当归五钱，川芎一钱，炮姜三分，炙草五分，桃仁八粒（去皮尖及双仁者，研），益母丸。生化汤化瘀生新；益母草为妇科经产病的要药，主入血分，活血祛瘀以下胞。生化汤加入益母丸可增强活血下胞的作用。诸药配合，寓补血于行血之中，下胞于化瘀之内，使活血补血不致留瘀，化瘀不致损营，共奏活血化瘀，通利下胞之功。

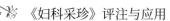

历代古书沿革

产后胞衣不下之病名首见于《产宝》。记载生化汤煎服益母丸治疗产后胞衣不下的古籍较多，对其总结比较全面的有《产宝》《景岳全书》《胎产指南》《傅青主女科》《女科秘要》。

[1]《产宝》胞衣不下："有由产母才送儿出，无力送衣者，有历时既久或乘冷气，则血道凝涩，而衣不下者，有胎前素弱，至血枯而衣停者。凡此当急进生化汤一二剂，兼服益母膏，次服鹿角灰，则血旺腹和，而衣自下。世每以济坤丹，又名回生丹。专攻血块落胞胎，虽见速效，而其元气未免受伤，慎之慎之……凡儿下而衣不下，产妇不可睡倒，必须先断脐带，用草鞋坠之。如寒月扶产妇至床，倚人坐，盖被以火笼置被中。再以棉衣烘热替换暖腹，胞下后防虚，必须连服生化汤二三剂，不可厌药之频，自有大效。"

制益母膏法：端午后，小暑前，取鲜益母草，用铜锅熬膏，贮瓷瓶内，勿令泄气。临用以生化汤调服神效。

[2]《景岳全书》卷六十一妇人规古方："凡胎衣不下，或血冷气闭，血枯气弱等证，连服生化汤二三剂即下，或用此送益母丸一丸即下。盖益母草行血养血，性善走而不伤人者也。"

生化汤：当归五钱，川芎二钱，炙甘草五分，焦姜三分，桃仁去皮尖双仁十粒，熟地三钱。上咀，水二盅，枣二枚，煎八分，温服。

[3]《胎产指南》卷六："胞衣不下，宜服生化汤，温服几帖，初煎就送益母丸一粒，次煎又送。外用烘热衣服暖产妇腹。慎不可冬月坐夜桶及人身上，守候下胞，严寒多损产妇。必用扶上床被盖，火笼温和，兼服生化汤助血得无失。"

生化汤：当归五钱，川芎二钱，炙甘草五分，焦姜三分，桃仁去皮尖双仁十粒，熟地三钱。上咀，水二盅，枣二枚，煎八分，温服。

[4]《傅青主女科》产后编上卷下胞："胞衣不下，用滚酒送下失笑散一剂，或益母丸，或生化汤送鹿角灰一钱，或以产母发入口作吐，胞衣即出。有气虚不能送出者，腹必胀痛，单用生化汤。"

生化汤：全当归一两，川芎三钱，白术一钱，香附一钱，加人参三钱更妙，用水煎服。

[5]《女科秘要》卷五胞衣不下："凡产母才送孩儿，无力送胞，或因临盆停久，外乘冷气，故血道凝涩，及胎前素弱，血气洞泄皆能停胞不下。治法惟速服大料生化汤二三帖，使血旺腹和，或兼服益母丸及鹿角灰，外帖如神膏而已，至如济坤丸，万不得已而用之，只可一丸。"

益母丸：益母草（紫花者，不拘多少，端午日收挂，当风阴干），石臼内杵末，蜜丸弹子大，临服生化汤送。

病案举例

杨某，女，30岁，昆明市郊区。1941年3月初诊：因分娩第六胎时间过长，胎儿下后，流血过多，胞衣留滞，急延余往诊。症见少腹剧痛，面色灰白，汗出淋漓，呼吸迫促，脉芤，舌淡红，苔薄白而腻。此属冲任虚损，气滞血瘀所致。病情危急，速拟下方。处方：当归30g，川芎9g，怀牛膝9g，瞿麦12g，芒硝6g，通草6g，浮小麦12g，小红枣10枚，王不留行9g。

二诊：药后1小时许，患者自觉腹中绞痛阵作，顷刻胞即下，恶露畅行，腹痛顿减，汗出渐收，得安卧，思饮食，脉芤，舌转红润。宜调理气血，温经化瘀。处方：当归24g，川芎6g，益母草9g，红糖炒山楂9g，桃仁泥4.5g，藏红花3g，炒续断9g，生蒲黄、炒蒲黄各4.5g，炮姜6g，小红枣10枚。

三诊：上方服2剂，腹痛渐止，恶露已少，面色转润，脉缓，舌粉红。再拟调理冲任气血。处方：生黄芪15g，全当归15g，炒杭白芍9g，茯神 9g，怀山药 12g，益母草 6g，炒续断 9g，桑寄生 12g，甘草 3g，炒蒲黄 6g，炮姜 4.5g，小红枣 10 枚。

（本病例选自姚承济、姚克敏、姚承祖等编著《姚贞白医案》）

按：胞衣留滞，病情危急。此案冲任既亏，血瘀胞阻，以《黄帝内经》"留者攻之"治之。然若纯用攻破，必致气血重伤。因以通导活血、养血，治之获效。此遵经而不泥古也。

✿ 产后三日内发热头痛等症 ─────────○

产后三日内发热、头痛等症，宜【加味生化汤】。

> 当归三钱　川芎一钱五分　甘草　黑姜　羌活各四分　防风四分　桃仁十粒

水煎服。二帖后，头痛身热不除，加白芷六分、细辛四分；若头痛甚，加带须葱头五个。同煎服。

妇人产后三天内出现发热、头痛等症状，用加味生化汤。

🏛 病因病机分析

产褥期间，出现发热持续不退，或突然高热寒战，并伴有其他症状者，称为"产后发热"。本病以产后发热持续不退，且伴有小腹疼痛或恶露异常为特点，严重者常可危及产妇生命，应当引起高度重视。

产后发热原因较多，而与本病关系密切的主要病因病机有感染邪毒，入里化热；外邪袭表，营卫不和；阴血骤虚，阳气外散；败血停滞，营卫不通。

本条虽只提到产后三日内发热、头痛，但以方测证，可推出该证属于产后发热之血瘀兼外感证。患者当有产后发热恶寒，头痛身痛，鼻塞流涕，咳嗽，恶露不下，或下亦甚少，色紫暗有块，小腹疼痛拒按，苔薄白，舌下络脉偏紫黑。治疗宜活血祛瘀、散寒解表，方选加味生化汤。

◎ 方义分析

全方七味药，即生化汤加羌活、防风。方中用生化汤化瘀生新；羌活祛风止痛除热；防风祛风解表，止痛除热。温、补、通、散并用，诸药配合，寓补血于行血之中，生新于化瘀之内，使生新不致留瘀，化瘀不致损营，解表中寓于止痛，共奏活血祛瘀、散寒解表之功。

📖 历代古书沿革

历代古籍中有关生化汤加减治疗产后发热的记载较多，对其总结比较全面的有《傅青主女科》《胎产心法》《胎产指南》。

[1]《傅青主女科》产后编产后寒热：凡新产后，荣卫俱虚，易发寒热；身痛腹痛，决不可妄投发散之剂，当用生化汤为主，稍佐发散之药。

[2]《胎产心法》发热论：予谓当分块痛有无，如七日内尚有块痛，及初产时发热，自宜生化汤为妙。

[3]《胎产指南》卷六产后头痛身热恶寒：虽明知感冒风寒，只宜服生化汤，连进二三帖，服至热退痛除止药，且不可预加别药。其川芎、干姜性亦散邪，慎不可用麻黄、柴胡等方，以表汗虚产。如服三四帖后，头痛如故，加连须葱头四五个，或用葱放鲞鱼汤内送饭。

李某，女，24 岁，教师。

患者因产后两周，恶寒发热，头痛身痛前来诊治。询问其病之起因，自诉于前天夜间贪凉而不慎感受风寒，今恶寒发热，头痛眼花，周身肌肉关节疼痛，口干口苦，胃纳不佳，时有恶心，小腹微痛，恶露未尽，大便溏稀，小便清长。查其脉象，浮数而弱，舌苔薄白。乃产后感受风寒之疾也。

处方：当归 10g，川芎 10g，柴胡 12g，黄芩 10g，泡参 12g，法半夏 10g，陈皮 10g，艾叶 3g，炙甘草 3g，生姜 10g，益母草 25g，紫苏叶 10g。2 剂，水煎服。

二诊：寒热已退，食欲欠佳，身软乏力，舌苔白薄，脉浮缓。表邪已解，营卫未和，胃气尚虚，法宜调气血、和营卫、扶脾胃，方用柴芍六君汤化裁。

处方：泡参 15g，柴胡 10g，黄芩 10g，法半夏 10g，生姜 10g，甘草 5g，大枣 12g，茯苓 12g，苍术、白术各 10g，当归 10g，白芍 12g，益母草 25g。3 剂，水煎服。

后随访，药后病已痊愈。

（本病例选自朱世增主编《龚志贤论杂病》）

按：亡血家不可发汗，以其人血虚故也。今产妇外感风寒，因血虚败血留滞，则经脉皆闭，营卫不固，不宜发散解表，只宜和解。产后病多虚多瘀，予以祛瘀且气血双补，故可药到病除。

❀ 产后血崩头晕

原文

产后血晕头昏，或汗多倦甚，或无力送胞，或胎前素弱产后见虚，或胎前泄泻，产后倦怠，俱宜【加参生化汤】。

如汗多，加麻黄根、炙黄芪各一钱，防风五分；如手足厥冷，加附子六分；如气短促，加参一钱；如口渴，加麦冬一钱、五味子一钱；如大便实，加肉苁蓉（酒洗净）三钱；如烦躁，加竹茹三钱；如寒嗽，加杏仁（去皮尖）十粒（炒）、桔梗六分；如痰多，加花粉一钱、竹沥三钱、生姜汁二钱。冲服。

产后由于大量失血而致头晕，或汗出较多且疲乏较重，或血虚不能推动胞胎的娩出，或妊娠素体虚弱，产后更虚，或妊娠泄泻，产后倦怠，都可以服用加参生化汤。

病因病机分析

妇人分娩后，突然头晕眼花，不能起坐，或心胸满闷，恶心呕吐，或痰涌气急，甚则神昏口噤，不省人事，称为"产后血晕"，又称"产后血运"。

产后血晕多与多胎妊娠，羊水过多，滞产，产时失血过多，妊娠合并心脏病、高血压等病史有关。本病主要病机不外虚实两端。虚者为阴血暴亡、心神失养；实者为瘀血停滞、气逆攻心。证型分为血虚气脱和血瘀气逆两证。

本条论述产后血晕头昏的原因有汗多倦甚，大汗易致阴液亏失，无以化血；或气虚无力送胞，气虚不能生血、行血；或产前素体虚弱，产后则血虚更甚；或胎前泄泻，气血津液亏虚，易致产后倦怠。

本条文用加参生化汤，以方测证，可推出该证属于产后血晕之血虚气脱证。患者当有产时或产后失血过多，突然昏晕，面色苍白，心悸愦闷，甚则昏不知人，眼闭口开，手撒肢冷，冷汗淋漓，舌淡，苔少，脉微欲绝或浮大而虚。治疗宜益气固脱醒神、活血祛瘀，方用加参生化汤。

方义分析

全方共六味药，即生化汤加人参。方中生化汤补血活血、化瘀生新，人参补气固脱。诸药配合，补气以达生血行血之功，寓补血于行血之中，生新于化瘀之内，使生新不致留瘀，化瘀不致损营，共奏益气固脱醒神、活血祛瘀之功。

历代古书沿革

历代古籍中有关生化汤的记载较多，关于生化汤加味治疗产后血晕的记载比较全面的有《傅青主女科》《妇科秘书》《产宝》《胎产指南》。

[1]《傅青主女科》产后诸症治法血晕第二：加参生化汤治产后形色脱晕，或汗多脱晕……脉脱形脱，将绝之症，必服此方，加参四五钱，频频灌之。产后血崩、血晕，兼汗多，宜服此方。

加参生化汤：人参（三钱，有倍加至五钱者），川芎（二钱），当归（五钱），炙草（四分），桃仁（十粒），炮姜（四分），大枣，水煎服。

[2]《妇科秘书》晕厥论加参生化汤（附大补回阳生化汤）：此方产后诸危急症通用。一日夜须服三四帖，方能接绝之气。

加参生化汤：人参（二钱），川芎（四钱），当归（八钱酒洗），干姜（四分炙黑），炙草（五分），桃仁（十粒去皮尖），枣（二枚），水煎服。

[3]《产宝》血崩血晕：若形脱气促，或有汗晕厥，牙关紧闭，昏乱将绝，先用韭菜数十茎，细切放酒壶内，以滚醋一碗泡入，将大口塞住，以小口对鼻孔熏之，速煎生化夺命汤灌救……汗多加人参二钱，生黄二钱。

生化夺命汤：川芎（二钱），当归（四钱），干姜（炙黑五分），甘草（炙三分），桃仁（去皮尖研十一粒），肉桂（三分服二剂去此味）。

上药加黑枣一枚，用水一盏半煎七分，稍热服。汗多加人参二钱、生黄二钱。

[4]《胎产指南》卷七论血晕：从权救急加参生化汤，治产后形色脱晕，或汗脱晕。

加参生化汤：川芎（二钱），当归（四钱），干姜（四分），桃仁（十粒），炙甘草（四分），人参（三钱），水煎服。

病案举例

姬某，女，40 岁，农民，1970 年 10 月 10 日初诊。

主诉：小产 3 天后阴道大量流血。

现病史：患者怀孕 3 月余，因拿重物，引发小腹疼痛，随之流产。产后流血不止，第三天大量出血，突然头晕目眩，面色苍白，心慌气短，冷汗淋漓，手足冰凉。舌淡白，脉浮大而芤。

病机：失血过多，血虚气弱。

治法：补益气血，升阳益气，摄血固脱。

方药：红参 8g，焦白术 10g，炙黄芪 20g，升麻 6g，柴胡 6g，当归身 6g，熟地黄 20g，阿胶 10g（烊化），艾叶 6g，棕榈炭 10g，血余炭 10g。水煎服，3 剂。

二诊：流血减少，头晕减轻，续服上方 3 剂。

三诊：流血停止，余症大减，续服益气养血方药。当归身 10g，川芎 6g，白芍 15g，熟地黄 20g，红参 6g，焦白术 10g，茯苓 10g，炙甘草 6g，益母草 20g。水煎服，7 剂。

四诊：诸症痊愈，但身体虚弱，续服上方 10 剂，以收全功。

（本病例选自杨发春主编；冯廷高副主编《临床经验集》）

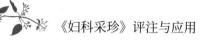

按：本病案患者属素体气血两虚，复因失血过多，气随血脱，清窍失养而致血晕一证。治当补益气血，益气摄血固脱。投方以红参大补元气；炙黄芪、白术益气补中，升阳；当归、熟地黄、阿胶补血养血。《神农本草经》谓阿胶曰："主心腹内崩，劳极，洒洒如疟状，腰腹痛，四肢酸疼，女子下血，安胎。"佐以艾叶温经止血；棕榈炭、血余炭收敛止血。上方水煎服 6剂，则阴道流血停止，余症均减。为巩固疗效，续投八珍益母汤 10 余剂以补气养血，祛瘀生新，通经复元而收功。

❀ 产后妄言妄见

产后妄言妄见，宜【生化汤】加枣仁（炒）、茯神、远志、麦冬、柏子仁各二钱，陈皮一钱，水煎服。

产后神志错乱，胡言乱语，宜生化汤加炒酸枣仁、茯神、远志、麦冬、柏子仁各二钱，陈皮一钱，水煎服。

◗ 病因病机分析

本病属于"产后情志异常"范畴，是指产褥期间，产妇出现精神抑郁，沉默寡言，或哭笑无常，或烦躁不安。本病特点是产褥期内发生情志异常，喜、怒、哀、乐情志变化甚大，但临床检查多无明显阳性体征及器质性改变。本病临床较多见，其主要病因有心血不足、血瘀气逆、肝郁化火。以方测证，可推出该证属于血瘀气逆证。患者当有产后恶露不下或下而不畅，小腹硬痛拒按，神志错乱，如见鬼神，喜怒无常，哭笑不休，呼号骂詈，登高弃衣，亲疏不避，恶露淋沥日久，色紫暗有块，面色晦暗，舌暗有瘀斑，苔白，脉弦或涩。故因机立法，治疗该病时应本着"勿拘于产后，亦勿忘于产后"的原则，以活血祛瘀、养心安神为治疗大法，以生化汤加减治疗。

方义分析

全方十一味药，为生化汤加酸枣仁、茯神、远志、麦冬、柏子仁、陈皮。生化汤活血祛瘀；酸枣仁能养心阴、益肝血而有安神之效，为养心安神要药；茯神宁心安神；麦冬、远志及柏子仁，三者可宁心安神，且能交通心肾，共奏养心安神之效；陈皮辛香而行，善疏理气机、调畅中焦而使之升降有序，气为血之帅，气行则助瘀血运行。全方配伍，祛瘀生新，温经止痛，宁心安神，使产妇瘀血能化，新血能生，心神得安。

历代古书沿革

本文所用之生化汤加味乃由生化汤化裁而来，与安神生化汤药味组成相近，治疗疾病相同。本方在古籍中的记载较少，多是来源于《傅青主女科》，目前只见于唐代《产宝》，清代《傅青主女科》《胎产心法》《胎产秘书》《客尘医话》等书。这些医书中记载的生化汤加味，虽方名与本方不同，但所治病证相同，药物组成基本一致。

[1]《产宝》之妄言妄见："心藏神，肝藏魂。心有血而神存，肝得血而能视。产后气血暴虚，神魂无所根据倚，以致言语无伦，而目多妄见，万弗认为鬼邪，信用符水，往往不救。如块痛未除，先服安神汤。块痛已除，急须服补元汤，以培养气血，自获全效。此一定法也。"

生化安神汤：川芎（二钱），当归（四钱），干姜（炙黑，五分），甘草（炙，三分），茯神（二钱），枣仁（炒，一钱），桃仁（去皮尖研，十一粒）。上药加黑枣二枚，用水二盏，煎七分，热服。

[2]《傅青主女科·产后编·妄言妄见》云："由气血虚，神魂无依也。治当论块痛有无、缓急。若块痛未除，先服生化汤二三帖，痛止，继服加参生化汤或补中益气汤，加安神定志丸调服之。若产日久，形气俱不足，即当大补气血，安神定志，服至药力充足，其病自愈，勿谓邪祟。若喷以法水惊之，每至不救。屡治此症，服药至十数帖方效。病虚似邪，欲除其邪，先补其虚，先调其气，次论诸病。此古人治产后虚症及年老虚喘，弱人妄言，所当用心也。"

安神生化汤：治产后块痛未止，妄言妄见症，未可用芪、术。

川芎一钱，柏子仁一钱，人参二钱，当归三钱，茯神二钱，桃仁十二粒，黑姜四分，炙草四分，益智八分，陈皮三分，枣水煎（服）。

[3]《客尘医话·卷下》云，"产后妄言妄见，由气血两虚，魂魄无依也。不可误认为邪祟，喷以符水，惊以法尺，多致不救。丹溪云：虚病似邪祟是也。又云：欲泄其邪，当补其虚，宜服安神定志生化汤"。

安神定志生化汤：枣仁一钱五分炒熟，远志四分炒，柏子仁一钱五分勿研，麦冬一钱五分炒，归身三钱，川芎一钱，桃仁七粒去皮尖，炙甘草四分，炮姜炭四分，人参五分，加龙眼肉五个。

[4]《胎产心法》云："宁神生化汤治产后块痛不止，妄言妄见，未可用芪、术者，人参二钱，当归三钱酒洗，干姜炙黑、炙草各四分，茯神、柏子仁、川芎各一钱，桃仁十粒去皮尖，益智仁八分，陈皮三分，枣二枚，龙眼肉五个，水煎服。"

[5]《胎产秘书》云："产后失血，心神失守，妄言妄见，宜服生化汤加茯苓、枣仁、远志、柏子仁、麦冬各一钱，橘红四分。"

病案举例

苏某，女，35 岁，农民。

初诊：1974 年 6 月 15 日。患者足月顺产后 1 个月，因胎膜残留遂致晚期产后出血。在输液、输血、抗感染后，急行刮宫术，术后子宫出血渐止，所测血压为 110/60mmHg，红细胞计数 3.0×10^{12}/L，血红蛋白 82g/L。面色少荣，心悸胆怯，语言错乱。舌象：质干淡紫。脉象：细弱而涩。

病机：冲任受损，脏虚血亏，兼夹瘀滞，神不内守。

治法：益气血，化瘀滞，宁心神，通机窍。

方药：太子参 30g，茯苓、茯神各 15g，西琥珀（分冲服）3g，全当归 12g，川芎 9g，桃仁泥 9g，紫丹参 12g，川郁金、广郁金各 12g，紫石英 10g，九节菖蒲 5g。

治疗经过：上药连服 7 剂后，心悸胆怯、神志恍惚已减，唯有时仍语言不清，舌淡红有紫气，脉细弱。再予上方将琥珀、川芎、桃仁泥用量均减为 3g，加黄芪 15g、鸡血藤 20g、熟酸枣仁 12g、炙远志 6g。嘱间日服 1 剂。连服 1 个月后，面色较佳，神志、语言亦均为清，眠食皆可。复查时，血压 128/74mmHg，血红蛋白 105g/L。症状基本消除，平时嘱服补心丹、归脾丸交替缓调，巩固疗效。

按：本例患者因胎膜残留致产后出血行清宫术，导致冲任受损，气血亏虚，心失所养，神不潜藏，而出现惊悸、恍惚之症状。正如《万氏妇人科》所述："心主血，血去太多，心神恍惚，睡眠不安，言语失度，如见鬼神，俗医不知以为邪作祟，误人多矣。"这阐述了本病的病机为心血亏虚，心神失养。治当补益气血，养心安神。但因产后多瘀，瘀血不去，新血不生，故当先治瘀。在本案中初诊先以化瘀滞为主，兼以补虚。服药 7 剂后，邪去正渐安，心悸胆怯、神志恍惚均已大减，语言不清尚未尽解，此乃正气未复之象。故复诊以补气养血为主，辅以活血化瘀。药后 1 个月，诸症悉平，遂以丸药缓调之，以资巩固。

（本医案选自《姚寓晨女科证治选粹》）

产后卒然口噤牙紧

原文

产后卒然口噤牙紧，手足挛缩，宜【生化汤】加天麻、羌活、防风各一钱，生姜三片，水煎服。

释义

妇人产后突然出现牙关紧闭、四肢抽搐，宜生化汤加天麻、羌活、防风各一钱，生姜三片，水煎服。

病因病机分析

本病为"产后痉证"，主要表现为产后发生四肢抽搐，项背强直，甚则口噤，角弓反张，属于"产后三病"之一，最初见于《金匮要略·妇人产后病脉证治》"新产妇人有三病，一者病痉……"。《诸病源候论》指出产后中风痉候的病因为"因产伤动血脉，脏腑虚竭，饮食未复，未满日月。荣卫虚伤，风气得入五脏，伤太阳之经，复感寒湿，寒搏于筋则发痉"，或为"产后血虚多汗而遇风"。本病主要由于产后亡血伤津，筋脉失养；或感受邪毒，直窜筋脉所致。以方测证，该证属产后血虚，风寒之邪乘虚入侵，搏于筋则发痉。患者当见产后出血过多，又兼不慎，突然出现四肢抽搐，头项强直，牙关紧闭，面色苍白，舌淡，苔白腻或少苔之证候。以活血养血，祛风胜湿为治疗大法，方用生化汤加天麻、羌活、防风、生姜共治此病。

参考王耀廷校注本中记载此处为"血虚气滞，或血气上冲，四物汤加羌活、天麻蜜丸，名神应养真丹"，并参考穆俊霞校注本，可知此处冯氏所用的应是神应养真丹加减。

◎ 方义分析

　　全方九味药，为生化汤加天麻、羌活、防风、生姜。生化汤活血祛瘀生新；天麻味甘、性平，入肝经之气分，能平息肝风，而柔筋止痉。关于羌活，《雷公炮制药性解》有云"羌活气清属阳，善行气分"，其性温，善祛风胜湿；防风辛甘性温，为风药之润剂，能祛风除湿，两者共奏祛风胜湿之功。生姜解表散寒，温中降逆，能助血行而止风。全方配伍，活血养血，祛风散寒，使瘀血能化，新血能生，风寒俱祛而筋脉得养、身心得安。

◎ 历代古书沿革

　　历代古籍中有关神应养真丹的记载较多，对其总结比较全面的有《三因极一病证方论》《永类钤方》《世医得效方》《外科正宗》《外科理例》《证治准绳·杂病》《济阴纲目》《立斋外科发挥》《疡医大全》《疡科捷径》《医方集解》《医宗金鉴》《外科证治方药备要》等著作。按照成书年代，本方大概首见于宋代《三因极一病证方论》，后明清各医籍中对其多有记载。以上医籍所记载之神应养真丹的方药组成基本相同，多用于治疗足厥阴经受风寒暑湿所袭致偏瘫、语言謇涩；遍身疼痛；妇人产后中风；坠车落马，跌仆伤损；油风等病。

　　[1]《三因极一病证方论·卷三》："神应养真丹，治厥阴肝经为四气进袭肝脏，左瘫右痪，涎潮昏塞，半身不遂，手足顽麻，语言謇涩，头旋目眩，牙关紧急，气喘自汗，心神恍惚，肢体缓弱，上攻头目，下注脚膝，营气凝滞，遍身疼痛。兼治妇人产后中风，角弓反张，坠车落马，跌仆伤损，瘀血在内。"

神应养真丹：当归酒浸、天麻、川芎、羌活、白芍药、熟地黄各等分。一方无羌活，入木瓜、熟阿胶，等分。研为末，蜜丸如鸡子黄大，每服一丸，木瓜、菟丝子浸酒下。脚痹，薏苡仁浸酒下；中风，温酒米汤下。

[2]《外科正宗·卷四》有云："油风乃血虚不能随气荣养肌肤，故毛发根空，脱落成片，皮肤光亮，痒如虫行，此皆风热乘虚攻注而然。治当神应养真丹服之，外以海艾汤熏洗并效。"

神应养真丹木瓜，当归芎芍共天麻，羌活熟地菟丝子，蜜丸酒服效堪夸。

治厥阴经为四气所袭，脚膝无力，左瘫右痪，半身不遂，手足顽麻，言语謇涩，气血凝滞，遍身疼痛者并服。

神应养真丹：当归、川芎、白芍、天麻、羌活、熟地（捣膏）、木瓜、菟丝子（各等分）。上为细末，入地黄膏加蜜，丸如桐子大，每服百丸，空心温酒、盐汤任下。

[3]《医宗金鉴·外科卷上·头部》有云：油风毛发干焦脱，皮红光膏痒难堪，毛孔风袭致伤血，养真海艾砭血痊。注：此证毛发干焦，成片脱落，皮红光亮，疮如虫行，俗名鬼剃头。由毛孔开张，邪风乘虚袭入，以致风盛燥血，不能荣养毛发。宜服神应养真丹，以治其本；外以海艾汤洗之，以治其标。若耽延年久，宜针砭其光亮之处，出紫血，毛发庶可复生。方剂：神应养真丹。组成：羌活、木瓜、天麻、白芍、当归、菟丝子、熟地（酒蒸，捣膏）、川芎，等分为末，入地黄膏，加蜜丸桐子大。每服百丸，温煮酒或盐汤任下。

病案举例

李某，女，24岁，农民，1970年3月就诊。患者新产之后10余日，全身痉挛麻木，口唇抽搐，鼓颔（磕牙），神志时清时昧，语言时清时乱，心悸不眠。医或以为痫证，或以为癫证，或以为破伤风之病，治疗近1个月，其病仍然不愈。询其症状，自诉全身痉挛麻木，尤以口唇为甚，日发4~6次，且伴心悸、自汗。发则神志恍惚，甚或蒙昧不清。夜卧易惊，怔忡不宁，饮食不思，口淡无味。观患者面白无华，精神疲乏，舌质淡，苔薄白。当患者痉挛发作时，其上下嘴唇相互撞击，发出嘭嘭之声，时或鼓颔咬牙，亦戛然有声。切其脉搏，细而无力。观此病舌淡脉细，当属虚证。因再询问患者："产后下血情况如何？"答曰："下血甚多。"由此可见，其病当属产后血虚生风之痉证。遂拟益气养血，息风定痉之法，取十全大补汤加炒荆芥治之。

处方： 党参15g，炙黄芪15g，炒白术10g，茯神12g，炙甘草10g，当归10g，白芍15g，川芎6g，熟地黄10g，桂枝6g，炒荆芥15g。10剂，水煎服，日1剂，早晚分服。

二诊： 上方服完10剂，患者惊止悸平，神志清晰。继以原方去荆芥，再合磁朱丸，合制丸剂1料，早晚吞服，调治月余，诸症悉愈。

按： 该产妇为新产后，产后出血较多，必然血虚。血虚而不能养肝柔筋，则易发风痉病证。同时血为气之母，血虚则见气虚，故见产妇面白无华，精神疲乏，舌质淡，苔薄白。因此治疗应以补虚为主，采用十全大补汤益气养血。血虚不能养肝柔筋，致使肝风内动，产妇口唇抽搐、鼓颔（磕牙），故加用荆芥，以息风定痉。党参甘温，益气补中，为君。黄芪健脾益气，炒白术健脾燥湿，合党参以增强益气健脾之效。当归补血养肝，白芍养血柔肝，两者同用，能柔肝养阴，配合荆芥祛风邪，散瘀血，能增强息风定痉之效。熟地黄滋阴补血；茯神健脾安神；川芎活血行气；桂枝温通经脉，助阳化气，使补而不滞。炙甘草甘缓和中，为使。全方共奏益气养血，息风定痉之效。二诊，产妇惊止悸平，神志清晰，再去荆芥，合磁朱丸以加强镇静安神之效。1个月后，产妇痉愈。纵观此案，针对病因病机，以益气养血，息风定痉为治疗大法，并随症加减，取得了良好的临床效果，有很强的临床指导作用，值得后辈借鉴。

（本医案选自熊继柏《中国社区医师》1992年之"产后病痉"）

产后血多或汗多

原文

产后血多，或汗多，小便涩少不通，宜【生化汤】加人参一钱，五味子、麦冬各一钱，以通之。或用葱头十个将线缚紧如指厚，置于脐上，以艾火灸之，则无不通矣。

释义

产后出血过多，或出汗过多，小便点滴而下，难以排出，甚至闭塞不通，宜生化汤加人参一钱，五味子、麦冬各一钱，以通利小便。或用葱头十个，用线绑缚得像手指一样粗，放在肚脐上，用艾火灸之，则小便通利。

病因病机分析

本病为"产后小便不通"，主要是指新产后小便点滴而下，甚至闭塞不通，伴小腹胀急疼痛者，又称"产后癃闭"。本病多发生于产后3日内，亦可发生于产褥期，以初产、滞产及手术产后妇女多见。尿液的正常排出有赖于膀胱的气化，而膀胱的气化功能又与肺、脾、肾三脏密切相关。肺主气，通调水道，下输膀胱；脾主运化，转输水液；肾主水，司二便，与膀胱互为表里。若肺脾气虚，肾阳不足，或瘀血阻滞，可导致膀胱气化失常，发为小便不通。故本病常见的病因有气虚、肾虚和血瘀。以方测证，本条文应为气虚证。妇人产后失血过多，或排汗过多，导致津竭液燥。血为气之母，母虚必及子，故使产妇气血俱虚，导致肺脾气虚。肺气虚则不能通调水道，下输膀胱，脾气虚则运化失司，清阳不升，浊阴不降，故见产妇小便不通，或点滴而下；气虚中阳不振，故倦怠乏力，少气懒言；产后气血俱虚不能上荣，则面色少华；舌淡，苔薄白，脉缓弱，皆为气虚血亏之征。

◎ 方义分析

全方八味药，为生化汤加人参、麦冬、五味子组成。生化汤起活血化瘀之效。人参大补元气，补脾益肺，生津。《本草汇言》有云："（人参）补气生血，助精养神之药也。"由此可见，人参能补肺脾之气。五味子、麦冬养阴生津。全方配伍，共奏化瘀生新，化气助力，既使气化生有源，又使气化有力，从而推动膀胱气化，以通利小便。

葱白辛散温通，能宣通阳气，温散寒凝，可使阳气上下顺接、内外通畅。单用葱白捣烂，外敷脐部，再施温熨，治阴寒腹痛及寒凝气阻、膀胱气化不行的小便不通，亦取其通阳散寒之功。艾叶味辛、苦，性温，有小毒，归肝、脾、肾经，能温经止血、散寒调经、安胎。将本品捣绒，制成艾条、艾炷等，用以熏灸体表穴位，能温煦气血，透达经络，其为温灸的主要原料。两者同用，增强温通之效，推动膀胱气化，使小便自通。

肚脐为神阙穴所在之处，其是任脉上的腧穴，主要功效为回阳固脱、健脾利湿，能治疗水肿及小便不利。同时，神阙穴的解剖位置离膀胱很近，在此处施艾灸，使药物直达病所，以推动膀胱气化，通利小便。

◎ 历代古书沿革

历代医籍中对于产后小便不利的记载较多，治疗本病的方药也不尽相同。运用生化汤加味治疗产后小便不利，主要见于明清时期的医籍，如《丹溪先生胎产秘书》《客尘医话》《增广大生要旨》等。

［1］《丹溪先生胎产秘书》记载："产后有汗小便少，宜加参生化汤加麻黄根、麦冬、葛根、五味、黄芪。"

[2]《客尘医话》记载："产痢小便短涩，生化汤加茯苓二钱、木香三分、人参四分、泽泻一钱。"

[3]《增广大生要旨》记载，"产后有汗小便少，宜加参生化汤加麻黄根四分，麦芽、葛根、五味、黄芪各五分"，"产后血多或汗多，小便涩少或不通，宜生化汤加人参、五味、麦冬。如仍不通，用葱头一个，切一指厚放脐上艾灸"。

病案举例

张某，女，32 岁。2014 年 2 月 20 日初诊。

主诉：小便不利 1 周余。

现病史：患者于 2014 年 1 月 10 日行足月剖宫产术，一切正常出院。近 1 周出现小便不畅，尿频，量少，色清，尿常规检查正常。另恶露未尽，小腹胀冷痛，腰部酸痛，手脚凉，纳可，大便 1~2 日一行，成形。舌质暗，苔薄白，脉弦细涩。

处方：当归 15g，川芎 6g，山楂炭 10g，炮姜 5g，桃仁 10g，车前子 15g，益母草 15g，肉桂 3g，炒牵牛子 10g。5 剂，水煎服。

二诊：小便通畅，恶露仍淋沥未尽，少腹偶刺痛，大便日 1 次，成形。

处方：肉桂 3g，延胡索 15g，红花 6g，丹参 15g，当归 15g，山楂炭 10g，川牛膝 10g，炮姜 5g，冬葵子 10g，车前子 15g。7 剂，水煎服。

后随访，病获痊愈。

按：产后百脉空虚，气血俱损，血室正开，因起居不慎或当风感寒，风寒乘虚而入，血为寒凝，恶露不畅，瘀阻胞宫。胞宫、膀胱同居下焦，寒瘀阻滞下焦阳气，影响膀胱气化，导致小便不利。《金匮要略·妇人杂病脉证并治》云："妇人少腹满如敦状，小便微难而不渴，生后者，此为水与血俱结在血室也……"腑以通为用，此证病势较急，且见脉细肢寒，腹中冷痛，因虑寒饮停聚于下，下焦寒气影响冲脉，饮阻气逆，甚至会引发冲气上逆，突发昏厥，故当急以温通下焦、化瘀利水为要。此处以生化汤加减。此方温经止痛，行中有补，化中有生，实产后之至宝也。此案用原方之当归，补血活血，为主药；川芎行血中之气；桃仁行血中之瘀，缓肝气之急，此三药化瘀生新。炮姜引血分药入气分而生血，并能温肾暖下元。去炙甘草，是不欲其缓收。并加山楂炭、车前子、益母草、牵牛子加强化瘀利水之力；尤加肉桂末，以助炮姜，共奏温肾暖宫，温通血脉之功。复诊时药已见效，但少腹有刺痛，虑仍有恶露瘀凝未下，治当再以温通，仍以祛瘀为主。仍用肉桂、炮姜温胞宫，通血脉；继用红花、当归、山楂炭、车前子，加延胡索、川牛膝，增强活血通经止痛之力。车前子另配冬葵子利尿通窍；另配丹参凉血清热，监制全方药性，防其温热太过。

（本病案选自桑红灵、章程鹏《光明中医》2015 年第 30 卷 07 期"戴天木教授辨治产后病验案举隅"）

产后日久大便不通

产后日久大便不通，宜【生化汤】加肉苁蓉、陈皮各三钱，以助血，血旺自通。再研芝麻和米粥煮，日食三四次，则无结燥之虞。

释义

产后长期大便干燥，难以排出，宜生化汤加肉苁蓉、陈皮各三钱，以帮助化生血液，血旺大便自通。再将芝麻研末和米粥一起煮，每日服用三四次，则无大便干燥的症状。

🌙 病因病机分析

本病为"产后大便难"，主要是指产妇饮食正常而大便秘结艰涩，数日一次，或排便时干涩疼痛，难以排出，又称"产后大便不通"。本病属于"产后三病"之一，最早见于《金匮要略·妇人产后病脉证治》："新产妇人有三病，一者病痉，二者病郁冒，三者大便难。"本病主要病因病机为血虚津亏，肠燥失润，或脾肺气虚，传导无力。妇人产后多虚多瘀，治疗以养血润肠为主，不可妄用苦寒通下。故以方测证，本文属血虚津亏证。孕妇素体阴血亏虚，产时失血、出汗、伤津，肠道失于润泽，犹如无水行舟，大便不得畅通，燥结难解。此证非腑实气结，故无疼痛，饮食正常。血虚不能滋养脏腑、肌肤，故心悸失眠，面色不华，皮肤不润。舌淡、脉细涩均为血虚津亏之证候。

⚙ 方义分析

全方七味药，为生化汤加肉苁蓉、陈皮。肉苁蓉味甘、咸，性温，归肾、大肠经，甘咸质润入大肠，可润肠通便；陈皮味辛、苦，归脾、肺经，善理气健脾，其辛香而行，善疏理气机、调畅中焦而使之升降有序。中焦升降有序，气机运化正常，大便方能通畅。两药与生化汤合用，共奏生血补血，化气助运，养血润肠之功，以使产后大便通畅。

《本草备要》记载黑芝麻可以"补肝肾，润五脏，滑肠"。故在产妇气血虚弱之时，用其熬粥可以滋阴润肠。同时产妇日久大便不通，脾胃无力运化，予米粥可以养胃护脾。

📖 历代古书沿革

冯氏认为产后大便秘结主因血虚所致，宜生化汤加味以治之。此法还见于清代其他医著，如《傅青主女科》《丹溪先生胎产秘书》《增广大生要旨》《沈氏女科辑要》《妇科秘书》等。

[1]《傅青主女科·补集》有云："产后大便不通，用生化汤内减黑姜加麻仁；胀满，加陈皮；血块痛，加肉桂、元胡。如燥结十日以上，肛门必有燥粪，用蜜枣导之。"

炼蜜枣法：用好蜜二三两，火炼滚，至茶褐色，先用湿桌，倾蜜在桌上，用手作如枣样，插肛门，待欲大便，去蜜枣，方便。

又方，用麻油，口含竹管入肛门内，吹油四五口，腹内粪和即通；或猪胆亦可。

[2]《丹溪先生胎产秘书》记载："产后日久大便不通，宜服生化汤加肉苁蓉二钱，日服二三帖，以助血，血旺自通。"

[3]《增广大生要旨》有云："产后日久大便不通，宜生化汤加苁蓉两钱，日服二三帖，助血，血旺自通，另研芝麻三合为末，和米一升，作粥饮之。"

[4]《沈氏女科辑要·下卷·便秘》曰，"《金匮》云：亡津液，胃燥故也。沈尧封曰：当用当归、肉苁蓉、生首乌、麻仁、杏仁。不应，用麻仁丸四五十丸"。

[5]《妇科秘书·大便燥秘论》记载："产后大便燥秘，由于去血过多，胃中枯燥，精微不及下输，以至糟粕壅滞不通，况大肠主津，产妇内亡津液，则干涸失其传导变化之权，故令便难。多服生化汤，则血旺气顺，自润而通，或服养正通幽汤亦可。"

"研芝麻和米粥煮"为验方，历代医籍均有记录，现举例如下。

[1]明代《雷公炮制药性解》记载："芝麻味甘，宜归胃腑，性滑利，宜入大小肠。总是润泽之剂，故能通血脉，血脉通则风气自行，肌肤自润矣。乳母食之，令儿无热病。"

[2]明·王肯堂《证治准绳·女科》云："妇人产后有三种疾，郁冒则多汗，汗多则大便秘，故难于用药，惟麻子苏子粥最为稳当。用紫苏子、大麻子二味，各半合，洗净研极细，用水再研取汁，一盏，分二次煮粥啜下。此粥不唯产后可服，大抵老人诸虚风秘，皆宜服之。"

[3]清代《验方新编·大便虚闭》云："苏子、芝麻各半，合研极细，用水再研，取汁一碗煮粥食。此方最稳，其效如神，凡老人气虚，或久病，或产后不能用药者，用此更妙。"

病案举例

杨某，女，23岁，居民，1995年1月13日初诊。产后大便不通已10天，经治疗收效不显。症见口咽干燥，腹满胀痛，手足心热，纳一般，神疲，小便正常，舌红，苔微黄而干，脉细数。

辨证：气血津伤证。

治法：益气养阴润便。

方药：拟生化汤加味。当归15g，桃仁12g，干姜3片，甘草10g，西洋参15g，肉苁蓉15g，郁李仁15g，北沙参12g，麦冬12g。水煎，用蜜调服。3剂而大便正常。

按：产后亡血伤津，瘀血内阻，多虚多瘀，应据"勿拘于产后，也勿忘于产后"的原则，采用攻补兼施方法。但因产后，虽有腹痛实证，也不可用硝、黄峻下攻之，宜用甘润郁李仁、肉苁蓉、桃仁，既可活血祛瘀，又能润肠通便。当归补血也有润肠作用。西洋参益气生津，与北沙参、郁李仁、麦冬配合，共起益气养血、养阴润便之效。故临床收效满意。

（本病案选自陈镇洲《江西中医药》1995年之"产后大便难验案2则"）

产后愤怒心腹满闷

 原文

　　产后愤怒，心腹满闷，宜【生化汤】加木香（研末）二分，冲服。

释义

　　产妇分娩后情志不遂，烦躁易怒，胸腹胀满不适，宜生化汤加木香（研末）二分，冲服。

病因病机分析

　　本病以"产后愤怒，情志异常"为主症，故属于"产后情志异常"范畴。产后情志异常是指产褥期间，妇人出现精神抑郁，沉默寡言，或哭笑无常，或烦躁不安者。本病主要病机是心血不足，肝气郁结，瘀血内阻。患者素体血虚，加之产后失血，阴血更虚，心血不足，心神失养；或素性抑郁，产后复因情志所伤，肝气更郁，郁久化火，上扰神明，又产后血虚，血不养肝，肝不藏魂，神明不安；或产时感寒，又气虚血行不畅，血瘀气逆，扰乱心神，发为烦躁不安。以方测证，本文应属气虚、肝郁、血瘀兼而有之。妇人产后体虚加之情志不遂，郁怒伤肝，故见烦躁易怒；气机运行不畅，阻滞腹部，不通则痛，故见腹部胀满不适；肝气上逆，郁滞胸胁，故见胸膈不舒，乳房胀痛；苔薄白、脉弦涩为肝郁血瘀之征。

方义分析

　　全方共六味药，为生化汤加木香。木香气香醒脾，味辛能行，味苦主泄，走三焦经和胆经，能行气健脾，又能疏肝，促进气机运化，以疏肝理气。全方以补血活血为主，同时顺气调气，则怒郁散而元不损，忿怒可消，诸症自愈。

历代古书沿革

与本条文相似者，还可见于历代部分医著，如《产宝》《傅青主女科》《女科旨要》《女科秘旨》《女科秘要》《妇科备考》《胎产心法》《妇科秘书》《胎产指南》等。

[1]《产宝》："烦为虚烦，闷为满闷。虚烦者血液耗散，心神不守，宜猛进独参汤。满闷者胸膈郁滞。恶露攻心，宜生化汤。用水磨木香二分冲服。虚甚加参。此二症，设误用枳壳、香附、乌药峻烈之品，则元气蚀损，而病转加剧。"

[2]《女科秘旨·卷六·产后忿怒》："凡产后因忿怒气逆，胸膈不舒，血块又痛，宜用生化汤去桃仁。临服时磨木香（二分）入药服之，则血块自化，怒气自散，并治而不悖也。若轻产重气，偏用香附、乌药、枳壳、香砂之类，以散气行块，则元气反损而满闷益增。"

木香生化汤：川芎（二钱），当归（六钱），姜炭（四分），木香（临服磨二分），陈皮（二分）。

[3]《傅青主女科·产后编·产后诸症治法·忿怒》："产后怒气逆，胸膈不利，血块又痛，宜用生化汤去桃仁。服时磨木香二分在内，则块化怒散，不相悖也。若轻产重气，偏用木香、乌药、枳壳、砂仁之类，则元气反损，益增满闷。又加怒后即食，胃弱停闷。当审何物，治法如前。慎勿用木香槟榔丸、流气引子之方，使虚弱愈甚也。"

木香生化汤：治产后血块已除，因受气者。

川芎（二钱），当归（六钱），陈皮（三分），黑姜（四分）。服时磨木香二分在内。此方减桃仁，用木香、陈皮。前有减干姜者，详之。

[4]《胎产秘书·下卷·产后忿怒》："产后因忿怒气逆不舒，胸膈满闷，血块大痛，宜生化汤磨木香三分冲服，则气舒怒散而块自行矣。若偏用香砂、枳实、乌药之类以散气行块，则反使元气耗损而满闷愈增。如怒后即食，胃虚伤滞，当审所伤何物。如伤肉，加砂仁、山楂。伤米食，加神曲、麦芽。伤冷物作痛，留滞胁腹，加肉桂、吴萸，以逐寒定痛。慎勿服槟榔丸疏气以消食。"

[5]《妇科备考》："产后忿怒气逆。痛未止者，川芎二钱，当归六钱，炮姜四分，木香二分，陈皮三分。若怒后伤食，照前伤食治，酌量增减。"

病案举例

钱某，女，28岁，农民，1993年12月24日就诊。患者人工流产1次，足月顺产1胎。产前3天与丈夫发生口角，吵闹，悲哭，精神抑郁，产后小腹疼痛拒按，得热稍减，胸胁胀满，恶露量少，涩滞不畅，色紫暗有块。舌质暗，苔白滑，脉弦涩。此肝郁气滞，血行不畅，迟滞而痛。治宜活血化瘀止痛，佐以行滞。处方：当归15g，川芎6g，桃仁12g，炙甘草6g，益母草30g，枳壳9g，广木香6g。水煎2次分服。服3剂恶露增多，腹痛减轻，上方去益母草，继服2剂，腹痛消失。

按：本案产妇，产前情志不畅，肝气郁结，疏泄失常，气机不宣，瘀血内停，恶露当下不下，以致腹痛。笔者以生化汤加减，方中当归、川芎活血行血止痛；桃仁活血化瘀；甘草和中缓痛；加益母草以助活血散瘀之力；枳壳、木香理气行滞消胀。诸药合为活血化瘀止痛、理气行滞之剂。

（本病案选自蒋经纬《江苏中医》1995年之"生化汤在产后病中的应用"）

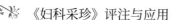

产后寒热往来

产后寒热往来，每日应时而发，类乎疟疾，宜服【生化汤】两三帖，则寒热自除。如未止，兼胁痛、头痛，加肉桂一钱、木香二分，研末冲服。

产后出现寒热往来，每日按时发作，似疟而非疟的症状，宜服生化汤，服用两三帖，寒热往来自愈。服药后仍未停止发作，并兼有胁痛、头痛，可加肉桂一钱、木香二分，研末冲服。

病因病机分析

唐代《产宝》有云："产后半月内外，寒热往来，其发有期，有类疟症。此由气血两竭，阳虚寒作而阴虚发热也。"本条文以"产后寒热往来，每日应期而发，似疟而非疟"为主症，属于"产后类疟"。其主要病机为产后气血亏虚，阴阳失调；或瘀血阻滞，荣卫不和所致。以方测证，本文应属瘀血阻滞，荣卫不和之证。产后血室空虚，元气弱而外邪偶侵，营卫失调，故见寒热往来，或昼轻夜重，或日晡潮热；产后气血俱虚，气血化生不足，又产后多瘀，瘀血阻滞胞宫，故见产后恶露甚少，腹痛拒按；气血虚弱，气机阻滞，故见胁痛；气血虚弱，不能上荣头目，故见头痛；舌紫暗、脉涩均为瘀血阻滞之征。

🔅 方义分析

生化汤重在化瘀生新，温经止痛，虽未配伍解表药，但瘀血去，新血生，则荣卫和。肉桂味辛、甘，性大热，归肾、脾、心、肝经，能补火助阳，散寒止痛，与生化汤同用又可鼓舞气血生长，故能温通止痛；木香味辛、苦，性温，辛行苦泄，性温通行，能通畅气机，气行则血行，故可止痛。两者与生化汤同用，共奏化瘀生新，行气止痛之效。

📖 历代古书沿革

产后类疟，较早见于唐代《产宝》："类疟，产后半月内外，寒热往来，其发有期，有类疟症。此由气血两竭，阳虚寒作而阴虚发热也。惟调其气，补其血，则寒热自除。慎勿用柴胡以发表，芩连栀柏以退热，多致危殆不救。当以人参养胃汤、参术膏，日夜间服。"与本文记载相似的，运用生化汤治疗此病，主要见于清代医著，如《傅青主女科》《胎产指南》《胎产心法》《妇科秘书》《女科秘旨》《胎产秘书》等。

[1] 《傅青主女科》产后编（上卷）产后诸症治法之类疟："产后寒热往来，每日应期而发，其症似疟，而不可作疟治。夫气血虚而寒热更作，元气虚而外邪或侵，或严寒，或极热，或昼轻夜重，或日晡寒热，绝类疟症，治当滋荣益气，以退寒热。有汗急宜止，或加麻黄根之类；只头有汗而不及于足，乃孤阳绝阴之危症，当加地黄、当归之类；如阳明无恶寒，头痛无汗，且与生化汤，加羌活、防风、连须、葱白数根以散之。其柴胡清肝饮等方，常山、草果等药，俱不可用。"

[2] 《胎产指南·卷六·产后二十九症医方》："产后寒热往来，每日应期发作类疟，宜服生化汤几帖，则寒热自除。如汗多人虚，服卷中补方。慎不可用常山、草果等方以止疟虚产。"

[3]《胎产秘书》之产后类疟："产后寒热往来，应期而发，此由气血并竭，阳虚生外寒，阴虚生内热。或昼轻夜重，或日晡潮热，一日二三度，其症虽似乎疟而发无常期，只须生化汤倍加当归，则身热自退。即或应期而发，症与疟同，亦必调和气血为主，无用芩、连等治热，及常、果、槟、楂等截疟。如汗多，加参。热甚，倍用当归、川芎。若产及一月，其人素虚而患疟，用人参养胃汤，并服人参白术膏。"

❀ 产后感寒心下痞满 ————————————————◦

产后感寒，心下痞满，宜【生化汤】加陈皮、白蔻仁、桔梗各一钱，同煎。另加木香末二分，冲服。

产后感受寒邪，胃脘痞满不舒，宜用生化汤加陈皮、白蔻仁、桔梗各一钱，一起煎服。另加木香二分，冲服。

〽 病因病机分析
——————————————————————————————

本病见于民国时期谢观《中国医学大辞典》之"产后痞满"。此证多因内积忧烦，外伤燥热，或饮食肥甘，致口干燥渴、心下痞满，乃产后胃脘痞满不舒之证。本病的主要病因病机为素体胃虚，又因表邪内陷入里、饮食不节、情志失调，或瘀血内阻等各种原因导致脾胃损伤，升降失司，胃气壅塞，出现胃脘部痞满不舒的症状。以方测证，本文应属素体胃虚，产后瘀血内阻，复感外邪，致使脾胃受损，胃失和降而发为痞满。素体胃虚，产后瘀血阻滞，复感寒邪，损伤脾胃，脾胃失健，水湿不化，阻于胃脘，则升降失司，胃气壅塞，而成脘腹痞满，闷塞不舒；气虚运化无力则见胸膈满闷；脾胃受损，胃失和降则见恶心呕吐；血瘀阻滞，津液不能上荣则见口干燥渴；产后多虚，胃失和降，气机无力运化，则见恶露停留，量少，色暗；舌暗、苔白薄，脉弦涩为气滞血瘀之征。

⚙ 方义分析

全方共九味药，为生化汤加陈皮、白豆蔻、桔梗、木香而成。陈皮味辛、苦，性温，辛行温通，有行气止痛、健脾和中之功，因其苦温而燥，故对寒湿中阻之气滞最宜；白豆蔻行气宽中，温胃止呕，两者共奏理气宽中之效。木香苦泄温通，芳香气烈，善通行脾胃之滞气；桔梗性散上行，能利肺气，两者一升一降，理气除满。以上诸药配合生化汤，共奏祛瘀生新，理气除满之效。

📖 历代古书沿革

有关产后痞满，历代医籍对其记载较多。早在《妇人大全良方·妇人症瘕方论》中就有所记载："夫妇人癥痞者，由冷热不调，饮食不节，积在腹内或肠胃之间，与脏气结搏，其牢强推之不移者名曰癥，言其病形征可验也。气壅塞为痞，言其气痞涩、不宣畅也。皆得冷则发动刺痛。癥痞之病，其形冷结。若冷气入于子脏，则使无子。若冷气入于胞络，搏于血，血得冷则涩，亦令月水不通也。"该论述指出此病由寒热不调，饮食不节所致，治疗运用"穿山甲散""蓬莪术丸""丁香散"等方。而本文运用生化汤加味治疗此病，与本文相似者见于清代部分医籍，如《胎产指南》《绛雪丹书》《女科秘要》等。

[1]《胎产指南·卷六·产后二十九症医方》之产后感寒心下痞满："宜服生化汤，加陈皮五分，桔梗五分，白豆蔻五分，磨木香一分。慎不可专用陈皮、桔梗、豆蔻以虚产。"

[2]《绛雪丹书》："感冒寒邪，心下痞满，只宜服生化汤加陈皮五分，桔梗五分，白蔻五分，木香二分，慎勿用破气药。"

[3]《女科秘要·产后伤食服消食药致满闷》："产后形体劳倦，虽少食亦运化羁迟，胸腹欠舒，故无嗳酸气味，不可即投消导。纵伤食而嗳酸、恶心、恶食、饱闷，当于生化汤内佐消导。若血块消尽，宜以参术为主，消导为佐。"

❀ 产后感寒上攻心痛

产后感寒，上攻则心痛，下攻则腹痛。如有积块，宜【生化汤】加桂枝一钱，以定痛；如尚未止，再加吴茱萸一钱、生姜三片。水煎服。

产后感受寒邪，寒邪上攻则见胃脘部疼痛，寒邪下犯则见腹部疼痛。如伴有积块，宜生化汤加桂枝一钱，以止痛。如果疼痛未止，再加吴茱萸一钱、生姜三片。水煎服。

🏔 病因病机分析

本病应属"产后腹痛"范畴，主要指妇人分娩后，小腹疼痛，其中因瘀血而引起者称为"儿枕痛"。本病的主要发病机制包括"不荣则痛"与

"不通而痛"。其常由血虚、血瘀、热结所致。本文指出产后感受寒邪，又产后多虚多瘀，因此本文应属于寒凝血瘀证。产后血室正开，百脉空虚，风寒乘虚而入，血为寒凝，滞而成瘀，瘀阻冲任，血行不畅，则小腹疼痛拒按，恶露量少，色紫暗，有块；血遇热则行，故得热痛减；血块下后，瘀滞暂时减轻，故块下痛缓；寒为阴邪，易伤阳气，故面色青白，形寒肢冷。舌淡暗、脉沉紧或沉弦，为瘀血内阻之征。

◎ 方义分析

本方以生化汤加桂枝或吴茱萸、生姜而成。桂枝味辛、甘，性温，归心、肺、膀胱经，辛散温通，可温通经脉，散寒止痛，又可宣导活血药物，增强化瘀止痛之效。其与生化汤共奏化瘀生新，温经止痛之功，使瘀血去、新血生。

生化汤加桂枝温经散寒止痛。痛仍未解，可加吴茱萸。《本草经疏》有云："吴茱萸，辛温暖脾胃而散寒邪，则中自温，气自下，而诸证悉除。"同时配合生姜发汗解表，祛风散寒，表里之寒同祛，则痛止。

📖 历代古书沿革

纵观历代医书，记载产后腹痛者甚多。用生化汤加减治疗该病者，多见于清代部分著作，如《傅青主女科》《南雅堂医案》《胎产心法》《女科秘旨》《经验奇方》等。以上医书所载加减生化汤虽加减药物不尽相同，但均取生化汤活血化瘀生新之效。

[1]《傅青主女科·产后编下卷·心痛》："产后心痛、腹痛，二症相似，因寒食与气上攻于心，则心痛；下攻于腹，则腹痛，均用生化汤加肉桂、吴萸等温散之药也。"

加味生化汤：川芎（一钱），当归（三钱），黑姜（五分），肉桂（八分），吴萸（八分），砂仁（八分），炙草（五分）。

　　伤寒食，加肉桂、吴萸；伤面食，加神曲、麦芽；伤肉食，加山楂、砂仁；大便不通，加肉苁蓉。

　　[2]《南雅堂医案·卷八》："腹痛，瘀血不行，用生化汤。"

　　生化汤：当归身四钱，川芎二钱，炮姜一钱，炙甘草一钱，桃仁七枚（去皮尖）。酒水同煎服。

　　[3]《胎产心法·卷之下·腹痛论》："加味生化汤，治产后风冷，或伤寒物腹痛。"

　　加味生化汤：川芎（二钱），当归（四钱），炮姜（四分），桃仁（十粒，去皮尖），炙草（五分），桂枝（四五分），水煎服。

　　伤食，照生化立效方加法。《尊生》于生化汤内加炒白芍五分、桂枝五分，痛止减去。

　　[4]《女科秘旨·卷八·产后心痛》："产后心痛，即胃脘疼。以胃脘在心之下，因伤寒气及冷物而作痛，且气近于心，故俗呼为心痛。殊不知心为君主之官，主血行气，统驭脏腑，血气盛则泰然安，血不足则怔忡、惊悸而不安。心岂可痛乎……治法当散胃中之寒气，消胃中之冷物，必用生化汤为主，而以散寒消食佐之……其产后心痛腹痛二症，因寒食与气上攻于心则心痛，下攻于腹则腹痛。二症治法大约相同，均当用生化汤加肉桂、吴茱萸等热药，以温散之可也。"

　　加减生化汤：川芎（一钱），当归（三钱），炙姜（五分），肉桂、吴茱萸、砂仁（各八分）。如伤食作痛，可照上伤食症条加减，下腹痛亦仿此。

　　[5]《女科秘旨·卷八·产后腹痛》，"凡产后腹痛，先问血块有无，若无块痛，因遇风冷，乘虚入腹作痛，宜服加味生化汤。若有血块痛。只服生化汤调元胡索末（一钱），块痛消止。产后遇风寒，乘虚入腹作痛"。

加味生化汤：川芎（二钱），当归（四钱），炙甘草、炙姜（各四分），桂枝（七分，痛止减去），防风（七分），吴茱萸（六分），白豆蔻（五分）。如服之块未消，再煎一服，送失笑散（一钱）。

❀ 产后身热恶寒

产后身热恶寒，虽明知感冒风寒，只宜【生化汤】加黄酒一茶杯，同煎，服两三帖自愈。或头甚痛，用带须葱头五个、淡鲞鱼半个，熬汁饮之自愈。

产后发热恶寒发作，虽知是感受风寒，但亦只宜用生化汤加黄酒一茶杯，同煎，服两三帖自愈。或头痛剧烈，用带须葱头五个、淡鲞鱼半个，熬汁饮之自愈。

☽ 病因病机分析

根据"身热恶寒"之主症，可知本病当属"产后发热"范畴。产后发热主要指产褥期间，出现发热持续不退，或突然高热寒战，并伴有其他症状。引起产妇发热的原因很多，而与本病关系密切的主要病因病机有感染邪毒，入里化热；外邪袭表，营卫不和；阴血骤虚，阳气外散；败血停滞，营卫不通。以方测证，本文应属于外感风寒证。产后耗伤气血，百脉空虚，腠理不密，卫阳不固，风寒袭表，乘虚而入，正邪相争，营卫不和，则发热恶寒，头痛身疼；肺与皮毛相表里，肺气失宣，则鼻塞流涕，咳嗽。苔薄白，脉浮紧为风寒表实之征。

◎ 方义分析

酒为百药之长，其味辛，性温，善通血脉、御寒气、行药势，能温通以祛风寒之邪，且《本草纲目》记载："老酒，和血养气，暖胃辟寒。"酒与生化汤同用，既能辛温祛寒，又能活血养血扶正，共奏扶正祛邪之功。炮姜温中化气，活血散寒。全方补血祛瘀，使血化生有源，正气得以恢复，同时散寒祛邪，共奏扶正祛邪之功。

葱，味辛，性温，归肺、胃经，能发汗解表，散寒通阳。《本草纲目》记载鲞鱼可以"开胃，暖中"。两者熬汁，可以发汗解表而不伤正。

📖 历代古书沿革

纵观历代医籍，记载产后发热者甚多，但本条文本着产后"多瘀多虚"的特点，以扶正为主，兼祛外邪，故用生化汤加味治疗该病。与本文治则、治法、方药大致相同者，可见于以下医籍：《产宝》《傅青主女科》《女科秘旨》《女科经纶》《胎产心法》《胎产指南》等。

[1]《产宝·类伤寒》，"产后发热，恶寒头痛，勿误为太阳症；寒热往来，胸满胁痛，勿误为少阳症。凡此皆因气血两虚，阴阳不和，有类外感而实非外感也。即或偶冒风寒，亦当以末治之。夫以脱血之后，而有发热恶寒、头疼胁痛等症。设投以散剂，重发其汗，则病未消，而元气已消，其害可胜言哉。仲景云：亡血家慎勿发汗。丹溪云：产后万不可表。斯言尽之矣。况生化汤有芎姜二味，亦寓发散之意，就本方照后量加之法，速服数剂，诸症自除"。

[2]《傅青主女科·产后编上卷·类伤寒二阳症》，"产后七日内，发热头痛恶寒，毋专论伤寒为太阳症；发热头痛胁痛，毋专论伤寒为少阳症，二症皆由气血两虚，阴阳不和而类外感。治者慎勿轻产后热门，而用

麻黄汤以治类太阳症；又勿用柴胡汤以治类少阳症。且产母脱血之后，而重发其汗，虚虚之祸，可胜言哉！昔仲景云：'亡血家不可发汗。'丹溪云：'产后切不可发表。'二先生非谓产后真无伤寒之兼症也，非谓麻黄汤、柴胡汤之不可对症也，诚恐后辈学业偏门而轻产，执成方而发表耳。谁知产后真感风感寒，生化中芎、姜亦能散之乎"。

加味生化汤：治产后三日内发热头痛症。

川芎、防风（各一钱），当归（三钱），炙草（四分），桃仁（十粒），羌活（四分）。

[3]《胎产心法·卷之下·发热论》："辛散生化汤（附辛散汤）治产后感冒风寒，恶寒发热头痛。"

辛散生化汤：川芎（一钱五分），当归（三钱），炙草、干姜（炙黑）、羌活、防风（各四分），桃仁（十粒，去皮尖），水煎服。

若头疼身热不除，加白芷八分、细辛三分。头疼如破，加连须葱头五根；虚加人参二三钱。

一方用生化汤，加白芷八分，羌活、细辛各四分，葱头五根，不用防风，通治之。虚亦加人参，名辛散汤。予谓产后七日前当用生化汤，七日后可用此方。

[4]《胎产指南》之产后头痛身热恶寒："虽明知感冒风寒，只宜服生化汤，连进二三帖，服至热退痛除止药，且不可预加别药。其川芎、干姜性亦散邪，慎不可用麻黄、柴胡等方，以表汗虚产。如服三四帖后，头痛如故，加连须葱头四五个，或用葱放鲞鱼汤内送饭。"

病案举例

刘某，女。产后8天，感冒发热，有汗不解，脉濡数，拟生化汤加减。处方：全当归15g，炒荆芥4.5g，正川芎4.5g，白茯苓9g，益母草9g，陈皮4.5g。此方服2剂，热度即退，并下恶露甚多，大便亦解。第三日又受风寒而感冒，复热畏寒，苔白，脉濡而数。仍守此方去益母草，加半夏、佩兰而取效。总之，产后发热，以生化汤加减变化，常能取效，断不可以常人感冒论治也。

按：生化汤出自《傅青主女科》，主治产后恶露不行，小腹冷痛。因产后宫中离经之血未净，则成为瘀血，故用当归、川芎、桃仁活血化瘀。又因产后体弱宫虚，易受风寒，故用干姜、炙甘草温经止痛。由于抓住了产后的普遍规律，故生化汤成为产后常用方剂。但原书并未有用此方治疗产后发热的记载，医者灵活运用此方，常在其基础上加炒荆芥治产后感冒发热。一者用生化汤治其产后血瘀宫寒，二者用炒荆芥解表祛风又能理血，内外同治，故常效如桴鼓。

（本医案选自杨扶国编著《杨扶国经方临证精华》）

产后劳伤

产后劳伤，气血两虚，身弱少食，或患脱肛，或有瘘证，或劳倦眼黑眩晕，或汗多色脱，俱宜【生化汤】加人参一钱。

产后失血过多，气随血脱，气血俱虚，身体虚弱，纳食少，或患有肛门脱垂，或有肢体筋脉迟缓，软弱无力，或疲劳自觉眩晕，眼前黑蒙，或大汗淋漓，形色俱脱，都可以用生化汤加人参一钱。

病因病机分析

根据主症，可知本病属于"产后血虚"范畴。产妇因阴血暴亡，导致日后月经停闭，性欲丧失，生殖器官萎缩，伴表情淡漠，容颜憔悴，毛发枯黄脱落，形寒怕冷，午起午卧，虚乏劳倦等一系列虚羸证候者，称"产后血劳"，属产后虚羸或蓐劳范畴。本病主要病机不外虚实两端，即阴血暴亡，心神失养，或瘀血停滞，气逆攻心。故本病常由血虚气脱和血瘀气逆所致。以方测证，妇人产后劳伤，气血两虚，本文应属血虚气脱证。产妇因产损伤元气及胞宫，冲任不固，血去过多，心失所养，神明不守，则令昏晕，心悸愦闷，或昏不知人；阴血暴脱，不能上荣于目，则劳倦眼黑；气随血脱，脾阳衰微，故身弱食少；中气下陷，则患脱肛；血虚不能上荣，故面色苍白，口开，手撒肢冷；营阴暴虚，孤阳外泄，则冷汗淋漓。舌淡，苔少，脉微欲绝或浮大而虚，为血虚气脱之征。

方义分析

全方六味药，为生化汤加人参而成。《本草汇言》认为人参为"补气生血，助精养神之药也"。其能大补元气，复脉固脱，为拯危救脱要药。同时，人参能补脾，健运脾阳，使清阳得升，还能补气以生血，本着"有形之血不能速生，无形之气所当急固"的原则，故重用之。人参与生化汤合用，共奏补元逐瘀之效。

历代古书沿革

历代古籍中有关人参生化汤的记载较多，对其总结比较全面的有《产宝》《医述》《胎产秘书》《女科切要》《妇科采珍》《验方新编》《宁

坤秘笈》《竹林女科证治》《女科精要》《女科经纶》《冯氏锦囊秘
录》等著作。此方为生化汤加味，其所用名称历代有所不同，如生化夺命
汤、加参生化汤等。明清医籍记载此方较多。其主要用于治疗产后喘促。

本文所载之人参生化汤治疗产后血晕。唐代《产宝》及清代部分著作，如
《验方新编》《竹林寺女科》《女科切要》《女科秘旨》《宁坤秘笈》《胎
产秘书》，记载该方所治疾病与本文相同，且药物组成基本一致。

[1]《产宝·血崩血晕》记载："血晕形色俱脱，服生化夺命汤，倍
加人参。万勿疑为太补，以致迁延不救。如痰火乘虚泛上而晕，于生化汤
中加橘红四分，甚虚亦加人参二钱。肥人多痰加竹沥一匙、姜汁半匙。"

[2]《傅青主女科·产后诸症治法·血晕》有云："加参生化汤，治
产后形色脱晕，或汗多脱晕。

"人参（三钱，有倍加至五钱者），川芎（二钱），当归（五钱），炙
草（四分），桃仁（十粒），炮姜（四分），大枣，水煎服。

"脉脱形脱，将绝之症，必服此方，加参四五钱，频频灌之。产后
血崩、血晕，兼汗多，宜服此方。无汗不脱，只服本方，不必加参。左
尺脉脱，亦加参。此方治产后危急诸症，可通用，一昼一夜，必须服
三四剂，若照常症服，岂能接将绝之气血，扶危急之变症耶！产后一二
日，血块痛虽未止，产妇气血虚脱，或晕或厥，或汗多，或形脱，口气
渐凉，烦渴不止，或气喘急，无论块痛，从权用加参生化汤。病势稍退，又
当减参，且服生化汤。"

[3]《女科切要·卷七·血晕气脱》记载："产后血晕与气脱，宜
分别治之。血晕是实证，逐瘀为主，此因恶露不行，恶血冲心，而心下
满急，神昏口噤，不省人事者，切勿放倒，急与生化汤、失笑丹，或佛
手散。"

[4]《胎产秘书·下卷·产后血晕》有云，"凡分娩之后，眼花头
眩，不知人事，谓之血晕。其因有三：一因劳倦甚而气竭神昏，二因去

血多而元气欲绝，三因痰火乘虚泛上而愦不清。患此三者，魂不随神往来而几运几息也。急服加味生化汤二三帖以行块停痛，外用醋韭法冲鼻，使产母闻醋气令精神敛而不散。此治血晕之急法也。大约病弱产母临盆之际，须预煎生化汤，预备韭醋瓶以防患，此为万全。及儿下地，不可喜子慢母。母亦不宜顾子忘倦。又不可产讫即卧，与夫愤怒气逆，皆能致晕也。慎之慎之"。

❀ 产后咳嗽

产后咳嗽，宜【生化汤】加知母、天冬各一钱，杏仁（去皮尖）十五粒，甘草四分，桔梗六分；有痰，加陈皮、天花粉各一钱。水煎服。

产后咳嗽，宜用生化汤加知母、天冬各一钱，杏仁（去皮尖）十五粒，甘草四分，桔梗六分；咳嗽有痰者，可另加陈皮、天花粉各一钱，水煎服。

🞂 病因病机分析

根据主症，可知本条属"产后咳嗽"范畴。妇人产后出现咳嗽吐痰、胸闷气喘、发热头痛等症状者，称为产后咳嗽。其病因病机可归纳如下：

一是瘀血上攻，上扰于肺，肺气失宣而致咳；二是外感受邪，因为肺主气，又主皮毛，产后肺气虚损，腠理不密，外邪侵入肺金所致；三是产时失血过多，耗气伤阴，阴虚生热，上灼肺络所致。

本条文用生化汤加味，以方测证，可推出该证属于产后咳嗽之血瘀痰湿证。患者当有咳嗽，伴鼻塞，流鼻涕，头痛，肢体酸楚，恶寒或恶风，舌苔薄白或薄黄，脉浮；或产后咳嗽，干咳无痰，口干咽燥，五心烦热，舌红苔少，脉细数；或咳嗽有痰，痰黄稠，面红口干，舌红苔黄腻，脉滑数。

产后咳嗽，虽多为气分之病，但初产之时也应治疗其血，早有"痰瘀同源"之说，所以本条文属于瘀血上攻证。本病乃产后体虚，六淫之邪乘虚而入，束缚肺气，肺失宣降；阴虚肺燥，肺失濡润；或火炼肺津，津炼成痰，壅阻于肺，肺失宣降所致。宜生新逐瘀，痰瘀同治，瘀去肺安而嗽止。

◎ 方义分析

全方由生化汤加知母、天冬、杏仁、桔梗和甘草组成，有痰还可加陈皮和天花粉。知母清热泻火，滋阴润燥；天冬养胃生津，滋阴退虚热；桔梗载药上升，祛痰排脓，开音止咳；杏仁清肺润燥，止咳化痰，宣肺平喘。有研究显示，杏仁味苦能降，兼疏利开通之性，能降肺气且兼有宣肺之功，为治咳嗽之要药；又"功专降气，气降则痰消嗽止"，恰好切中咳嗽乃肺气上逆之病机，故可用于多种咳嗽病证。有药理研究证实，杏仁可缓解支气管平滑肌痉挛，达到止咳喘祛痰之目的。全方配伍，旨在生新化瘀，养阴润肺，止咳化痰。有痰加陈皮化痰饮；天花粉可辅助诸药起到清降肺热，生津润燥的功效。

📖 历代古书沿革

历代古籍中有关生化汤的记载较多。关于生化汤加味治疗产后咳嗽的记载，比较全面的有《验方新编》《评注产科心法》《女科经纶》等著作。

[1]《验方新编》卷二十妇科产后门：若半月干嗽有声而痰少者，可用加味四物汤治之。

加参宁肺汤：川芎一钱，当归三钱，人参二钱，杏仁十粒，桔梗、橘红各四分，款冬一钱，桑皮七分，半夏八分，知母一钱。

如虚入痰盛，加竹油一小盏，姜汁三匙，炙草四分，款冬六分，水煎服。

薛立斋参苏饮：人参三分，苏木一分，水煎。此治产后瘀血入肺，咳嗽喘急。

[2]《评注产科心法》下集产后门之产后咳嗽治法：但肺为娇脏，不可久延，而致瘀血吊起。或久嗽伤肺，而致吐血入损。总之肺经之药，勿用刚燥，宜从滋润阴则无误矣。凡肺经之药，补用沙参、黄芪，清用贝母、杏仁，散用荆芥、桔梗，凉用桑皮、白芍，皆一定不易。

[3]《女科经纶》卷六产后证下之产后咳嗽属恶露上攻瘀血入肺。李氏曰：产后咳嗽，多是瘀血入肺。知母饮治产后恶露流入肺经，咳嗽。《济阴》按：知母、贝母，凉药也，岂可治恶露上攻。人参补气药也，岂可治流入肺经之嗽。即加桃仁、杏仁以泻肺导瘀，亦不可妄用。

【病案举例】

张某，女，29岁，果农，已婚，1996年5月8日初诊。

患者于1996年2月23日足月顺产1男婴，产后6天感邪咳嗽，至今已2月余。经中西结合治疗，形寒鼻塞止，咳嗽仍剧，吞吐白沫样痰，不畅，晨起入暮尤剧，哺乳受凉时加重，纳可，寐欠安，大便艰涩，舌质暗有瘀色，苔薄黄，脉细。病机为产后哺乳阴血不足，痰瘀互结难化，大肠壅塞，肺气失宣。治宜养血祛瘀，通腑宣肺，化痰止咳。处方：生当归15g，川芎9g，桃仁9g，知母9g，射干9g，天浆壳9g，杏仁10g，半夏10g，桔梗6g，瓜蒌仁12g，鱼腥草30g，生甘草3g。4剂。

1996年5月13日二诊。药后大便通畅，晨起咳嗽明显减少，入暮仍有阵发，舌质暗有瘀色，苔薄，脉细。患者咳嗽日久，肺气阴血两伤，治宜养血祛瘀，化痰止咳。处方：生当归 15g，川芎 9g，桃仁 9g，知母 9g，射干 9g，天浆壳 9g，杏仁 10g，半夏 10g，桔梗 6g，生黄芪 10g，北沙参 10g，生甘草 3g。4 剂。

药后咳止，瘀散、痰化、便畅，邪去郁开，气血畅达，脏腑调和，升降适度，咳嗽随之而愈。

按：妇女产后多虚多瘀，且产后汗多，揭衣哺乳，外邪易袭，滞留难祛，其咳嗽多反复难愈。本方以川芎、当归养血祛瘀，血和则气降，有利于杏仁、桔梗、知母化痰止咳药效的发挥。

（本医案选自胡国华、罗颂平《全国中医妇科流派名方精粹》）

❋ 产后腹痛未止

产后腹痛未止，又生气烦恼，宜【木香生化汤】。

当归六钱　川芎二钱　黑姜　炙草各五分　陈皮五分　木香末五分（作两次）

水煎，冲服。

产后腹部疼痛未止，又兼心烦易怒，宜用木香生化汤。

🏭 病因病机分析

产妇在产褥期，发生与分娩或产褥有关的小腹疼痛，称为产后腹痛。妇人分娩后，由于子宫的缩复作用，小腹阵阵作痛，于产后 1~2 日出现，持续 2~3 日自然消失，这属于正常的生理现象。如果腹痛阵阵加剧，难以忍受或者缠绵难愈，疼痛不已，影响产妇的康复，则属于病态。

产后腹痛的主要发病机制包括不荣则痛与不通则痛虚实两端。本病常由血虚、血瘀、热结所致。本条文的主要病因为产后脏腑虚弱，血室正开，起居不慎，当风感寒，风寒乘虚而入，血为寒凝，又因情志不遂，肝气郁结，气滞血瘀，瘀阻冲任，胞脉失畅，不通则痛，故出现腹痛。患者当有少腹胀痛，胸胁胀满或可摸及硬块，舌质多紫暗，脉弦，恶露涩滞，量少色暗而夹有瘀块。

◎ 方义分析

全方由生化汤去桃仁，加陈皮、木香而成。木香善于行气止痛，陈皮疏肝理气。甘草调和诸药。纵观全方，药简效捷。诸药合用，使气逆得顺，瘀血得除，诸症自然可愈。

📖 历代古书沿革

历代医籍中有关生化汤的记载较多。关于生化汤加减治疗肝郁气滞所致的产后腹痛的记载，比较全面的有《傅青主女科》《中医学子早成明医的捷径》《女科集要》《女科秘旨》《家传女科经验摘奇》等书。

[1]《傅青主女科》："产后怒气逆，胸膈不利，血块又痛，宜用生化汤去桃仁。服时磨木香二分在内，则块化怒散，不相悖也。若轻产重气，偏用木香、乌药、枳壳、砂仁之类，则元气反损，益增满闷。又加怒后即食，胃弱停闷。当审何物，治法如前。慎勿用木香槟榔丸、流气引子之方，使虚弱愈甚也。"

[2]《中医学子早成明医的捷径》："书中《产后编》仅名加味生化汤者就有七方，另有加减生化汤六方、加参生化汤、木香生化汤等，可

见其应用之广泛。盖产后多瘀多虚，产后诸病多由此引起，生化汤补血祛瘀，扶正气，畅气机。正气复，气血畅，则虚易补，邪易去。"

[3]《女科集要》："产后忿怒气逆，胸膈不舒，血块又疼，用木香生化汤，则块消气散，并行而不悖也。若偏用香附、砂仁、乌药、枳壳之类，以散气行块，则元气伤损，盖增满闷矣。若怒后则食，胃弱满闷，当审何物所伤，加消导药于生化汤内，自无不安。切勿用槟榔丸、流气饮等方，以散气消食，致遗后祸也。木香生化汤治血块未除，日怒气恼甚效。"

[4]《女科秘旨》卷六产后忿怒之木香生化汤：川芎（二钱），当归（六钱），姜炭（四分），木香（临服磨二分），陈皮（二分）。

[5]《家传女科经验摘奇》产后类伤寒三阳症：木香生化汤治产后血块痛未除，日受气服此方。

木香生化汤：川芎（二钱），当归（六钱），干姜（四分，炙），甘草（五分，炙），木香（三分，磨），陈皮（三分），水煎服。

❀ 产后多汗

 原文

产后多汗而变，类似痉症，口噤不开，背强而直，身反，气息如绝，宜【加减生化汤】。

人参一钱　当归八钱　川芎三钱　甘草六分　麻黄根一钱　防风　桂枝　羌活　天麻　羚羊角各八分　附子五分

水煎服。

又方：

当归五钱　川芎二钱　羌活　防风　枣仁（炒）各一钱五分

产后突然全身汗出，类似痉证，牙关紧闭，角弓反张，呼吸微弱，宜选用【加减生化汤】。

病因病机分析

产后发生手足抽搐，项背僵直，甚至口噤不开，角弓反张，则称产后痉证或称产后发痉。产后痉证始见于东汉·张仲景所著《金匮要略》。"新产血虚，多汗出，喜中风，故令病痉"，指出产后发痉多因为产后血虚，汗出过多，风邪乘虚入侵所致。"痉"指痉挛。产后痉证的病因主要是亡血伤津，筋脉失养，或感染邪毒，直窜经络；常见证型有阴血亏虚证和感染邪毒证。阴血亏虚：素体阴血亏虚，复加产后亡血伤津，营阴耗损，津液虚竭，筋脉失养，阴虚风动，而致发痉。《景岳全书·妇人规》曰："产后发痉，乃阴血大亏证也。"感染邪毒：接生不慎，或产创出血，护理不洁，邪毒乘虚入侵，直窜筋脉，以致筋脉拘急而发痉。

以方测证，可推出该证属于产后痉证之血虚动风证。患者当有产后或产褥期出现四肢抽搐，项背强直，甚至口噤昏迷，角弓反张，苦笑面容，呼吸急促，口吐白沫，全身大汗，舌淡少苔，脉细无力。

方义分析

全方由生化汤加麻黄根、防风、桂枝、羌活、天麻、羚羊角、附子、人参，去桃仁、炮姜而成。方中取人参补气，麻黄根、防风止汗，使气阴不得泄。桂枝、附子温心肾之阳，以救气息如绝之危，本自得固。天麻、羚羊角为发痉镇风要药；羌活透筋。又方中加酸枣仁，可养肝、宁心、安神、敛汗。

历代古书沿革

历代古籍中有关生化汤的记载较多。关于生化汤加味治疗产后痉证或者产后多汗的记载，始见于东汉·张仲景所著《金匮要略》，"新产妇人有三病，一者病痉"。同时，其还指出引起产后发痉的原因多为产后血虚，汗出过多，风邪乘虚侵入。在此之后对其记载比较全面的有《傅青主女科》《胎产指南》等医籍。

[1]《傅青主女科》产后编上卷产后诸症治法之类痉：产后汗多，即变痉者，项强而身反，气息如绝，宜速服加减生化汤。

加减生化汤：专治有汗变痉者。川芎、麻黄根（各一钱），当归（四钱），桂枝（五分），人参（一钱），炙草（五分），羌活（五分），天麻（八分），附子（一片），羚羊角（八分）。

如无汗类痉者中风，用川芎三钱，当归一两酒洗，枣仁、防风俱无份量。

[2]《胎产指南》卷七（上）产后论解三十二症医方之产后类：产后汗出多而变类痉症，口噤不开，背强而直，身反气息如绝，系失血亡汗，感风所致。宜速服加减生化汤，少加风药，阴服则阳自和，血行则风自灭，切不可纯用风药，致血燥益甚，筋失所养，成不治也。

加减生化汤：川芎、当归、麻黄根、桂枝、防风、甘草、羌活、附子、人参、天麻、羚羊角。

❈ 产后完谷不化

 原文

产后完谷不化，因胎前身体羸弱所致，宜【加味生化汤】。

> 当归四钱　川芎　益智仁各二钱　茯苓一钱五分　炙草五分　黑姜四分　桃仁十粒　山药（炒）二钱

水煎服。

 释义

产后完谷不化，此病因为产前脾胃虚弱所致，宜选用【加味生化汤】。

病因病机分析

产后完谷不化属"产后泄泻"范畴，指产妇产前脾胃虚弱，健运失职，湿浊下注，以致泄泻完谷不化之物。

平素脾胃亏虚，复因产后劳倦伤脾，脾失健运，以致泄泻完谷不化。本条文的发病机制在于产前脾胃虚弱，运化水谷功能降低，以致所食之物不能传化而发为水谷痢。

本条文用加味生化汤，以方测证，可推出该证属于产后完谷不化之脾胃虚弱证。患者当有产后大便时溏时泻，水谷不化，稍进油腻之物，大便次数增多，饮食减少，脘腹胀闷不舒，面色萎黄，肢倦乏力，舌淡苔白，脉细弱。

方义分析

全方由生化汤加益智仁、茯苓、山药组成。益智仁、茯苓温运脾气止泻，用于产后完谷不化者。妇女由于产时用力，出汗，出血，以致产后气阴两伤，又由于产时创伤，脉络受损，血溢脉外，离经成瘀，所以产后多为气血虚弱所致的瘀血内停，故选用加味生化汤治疗产后完谷不化之证。加味生化汤能够顾及产后"多虚多瘀"的病机特点，扶正又不忘祛邪，达到"去旧生新"的目的，在祛瘀的同时佐以运脾祛湿之品。全方共达健脾止泻、活血化瘀之功。

历代古书沿革

历代古籍中有关生化汤的记载较多，关于加味生化汤治疗产后完谷不化的记载比较少，较全面的有《傅青主女科》《经验奇方》等医籍。

[1]《傅青主女科》产后编下卷之完谷不化：然产方三日内，块未消化，此脾胃衰弱，参、术未可遽加，且服生化汤加益智、香砂，少温脾气。俟块消后，加参、芪、术补气，肉果、木香、砂仁、益智温胃，升麻、柴胡清胃气，泽泻、茯苓、陈皮以利水，为上策也。

加味生化汤治产后三日内完谷不化，块未消者。

川芎（一钱），益智（一钱），当归（四钱），黑姜（四分），炙草（四分），桃仁（十粒），茯苓（一钱半）。（批：一本当归作三钱，有枣一枚。）

[2]《经验奇方》卷下产后心腹痛：产后心痛，即胃脘痛。以胃脘在心之下，因伤寒气及冷物故作痛，用生化汤。佐以散寒散结，加味生化汤。当归（四钱），川芎（二钱），炮姜、炙甘草（各五分），桃仁（十粒杵碎），痛止去一钱。

病案举例

刘某，女，31岁。流产后15天，阴道出血淋沥不断，色时红时淡，腰困背劳，四肢无力，浮肿，纳差，少腹胀痛，五更泄泻，完谷不化，脉弦细，舌质紫，舌体胖，苔薄白。证属脾肾阳虚，兼有血瘀。治宜健脾补肾，养血活血。方用加味生化汤：当归12g，白芍6g，炮姜炭6g，桃仁9g，黄芪15g，党参15g，益母草15g，补骨脂15g，白术12g，陈皮9g，香附9g，川楝子9g。

　　二诊：服上药 2 剂，阴道出血明显减少，色淡，腰困、五更泄好转。上方加仙鹤草 30g，续断炭 15g。续服 2 剂，出血已止，大便正常。

　　按：凡产后泄泻，虚寒者多，实证者少，或虽有实象亦虚中夹实。用药宜温不宜寒，采用淡渗之品最佳。因以虚为主，实邪少见，故祛瘀补益并用。因此在生化汤的基础上选用了黄芪、党参、白术等补益之品。

　　（本医案选自张玉芬、张晋峰《中医药研究》1990 年 05 期之"生化汤在妇产科的临床应用"）

❀ 产后泄泻

　　产后泄泻，腹中有块，宜【加减生化汤】。

> 党参三钱　当归　焦术各二钱　川芎一钱　炙草四分　茯苓一钱五分　黑姜五分　陈皮一钱　肉果一个（面煨）

水煎服。

　　产后大便次数增多，粪质稀薄，兼腹中有结块者，宜选用加减生化汤。

❀ 病因病机分析

　　产后大便次数增多，粪质稀薄，甚或泻下似水样者，称为产后泄泻。

　　脾虚湿盛是导致产后泄泻的主要病因。《景岳全书》云："泄泻之本，无不由于脾胃。"本病的病机特点有脾肾气虚、肝脾失调、命门火衰等，最终导致传化失职，水湿内停，清浊不分，下注肠间，而为泄泻。

本条文用加减生化汤，以方测证，可推出该证属于产后泄泻之脾虚湿盛证。患者当有产后大便次数增多，时溏时干，脘腹满胀，纳谷不佳，神疲倦怠，舌淡，苔薄白，脉缓弱。

本病在脾虚湿盛的同时兼有血瘀，症见泄泻的同时可见腹中有块。治疗上应该以健脾燥湿，消食导滞，活血化瘀为主，最终达到清升浊降，使脏腑功能和调的目的。

◎ 方义分析

全方由生化汤去滑利通便之桃仁，加党参、白术、茯苓、陈皮及肉豆蔻组成。妇人产后多虚、多瘀。本条文指的是恶露未净，适患泄泻。故不能一味收涩止泻，而患留瘀之弊，宜活血化瘀，使恶血去而新血生，温经健脾而止泻。方中党参补中、益气、生津，主治脾胃虚弱、气血两亏、体倦无力、食少、口渴、久泻、脱肛，符合产后多虚体质的用药原则。焦白术味苦、甘，性温，归脾、胃经，健脾止泻。茯苓益气健脾，利湿止泻，为治体虚泄泻之良药。陈皮具有理气健脾，燥湿化痰的功效。肉豆蔻温中行气，涩肠止泻。诸药与生化汤配伍，全方可燥湿止泻，活血化瘀，使恶血得去，泄泻可除。

📖 历代古书沿革

历代古籍中有关生化汤的记载较多，关于加减生化汤治疗产后泄泻的记载比较全面的有《验方新编》《胎产秘书》《傅青主女科》等医籍。

[1]《验方新编》卷二十妇科产后门：产后泄泻，大率虚弱、食积与土虚不能胜湿而然。但恶露未除，脾胃又弱，难于消燥而用补也。治法当先服生化一煎后，即加茯苓一钱，以利小便。俟血生化，然后议补、议消、议燥，使无滞涩虚滑之失。若产毕即泻者，宜加减生化汤。若胎前久

泻，产后不止者，宜参苓生化汤，从权以防虚脱。若久泻不止或脾泄者，须服参苓莲子饮百剂，甚至形脱眼花者，服丹溪急救方。

加减生化汤：川芎一钱，当归一钱半，黑姜、炙甘草各五分，桃仁十粒，茯苓一钱半。

[2]《胎产秘书》下卷之产后泄泻：产后泄泻，大率虚弱食积，土虚不能胜湿而然。但恶露未除，脾胃又弱，难于消燥而用补也。治法：先服生化一煎后即加茯苓一钱，以利小便，俟血生化，然后议补、议消、议燥，使无滞涩、虚滑之失。若产毕即泻者，宜加减生化汤。若胎前久泻，产后不止者，宜参苓生化汤从权以防虚脱。若久泻不止或脾泻者，须服参术莲子饮百剂。甚至形脱、眼昏花者，服丹溪急救方。

加减生化汤：川芎（一钱），当归（一钱五分），黑姜、炙草（各五分），桃仁（十粒），茯苓（一钱五分），莲肉、诃子（各八分），姜（一片）。

[3]《傅青主女科》产后编下卷：治痢疾，并行而不相悖也。再服香连丸，以俟一二日后，病势如减，可保无虞。若产七日外，有患褐花色后重，频并虚痢，即当加补无疑。若产妇禀浓，产期已经二十余日，宜服生化汤加连、苓、浓朴、芍药行积之剂。

加减生化汤：治产后七日内患痢。川芎（二钱），当归（五钱），炙草（五分），桃仁（十二粒），茯苓（一钱），陈皮（四分），木香（磨，三分）。红痢腹痛，加砂仁八分。

病案举例

患者，女，39岁，已婚，1976年6月12日初诊。产后旬半，恶露甚少，小腹阵痛，肠鸣泄泻，日行三四次，完谷不化，纳呆腹胀，肢体困重，关节作痛，舌苔厚腻，脉濡缓。证属产后瘀血内阻，劳伤气血，脾虚不运，湿困中土。治宜活血祛瘀，健脾燥湿。方用当归10g，白芍6g，桃仁 6g，炮姜 3g，党参 15g，茯苓 15g，苍术、白术各 10g，莲子 10g，甘草 3g。水煎服。原方进退连服 9 剂，腹泻止，恶露行，诸症悉解。

　　按：本病案患者由于产后气血耗损，食物积滞，湿邪过重，并兼有瘀血阻内，引起泄泻。治疗上采用补益元气、活血化瘀、健脾消积、祛邪化湿之法。临床上治疗产后瘀血块未清而患泄泻者，多采用加减生化汤。若产后瘀血块已清除而患有泄泻的病证，可用健脾利水生化汤治疗。

　　（本医案选自沙明荣《天津中医学》1987 年 05 期之"生化汤加味临床运用举隅"）

❀ 产后霍乱

产后霍乱，宜【生化六合汤】。

当归四钱　川芎　陈皮各二钱　茯苓一钱　厚朴一钱五分　藿香二钱五分

水煎服。

产后霍乱，上吐下泻者，宜选用生化六合汤。

🌿 病因病机分析

　　产后血去气损，脾胃亦虚，风冷易乘，饮食易伤，阴阳不顺，清浊相干，气乱于肠胃之间，真邪相搏，冷热不调，上吐下利，故曰产后霍乱。中医学所说的霍乱亦包括西医学中的急性胃肠炎、胃肠功能紊乱等病。西医学所说的霍乱是由霍乱弧菌所致的烈性肠道传染病，临床上以剧烈无痛性泻吐、米泔样大便、严重脱水、肌肉痛性痉挛及周围循环衰竭等表现为特征。此条文之霍乱有别于西医所说的霍乱，相当于脾胃所伤，又复感外邪的暑湿泄泻。

产后霍乱的发生多因产后气血俱伤，脏腑虚损，恣食油腻难化之品，食积中焦，或过度饮水，水停胃肠不消，胃失和降，传化失常，复感风冷，而致吐泻并作。《妇人大全良方》云："夫产后霍乱，气血俱伤，脏腑虚损；或饮食不消，触冒风冷所致。阴阳不顺，清浊相干，气乱于肠胃之间，真邪相搏，冷热不调，上吐下利，故曰霍乱也。"

本条文只提到产后上吐下泻，但以方测证，可推出该证属于产后霍乱之湿热中阻证。患者当有产后腹痛上吐下泻，泻下如水，暴急量多，粪色黄褐，发热心烦，胸闷脘痞，泛恶纳呆，汗出面垢，口渴，尿赤，舌红，苔黄厚腻，脉濡数等临床表现。

◎ 方义分析

全方由生化汤去桃仁、炮姜、甘草，加陈皮、茯苓、厚朴、藿香组成。方以"生化六合"命名，即在化瘀生新之中又主六腑调和也。川芎、当归起到补血活血的作用。因桃仁质润多油，能润肠通便，故不用。藿香气味芳香，为芳香化湿浊要药，既能化湿，又可和中止呕。有研究显示，藿香对结肠纵行平滑肌自发收缩有浓度依赖性抑制作用。厚朴、陈皮芳香祛浊，运气利湿；茯苓淡渗利湿。诸药相配，起到升清降浊之力，使六腑调和，散冷风、顺阴阳、分清浊，吐泻瘀块可消，诸恙可平矣。

📖 历代古书沿革

历代古籍中有关生化汤的记载较多，关于生化汤加减治疗产后霍乱的记载比较全面的有《胎产秘书》《验方新编》《盘珠集胎产症治》《胎产心法》《傅青主女科》《胎产指南》等著作。

[1]《胎产秘书》下卷之产后霍乱：产后劳伤气血，脏腑虚损，不能运化食物，及冷风相乘，以致阴阳升降不顺，清浊乱于肠胃，冷热不调，邪正相搏，上吐下泻，名曰霍乱。若块痛未除，宜生化六和汤。块痛已止，宜藿香温胃散。

生化六和汤：川芎（二钱），当归（四钱），黑姜、炙草、陈皮（各四分），砂仁（六分），茯苓（一钱），姜（一片），水煎。

[2]《验方新编》卷二十妇科产后门之产后霍乱：产后劳伤气血，脏腑虚损，不能运化食物，及风冷相乘，以致阴阳升降不顺，清浊乱于肠胃，冷热不调，邪正相搏，上吐下泻，名曰霍乱。若块痛未除，宜生化六和汤，若块痛已止，宜藿香温胃散。

生化六和汤：川芎二钱，当归四钱，黑姜、炙甘草、陈皮各四分，砂仁六分，茯苓一钱，姜一片，水煎。

藿香温胃散：当归、白术各三钱，姜炭、藿香、陈皮各四分，浓朴八分，人参一钱，炙甘草三分，姜一片，水煎。若手足逆冷，加附子三分。

[3]《盘珠集胎产症治》卷中产后之霍乱：此由劳伤气血，脏腑虚损，食不运化，而邪复乘之，致阴阳升降不顺，清浊乱于肠胃，冷热不调，邪正相搏而然。血块疼痛未净，生化六和汤。

[4]《胎产心法》卷之下霍乱论：而况产后血去气损，脾胃愈虚，饮食易伤，风冷易乘，一旦不及运化，或稍失调理，则阴阳升降不顺，清浊乱于肠胃。即有心腹绞痛，手足逆冷，吐泻交作霍乱之证矣。如块痛未除，宜服生化六和汤。块痛已除，宜温中散。无块痛而手足厥冷者，宜附子散。密斋用加味理中汤治产后霍乱。若用于块痛已除之后，亦可。

生化六和汤治产后块痛未除，气血虚损，伤食感寒而霍乱吐泻。

[5]《傅青主女科》产后编下卷霍乱：由劳伤气血，脏腑空虚，不能运化食物，及感冷风所致，阴阳升降不顺，清浊乱于脾胃，冷热不调，邪正相搏，上下为霍乱。

生化六和汤：治产后血块痛未除，患霍乱。川芎（二钱），当归（四钱），黑姜、炙草、陈皮、藿香（各四分），砂仁（六分），茯苓（一钱），姜（三片）。

[6]《胎产指南》卷七（上）产后论解三十二症医方之产后霍乱：产后霍乱，由劳伤气血，脏腑虚损，不能运化食物，及感风冷所致，阴阳升降不顺，清浊乱于肠胃，冷热不调，邪正相搏，上吐下利，名曰霍乱也。

生化六和汤：治产后块痛未除，又患霍乱。川芎（二钱），当归（四钱），干姜（四分），炙甘草（四分），砂仁（六分），陈皮（四分），藿香（四分），茯苓（八分），姜引。

❀ 产后呕吐不食

产后呕吐不食，宜【加减生化汤】。

> 当归三钱　川芎一钱五分　黑姜八分　白蔻仁一钱五分　砂仁一钱　甘草三分

水煎服。

产后反复呕吐，并伴有不思饮食，宜选用加减生化汤。

病因病机分析

产后呕吐不食指产后劳伤脏腑，寒邪易乘入肠胃，则呕吐气逆而不下食也。

本病多因产后劳伤脏腑，寒邪乘于脾胃，气逆呕吐；或瘀血上冲，胃失和降；或痰浊中阻，胃气上逆所致。

本条文用加减生化汤，以方测证，可推出该证属于产后呕吐之瘀血内阻，胃气上逆证。患者当有恶心呕吐，不能进食，食则胃脘胀痛，呕逆更甚，脘腹冷痛，热敷则舒，脉象沉迟无力，舌质紫暗，舌苔白腻。此证多因产后劳伤脏腑，寒邪乘虚而袭脾胃，气逆而呕吐。本条文之主要病因为瘀血上冲，胃失和降，胃气上逆。治宜活血祛瘀，降逆止呕。

方义分析

全方由生化汤去桃仁，加白蔻仁、砂仁组成。本条文以生化汤加减，适瘀血未净而呕者。方中重用当归，养血活血，化瘀生新，温经散寒；川芎为血中之气药，活血行气；黑姜助以温中散寒，入血分作破余瘀之力。砂仁与白蔻仁辛温芳香，擅长理中焦脾胃，皆行化湿醒脾、行气宽中之功。白蔻仁，其味辛，性温，具有化湿行气、温中止吐、开胃消食的功能，其芳香气清，温燥之性较弱，偏于调畅胃气，以止呕、止痛为长；砂仁香气较浓，温燥之性略强，偏于燥湿散寒，辛散温通，醒脾和胃。两药相伍，各取所长，具有较强的化湿醒脾、暖胃散寒、行气止呕的作用，可宣通上、中、下三焦之气机，开胸顺气，行气止呕，芳香化浊，醒脾开胃，和中消食。甘草调和诸药。全方寓补于收，则恶血得去，呕吐可除。

📖 历代古书沿革

历代古籍中有关生化汤的记载较多，关于生化汤加减治疗产后呕吐不食的记载比较全面的有《胎产心法》《傅青主女科》《验方新编》《女科秘旨》《胎产指南》《胎产秘书》《盘珠集胎产症治》等著作。

[1]《胎产心法》卷之下气逆呕吐不食论：人之胃腑，为水谷之海，而水谷之精，化为血气，荣润脏腑。产后劳伤脏腑，寒邪易乘，入于肠胃，则气逆呕吐而不食也。初产，宜加减生化汤。七日外，宜温胃丁香散。如咳嗽、呕逆、怔忡、目眩，用石莲散。《秘书》云，产后胃气不和，呕吐不止，全不纳谷，初产香砂生化汤。块痛止，加味香砂生化汤。又云，当分二证，立三方。如七日内块痛未除，当重块，安胃行血汤佐以温胃药。

[2]《盘珠集胎产症治》卷中产后呕吐：气血大亏，脾胃弱而中气不运也，败血乘虚而入，脾受之则不能运化精微而成胀满；胃受之则不能受纳水谷而生吐逆，宜用抵圣散。（攻十二）劳伤脏腑，寒邪入于肠胃，加减生化汤。

[3]《胎产指南》卷七（上）产后论解三十二症医方之产后呕逆不食：人之胃腑，为水谷之海。水谷之精，化生气血，荣润肠腑。产后劳伤脏腑，寒邪易乘入于肠胃，则呕吐气逆而不下食也。（如脉弦滑多于伤食而呕，宜与伤食条参看。）

加减生化汤：治产后呕吐不食。川芎（一钱二分），当归（三钱），干姜（四分），炙甘草（四分），砂仁（五分），姜引。

❀ 产后受冷腹中作痛

产后受冷腹中作痛，或有积块，宜【加味生化汤】。

当归四钱　川芎二钱　黑姜八分　炙草四分　桃仁（去皮）十粒
桂枝八分

如有积块痛，加荆芥穗一钱（炒焦）、鹿角霜二钱；积块痛，加五灵
脂一钱、延胡索一钱五分。水煎服。

产妇在产后感受寒邪致使腹中疼痛，或伴有腹中积块者，宜选用加
味生化汤。如伴有积块，且小腹疼痛者，加荆芥穗、鹿角霜、五灵脂、延
胡索。

病因病机分析

本病为产后风冷乘虚入腹，腹部血块未消引起的产后腹痛。产后腹
痛的主要发病机制包括不荣则痛与不通则痛虚实两端；常见的病因为血
虚、血瘀、热结。

本条文用加味生化汤，以方测证，可推出该证属于产后腹痛之寒凝
血瘀证。此多为产后败血未尽，或风寒乘虚侵袭胞脉，阴寒内生，因产
重虚，胞脉失于温煦，气血运行不畅，或因产后起居不慎，感受寒邪，风
寒乘虚而入，血为寒凝，胞脉受阻所致的产后腹痛。患者当有小腹冷痛，得
热痛减，兼见面色青白，四肢不温，恶露涩滞不下，舌质淡红，苔白，脉
弦细等证候。

方义分析

全方由生化汤加桂枝而成。桂枝辛、甘，性温，具有温经通阳、散寒
止痛、助阳化气的作用，与生化汤合用，以奏活血化瘀、温经止痛之功。

历代古书沿革

历代古籍中有关生化汤的记载较多，关于生化汤加味治疗产后腹中冷痛的记载比较全面的有《女科秘旨》《经验奇方》《妇科秘书》《胎产指南》等医籍。

[1]《女科秘旨》卷八产后腹痛：凡产后腹痛，先问血块有无，若无块痛，因遇风冷，乘虚入腹作痛，宜服加味生化汤。若有血块痛，只服生化汤调元胡索末（一钱），块痛消止。

[2]《妇科秘书》之腹痛论：产后腹痛，先问血块。如有血块，只服生化汤，甚则调失笑散，其块消而痛自止。若风冷乘虚入腹，或内伤寒凉之物作痛，得人按摩略止。或热物熨之略止，宜加味生化汤。

[3]《胎产指南》卷七（上）产后论解三十二症医方之产后小腹痛：产后虚中，感寒饮冷，其寒下攻，小腹作痛。又有血块作痛者，又有产后血虚，脐下痛者，并宜加减生化汤调治。

加减生化汤：川芎（六分），当归（二钱），炮姜（五分），炙甘草（四分），桃仁（十粒）。

[4]《女科秘旨》卷八产后小腹痛：产后虚中感寒饮冷，寒气下攻，则小腹作痛，又有血块作痛者，亦有产后血虚，脐下痛者，并宜加减生化汤治之。

病案举例

柯某，女，26岁，医生，已婚。

初诊：2012年3月27日。患者产后1周，腹痛2天。1周前患者顺产1女婴，2天前开始出现小腹疼痛，按之痛甚，伴胸闷，乳房胀痛，恶露量少，色暗红，夹有小血块，面色偏暗，手足不温，食纳欠佳，舌质暗红，舌下静脉迂曲，脉细涩。辨为血瘀气滞，寒凝胞脉。宜行气祛瘀，散寒止痛。给予生化汤加减：当归 15g，川芎 12g，桃仁 15g，红花 12g，炮姜 10g，甘草 6g，益母草 20g，山楂 30g，神曲 15g，枳壳 12g，乌药 15g，柴胡 10g，薄荷 6g。共 5 剂，每日 1 剂，水煎服。嘱注意避风寒，暂勿触冷水。

二诊：2012 年 4 月 4 日。患者服上方后瘀血块较易被排出，恶露量少，色淡红，腹痛减轻，食纳增加。上方去桃仁、红花，加炙黄芪 15g。共 5 剂，每日 1 剂，水煎服。

按：本例患者产后 1 周出现腹痛拒按，恶露量少，夹有血块，手足欠温，验之舌脉为寒气客于胞宫，瘀血阻滞，恶露排出不畅，不通则痛。胸中为人体气机升降之通道，而女子乳房属胃，乳头属肝，肝气不舒则胸闷不畅，乳房胀痛；肝气损及于脾胃则食纳减少。故治宜行气疏肝，散寒化瘀，兼以健脾开胃。生化汤是产后常用方，在此基础上加柴胡、薄荷、枳壳等药行气疏肝；乌药行气散寒止痛；山楂既可散瘀滞，又可合神曲以健脾开胃。

二诊时，患者恶露已将净，量少，色红，故去桃仁、红花等活血化瘀之物，加黄芪补养气血。

（本医案选自朱名宸主编《朱名宸妇科经验集》）

❋ 产后小腹痛

产后小腹痛，宜【加味生化汤】。

> 当归（研）三钱　川芎一钱五分　黑姜五分　炙草四分　桃仁（去皮）十粒

如有积块，加肉桂、延胡索各一钱，附子五分，水煎，空心服。

产妇在产褥期，出现小腹疼痛者，宜用加味生化汤。若腹中伴有积块，宜加肉桂、延胡索、附子等药。

病因病机分析

　　本病以"产后小腹疼痛"为主症，属于"产后腹痛"范畴。产后腹痛是指产妇在产褥期内，发生与分娩或产褥有关的小腹疼痛。其中，由瘀血阻滞胞脉而致者，又名"儿枕痛"。本病临床较为多见，以经产妇多见，且多发生于新产后。其发病多因血虚胞脉失养，或血瘀、寒凝等瘀阻胞脉所致。文中虽只提及产后小腹痛，但方从法出，法随证立，由方可推断出该证属瘀滞冲任、胞宫，瘀血阻滞之证。患者当有小腹疼痛拒按，得热痛减，恶露量少，色紫暗，夹有血块，块下痛减，形寒肢冷，面色青白，舌淡暗，脉沉紧或沉弦之证候。治疗该病本着"血得热则行，通而不痛"的原则，以温经活血，祛瘀止痛为治疗大法，选用生化汤之"圣方"加减治疗。

方义分析

　　产后有多虚、多寒、多瘀的特点，故重用生化汤，活血祛瘀，温经散寒止痛。若有积块，则考虑为寒凝较剧，气机阻塞不通，故加附子、肉桂、延胡索三药。肉桂、附子味辛、甘，性热，两者辛行温通力强，温经通脉力胜，最能温经散寒，活血通经；延胡索味辛、苦，性温，辛散温通，为活血行气止痛之良药，《本草纲目》谓其能"行血中气滞，气中血滞，故专治一身上下诸痛，用之中的，妙不可言，盖延胡索活血化气，第一品药也"。综上，诸药并用，共奏养血活血，温经散寒化瘀之效。

历代古书沿革

　　历代古籍中有关生化汤的记载较多，关于生化汤加味治疗产后腹痛者可见于《产宝》《景岳全书》《医学心悟》《傅青主女科》《竹林女科证治》等著作。按照成书年代，可知其出自唐·昝殷所著的《产宝》。后世医籍中对其亦有所记载。不少医籍所记载的生化汤被用于治疗其他疾病，如《普济方》用生化汤治疗小儿吐涎。明清之后，生化汤则被专用于产后调理。如《景岳全书》《医学心悟》《傅青主女科》《竹林女科证治》等医籍均记载有生化汤，且所治疾病与本文相同，所选用药物亦与本文大致相同。

　　[1]《产宝》言：生化者，因药性功用而立名也。夫产后宿血当消，新血当生，若专消则新血不生，专生则宿血反滞。考诸药性，川芎、当归、桃仁三品善治宿血，专生新血，佐以黑姜、甘草。引三品入于肝脾，生血理气，莫善于此。所谓行中有补，化中有生，实产后圣药也。凡怀孕至八九月，预备二三剂，至胞衣破时，速煎一剂，俟儿分身即速服之，不问正产半产……以致块痛不散者，慎勿轻用攻血峻药，宜饮姜艾酒，多服生化汤。

　　生化汤：川芎（一钱二分），当归（五钱），干姜（炙黑，五分），甘草（炙三分），桃仁（去皮尖研，十一粒）。上药用水一盏，陈酒半盏，煎作一盏，稍热服。

　　[2]《景岳全书·卷之六十一长集·妇人规古方》仿钱氏世传治妇人者，用生化汤。

　　生化汤：当归（五钱），川芎（二钱），甘草（炙，五分），焦姜（三分），桃仁（十粒，去皮尖、双仁），熟地（三钱）。上咀，水二盅，枣二枚，煎八分，温服。一方无熟地。

[3]《傅青主女科·产后编下卷·小腹痛》言："产后虚中，感寒饮冷，其寒下攻小腹作痛；又有血块作痛者；又产后血虚脐下痛者，并治之以加减生化汤。"

生化汤：川芎（一钱），当归（三钱），黑姜（四分），炙草（四分），桃仁（十粒）。

有块痛者，本方中前胡散，亦治寒痛；若无块，但小腹痛，亦可按而少止者，属血虚，加熟地三钱，前胡、肉桂各一钱为末，名前胡散。

[4]《竹林女科证治》云："产后血块作痛，多由产母难产过劳而成，或调护失宜，或寒邪凝滞，以致血停作痛……盖产后血块固宜消，新血亦宜生。必须行中带补，化中又生，可称善治。若生化汤能使血块消而痛止，神清而气复，产后之至宝也。凡产儿下地，未进饮食之先，即服一剂后，再连服二剂，可保产后一切危证。"

生化汤：当归（八钱），川芎（三钱），炙甘草（五分），炮姜（五分，夏用四分），桃仁（十粒，去皮尖捣）。水煎，入陈酒六七匙冲服。渣另用器储，候三剂头煎服完，将三渣作一剂水煎服。

❁ 产后痢不分红白

产后痢不分红白，宜【生化汤】去黑姜，加川连（炒）六分、白术一钱五分、木香末二钱，冲服。

产妇在产褥期内出现大便次数增多，下利赤白黏冻，伴有腹痛、里急后重等症状，宜用生化汤去炮姜，加川黄连、白术、木香治疗。

病因病机分析

本病以"产后下利不分红白"为主症，属于"产后下利"范畴，多见于新产后。其发病原因多与感受暑湿热邪和饮食不节有关。《诸病源候论》记载："热乘于血，血渗肠内则赤也；冷气入肠，搏于肠间，津液凝滞则白也；冷热相交，故赤白相间。"而产后妇女体质"多虚多瘀"。产后诸痢，以虚为本。本病多由妇人生产时亡血伤津，元气受损，导致产后气血虚弱，加之外感六淫或调摄不当，使全身气血失调，营卫失和，脏腑功能失调而发为痢疾。其中气血失和、气血运行不畅为本病的病机关键。产后气血亏虚，稍有不慎，邪气客于大肠，与气血搏结，使肠道脂膜血络受伤，腐败化为脓血而下利赤白；气机阻滞，腑气不通，故见腹痛，里急后重。文中虽简短提及妇女产后痢，不分红白，但由其病名、所选用方剂及加减用药，可推断出产妇当有腹痛、里急后重、大便次数增多、下利或赤或白之症状，以及舌质淡，苔黄腻，脉虚数或濡软之体征。故随证立法，治疗该病本着"调气则后重自除，行血则便脓自愈"的原则，选用生化汤加减，以益气养血，调气行血，清热止痢。

方义分析

本方为生化汤去炮姜，加川黄连、白术、木香末而成。炮姜辛热，在此运用可动血，加重下利脓血，故去之。本病治疗以调理气血为主，故不仅要重视理血，亦要重视调气。古人云："调气之法，气虚者补之则调，气滞者行之则调。"本病以虚为主，产后妇女气血亏虚，故用白术以顾护脾胃，健脾益气。气机阻滞，腑气不通而发为腹痛，里急后重，故用木香末行气导滞使后重自除。痢疾的病理因素以湿为主，产后脾胃虚弱，亦生湿邪，故用川黄连清热燥湿，厚肠胃而止痢。白术乃健运脾脏之要药，在健脾生血的同时亦可燥湿，加强祛湿之功。诸药合用，发挥益气养血，调气行血，清热止痢之效。

历代古书沿革

历代古籍中有关生化汤的记载较多，而用生化汤加减治疗产后痢疾者，目前仅见于《傅青主女科》。

《傅青主女科》产后编下卷痢（第二十三）："产后七日内外，患赤白痢，里急后重频并，最为难治。欲调气行血，而推荡痢邪，犹患产后元气虚弱；欲滋荣益气，而大补虚弱，又助痢之邪，惟生化汤减干姜，而代以木香、茯苓，则善消恶露，而兼治痢疾，并行而不相悖也。再服香连丸，以俟一二日后，病势如减，可保无虞。"

病案举例

齐某，女，26岁。产后便脓血，里急后重，伴有腹痛5天，应用多种抗生素无效。面色㿠白，精神萎靡，体虚自汗，舌淡苔黄，脉细数。治以补益气血，清热止痢。处方：当归10g，川芎6g，桃仁10g，黄连15g，白术15g，茯苓15g，甘草6g。水煎服，日1剂，分2次服。上方服完1剂后，患者症状大减，再服2剂，治愈。后无复发。

（本病例选自《光明中医》2014年第29卷第6期之"老中医辨证治疗医案7则"）

按：产后气血俱虚，正气不足，气血不和，六淫之邪乘虚而入，相互搏结，脏腑气血瘀滞于肠道而发为痢疾。本案选用生化汤加减治疗。生化汤补血活血祛瘀；白术健脾益气；黄连清热燥湿，厚肠止痢；茯苓健脾利湿。诸药共用，可达到调和气血与清热止痢的综合疗效，也体现了"通因通用"的治疗原则。

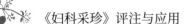 产后血崩面白形脱

 原文

产后血崩，面白形脱，宜【生化汤】加荆芥穗一钱五分，或加人参一钱，或加莲房（煅）二钱、续断二钱、童便一茶杯。水煎服。

 释义

产妇在产后出现阴道大量出血，面色苍白，宜选用生化汤加荆芥穗，或加人参，或加莲房、续断、童便来治疗。

病因病机分析

产后血崩又称"产后暴崩""产后崩中"，是妇科常见危急重症，若救治不及时，可危及产妇生命。本病多见于妇人分娩后或产后尚未满月之时。文中虽提及妇女产后阴道大量出血，面白形脱，但据其所选用方剂及加减用药，可推断出本证不仅由产后元气不足、冲任不固引起，亦有瘀血内阻胞脉之致病因素，故此证当属虚实夹杂之证。患者临床表现当有产后阴道出血量多，血色暗红，时下血块，小腹阵痛拒按，血块下则痛减，面色苍白，肢冷汗出，舌淡有瘀点，脉沉细弱。故随证立法，治疗该病本着"急则治其标，缓则治其本"的原则，选用生化汤加减治疗以达"标本同治"之效。

方义分析

妇人产后常以血虚为本，以夹有瘀滞为特点。冯氏在治疗产后病时，时刻强调"产后多虚，宜补勿攻；产后多瘀，宜化勿破"。而生化汤专为妇

女产后而制，全方以补虚为主，兼以活血化瘀，行中有补，化中有生，标本兼治，为产后"圣药"。本条在治疗产后血崩时选用生化汤为基础方，正是基于生化汤之特殊功效。然妇人产后血崩为急症，若不及时救治，可危及妇人性命，故本着"急则治其标"的原则，可加用荆芥穗固经止血。荆芥穗味辛，性微温，可入血分止血，常用于止女子暴崩。另张介宾云"有形之血不能速生，无形之气所当急固"，故亦可加用人参补气固脱。妇人产后气血大亏，人参味甘，性平，可大补元气，复脉固脱，使无形之气得固，进而发挥其摄血之功。莲房味苦、涩，性温，归肝经，可止血化瘀。正如《本草纲目》所言，莲房入厥阴血分，功专消瘀散血止血，可达急则治标之意；而《太平圣惠方》中亦提到莲房可用于产后血崩不止，不拘冷热，故治疗产后血崩时可选用莲房。续断性微温，味苦，归肝、肾二经，可生新血、破瘀血，治疗妇人之血崩证。童便为童子小便，此乃消瘀血神品，可止血消瘀，为血证要药。三者合用，共奏止血消瘀之效。

📖 历代古书沿革

历代古籍中有关生化汤的记载较多，用其治疗产后血崩者可见于《广嗣五种备要》《医宗金鉴》《胎产指南》之中。

[1]《广嗣五种备要·下卷》：产后血水大来，须看颜色之红紫，形气之虚实。如形色多紫，乃当去之败血，勿以崩论。若红而色鲜，乃是惊伤心而不能主血，怒伤肝而不能藏血，劳伤脾而不能摄血，当以崩治。法宜先服生化汤数帖，则行中有补，血自生旺矣。至若形脱气促，或汗出不止，宜服倍参生化以益气，斯阳生则阴长而血乃生旺，非棕炭等止血药可治也。

[2]《医宗金鉴·妇科心法要诀》：产后阴血已亡，更患崩证，则是血脱气陷，其病非轻，当峻补之，宜用十全大补汤加阿胶、升麻、续断、枣仁、山萸、炮姜炭，以升补其脱陷可也。若因暴怒伤肝血妄行

者，宜逍遥散加黑栀、生地、白茅根以清之。若因内有停瘀者，必多小腹胀痛，当用佛手散、失笑散，以补而逐之。

[3]《胎产指南·卷四·产后诸证》之新产危急医方：加参生化汤，治产后危急诸症。

加参生化汤：当归（四钱），川芎（二钱），干姜（四分），桃仁（十粒，去皮尖，研），炙甘草（五分），人参（二三钱）。随症缓急。如危症，参加五六钱。分娩儿下，血崩晕去形脱，宜服此方。

产后五急症医方：产后血崩形色脱，倍参生化汤，参加至五钱，荆芥穗四分，炒。

病案举例

叶某，女，26 岁，已婚，农民，1990 年 9 月 7 日入院。足月住院顺产，于 1990 年 9 月 8 日产下 1 男婴。产后 7 日，阴道反复多次大出血。中医会诊：症见小腹疼痛拒按，阴道流血量多，血色暗红而有大血块，面色㿠白，自汗，舌质紫暗，脉弦涩。病机为瘀血内阻胞脉，兼见气虚。治以化瘀止血，益气固脱。处方：人参 10g，黄芪 15g，当归 20g，川芎 9g，桃仁 6g，炮姜 6g，炙甘草 3g。日 1 剂，早晚分服。

1990 年 9 月 18 日复诊。药后大血块阵下，小腹痛缓解。遵前法，上方易人参为太子参 15g，加炒白术 10g，3 剂。

1990 年 9 月 21 日三诊。服上药后，血块未见，血量减少，精神好转，面色转红润。上方减桃仁，加仙鹤草 10g，6 剂以巩固疗效。

（本病例选自《中国中医急症》1994 年第 3 卷第 2 期之"生化汤在产后急症中的应用"）

按：产后血崩，乃产后危急重症之一。《女科经纶》云："血崩不是轻病，现产后有此，是谓重伤。"患者素体虚弱，腹肌收缩力不良，加之产时伤精耗气，元气不足，子宫收缩乏力，瘀血内阻胞脉，胎盘残留致阴道反复大量出血。此为虚实夹杂之证，治应寓补于攻。急用人参益气固脱；重用当归既可补血和血，又可化瘀生新，使血气充沛，脉道盈满，血液环流畅行。川芎活血行气；桃仁化瘀生新；炮姜助川芎、桃仁温通血脉；炙甘草缓急止痛，调和诸药。全方行中有补，旧血已去，新血自生。

产后足冷厥

产后足冷发厥，一日三四次厥冷者，宜【生化汤】加白术一钱、附子五分、大熟地二钱，水煎服。

释义

产妇在产后出现足部厥冷，甚者一日三四次者，宜用生化汤加白术、附子、熟地黄治疗。

病因病机分析

本病多发生于新产后，发病原因与阳气亏虚及寒邪凝结有关。本条论述产后足冷发厥，由所选用方药可推断出该证属寒邪凝结，瘀血阻滞之证，乃由产后血虚，血脉运行不利，寒邪凝于下肢而成。患者有足冷发厥，触之冰凉，形寒，面色青白，小腹疼痛拒按，得热痛减，恶露量少，色紫暗，夹有血块，块下痛减，唇舌色淡，脉沉细之证候。故随证立法，治疗该病本着"血得热则行""通而不痛"的原则，以温经活血为治疗大法，选用生化汤加减治疗。

◉ 方义分析

该方由生化汤加附子、白术、熟地黄而成。生化汤化瘀生新，温经散寒。因本证寒凝较剧，气机阻塞不通，故加附子。附子，味辛、甘，性热，具有回阳救逆、补火散寒之功效，最能温经散寒，活血通经。《本草正义》记载附子，"其性善走，为通行十二经纯阳之要药，外则达皮毛而除表寒，里则达下元而温痼冷，彻内彻外，凡三焦经络，诸脏诸腑，果有真寒，无不可治"。白术，味苦、甘，性温，归脾、胃经，可健脾益气，燥湿利水。脾主四肢，脾气健则脾阳自旺，脾阳旺则寒冷自除。熟地黄，性微温，味甘，归肝、肾经，可补血滋阴，益精填髓，可治一切血虚诸证，为补血养阴之要药，用于此处亦有阴中求阳之意。综上，诸药并用，共奏养血活血，温经散寒化瘀之效。

📖 历代古书沿革

查阅文献及历代医书，用生化汤治疗产后足冷发厥者可见《胎产指南》《傅青主女科》等书。

[1]《胎产指南·卷四·产后诸证》新产十九危症医方：加参生化汤，照后诸证加减法治之。川芎一钱五分，当归三钱，干姜五分，甘草五分，桃仁五分，加人参两三钱……产后足冷发厥，一日三四次。加参生化汤加白术二钱、熟地一钱、熟附四分。

[2]《傅青主女科·产后编·上卷》之厥症：妇人产有用力过多，劳倦伤脾，故逆冷而厥，气上胸满，脉去形脱，非大补不可，岂钱数川芎、当归能回阳复神乎。必用加参生化汤倍参，进二剂，则气血旺而神自生矣，厥自止矣……如四肢逆冷……必用倍参生化汤加附子一片，可以回阳止逆，又可以行参、归之力。

加参生化汤，治产后发厥，块痛未止，不可加芪、术。

川芎二钱，当归四钱，炮姜四分，炙甘草五分，桃仁十粒（去皮尖，研），人参二钱。枣，水煎，进二服。

滋荣益气复神汤，治产后发厥，问块痛已除，可服此方。

人参三钱，黄芪一钱（蜜炙），白术一钱（土炒），当归三钱，炙甘草四分，陈皮四分，五味子十粒，川芎一钱，熟地黄一钱，麦芽一钱。枣一枚，水煎服。

手足冷，加附子五分。

❀ 产后起居太早

产后起居太早，产户受风，嫩肿疼痛，手不可近，如生疮。勿误为生痛，服败毒冷药，宜【加减生化汤】。

当归　生地各三钱　川芎一钱五分　独活　防风　肉桂　茯苓　荆芥（炒）各一钱

红枣二枚，煎服。

产妇在产后起居过早，致使产户受风，出现红肿疼痛，不可碰触，症如生疮。冯氏嘱咐后人在治疗此病时切勿以痛来治，而服用清热解毒之寒凉药，宜用加减生化汤治疗。

⚙ 病因病机分析

本病多发生于产后，且多由于产后损伤脏腑，气血亏虚，尚未平复，过早起居，使产妇阴户受风，致气血壅滞而发为肿胀疼痛，痛剧时不可触碰，症如生疮。但后文特别嘱咐后世医者切不可认为此病为痈疡，而是由实热火毒引起而投之以寒凉冷药。观其所用方剂，正符合冯氏在临证时推崇的"产后多虚，宜补勿攻；产后多瘀，宜化勿破；产后多寒，宜温勿凉"的用药原则。风为百病之长，冯氏认为产妇在生产时伤精耗气，产后气血不足，体质虚弱，稍有不慎最易受风邪侵袭，加之产后瘀血内滞，不能及时疏泄，风邪客于下焦，与瘀血相搏，壅滞于肝肾经络，故而发为此病。本病看似实证，实属本虚标实证，其病机特点当为气血亏虚，风邪凝滞，瘀血内停。患者临床表现当有阴户局部皮肤色红、肿胀、疼痛，甚则牵及小腹疼痛，拒触，伴恶露量少，色紫暗，夹有血块，块下痛减，偶有低热，舌淡暗，边有瘀点，苔薄白或薄黄，脉细涩或沉涩。故治疗该病时取"标本同治""治风先治血，血行风自灭"之意，以补血祛风，养血散瘀为主，忌用寒凉，选用生化汤加减治疗。

方义分析

该方为生化汤去桃仁、炮姜、甘草，加生地黄、独活、防风、肉桂、茯苓、荆芥、大枣而成。方中重用当归、生地黄。当归味甘而重，专能补血，为补血第一要药；气轻而辛，又可行血活血。生地黄味甘性寒，可补血滋阴，亦有凉血之功。两者合用为君，既可使养血活血之力倍增，又可使红肿消之无余。川芎辛温香燥，走而不守，入血分，可活血行气，祛风止痛；与当归合用，既能治血，亦能治气。正如《日华子诸家本草》言，"川芎善治一切风，一切气，一切血，一切劳损"。独活、防风味辛性温，可祛风解表止痛。三者配伍合而为臣，可避风邪，使邪散则肌表安和，气血流通，而疼痛自止。肉桂辛温，可温阳行气，使壅滞之血脉得以通利，瘀血散而痛自止；茯苓甘淡性平，既配合君臣之药气血同补，又可利湿消肿；荆芥味辛、微苦，性微温，《药性论》中记载荆芥可治疗虚邪贼风，消肿胀，主辟邪毒，除诸毒，发散疮疡。另荆芥、防风配伍，增强消肿止痛之功。选用大枣，可安中养脾，体现了冯氏顾护脾胃的理念。全方配伍，寒温并用，共奏补血行血，祛风散瘀，消肿止痛之功。

历代古书沿革

历代古书记载产后阴痛者甚多，如《沈氏女科辑要》中记载：玉门肿胀燉痛，是肝经虚热，加味逍遥散主之。然采用与本条文相似药物治疗该病者，见于《傅青主女科·产后编下卷》阴痛第三十九之中：产后起居太早，产门感风作痛，衣被难近身体，宜用祛风定痛汤。

祛风定痛汤：川芎一钱，当归三钱，独活、防风、肉桂、荆芥穗（炒黑）各五分，茯苓一钱，地黄二钱。枣二枚，煎服。

病案举例

宋某，女，27岁。产后阴部肿胀疼痛24天，曾用红霉素注射液静脉滴注治疗1周，效果不显，阴部仍然肿痛不舒。伴恶露未尽，色暗有块，少腹发凉，肢冷不舒，舌淡红，苔薄白，脉沉细。追问病史，得知其产后吹风过多，故辨其为风寒之邪内侵，气血亏虚失养所致。治以祛寒温经，调养营血，通阳化气。处方：当归30g，川芎10g，桂枝15g，茯苓12g，白芍12g，防风10g，生姜12g，大枣6枚，甘草10g。水煎，分2次服。服药3剂后患者肿痛缓解，嘱继服前方7剂，患者痊愈。

（本病例选自《广西中医药》1987年第10卷第5期之"养血散寒法治疗产后病验案举隅"）

按：阴部肿痛即西医所说的阴部出现炎症。然并非所有炎症均是热毒所致，治疗时尤忌见炎症即投苦寒而忽略详辨细审。妇人产后气血俱虚，风寒之邪乘虚而入，加之产后瘀血内滞，不能及时疏泄，风寒之邪客于下焦，与瘀血相搏，壅滞于阴部，故发为阴部肿痛。治以调补营血，祛风散寒，使正气复常，非苦寒而毒自解，不专消肿而肿自愈。

✿ 产后伤食

产后伤食，宜【生化汤】加神曲（炒）、麦芽（炒）各一钱五分。如伤冷食，加吴茱萸一钱、桂枝八分；如伤肉食，加砂仁一钱、山楂二钱。水煎服。

产妇在产后伤于饮食，宜用生化汤加神曲、麦芽之消食之品。若伤于寒冷之食，加吴茱萸、桂枝；若伤于肉食，加砂仁、山楂。

⚜ 病因病机分析

伤食是由饮食不节导致饮食不化，停滞体内，进而出现不思进食，呕吐吞酸，口气臭秽，脘腹胀满，疼痛不适，吐后疼痛缓解，大便溏泄，夹有不消化食物残渣等症状的一种疾病。妇人产后元气受损，气血俱伤，胃的运化功能下降，此时若进食肥甘厚味，极易导致食物停滞于胃，损伤脾胃，出现肠胃不能胜，气不及化，而发生产后伤食。产后妇人多虚多瘀，加之饮食停滞，故该病辨证为本虚标实之证。产妇当有不思饮食，呕吐吞酸，脘腹胀满，喜伏卧，大便稀溏，夹杂不消化食物残渣，恶露量少，色紫暗，夹有血块，舌暗，苔厚腻，脉细涩之证候。治疗该病时随证立法，本着"标本兼治""消补兼施"的原则，以温补气血，健脾和胃为主，加以消导之品，选用生化汤加减治疗。

◎ 方义分析

　　本病选用生化汤加减治疗。以生化汤为主，加以消导之品，充分体现了"不拘泥于产后，亦不忘于产后"的观念。产妇有食积症状，加神曲、麦芽消导积滞。神曲，辛甘而温，归脾、胃经，可消食和胃；麦芽甘平，《滇南本草》言其可宽中、下气、止呕吐、消宿食、止吞酸吐酸。故两药合用，共奏行气消食，健脾开胃之效。若伤冷食，则会导致脾胃虚寒，寒凝血滞，瘀血更甚，阻于胃络，气机不畅，进而引发积滞。对于此种伤食，则加吴茱萸、桂枝以温中散寒止痛。吴茱萸辛、苦，性热，散寒温中之功尤甚，还可降逆止呕。桂枝辛、甘，性温，可温通经脉，助阳化气，平冲降逆。两者合用，使温中散寒之力倍增。若伤于肉食，则选用专治肉食之积的山楂、砂仁。山楂酸、甘，性微温，《滇南本草》记载山楂善消肉食积滞，下气，可治吞酸、积块。产妇因瘀血停滞，恶露量少且有块，将山楂用于此，最适合不过。砂仁味辛，性温，《玉楸药解》明确指出：砂仁可和中调气，行郁消滞，尤善降胃阴而下食，达脾阴而化谷。由此可见，冯氏在治疗产后伤食时，时刻不忘产后多虚这一特点，注重消补兼施，补而不滞邪，祛邪不伤正，使疗效更加显著。

📖 历代古书沿革

　　生化汤主要用于妇人产后调理。查阅、总结历代古籍中有关生化汤治疗产后伤食的记载，发现《傅青主女科》与《妇科采珍》均载有生化汤，且所治病症相同，所选用药物亦大致相同。

　　《傅青主女科·产后编上卷》之伤食第七：新产后禁膏粱，远厚味。如饮食不节，必伤脾胃。治当扶元，温补气血，健脾胃。审伤何物，加以消导诸药。生化汤加神曲、麦芽，以消面食；加山楂、砂仁，以消肉食。如寒冷之物，加吴茱萸、肉桂；如产母虚甚，加人参、白术。又有块，然后消补并治，无有不安者。屡见治者不顾产后之弱，惟知速消伤物，反损真气，益增满闷，可不慎哉。

加味生化汤，治血块未消，服此以消食。

川芎二钱，当归五钱，黑姜四分，炙甘草五分，桃仁十粒。问伤何物，加法如前。煎服。

病案举例

马某，女，26岁。自生产之后，因腹中空虚而饥饿多食，由于饮食难饱，在第八日进硬食而积食，从此胃中不适。症见脘腹满闷，嗳腐吞酸，大便酸臭。舌苔腻，脉象弱滞。诊断为产后伤食。治宜消补兼施，处方：当归15g，川芎6g，炙甘草2g，炮姜1片，熟地黄10g，桃仁10g，山楂15g，莱菔子10g，鸡内金6g，砂仁3g。5剂，水煎服。服药后症状基本消失。

（本病例选自《中医专病专治秘方精要》）

按：本例产后伤食患者是由于"饮食不节，损伤脾胃"所致。因此，对于本证的治疗则采用消补兼施法，由于方药切证，效果很好。方中当归、川芎、熟地黄调补血脉；炙甘草、炮姜温补中阳；桃仁活血化瘀；山楂、莱菔子、鸡内金、砂仁消食和胃。

❀ 产后吐血

产后吐血，宜【生化汤】去川芎，加荆芥二钱（炒）、犀角一钱、归尾二钱，水煎服。

产妇于产后出现吐血，宜用生化汤去川芎，加荆芥、犀角、当归尾。

病因病机分析

　　吐血者，其血撞口而出。"吐血"泛指血由胃而来，经口而出之病，血中常夹有不消化食物残渣，属危急病症。本文虽只提及产后吐血，但方从法出，法随证立，由方可推断出本病的发生多与产后多虚多瘀这一病理特点有关，多由产后元气受损，气虚不摄所致。正如《景岳全书·血证》所言，"血主荣气，不宜损也，而损则为病，损者多由于气伤，气伤则血无以存"。气血亏虚，不能固涩阴血，故发为吐血。另产后气虚，无力推动血行，瘀血内阻，血不循经，加之脉络损伤，致血溢脉外，成离经之血，而肆意妄行，亦可引发吐血。故本条文辨证当属气虚血瘀证。患者常表现为产后吐血，量少，色暗红，恶露量少，色紫暗，夹有血块，伴神疲乏力，大便色暗，舌淡暗，脉细涩。故随证立法，治疗该病应灵活应用止血、消瘀、补血等法，选用生化汤加减使血行常道。

方义分析

　　该方为生化汤去川芎，加荆芥、犀角、当归尾。之所以去川芎，全因川芎味辛性温，主要功效为活血行气，行气易使气散，最不适宜气虚之人，故去之。另加荆芥、犀角、当归尾，旨在对证治疗。若产后吐血，则以止血为第一要务。《血证论·吐血》言，"存得一分血，便保得一分命"，故选用荆芥止血。荆芥味辛、微苦，性温，可止血、引血归经，炒用止血之力更强，用之亦有急则治其标之意。气虚无力推动血行，血行不畅，滞而成瘀，另血止后易留瘀，若瘀不及时消除，亦会阻碍新血归经，故选用当归尾活血祛瘀，使瘀血化水而下，新血归经而不妄行。若体内瘀血日久，可化热，故选用犀角清热凉血止血。综上，诸药并用，在生化汤基础上去川芎，加荆芥、犀角、当归尾，共奏养血活血，化瘀止血之效。

📖 历代古书沿革

产后吐血于《竹林寺女科秘方》中有所记载，其所用药物有异于冯氏用药，具体论述如下。

[1]《竹林寺女科秘方》第 104 症产后吐血：妇人产后吐血，因食姜椒热物太多之故，宜地黄汤治之。

地黄汤：生地黄三两，捣汁，服之可愈。

[2]《竹林寺女科秘方》第 105 症产后吐血不止：妇人产后吐血不止，有两症，有冷有热。冷进四物汤，热进黄连汤。

黄连汤：黄连、陈茶，用水煎服。

❀ 产后气喘短促

产后气喘短促，宜【生化汤】加人参二钱、陈皮一钱五分、香附八分、沉香三分（磨水），煎药，冲服。

产妇在产后出现气喘，呼吸短促，宜用生化汤加人参、陈皮、香附、沉香。

病因病机分析

　　喘证的发生，主要责于肺肾，亦与肝脾有关。肺主气，司呼吸，肺气虚则气失所主，失于肃降，加之气虚不能下荫于肾，肾元亏虚，肾不纳气而短气喘促，正如《证治准绳·杂病》所言，"肺虚则少气而喘"。肾主纳气，肾之元气损伤，根本不固，不能助肺纳气，气失摄纳，上出于肺，出多入少，逆气上奔为喘；气阴亏耗，另中气虚弱，肺气失于充养，亦可引发气喘。产后气喘短促，多因产时伤津耗气，致产后元气大伤，肺、脾、肾三脏之精气亏虚，肺肾出纳失常而发病。文中虽只提及产后气喘短促，但方从法出，法随证立，由方可推断出该病为虚喘，辨证属肺肾气虚之证。患者当有喘促短气，呼吸困难，短促难续，动则更甚，气怯声低，神疲乏力，面色苍白，怕冷，腰膝酸软，汗出肢冷，舌淡，脉细弱无力。治疗该病时结合产后多虚多瘀这一病理特点，选用生化汤加以培补摄纳之品对证治疗，每获良效。

方义分析

　　全方由生化汤加人参、陈皮、香附、沉香而成。生化汤寓攻于补之中，化瘀血，生新血，使新血得以养气。产后元气大虚，故加人参大补元气。人参味甘、微苦，归脾、肺经，专补肺脾之气，《医学起源》言其为补肺要药，可治短气而促。陈皮味苦、辛，性温，归肺、脾二经，此处专司健脾理气一职，一可健脾补气，二可调畅气机。香附味辛、微苦、甘，性平，归肝、脾、三焦经，为血中之气药，凡血气药必用之，可将药引至气分而生血，又可防止补益之药阻滞气机。沉香味辛、苦，性微温，归脾、胃、肾经，用于此处可纳气平喘，使肾气归元。综上，诸药并用，共奏养血活血化瘀，补肺健脾补肾之效。

历代古书沿革

查阅、总结历代古籍中有关治疗产后气喘的记载，发现其主要见于《沈氏女科辑要》《妇人大全良方》《女科经纶》《傅青主女科》《妇科采珍》之中。但选用生化汤加减治疗该病者，仅有《傅青主女科》与《妇科采珍》，两者所选用药物大致相同。

《傅青主女科·产后编上卷》之气短似喘第五：因血脱劳甚，气无所恃，呼吸止息，违其常度。有认为痰火，反用散气化痰之方，误人性命，当以大补血为主。如有块，不可用参、芪、术；无块，方可用本方去桃仁，加熟地黄并附子一片；足冷，加熟附子一钱，及参、术、陈皮，接续补气养荣汤。

加参生化汤，治分娩后即患气短者。有块不可加芪、术。

川芎二钱，当归四钱，炙甘草五分，黑姜四分，桃仁十粒（去皮尖，研），人参二钱。引加枣一枚，连进二三帖后，再用后方。

产后血亡气促

产后亡血气促，言语不接续。有血块者，宜【生化汤】加人参一钱；无血块者，加黄芪、白术、陈皮各一钱；如手足冷，加附子五分。水煎服。

妇人在产后出现失血，气息短促，言语不能接续。伴有血块者，宜用生化汤加人参；无血块者，加黄芪、白术、陈皮；伴有手足冷者，加附子。

病因病机分析

本病多发于产后，为危急重症。气血相互依存，血能载气。产后失血过多，荣血暴竭，气无所依，随之外脱，亡血夺气，发为该病。产妇多表现为阴道大量出血，色红，有块或者无块，呼吸急促不能续，声息低微，言语不能接续，欲言不能复言，伴冷汗淋漓，面色苍白，烦躁不安，心悸，口合目开，四肢厥冷，舌淡，脉微欲绝。辨证属亡血夺气证。治疗急当大补气血。但产后不仅虚，亦有败血甚多，阻滞经络，若瘀血不去，新血必然难生，所以冯氏在治疗时仍以生化汤为基础，旨在祛瘀生新，再加以大补元气之品，拯危救脱。

方义分析

血为有形之物，难以速生；气为无形之物，易于速发。故对于产后亡血气脱之证应大补元气，以气养血。然妇人产后败血甚多，易阻滞经络，机体气血流通不畅，若单投以人参、黄芪等大补之品，必当壅滞气机，使旧之瘀血不易出而被滞于内。故治疗该病时，冯氏以生化汤为基础，取其祛瘀生新之意，使败血得以化，新血得以生。对于出血多，势急且有血块者，宜选用补气之力强者人参以救命。人参味甘、微苦，可大补元气，复脉固脱，为救脱之要药。产后气血俱虚，必伤脾胃，若出血量多，势较缓且无血块者，则选用黄芪、白术、陈皮，以健脾益气，补脾胃。黄芪味甘，微温，归脾、肺经，《药性歌诀》记载其可益正气，壮脾胃，活血医危；白术味苦、甘，性温，入脾、胃经，可健脾益气；陈皮入肺、脾经，一能健脾，二又可调畅气机，防止大补之品壅遏气机。三者合用，补脾胃，使气血生化有源。若手足厥冷，必损伤阳气，故加附子大辛大热之品，回阳救逆。《本草正义》记载附子"其性善走，为通行十二经纯阳之要药，外则达皮毛而除表寒，里则达下元而温痼冷，彻内彻外，凡三焦经络，诸脏诸腑，果有真寒，无不可治"。综上，诸药合用，共奏补气摄血，回阳救脱之效。

历代古书沿革

查阅、总结历代古籍中有关治疗产后血亡气促的记载，发现其主要见于《沈氏女科辑要》《妇人大全良方》《女科经纶》《傅青主女科》及《妇科采珍》之中。但选用生化汤加减治疗该病者，仅见于《傅青主女科》与《妇科采珍》，且两者所选用药物大致相同。《嵩崖尊生书》中也有关于此病的记载，所用方剂为续气养荣汤，但药物组成和本方相似。

[1]《傅青主女科·产后编上卷》之气短似喘第五：因血脱劳甚，气无所恃，呼吸止息，违其常度。有认为痰火，反用散气化痰之方，误人性命，当以大补血为主。如有块，不可用参、芪、术；无块，方可用本方去桃仁，加熟地黄并附子一片；足冷，加熟附子一钱，及参、术、陈皮，接续补气养荣汤。

加参生化汤，治分娩后即患气短者。有块不可加芪、术。

川芎二钱，当归四钱，炙甘草五分，黑姜四分，桃仁十粒（去皮尖，研），人参二钱。引加枣一枚，连进二三帖后，再用后方。

[2]《嵩崖尊生书》卷十四：血亡气脱，言语不接续，非喘也……无血块者，用续气养荣汤。

续气养荣汤：川芎二钱，当归四钱，炙草四分，人参二钱，炮姜四分，黄芪一钱，白术一钱，陈皮一分。

手足冷，加附子五分。

❀ 产后目痛

产后目痛，昏热赤肿，宜【生化汤】去黑姜，加荆芥（炒）、生地、赤芍各一钱，水煎服。

产妇于产后出现目赤肿痛，宜用生化汤去黑姜，加荆芥、生地黄、赤芍治疗。

🏛 病因病机分析

肝主疏泄，主藏血，开窍于目。故产后目痛，昏热赤肿当与肝之受损，失于条达有关。产后亡血伤津，损伤脾肾，气血生化乏源，加之产妇情绪不畅，暗耗肝之阴血，致肝肾阴亏，不能摄敛肝阳，肝阳偏亢，引动肝火，循经上炎，发为此病。文中虽只提及"产后目痛，昏热赤肿"，但方从法出，法随证立，由方药可推断出该证属上实下虚之证。患者当有产后双目昏沉发热，红肿疼痛，伴眼干痒，眼角分泌物变多、色黄，头晕面红，口苦，烦躁易怒，少寐多梦，腰膝酸软无力，舌质红，苔少，脉弦细数之证候。选用生化汤去燥热之黑姜，加清热凉血之品，使诸症消除。

⚙ 方义分析

本文选用生化汤去黑姜，加荆芥、生地黄、赤芍三药，源于产后妇人血虚，又有败血停滞，若单纯补血则旧血不去，阻于经络，会使肝之气机益加不畅，肝失于条达，肝火更加上炎，故选用生化汤养血祛瘀。黑姜辛热，用于此处可使阳气更加壅盛，加重患者目赤肿痛，故去之。荆芥味辛、微苦，性微温，入足厥阴气分，《滇南本草》中记载其可消肿散热。生地黄味甘性寒，归心、肝、肾经，可滋阴养血，清热凉血，消肿。赤芍味苦，微寒，入肝经，用于此处一能凉血消肿，二能散瘀止痛。综上，诸药并用，共奏养血补血，凉血消肿之功。

历代古书沿革

　　《萧山竹林寺女科秘考方》《胎产证治论》《妇科采珍》三本书均记载了产后目痛的病因与病机。但就治疗而言，用生化汤加减治疗产后目痛者仅见于《妇科采珍》之中。另《近代中医珍本集·妇科分册》中亦有此记载，其所用药物与《妇科采珍》相似。

　　[1]《胎产证治论》：产后而见目痛，痛连眉骨及太阳穴处，涩滞不适，羞明昏花，甚或目不能视之疾。系由产时失血过多，阴血亏虚，目失所养，外邪乘虚而入犯目。因虚而致者，治宜补血养目，方用当归补血汤、四物汤；兼有外邪者，配以祛邪之法。

　　[2]《萧山竹林寺女科秘考方·产后门·产后目痛》："产后目痛，昏热赤肿。"指因产后失血，目失所养，或情志化火，肝火上炎所致之双目涩痛，畏光羞视等。

　　[3]《近代中医珍本集》第110症产后目痛：产后目痛，昏热，赤肿，宜清魂散，即生化汤加荆芥穗一钱五分。

病案举例

　　黄某，女，25岁。因产后悲泣太过，致双目作痛，视瞻昏渺，腰痛膝软。恶露1个月方净。舌红，少苔，脉细。治宜滋补肝肾，兼以养血活血。方用六味地黄丸合生化汤加减。处方：地黄、山药各15g，茯苓、牡丹皮各

6g，当归、川芎、芍药各 10g，大枣 10g，甘草 6g。4 剂，日 1 剂，水煎内服。后见目痛减轻，舌尖略红，苔薄白，脉细。守上方去牡丹皮，加枸杞子 10g，续进 7 剂，以收全功。

（本病例选自《近代中医珍本集》）

按：患者产后本虚，复因悲泣，重伤肝肾，肝肾阴亏，肝火上炎，发为目痛。另精不能养骨，故腰痛酸软。六味地黄丸滋肾养肝，生化汤祛瘀生新。芍药养肝柔阴；大枣补五脏，治虚损。肝开窍于目，肝肾之阴气增益，则目痛自愈。

❀ 产后血虚感寒

产后血虚感寒，小便不禁，或多遗溺，宜【生化汤】加益智仁一钱（盐炒），水煎服。

产妇于产后气血亏虚，感受寒冷之邪，致小便频数，甚或遗尿者，宜用生化汤加益智仁。

⚘ 病因病机分析

小便不禁和遗溺为遗尿的两种类型。小便不禁是指小便频数，滴沥不断，不能自禁，以白天多见；遗溺为睡中遗尿，醒后方知。《医学心悟》之小便不禁云，"膀胱不利为癃，不约为遗溺"。《类证治裁》曰："膀胱仅主藏溺。主出溺者，三焦气化也。"由此可见，小便的正常与否，与三焦和膀胱有关。三焦气化不足，膀胱不能制约，而发为小便不禁或遗尿。由原文可知，产后小便不禁或遗溺是由于产后血虚感寒而发。妇人产后体虚，精血被耗，导致肾气虚弱。肾气不固，加之感受寒邪，损伤阳气，致下元虚寒。肾与膀胱相表里，肾阳虚而导致膀胱虚寒，膀胱、肾气俱冷，不能温制于水，则小便不禁，甚则遗尿。由此可见，本病的基本病机为膀胱失约。下元虚寒，肾气不固是导致膀胱失约的病因。患者多表现为小便频数，滴沥不断，不能自禁，甚则遗尿，伴神疲怯寒，形体衰弱，头晕腰酸，面色苍白，两足无力，舌淡，脉沉细，尺脉弱之证候。治疗该病时以生化汤为主，加以益智仁温肾固摄。

方义分析

全方由生化汤加益智仁而成。产后多虚、多寒、多瘀，故用生化汤，行中有补，化中有生，破而不伤正，补而不滞邪，旨在补血、活血、化瘀。另产妇有小便不禁，甚或遗尿，此因肾虚不固所引起，故加益智仁固精缩尿。益智仁味辛，性温，归脾、肾经，可暖肾固精缩尿；盐炙后可缓和辛燥之性，主入肾经，使补肾缩尿涩精之力益增。综上，诸药并用，共奏养血活血，温经散寒化瘀之效。

历代古书沿革

历代古籍中有关产后小便不禁或遗尿的记载较多，如《傅青主女科》《女科经纶》《妇人大全良方》《妇科采珍》等。但用生化汤加减治疗产后小便不禁者仅见于《妇科采珍》。然《女科经纶》中所体现的辨治思想与冯氏不谋而合，故将其摘录于下。

《女科经纶·卷之六》之产后小便不禁属脾肾虚：产后遗尿，肾气不固也，五味子丸主之……若脾肾虚寒，用八味丸、四神丸佐之。

周某，女，30岁。难产，产钳拿胎后，小便频数，色白不禁，淋沥难尽，终日痛苦，下腹部不适，舌淡无苔，脉沉缓。证属小便不禁之气虚证。治以补肾益气，升提固摄。处方：黄芪30g，升麻15g，益智仁10g，桑螵蛸10g。5剂，愈。

（本病例选自《名老中医漆济元医案珍藏录》）

按：《素问•宣明五气》言，"膀胱不利为癃，不约为遗溺"。但膀胱仅主储藏水液，主排尿者，实属三焦之气化，是故小便的正常排尿，有赖于膀胱和三焦之功能健全。本例小便不禁乃因肾气虚，收摄无权。黄芪、升麻补气升提，益智仁固精缩尿。诸药合用，增强气化固涩，加强膀胱约束，常有显效。

❀ 产后因伤寒冷

产后因伤寒冷，胃脘痛，宜【生化汤】加肉桂、吴茱萸各一钱。如不止疼，加五灵脂一钱、延胡索一钱五分；如喜按少止属虚，加熟地三钱，肉桂、延胡索各一钱。水煎服。

产妇于产后伤于寒冷，出现胃脘疼痛，宜选用生化汤加肉桂、吴茱萸。若疼痛不止，加五灵脂、延胡索；若胃痛喜按，则为虚寒证，宜加熟地黄、肉桂、延胡索。

病因病机分析

本病是以"产后胃脘疼痛"为主症，故属于"产后胃脘痛"，即以上腹胃脘部近心窝处疼痛为主症的疾病。导致胃脘痛的病因主要有饮食伤胃、寒邪伤胃、情志不畅、素体虚弱等。各种致病因素导致胃脘部不通则痛、不荣则痛。本条所述产后胃脘痛，缘于产后妇人体虚，稍有饮食寒冷或起居不适，极易感受寒邪，内客于胃，寒性凝滞，可致胃脘气机阻滞，血行不畅，瘀血阻于胃络，不通则痛。文中虽只提及产后胃脘痛，但方从法出，法随证立，由方可推断出该证属寒邪客胃，瘀血内停之证。患者当有胃脘部刺痛，冷痛，痛处不移，恶寒喜暖，得温痛减，遇寒加重，喜热饮，恶露量少，色暗有块，舌淡暗，苔薄白，脉弦涩。治疗该病本着"血得热则行""通而不痛"的原则，以活血化瘀，散寒止痛为治疗大法，选用生化汤加减治疗。

方义分析

生化汤针对产后病可奏活血化瘀，通络止痛之效。本病因产后伤于寒冷，故加肉桂、吴茱萸温热之品益气温中散寒。肉桂味辛，性温，可温中补肾，散寒止痛；吴茱萸味辛、苦，性热，归肝、脾、胃、肾经，辛热能散能温。两药配伍，散寒之力倍增，纵沉寒痼疾亦能消之。若疼痛不止，则可能与气机阻滞较剧，瘀血内积较重有关，故加五灵脂、延胡索活血散瘀，理气止痛。五灵脂，性味甘温，入肝经，可疏通血脉，散瘀止痛，专治瘀血作痛；延胡索味辛、苦，性温，辛则能润而走散，走散则血活，温则能和畅，和畅则气行，故有活血散瘀，理气止痛之功，能行血中气滞，气中血滞，专治一身上下诸痛。痛时喜按属虚证，多因脾胃虚寒或胃阴亏虚，致胃腑失养，不荣则痛。故加熟地黄补血养阴，肉桂温中散寒。熟地黄味甘，性微温，入血分，为养血补虚之要药，与当归、川芎合用，熟地黄补血，当归、川芎活血，使补而不滞，治疗血虚，其功卓著。延胡索加强理气止痛之效。综上，全方配伍，活血通络，温中散寒，理气止痛，从而使寒与瘀血俱去，脾胃健而胃痛自除。

历代古书沿革

《傅青主女科》中关于腹痛与小腹痛的记载与本文相似，具体论述如下。

[1]《傅青主女科·产后编下卷》腹痛第三十三：先问有块无块。块痛，只服生化汤，调失笑散二钱，加元胡一钱；无块，则是遇风冷作痛，宜服加减生化汤。

加减生化汤：川芎一钱，当归四钱，黑姜四分，炙甘草四分，防风七分，吴茱萸六分，白蔻五分，桂枝七分。痛止去之。随伤食物，所加如前。

[2]《傅青主女科·产后编下卷》小腹痛第三十四：有块痛者，本方（加减生化汤）中送前胡散，亦治寒痛。若无块，但小腹痛，亦可按而少止者，属血虚，加熟地黄三钱，前胡、肉桂各一钱，为末，名前胡散。

[3]《沈氏女科辑要》卷下对于胃脘痛也有类似记载：有血瘀、血虚、停食、感寒、肝气之异。手按痛减者，血虚也；按之痛增者，非停食即瘀血……得热即减者，感寒也……消瘀宜夺命散；感寒者，轻则炮姜、艾叶，重则桂、附、茱萸。

病案举例

房某，女，26岁。产后1周因受寒出现胃脘不适，纳谷疼痛难忍，恶露量少，小便短涩。舌淡暗，无瘀斑，唇色紫暗，脉弦涩。证属产后恶露不去，加之受寒，瘀血内停，上攻胃腑之证。治宜活血化瘀，散寒止痛。仿生化汤加味：当归、白芍、熟地黄、红花、桃仁、炮姜、炙甘草、五灵脂、蒲黄各10g，山楂、神曲各30g，吴茱萸3g，红糖引之。服药2剂后，胃脘部疼痛减轻，但少腹疼痛加剧，随之排出大量恶露，即感全身舒适。再进2

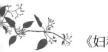

剂，恶露继续排出，小腹疼痛逐渐减轻，胃脘已不痛，纳谷觉香，小便通利，唇已转红，脉趋和缓。再予上方调理1周，遂愈。

（本病例选自《四川中医》1991年第7期之“产后胃痛治验”）

按：正常分娩后胞宫内遗留的败血和秽浊，一般在半个月之内即可排净。本例因分娩后气血虚弱，胎衣无力完全剥离，加之受寒，导致胞宫瘀血不去，新血不宁，上犯胃腑，致成胃痛之病。方中生化汤活血化瘀，加强子宫收缩，促进血液循环，祛除胞宫之秽浊。方中失笑散活血破瘀，助生化汤逐恶露，排瘀血。全方又寓四物汤之意，有养血补虚，活血滋阴，扶正祛邪的作用。山楂既可活血化瘀，又可与神曲共行消食和胃，行滞散结之功。吴茱萸散寒止痛。全方共奏活血祛瘀，散寒止痛之效，使瘀去痛止。

产后失血言错语乱

原文

产后失血，言错语乱，宜【生化汤】加茯神、枣仁（炒）、远志、柏子仁（去壳）各二钱，麦冬（去心）一钱，水煎服。

释义

产妇于产后出血，发生语言错乱者，宜生化汤加茯神、枣仁、远志、柏子仁、麦冬治疗。

病因病机分析

言语错乱是指神志恍惚，语言前后颠倒错乱，或言后又自知讲错，不能自主的一种症状，是神志活动失常的一种表现。言语错乱的发生与心、肝、脾三脏的关系最为密切。实证多为痰湿、瘀血、气滞阻遏心窍，神明逆乱，故令言语错乱；虚证由思虑过度，心脾气血两虚所致。正如《杂病源流犀烛》中"有因思劳伤心脾，致健忘失事，言语颠倒如痴者"；《证治汇补》中"有妇人月水崩漏过多，血气迷心，或产后恶露上冲，而言语错乱"所述。由原文可知，妇人产后伤血，失血过多，或思虑太过，所思不遂，心血暗耗，心失所养，神明不守，血虚不能养神，而发为此病。故可推断该证当属心血不足证。患者临床当有语言错乱，面色无华，神疲肢软，心悸健忘，失眠多梦，舌淡，苔薄白，脉细弱。治疗当补血养血，补心安神。

◎ 方义分析

　　选用生化汤为底方，加补心安神之品。生化汤以补虚、化瘀、生新为主要功效。本病因产后失血较多，致心血暗耗，不足以养心，故加补心安神之品以宁心安神。茯神、酸枣仁味甘、淡，归心经，宁心安神，可用于心虚诸证；另酸枣仁归肝经，肝藏血，酸枣仁可养肝血，使血藏而不泄，滋养心神；远志苦辛，性温，归心经，可安神益智；柏子仁味甘，可养心安神，《药品化义》中提道："（柏子仁）香气透心，体润滋血，与茯神、枣仁、麦冬均为浊中清品，主治心神虚怯……皆有养血之功。"麦冬味甘、微苦，性微寒，用于此处一可清心除烦，二能稍稍制约远志之辛温之性。全方配伍，祛瘀生新，补心安神，使瘀血去而新血生，新血生则心血充足，心神得养，故言语错乱自止。

📖 历代古书沿革

　　[1]《诸病源候论·产后风虚癫狂候》：产后血气俱虚，受风邪，入并于阴，则癫忽发……邪入并于阳则狂，发则言语倒错，或自高贤，或骂詈不避尊卑是也。

[2]《万氏妇人科·产后篇》：心主血，血去太多，心神恍惚，睡眠不安，言语失度，如见鬼神，俗医不知以为邪祟，误人多矣。茯神散主之……

❀ 产后脏结类三阴

产后脏结，类三阴伤寒症，乃津液干枯，万勿攻里，宜【加减生化通幽汤】。

当归六钱　川芎二钱五分　甘草五分　桃仁十五粒　肉苁蓉（酒浸淡去甲）　陈皮　火麻仁（炒）各二钱

水煎服。如汗多便实，加人参一钱，黄芪、麻黄根各一钱；如口燥，加人参、麦冬（去心）各一钱；如腹满液干便实，加人参一钱，麦冬、肉苁蓉各二钱，枳壳一钱；如汗出谵语便实，乃气血并竭，神衰心主失守，宜养荣安神，加茯神、枣仁（炒）、远志（去心）、柏子仁（去油壳）、黄芪、肉苁蓉（酒洗）各一钱五分，人参、白术各一钱。

产妇于产后出现大便干结，类似于伤寒三阴之证，乃由津液干枯所致，为虚证，万不可认为是实证而行攻里之法，宜用加减生化通幽汤。若伴出汗，加人参、黄芪、麻黄根；若伴口燥，加人参、麦冬；若伴腹胀、大便干结，加人参、麦冬、肉苁蓉、枳壳；若伴汗出、谵语、大便干燥，乃为气血俱衰，心神失守，治宜养荣安神，加茯神、酸枣仁、远志、柏子仁、黄芪、肉苁蓉、人参、白术。

病因病机分析

"脏结"名出《伤寒论》，即脏气闭结而不复流布也。该病临床症状与结胸相似，但无发热烦躁，多表现为饮食如常，腹部胀满，大便干。其多因脏气衰微，阴邪凝结所致。然由原文可知，产后脏结是由津液亏损所致，不宜攻里，推断该病病性属虚，为真虚假实之证。患者平素血虚，营阴不足，复因产重虚，血虚津伤，肠道失于濡养而发病；主要证候为产后大便干燥，数日不解，或解时艰难涩下，腹无胀痛，饮食如故，或伴心悸少寐，肌肤不润，面色萎黄，舌淡，苔白，脉细弱。治疗时随证立法，塞因塞用，以滋阴养血，润肠通幽为治疗大法，选用加减生化通幽汤治疗。

方义分析

冯氏强调该病由津液干枯所致，万不可选用攻里之下法，宜选用加减生化通幽汤治疗，一则体现了遵循"产后禁峻下以防亡阴"的治则，二则体现了冯氏治疗产后病时兼顾气血的学术特点。全方由生化汤去干姜，加肉苁蓉、陈皮、火麻仁而成。生化汤活血祛瘀生新；肉苁蓉味甘、咸，性温，归大肠经，咸能下降，善滑大肠，甘可养血，温专润燥，奏通腑而不伤津之功；陈皮苦、辛，性温，理气健脾，健脾使气血生化有源，理气使腹中壅滞得消；火麻仁味甘，性平，归脾、胃、大肠经，力专润肠通便，为治疗血虚津亏，肠燥便秘之良药。全方配伍，寓攻于补，化瘀血，生新血，滋阴养血，润燥通幽。若伴汗多便实，多由产后伤血，气随血耗，腠理不密，卫阳不固所致，故汗多；汗多伤津，津液不足，肠道干结，故便实。故加人参、黄芪、麻黄根益气敛汗。人参味甘、微苦，性温平，用于此处既可补气固脱，又可生津润燥；黄芪味甘，性微温，为强壮之剂，可益正气，固表敛汗；麻黄根甘、涩，平，归心、肺经，一

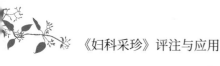

能固表止汗，二能引止汗之药达于表而速获良效。若口干、口燥，多因产后津液损伤，津不上乘所致。加人参、麦冬取"生脉散"之意，益气养阴，生津润燥。若腹满液干便实，多由津液亏虚，肠道干结，大便秘结所致。故加人参、麦冬益气养阴，肉苁蓉润肠通便，枳壳理气宽中、行滞、消胀。若汗出谵语便实，则由气血并竭，神衰心主失守所致，加补心安神之品对证治疗。茯神、酸枣仁味甘、淡，归心经，可宁心安神；另酸枣仁归肝经，肝藏血，酸枣仁可养肝血，使血藏而不泄，滋养心神；远志苦、辛，温，归心经，安神益智；柏子仁味甘，养心安神；黄芪补益正气，气能生血，血旺则心神得养；肉苁蓉润肠通便；人参、白术补气健脾，使气血生化有源。诸药合用，气血自生，心神得养，故诸证消。

历代古书沿革

历代古籍中关于该病的记载较多，如《女科经纶》《妇人大全良方》《沈氏女科辑要》《傅青主女科》等。但运用生化汤治疗该病者仅见于《女科经纶》和《傅青主女科》，且两者所治疾病相同，所选用药物亦大致相同。

[1]《女科经纶·卷之六》：产后大便日久不通，因血少肠燥故也。宜多服生化汤，则血旺气顺，传化如常，自无燥涩之患。切不可用硝、黄峻利之剂，以亡阴血，致中气虚而便秘愈甚，遂成胀满者有之。

[2]《傅青主女科》之类伤寒三阴证第十一：潮热有汗，大便不通，毋专论为阳明证；口燥咽干而渴，毋专论为少阴证；腹满液干，大便实，毋专论为太阴证……产后大便秘，若计其日期，饭食数多，即用药通之，祸在反掌。必待腹满觉胀，欲去不能者，反结在直肠，宜用猪胆汁润之。若日期虽久，饮食如常，腹中如故，只用补剂而已。若服苦寒疏通，反伤中气，通而不止，或成痞满，误矣。

养正通幽汤：治产后大便秘结类伤寒三阴证。

川芎二钱半，当归六钱，炙甘草五分，桃仁十五粒，麻仁（炒）二钱，肉苁蓉（酒洗去甲）一钱。

汗多便实，加人参二钱，黄芪、麻黄根各一钱；如口燥渴，加人参、麦冬各一钱；如腹满溢便实，加人参二钱，麦冬一钱，肉苁蓉一钱，枳壳六分；汗出谵语便实，乃气血虚竭，神衰心主失守，宜养荣安神，加茯神、远志、肉苁蓉各一钱，人参、白术各二钱，黄芪、白芷各一钱，柏子仁一钱。

❀ 产后乳痈乳疖

产后乳痈、乳疽、乳疖等症，宜【消毒散】。

> 瓜蒌仁（去净黑壳，压去油）　蒲公英各五钱　金银花　当归尾　天花粉各二钱　台乌　香附（醋炒）　土贝母（去心）　川芎　白芷各一钱　青皮八分　甘草五分　乳香二钱

水三茶杯半，煎一茶杯，不拘时服。

产妇于产后出现乳痈、乳疽、乳疖等症，宜用消毒散。

🌱 病因病机分析

产后乳房疾病临床较为多发，且易发生于初产妇，其中以乳痈最为常见。痈、疽、疖皆为阳性疮疡。正如《外科心法要诀》所说"痈疽原是火毒生"，指出了火热之邪是阳性疮疡最主要的致病因素。火为阳盛所

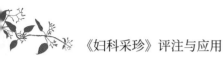

生，火为热之极，热为火之渐，火热郁久可以化毒，热毒势缓，火毒势急。火热蕴于肌肤，营卫不和，燃热肿胀，热毒郁久，腐肉成脓，形成痈、疽、疔等病。妇女产后体虚汗出，或露胸哺乳外感风邪，可致乳络郁滞不通，化热成痈；初产妇乳头出现破碎、畸形、凹陷等情况，影响哺乳，或哺乳方法不当，或断乳不当，均可导致乳汁淤积，乳络阻塞结块，郁久化热酿脓而成痈肿。该病临床多急性发作，初期表现为局部皮肤红肿燃热，根盘收束，疼痛剧烈，拒按，常伴形寒发热，口渴，纳呆，大便秘结，小便短赤，舌红，苔薄，脉数。随着病情的发展，痈肿逐渐增大，局部疼痛加重，或有鸡啄样疼痛，有应指感，舌红，苔黄腻，脉洪数。痈肿易消、易溃、易敛，多为顺证。随证立法，治疗该病本着"以消为贵"的原则，以清热解毒，消肿和营为治疗大法，选用消毒散治疗。

◎ 方义分析

纵观消毒散全方，共十三味药，药性温和，方中无峻利猛烈之品，故可用于体质虚弱的产妇。针对痈疽皆为火毒而生的特点，治以清热解毒为主，配合理气活血、消肿散结为法。方中瓜蒌仁、蒲公英为君药。瓜蒌仁甘寒而润，可清热润燥，利气宽胸，消肿散结；蒲公英苦寒清热，可消肿散结，通经下乳。然单用瓜蒌仁、蒲公英则气滞血瘀难消，肿结不散，又以当归尾、乳香、乌药、香附、川芎、青皮行气活血通络，消肿止痛，共为臣药。金银花性味甘寒，最擅清热解毒疗疮，古人谓其"疮家圣药"。疮疡初起，其邪多羁留于肌肤腠理之间，更用辛散的白芷以通滞而散其结，使热毒从外透解。气机阻滞可导致液聚成痰，故配用土贝母、天花粉清热化痰散结，可使疮疡未成即消。甘草益气补中，清热解毒，调和药性，为使。该方为仙方活命饮与生化汤加减化裁而成，既体现了中医治疗本病时"以清为主，以消为贵"的治疗原则，又符合产后多虚、多寒、多瘀的特点。生化汤中当归辛甘而温，辛能行血，甘可养血，温能散寒，与金银花、天花粉等同用，可活血消肿止痛，治疗疮疡初起肿胀疼痛；川芎活血行气，消肿止痛；去桃仁，改为乳香、乌药、香附以活血行气，消肿止痛；黑姜辛温易助火伤阴，故去除；炙甘草调和药性，并可缓急止痛。综上，诸药并用，共奏清热解毒、理气活血、消痈散结之功。

📖 历代古书沿革

历代医籍中关于产后乳痈的记载甚多，然用消毒散治疗产后乳痈者较少。查阅相关书籍，于《傅青主女科》及《近代中医珍本集》中发现，两者治疗产后乳痈时所选用的药物与《妇科采珍》较为类似，摘录如下。

[1]《傅青主女科》：乳头属足厥阴肝经，乳房属足阳明胃经。若乳房臃肿，结核色红，数日外肿痛溃稠脓，脓尽而愈，此属胆胃热毒，气血壅滞，名曰乳痈，易治……

瓜蒌散，治一切痈疽，并治乳痈。痈者，六腑不和之气，阳滞于阴则生之。

瓜蒌一个（连皮捣烂），生甘草五分，当归三钱，乳香五分（灯心炒），没药五分（灯心炒），金银花三钱，白芷一钱，青皮五分。水煎，温服。

[2]《近代中医珍本集》第113症之产后乳痈：产后乳痈，或生胁毒，生化汤加蒲公英、银花各三钱，茯苓一钱，连翘、生草、白芷各四分，青皮三分，生姜一片。

病案举例

患者，女，26岁。产后10天右侧乳房胀痛伴发热2天。2014年10月17日就诊。2014年10月7日于我院顺产分娩，产后纯母乳喂养，1天前开始出现右侧乳房胀痛、乳汁量少，伴恶寒发热，头痛，周身酸楚，无鼻塞流涕，无咽痛，无咳嗽，大小便正常。查体：体温38.5℃，右侧乳房可扪及结块，触痛，肤色微红，乳汁量少，乳头无破损，全腹平软，无压痛及反跳痛，少量恶露，色暗红，无异味。舌红，苔黄微腻，脉弦数。中医诊断为乳痈（热毒炽盛证）。西医诊断为急性乳腺炎。治以清热解毒，消肿散结。药用青皮 10g，白芷 10g，当归 10g，柴胡 10g，浙贝母 6g，僵蚕 6g，天花粉 10g，金银花 20g，蒲公英 20g，甘草 6g，路路通 10g，荆芥 10g，羌活 10g，独活 10g。水煎服，治疗 1 天后热退，2 天后乳房胀痛消失，无明显不适。

（本病例选自《实用中医药杂志》2015 年第 31 卷第 11 期之"中药内外合治产后乳痈初起 98 例"）

按：乳痈的主要病机为乳汁淤积、肝郁胃热、感受外邪，而乳汁淤积为其根本原因。按乳痈的发病过程可分为初起、成脓和溃后 3 个阶段，治疗的关键时间在于初起期。乳痈初起主要表现为乳汁淤积，热毒内盛。故治疗原则为清热解毒，消肿散结。方中金银花、天花粉、甘草清热解毒，白芷、浙贝母、僵蚕消肿散结，柴胡、青皮、当归行气活血。诸药合用，具有清热消肿之效。

✿ 产后疮疡

产后疮疡不论已溃未溃，宜【生化汤】去黑姜，加连翘二钱、天花粉二钱、净银花三钱、黄酒一茶杯，同煎服。

产妇于产后出现疮疡，不论溃破与否，宜用生化汤去黑姜，加连翘、天花粉、净金银花、黄酒。

病因病机分析

疮疡是指发于体表的化脓性疾病。其病程包括初起、成脓、溃后三个不同发展阶段。初起期的病机为邪毒蕴结、经络阻塞、气血凝滞；成脓期的病机为瘀血化热、腐肉成脓；溃后则为脓毒外泄、正气耗损。疮疡发生后，正邪交争决定着疮疡的发展和转归。妇女产后亡血伤津，瘀血内阻，多虚多瘀，正不胜邪，热毒壅滞不散，热盛肉腐成脓，则易导致脓肿的形成。若气血虚弱，不能脱毒外达，可致疮形平塌，肿势不能局限，难溃、难敛。如病情进一步发展，正不胜邪，内犯脏腑，可形成内陷，危及生命，故治宜用内托法，寓有"扶正达邪"之意。本病多由妇女产后血室正开，百脉空虚，邪气乘虚而入；或亡血伤津，血燥虚热内生；或情志不畅，肝气郁结，失于疏泄；或瘀阻冲任，血行不畅等因素导致气血凝滞，经络壅遏，化火成毒而成疮疡。方从法出，法随证立，本文提及产后疮疡，不论已溃、未溃均治宜内托法，促其早日脓出毒泄。由方可推断出该证属热毒内结，体虚毒恋之证。患者可见疮疡泛发，或簇集一处，或此愈彼起，局部红肿灼热，疼痛明显，伴恶寒发热，纳呆，舌红，苔薄，脉数之证候。故产后疮疡，宜用内托之法扶正祛邪，使营卫通行，毒邪消散为妥，故选用生化汤去黑姜，加连翘、天花粉、净金银花、黄酒治疗。

方义分析

产后疮疡多因正不胜邪，热毒壅滞不散，热盛肉腐成脓而致。生化汤因产妇体质虚弱而制，针对产妇多虚多瘀的特点，方中并无峻利猛烈之品，不伤正气，补虚兼以消散。生化汤中的黑姜辛温易助火伤阴，故去除。《素问·至真要大论》曰"诸痛疮疡，皆属于心"。连翘苦寒，主入心经，既能清心火、解毒疮，又能消散痈肿结聚；金银花性味甘寒，最擅清热解毒疗疮，治疗痈肿疮毒，常与连翘同用；天花粉微苦寒，可清热泻火，消肿排脓，用于治疗疮疡初起，未成脓者可使其消散，脓已成者可溃疮排脓；黄酒温通血脉以助药力。全方配伍得当，既化瘀而生新血，又内托以扶正祛邪，诸药并用，使正气恢复，营卫通行，毒邪消散。

📖 历代古书沿革

纵观历代医籍，记载产后痈疽者甚多。用生化汤加减治疗该病者，可见于《外科心法要诀》《家藏蒙筌》《医钞类编》《近代中医珍本集》等书，具体内容摘录如下。

[1]《外科心法要诀》之产后痈疽：因产后气血经络俱虚，或因七情所伤，或因六淫所感，与瘀血相稽而成，最为险候。治宜大补，扶助根本，兼化瘀生新，其客病以末治之。初宜生化汤，随证加减以消毒；有表邪宜清魂散；有里热宜回升丹。

生化汤：治产后痈疽。

当归八钱，川芎四钱，炭姜、炙甘草四分，桃仁十粒（去皮尖）。水煎，加无灰酒一小杯，和服。

[2]《家藏蒙筌》卷十一产后痈疽：新产半月，忽患痈肿于左右胸腹者，是败血不尽，流滞经络，或气血虚弱，荣气不从，逆于肉里也。如败血瘀滞者，则焮肿赤痛而脉洪弦有力，当补血行血之中佐以导瘀疏气为主，如生化汤加连翘、银花、甘草节、乳香、没药之类。

[3]《医钞类编》关于该病之论述与《外科心法要诀》一致。

[4]《近代中医珍本集》第120症之产后痈疽：产后忽身上生痈疽，用生化汤加连翘、花粉、生甘草。

产后一切阴毒

 原文

产后一切阴毒流注，宜【参归生化汤】。

> 人参一钱　当归五钱　川芎二钱　生黄芪四钱　肉桂五分　甘草一钱　沉香三分（磨）

冲服。如漫肿微痛，属气虚形脱，气不足者难治；如已成脓不溃，加人参一钱；如憎寒恶热，血气虚也，宜服【十全大补汤】；如日晡内热，宜【四物汤】加人参一钱，白术、丹皮各一钱五分；如呕逆胃气虚也，宜【六君子汤】加黑姜一钱；如食少体倦，脾气虚也，宜【补中益气汤】；如四肢厥冷，小便频数，胃气虚也，宜【补中益气汤】加苍术一钱（炒）、益智仁二钱。水煎服。

又方：

用老葱一根炒热，捣烂作饼，如指厚贴肿处，用布二三层盖上，以熨斗熨之，冷则再易。如是三四次，毒气消散，可无他患。或将蒜切片，如铜钱厚，置于疮上，以艾蒜灸十数壮。

 释义

产妇于产后出现一切阴毒肿证，皆宜用参归生化汤。如漫肿微痛，则属气虚形脱，气不足者，在临床上较为难治；如已成脓但未破溃，加人参；如憎寒恶热，血气虚也，宜服十全大补汤；如日晡发热，宜服四物汤加人参、白术、牡丹皮；如呕逆，则为胃气虚也，宜服六君子汤加黑姜；如纳食少，体倦乏力，则为脾气虚，宜用补中益气汤；如四肢厥冷，小便频数，为胃气虚也，宜用补中益气汤加苍术、益智仁。

病因病机分析

阴毒流注指一切阴证肿病，其主要表现为慢性发作，皮色不变或苍白、紫暗，漫肿平塌，根盘散漫不收，疼痛和缓，多为隐痛，初期无明显的症状，或伴虚寒症状，酿脓时有虚热症状，溃后虚象更甚。妇女产后气虚失摄，冲任不固；或余血未尽；或感寒凉，败血瘀阻冲任；或营阴耗损，虚热内生，热扰冲任，迫血下行而致恶露。妇女产后阴毒流注多因产后恶露停滞而成，故可推断出该证属瘀血凝滞之证。该病多发于小腹、腰部及大腿等处，发病较缓。初期一般无全身症状或全身症状较轻；化脓时出现高热，局部漫肿疼痛，皮色微红或青紫，舌苔薄白或黄腻，脉涩或数。随证立法，以补气活血，祛瘀通络为治疗大法，选用参归生化汤治疗。

方义分析

参归生化汤为生化汤去活血祛瘀的桃仁、温经散寒止痛的黑姜，加人参、生黄芪、肉桂、沉香而成。人参大补元气；黄芪补气健脾，脱毒生肌。两者合用，可补气生血，扶助正气，托脓毒外出。肉桂与人参、黄芪配伍，既可增强补气生血的作用，又有生肌敛疮之效；沉香辛、苦，微温，味辛走散，行气散寒，温肾纳气。炙甘草调和药性，并可缓急止痛，为佐使之药。方中行中有补，化中有生，破而不伤正，补而不滞邪，充分体现了补气、活血、化瘀的治疗原则。

疾病过程中若出现肿势扩大、疼痛减轻等情况，属余毒攻窜，此时若出现身体消瘦、面色无华、脉虚数等气虚证候，则易毒传脏腑。若脓已成，久不溃烂，加人参扶助正气，托脓外出；若恶寒发热，则为气血两虚，予以十全大补汤温补气血；若出现日晡潮热，考虑血虚生内热，予以四物汤补血调血，加人参、白术健脾益气，牡丹皮清热凉血；若出现恶心呕吐，为胃气上逆，予以六君子汤益气健脾，加黑姜温胃止呕；若出现饮食减少，体倦肢软，则为脾气虚，予以补中益气汤补中益气、升阳举陷；若出现四肢厥冷，小便频数，为胃气虚也，治以补中益气汤益气升阳，加苍术燥湿健脾、祛风散寒，益智仁温脾开胃、暖肾缩尿。

历代古书沿革

[1]《傅青主女科》："产后恶露流于腰臂足关节之处，或漫肿，或结块，久则肿起作痛，肢体倦怠。急宜用葱熨法以治外肿，内服参归生化汤以消血滞，无缓也。未成者消，已成者溃。"

参归生化汤：川芎、黄芪各一钱半，当归、人参、马蹄香各三钱，炙甘草、肉桂各五分。水煎服。

[2]《胎产秘书》：产后恶露，流注于肾腰关节之处，或漫肿，或结块作痛，久则肿起，肢体倦怠，急用葱熨法以散外肿，内服参归生化汤以散血滞。至已溃、未溃，其法参之乳痈症中。

熬党参膏方

原文

前方内多有人参者，有力之家则用人参，无力之家以【党参膏】代之。或作丸药，以此膏和丸亦佳。

【熬党参膏方】

党参八两　炙芪四两　玉竹四两　当归三两　沙参三两　砂仁二两　益智子二两　龙骨（煅）五钱

共熬成稠膏，临证量加，冲服。

本书所选用方剂多包含有人参，然冯氏认为人参价格昂贵，有能力者可以用人参，资金欠缺者可用党参膏代之。有的用作丸药，用党参膏和丸也可以。

⚛ 方义分析

本条所述意为产后病中大多配伍有人参，人参价格昂贵，冯氏体恤民生，认为有能力者可用人参，而对于贫苦大众可选用党参膏代之，或作丸药，或作膏药，均可收获良效。人参味甘、微苦，性温平，归脾、肺、心经，有大补元气，生脉固脱，补脾益肺，生津安神之功。冯氏之所以选用党参膏代之，源于党参膏中诸药并用，可以起到人参之功效。方中党参味甘，性平，可补中益气，和胃生津，用于气血两虚之证；黄芪味甘，性微温，益正气而壮脾胃，故为君药。玉竹甘平，入肺、胃经，可养阴润燥，清热生津；沙参味甘、微苦，性微寒，归肺、胃经，可养阴清热，润肺化痰，益胃生津。玉竹、沙参合用，共奏养阴生津之功。当归补血活血，润燥滑肠，一有补阴之功，二可补血安神。以上三药合而为臣。砂仁辛温，归脾、胃经，可和中调气；益智仁辛温，气味宰热，功专燥脾温胃，敛脾肾之气逆，藏纳归原，为补心、补命之剂；煅龙骨质最黏涩，有翕收之力，能助党参、黄芪收敛元气，固涩滑脱，又可安神，故三者为佐药。综上，诸药合用，力可与人参相媲美，且物美价廉，尤适于力不所及者。

📖 历代古书沿革

查阅文献，于《得配本草》《北京市中药成方选集》《全国中药成药处方集》中可见党参膏方，但其药物组成与冯氏之党参膏方有所区别，具体论述如下。

[1]《得配本草》卷二草部上党参之党参膏方。

组成：党参 500g，北沙参 250g，龙眼肉 120g。

制法：先将党参、北沙参切片，后入龙眼肉，水煎浓汁，滴水成珠，用瓷器盛贮。每日服 2 次，早晚各 1 次，每次 3 羹匙，用温开水冲服。

效用：补元气，清肺金，开声音，助筋力。用于气血不足、声音嘶哑、神倦乏力，以及病后体虚。老年人气血亏损，神疲乏力，头晕腰酸，久服党参膏，能强壮身体。

[2]《北京市中药成方选集》之党参膏。

组成：党参（去芦）480 两，黄芪 320 两，升麻 40 两，龙眼肉 80 两，生地黄 160 两，熟地黄 160 两，当归 160 两，紫河车 10 具。

制法：上药切碎，水煎 3 次，分次过滤，去滓，滤液合并，用文火煎熬，浓缩至膏状，以不渗纸为度，每 1 两膏汁兑炼蜜 1 两成膏，瓶装，重 2 两。

效用：大补气血，健脾养胃。主治气血亏虚，脾胃虚弱，肢体酸软，精神疲倦。

[3]《全国中药成药处方集》之党参膏。党参 960 两，将党参煎汁 3 次榨净，将各次所煎药汁澄清过滤，蒸发成浓汁，加冰糖 10kg 收膏。每次 1 羹匙，开水化服。主治体倦气怯，食少便溏。

胎产针灸图说

概论

　　针灸治疗妇产科疾病的历史悠久。《黄帝内经》全面论述了女性的生理病理特点及疾病治疗原则，为后世针灸治疗妇产科疾病奠定了理论基础。《黄帝明堂经》记载了针灸治疗月事少、绝子、胎衣不下等妇产科疾病。张仲景《金匮要略》中有3篇专论妇科，提出针刺泻劳宫、关元治疗子肿、针刺期门治疗妇人热入血室等内容。晋·皇甫谧《针灸甲乙经》中针灸妇科首次独立成篇，其中叙述了53种妇科疾病的针灸治疗方法。孙思邈《备急千金要方·妇人方》3卷中用针灸治疗经、带、胎、产的方法约70种，并首次提出妊娠妇女针灸的注意事项。《太平圣惠方》中有灸至阴穴转胎治疗难产的记载。清·冯晋台于《妇科采珍》中提出："至针法一条尤为奏效甚捷，适当临产仓促之际药饵迫不及待，唯有速用针法，易于见效。"冯氏治疗胎产疾病多用针灸，其临证思想和特点主要体现在以下几个方面。

一、量分寸法

　　腧穴是针灸施术的部位，腧穴的准确定位是针灸产生疗效的重要前提。冯氏遵《太平圣惠方》"穴点以差讹，治病全然纰缪"的观点，认为若腧穴定位不准，将影响疾病的治疗效果。如何选准穴位一直是古今医家十分重视的问题。首先，冯氏沿用《黄帝内经》之同身寸法进行腧穴定位。《妇科采珍》原文："将手中指尖搬掘，取第二节，以稻秆或麦秆，量至两骨节弯纹处，截之为一寸，即《内经》同身一寸也。"《黄帝内经》中关于腧穴定位有草量法和同身寸法两种方法。草量法主要是量取背俞穴。《素问·血气形志》言："欲知背俞，先度其两乳间，中折之，更以他草度去半已，即以两隅相拄也，乃举以度其背，令其一隅居上，齐脊大椎，两隅在下，当其下隅者，肺之俞也。复下一度，心之俞也。复下一度，左角肝之俞也，右角脾之俞也。复下一度，肾之俞也。是谓五脏之俞，灸刺之度也。"即以两乳间距离的1/4作为草棒的长度，再将此棒折为等边三角形，以此再作为度量工具，进行背俞穴的选取。但此草量法所取背俞穴与《灵枢·背腧》所取背俞穴相去甚远，互不相容。王冰等注家均对此文字持有异谈，多猜测该文并非《素问》本文，乃后世注者误传。故此法仅供参考或文献研究之用，不必太过遵从。

同身寸法也就是后世所说的手指比量法、指寸定位法，这种方法在《黄帝内经》中并未被提及。指寸定位法是按照患者本人手指所规定的寸数来量取腧穴的方法，此法源于《备急千金要方》，临床使用时较便利，但取穴的准确性稍差。《备急千金要方》中有"中指上第一节为一寸，亦有长短不定者，即取手大拇指第一节横度为一寸"，"凡量一夫之法，覆手并舒四指，对度四指上中节上横过为一夫"的论述。《针灸大全》进一步提出，"大指与中指相屈如环，取中指中节横纹，上下相去长短为一寸"。而明·张介宾《类经图翼》论，"同身寸者，谓同于人身之尺寸也，人之长短肥瘦各自不同，而穴之横直尺寸亦不能一。如今以中指同身寸法一概混用。则人瘦而指长，人肥而指短，岂不谬误？故必因其形而取之，方得其当"。近现代也多有医家指出手指比量法误差太大，不宜单独应用。

目前，教科书中共列出4种常用腧穴定位方法，分别是体表解剖标志定位法、骨度分寸定位法、手指同身寸定位法、简便取穴定位法。体表解剖标志定位法较为直观，也最为基础。比如鼻尖取素髎、腓骨小头前下缘取阳陵泉、两眉中间取印堂等。该法简洁、明了、准确，是临床上重要的取穴方法之一。骨度分寸定位法是在参照体表标志的基础上，将骨度应用于人体测量定穴的方法。此法应用广泛，并在某些穴位的定位、量取上逐渐规范化。骨度分寸定位法与体表标志定位法相辅相成、不可分割，在现代临床取穴中往往结合运用。骨度分寸定位法与体表标志定位法均以体表标志为参照基础，结合灵活，按照比例客观、准确地度量定穴，基本涵盖了人体所有腧穴的取定。手指同身寸定位法的应用范围相对于骨度分寸定位法与体表标志定位法较狭窄，而且古人也发现了此类方法在取穴的客观准确性上存在缺点。该法可以为体表标志定位法和骨度分寸定位法的补充，主要应用于身体某些难于度量的边角腧穴，以及古人记载的相应少许特定腧穴的取定。其也可以与体表标志定位法和骨度分寸定位法结合，形成简便取穴定位法。

二、点穴方法

（一）选择体位

冯氏认为点穴时患者的体位很重要，不正确的体位不利于准确进行腧穴定位。正如原文所述："凡点穴时，令病人身体端正，四肢无令蜷缩。如坐点穴无令俯仰，如立点穴无令倾侧。"因而，临床上患者采取规范自然的体位姿势，形神放松，形正神安，经穴自然开通，针刺腧穴，可调畅经络，调和气血，易于发挥针刺的治疗作用。所以在接受针刺治疗时，患者选择舒适的体位不仅能够取穴准确，还可以保证针刺操作的效果及防止发生针刺意外等事故。《标幽赋》言，"或伸屈而得之，或平直而安定……空心恐怯，直立侧而多晕……背目沉掐，坐卧平而少昏"，指出在针刺时要根据需要选择舒适的体位，否则就会出现眩晕、昏厥等情况，强调了选择体位的重要性。体位的选择应尽量暴露处方中的全部穴位，并且应使患者可以保持稳定，全身的肌肉完全放松，尤其是穴位处的肌肉必须完全处于松弛状态。对于有些需要屈肘、屈膝等特殊姿势才能正确取穴的体位，更要使患者身体稳定、固定、舒适。如果体位选择不当，在患者移动体位时，常会导致弯针、折针或滞针等情况，给患者增加痛苦。如果体位不当，还会造成医生取穴困难，施术行针不方便，不宜于留针，有的甚至可以导致晕针等意外。所以，指导患者选择正确舒适的体位，要同时考虑到医生施术行针的方便及患者的舒适、稳定、放松。体位选定后，要求患者不能随意改变或移动体位，以免发生意外。《备急千金要方》言，"凡点灸法，皆须平直，四体无使倾侧。灸时孔穴不正，无益于事，徒破好肉耳。若坐点则坐灸之，卧点则卧灸之，立点则立灸之，反此亦不得其穴矣"。"若点穴不准，徒伤肌肉，岂针灸之不灵乎"，倘若腧穴定位不准，无法激发经气，不能调畅气血，无法平衡阴阳则不能达到治疗疾病的目的。

（二）揣穴

腧穴是经络运行气血输注出入之地。腧穴是整个经络中气血最集中之处。气血由此"游行出入"，以渗灌濡养脏腑、筋肉、骨节、官窍，而此处气血的运行也是最畅通无阻的。因此，在临床中准确定位腧穴对针刺的临床疗效有事半功倍的作用。所以在选择规范体位的基础上，还要仔细认真地揣摩腧穴。《灵枢·经水》曰，"审切循扪按，视其寒温盛衰而调之，是谓因适而为之真也"，说明对患者先进行审、切、循、扪、按的检查，从而判断经脉气血的寒温盛衰，进而开展针对性的治疗，才符合"因人制宜"。探明穴位，寻找具有疼痛、酸楚等感觉的穴位。《灵枢·背腧》曰，"黄帝问于岐伯：愿闻五脏之腧出于背者。岐伯曰：胸中大俞在杼骨之端，肺俞在三椎之旁……皆夹脊相去三寸所，则欲得而验之，按其处，应在中而痛解，乃其俞也"。《灵枢·五邪》也说："邪在肺，则病皮肤痛，寒热……取之膺中外腧，背三节五脏之旁，以手疾按之，快然乃刺之。"

冯氏遵《备急千金要方·灸例第六》"人有老少，身有长短，肤有肥瘦……又以肌肉纹理节解缝会宛陷之中，及以手按之，病者快然，如此仔细安详用心者，乃能得之耳"，用手仔细按压腧穴周围，酸痛之处即是受病之处，灸刺皆效。

三、针式

在针刺治疗中，针灸针起着至关重要的作用。针具的材质在一定程度上影响临床施治疗效。随着社会的发展，针具从原始的砭石针、竹针、骨针发展到青铜针、金针、银针、铁针等金属针。冯氏选择了"用马嚼环铁置为上，次则用银置"。随着冶铁术的发达，铁针是在战国时期出现的。目前已知最早的铁针治疗疾病的记载见于《汉书·广川惠王越传》。该书中称："以铁针针之。"《针灸大成·卷四·制针法》记载，"《本草》云：马衔铁无毒。《日华子》云：古旧铤者好，或作医工针。按：本草柔铁即熟铁，有毒，故用马衔则无毒。以马属午，属火，火克金，解铁毒，故用以作针。古曰：金针者，贵之也。又金为总名，铜、铁、金、银之属皆是也。若用金针更佳。"古代相传马口内含的、以其唾液浸的铁器无毒且不会生锈，其质地较柔韧，因而当时的工匠就把马嚼铁锻打拉拔后做成针。《针灸大成·卷四·煮针法》："先将铁丝于火中煅红，次截之，或二寸，或三寸，或五寸，长短不拘。次以蟾酥涂针上，仍入火中微煅，不可令红，取起，照前涂酥煅二次，至第三次，乘热插入腊肉皮之里、肉之外，将后药先以水三碗煎沸，次入针肉在内，煮至水干，倾于水中，待冷，将针取出。于黄土中插白余下，色明方住，以去火毒，次以铜丝缠上，其针尖要磨圆，不可用尖刃。"铁针的出现使针刺深度增加，创伤减少，出血及折针等危险性降低，疗效提高。现在临床上常用的是精细、柔韧的不锈钢针灸针。随着临床消毒标准的提升，现已推行使用一次性无菌针灸针。

四、针刺法

（一）针灸时机

传统针灸学极其重视针灸时机与疗效的关系，并形成了一门独具特色的以子午流注法为代表的时辰针灸疗法。冯氏也特别注意针灸的时机，原书云"凡下针刺宜午后，莫在午前，急症则不可拘于时"，即针刺宜在午后进行，但是急症则不受时间所限。冯氏此言大抵源于唐·孙思邈之《备急千金要方·卷二十九针灸上》，书中云："皆以日正午以后，乃可下火灸之。时谓阴气未至，灸无不着。午前平旦谷气虚，令人癫眩，不可针灸也，慎之。其大法如此，卒急者不可用此例。"孙思邈认为平旦至日中，谷气较虚，故而不可针灸。然而，《素问·金匮真言论》云，"阴中有阴，阳中有阳。平旦至日中，天之阳，阳中之阳也；日中至黄昏，天之阳，阳中之阴也；合夜至鸡鸣，天之阴，阴中之阴也；鸡鸣至平旦，天之阴，阴中之阳也"，表明不同的时辰人体气血阴阳盛衰不同，因而不同的时辰适宜治疗的疾病不同。现代生理学、生化学研究证实，机体的许多生理功能在同一天的不同时间状态是不一样的，且这种差异有一定的节律性。在功能低下的时区内针刺，往往产生兴奋性效应；在功能亢奋的时区内针刺，往往产生抑制性效应。因而，现代人认为不可拘泥于午前不可针灸之说。

（二）押手

针刺手法为毫针治病取效之关键。押手在针刺操作中起到辅助作用，而这种辅助作用对于针刺疗效来讲却是"差之毫厘，谬以千里"。冯氏"先用左手爪甲切按穴窍，令气血开舒"。《灵枢·九针十二原》言"右主推之，左持而御之"，说明在进针时，刺手（右手）持针，主要任务是进针；押手（左手）以两指夹持住针身，防止其倾斜和弯曲。《难经·七十八难》进一步阐述了针刺押手，"知为针者，信其左；不知为针者，信其右"。这句话的意思是知道针刺原理的人，善于运用其押穴的左手；不明针刺原理的人，只善于运用其持针的右手。"当刺之时，先以左手压按所针荥、输之处，弹而努之，爪而下之，其气之来，如动脉之状，顺针而刺之"，这里《难经》强调的是左手在进针之前于所针刺的腧穴上按压、弹努、爪切，以促使局部经气隆盛的重要性。在《针灸大成》中对押手同样有所记载。《针灸大成·卷四》之三衢杨氏补泻（十二字分次第手法及歌）提道，"爪切者：凡下针，用左手大指爪甲，重切其针之穴，令气血宣散，然后下针，不伤于荣卫也。取穴先将爪切深，须教毋外慕其心，致令荣卫无伤碍，医者方堪入妙针"。爪而切之，以左手大拇指爪甲切在穴位上，使气血宣散，然后右手下针，可催针下之气速来，气至之后，又可使气至病所。进针时，刺手与押手配合得当，动作协调，可以减轻痛感，行针顺利，并能调整、加强针感，提高治疗效果。

（三）暖针

《流注指微针赋》记载："凡下针，先须口内温针令暖，不唯滑利而少痛，亦借己之和气，与患者荣卫无寒暖之争，便得相从。若不先温针暖，与血气相逆，寒温交争，而成疮者多矣。"《针灸大成》记载，"《素问》遗篇注云：用圆利针、长针，未刺之时，先口内温针，暖而用之。又曰：毫针于人近体，暖针至温方刺。按：口体温针，欲针入经络，气得温而易行也。今或投针于热汤中，亦此意耳。口温与体温微有不同，口温者针头虽热，而柄尚寒，不若着身温之，则针通身皆热矣"。暖针之法乃《针灸大成》引《针灸聚英》。在历代医书中，多有此项记载，认为暖针易得气。冯氏用口温针，宣散气血，不伤荣卫。

（四）针刺补泻

历代中医古籍中，都有关于针灸补泻手法的记载。针灸补泻的原则源于《灵枢·经脉》："盛则泻之，虚则补之，热则疾之，寒则留之，陷下则灸之，不盛不虚以经取之。"冯晋台于其著作《妇科采珍》中细述了针刺的补泻手法："若欲补徐出针而速以左手大指按揉，令神气存；若欲泻速出针而迟按之，令邪气出。"这里包括了两种补泻手法。一是徐疾补泻，即《灵枢·九针十二原》所述："徐而疾则实，疾而徐则虚。"徐疾补泻是最基本的补泻方法，是补泻方法的纲领。《灵枢·小针解》言："徐而疾则实者，言徐内而疾出也。疾而徐则虚者，言疾内而徐出也。"进针时徐徐刺入，少捻转，疾速出针者为补法；进针时疾速刺入，多捻转，徐徐出针者为泻法。二是开阖补泻，乃《素问·刺志论》所云："入实者，左手开针空也；入虚者，左手闭针空也。"出针后迅速揉按针孔为补法；出针时摇大针孔而不揉按为泻法。

现代常用的针刺补泻手法除上述两种外还包括：①提插补泻法。针下得气后，先浅后深，重插轻提，提插幅度小，频率慢，操作时间短者为补法。先深后浅，轻插重提，提插幅度大，频率快，操作时间长者为泻法。②捻转补泻法。针下得气后，捻转角度小，用力轻，频率慢，操作时间短者为补法。捻转角度大，用力重，频率快，操作时间长者为泻法。③呼吸补泻法。患者呼气时进针，吸气时出针为补法。吸气时进针，呼气时出针为泻法。④迎随补泻法。《灵枢•小针解》云："迎而夺之者，泻也；追而济之者，补也。"进针时针尖随着经脉循行去的方向刺入为补法。针尖迎着经脉循行来的方向刺入为泻法。

五、针刺浅深法

冯氏于《妇科采珍》中详细介绍了针刺特定腧穴的具体深度，以及留针的确切时长。原文曰："任脉巨阙穴，针六分、留三呼，得气即泄；大肠经合谷穴，针三分、留六呼；脾经三阴交穴，针三分、留七呼；肝经太冲穴，针三分、留十呼……膀胱经昆仑穴，针三分、留七呼……其十二井穴……刺无过一分，留无过一呼。"书中提及的腧穴除十二井穴针刺一分、巨阙穴针刺六分外，其余腧穴均针刺三分。

针刺深度和留针时长是影响针刺疗效的关键因素，历代医家对此都有独特的见解。关于针刺深度及留针时长的原则，在《黄帝内经》中有较全面的论述，"久病者，邪气入深，刺此病者，深内而久留，间日而复刺之""热则疾之，寒则留之""脉实者，深刺之，以泄其气；脉虚者，浅刺之……""多发针而深之，以热为故""春气在毫毛……刺此病者，各以其时为齐。故刺肥人者，以秋冬之齐；刺瘦人者，以春夏之齐""冬取诸井诸俞之分，欲深而留之"，说明针刺深浅及留针时长应根据病位、病性、病程而定，且当因时、因人制宜。

《黄帝内经》中有对留针时间的最早记录，"静以久留""深内而久留之"都是对留针时间的记载。但是其中记载的留针时间有一个规律，就是留针时间普遍都比较短，一般都只有几呼，最短的甚至是"其留皆无过一呼"。西医学的有关数据表明，正常成人每分钟呼吸 16~20次。那么《黄帝内经》中记载的"十呼"则小于 1 分钟。这可能与古人所用的针具较粗、刺激量大，以及针刺安全等因素有关。后世的中医典籍基本上延续了《黄帝内经》所述留针时间相对较短的特点。晋代《针灸甲乙经》详细记录了 154 个穴位的具体留针时间，最长的是"留二十呼"，对应现代时间大概是 60 秒。唐·孙思邈《备急千金要方》延长了针刺留针时间，有的达到"百息"左右，可以对应现代时间的 300~400秒，这相比《黄帝内经》时代的留针时间已经有了很明显的延长。冯氏言："留者针存穴里，呼者以鼻息之呼数也。"留针是指毫针刺入穴位留置一定时间的针刺过程。成人正常状态下平均每分钟呼吸 16~20 次。冯晋台针刺十二井穴留针不足 3 秒，针刺巨阙穴留针 9 秒，针刺合谷穴留针 18 秒，针刺三阴交、昆仑穴留针 21 秒，针刺太冲穴留针 30 秒。可见不同的穴位，冯氏针刺留针的时长不同，这可能与欲达到的补泻目的不同有关；留钅时间均不足 1 分钟，这可能与其所处朝代制作针具的常用材料有关。随着冶炼技术的不断创新与进化发展，针具所运用的材料也在不断升级，针具变得越来越精细、耐磨，这样自然就大大减少了针刺的禁忌证，进而可以适当延长留针时间。

关于针刺深浅度的问题，《黄帝内经》记载"足阳明刺深六分，留十呼。足太阳深五分，留七呼。足少阳深四分，留五呼。足太阴深三分，留四呼。足少阴深二分，留三呼。足厥阴深一分，留二呼。手之阴阳，其受气之道近，其气之来疾，其刺深者皆无过二分，其留皆无过一呼"，认为灸刺之法以手足之阴阳，气血之多少，合经水之浅深，当应天之常数。《针灸甲乙经》对每个穴位的针刺深度都有明确的规定，一般头面部穴位刺三分，肢末、背部、胸胁等处穴位刺三至四分，肩、大腿等处穴位刺五至七分，腹部穴位刺八至十分。如水道穴可刺入二寸半，而中府穴仅刺入三分。针刺深度的厘定不仅能让术者严格掌握针刺的深度，又在一定程度上避免了危险的发生。但一分究竟刺多深？由于历代的长度度量衡不一，所以应该在保证效果和针刺安全的基础上灵活掌握。夏代以前的长度制度的考古材料异常缺乏，但古代文献保留了夏代的一些长度单位。据考证，尺、寸、分制应在夏代就已出现。《韩诗外传》《独断》《律吕精义》《通典》均记载夏禹时期以"十寸为尺"。《韩诗外传》曰："禹十寸为尺。"夏代以十寸为尺，这与商代和后世发现的尺子相合，应比较可信。《淮南子·天文训》载"人修八尺"，就是说以普通人身高的八分之一作为一尺的长度。《说文·尺部》云："尺，十寸也，人手却十分动脉为寸口，十寸为尺。尺，所以指尺规矩事也……寸、尺、咫、寻、常、仞诸度量，皆以人之体为法。"《说文·寸部》曰："寸，十分也，人手却一寸动脉谓之寸口，从又，从一。"因此，尺、寸、分就是借助人体而规定的具有十进制关系的长度单位。夏代以后的长度度量衡多遵此法。《灵枢·经水》言："若夫八尺之士，皮肉在此，外可度量切循而得之，其死可解剖而视之。"其针刺的深度应结合患者的身高，身高的八分之一为一尺，一尺十等分为一寸，一寸再十等分为一分，所以针刺几分应结合人体的身高来确定，这样也符合《黄帝内经》因人制宜的思想。

六、艾灸法

冯氏承继《医学入门》之论："药之不及，针之不到，必须灸之。"正如《灵枢·官能》所言："针所不为，灸之所宜。"《外台秘要》记载："是以御风邪以汤药、针灸、蒸熨，皆能愈疾。至于火艾，特有其能，针、药、汤、散皆所不及者，艾为最要。"清代《本草从新》记载："（艾叶）苦辛，生温熟热，纯阳之性，能回垂绝之元阳，通十二经，走三阴，理气血，逐寒湿……以之灸火，能透诸经而除百病。"这些无不表明了灸法在治疗疾病、预防保健方面有着不可替代的作用。艾火乃纯阳之火，对于一些针药治疗效果不佳的疾病，艾灸可以通过补充人体之元阳达到固本正阳、防病摄生、扶正祛邪、延年益寿的成效。

对于艾灸的补泻手法，冯氏在《妇科采珍》中这样记载："若欲补，燃艾听其火灭至肉；若欲泻，艾火不要灸至肉，觉痛甚即扫除之，用口吹之。口吹主散也。"其描述的补泻手法正如《灵枢·背腧》所述："气盛则泻之，虚则补之。以火补者，毋吹其火，须自灭；以火泻者，疾吹其火，传其艾，须其火灭也。"此外，《针灸大成·艾灸补泻》对其有所补充："以火补者，毋吹其火，须待自灭，即按其穴；以火泻者，速吹其火，开其穴也。"将艾点燃，不吹艾火，待其徐燃自灭，使其产生的热量穿透表层慢慢向内温煦深入，火力微而温和，时间宜长、壮数宜多、艾炷宜大，如此则使正气聚而不散，火力徐之缓进，从而达到补其不足的目的。将艾点燃，速吹旺其火，火力较猛，速燃速灭，施灸后不要按压施灸的部位，使机体内所藏之热邪随艾火之热发散到体外，使经脉中的营血外散为卫气，达到驱邪外出、泄热泻实的作用。再如《丹溪心法·拾遗杂论》按灸法深浅论补泻，言："灸法有补火泻火，若补火，灸焫至肉；若泻火，不要至肉，便扫除之，用口吹风主散。"灸法补泻的具体操作方法：点燃艾炷后，让其自燃自灭，使艾火之力透达肌肉，为补法；点燃艾炷后，待艾炷燃过一半后即移去，另换艾炷，使艾火之力不至肌肉，为泻法。

上述多为艾炷灸的补泻手法。艾灸的补泻还包括隔物灸的补泻及艾条灸的补泻。隔物灸的补泻多由所隔物品的补泻功能决定。如隔附子饼灸可以回阳救逆、补虚助阳；隔姜灸可以温经散寒；隔蒜灸可以解毒、杀虫、消肿。《寿世保元》记载"以巴豆肉捣为饼，填脐中，灸三壮"治疗腹中有积，大便闭塞。艾条灸的补泻多由灸的方式决定。温和灸和回旋灸多用于补法，雀啄灸多用于泻法。此外，每个腧穴的主治特异性决定了选取不同腧穴施灸会产生不同的补泻效果。

七、制艾法

《妇科采珍》言："陈艾梗不拘多少，用木杆槌棉，筛去滓，直到白而软为度，团搓如小麦大，以葱汁粘艾于穴上燃之。"艾绒是艾灸过程中用到的主要材料。艾绒的质量直接影响施灸的效果，而艾绒的质量与艾叶的新陈有密切关系。凡采收 1 年之内的艾叶称为新艾，因为它性燥、烟大、味烈、燃烧速度快、火力暴猛，不仅易灼伤皮肤，而且易伤及经脉、耗损元气，不能长期灸用，因此应尽可能不用或少用新艾。李时珍在《本草纲目》中讲："凡用艾叶需用陈艾者，治令细软，谓之熟艾。若用生艾灸火则易伤人肌。"熟艾即陈艾、艾叶存放长久者。一般存放 3 年以上的艾叶谓之陈艾，它火力温和、温度平缓、烟少、渗透性强、热能堆积效果明显。因此，古人有"犹七年之病，求三年之艾"之说。所以，陈艾才是珍品。

艾绒的制作方法一般是将采集到的艾叶充分晒干后，放入石臼中，反复捣舂压碎，使之细碎如棉絮状，筛去灰尘、粗梗和杂质，就成了淡黄色、洁净、柔软的纯艾绒。捶打的遍数越多，打出的杂质也就会越多。这样一来，经过捶打与过筛的次数越多，留下的艾绒就越纯净。冯氏将纯净、细软的艾绒加工成麦粒大的艾炷；涂葱汁于穴位上，以加强艾灸的刺激作用和黏附作用；用直接灸法。

八、针灸不可并施

《妇科采珍》原文云："《内经》言某穴在某处，针几分，连写灸几壮。此言若用针当用几分，若用灸当用几壮。谓其穴针不可复灸，灸不可复针。引透火艾之说，则失轩岐之旨矣。"冯氏认为，在某一穴位进行针刺之后不可立即再进行艾灸，艾灸之后不可即刻再进行针刺。《黄帝内经》中言针几分，连写灸几壮，是在言明在同一穴位上如果进行针刺当针刺多深，如果进行艾灸当艾灸几壮。而所谓的针而复灸，灸而复针是引透火艾之说，有悖于《黄帝内经》轩岐之旨。明·陈会撰，刘瑾校补的《神应经》之补泻手法有云："《素问》内言针而不灸，灸而不针。庸医针而复灸，灸而复针。后之医者不明轩岐之道，针而复灸，灸而复针者有之。殊不知书中所言某穴在某处，或针几分，灸几壮。此言若用针，当用几分；若用灸，当灸几壮。谓其穴灸者不可复针，针者不可复灸。今之医者，凡灸必先灸三壮，乃用针，复灸数壮谓之透，火艾之说是，不识书中之意，不明轩岐之旨，深可慨也。"可见陈会并不赞成针而复灸，灸而复针，认为此乃庸医所为。后世医家清·廖润鸿在《针灸集成·卷一》中也言明针灸不可并施。然而温针灸法，又称温针、针柄灸及烧针柄等，则是一种艾灸与针刺相结合的方法。此法始见于张仲景《伤寒杂病论》，兴盛于明代。明代，高武《针灸聚英》及杨继洲《针灸大成》对其均有载述。《针灸大成》言："其法，针穴上，以香白芷作圆饼，套针上，以艾灸之，多以取效……此法行于山野贫贱之人，经络受风寒致病者，或有效。"自此之后，历代都沿用此法，至今亦广为流传。在温针灸的过程中，艾绒燃烧的热力通过针身传入体内。温针灸增加了热能，使经络感传效能增强，同时发挥了针和灸的作用，适用于既需留针，又需艾灸的各种寒证、虚证、痛证，如风寒湿痹、肩周炎、胃腹冷痛、痛经等疾病。因而笔者认为，针灸不可并施之说有待商榷。

综上可见，《妇科采珍》之胎产针灸图说体现了冯氏在腧穴定位方法、腧穴揣定、针刺补泻、针刺深度、留针时间等方面的学术思想。结合历代文献，笔者对书中体现的主要针灸思想进行了阐述，有些方面阐述得不够全面、准确，有些方面还需要继续考证、研究。

✿ 腧穴各论

古文献中，针灸治疗胎产疾病涉及的腧穴包括：三阴交穴、合谷穴、至阴穴、巨阙穴、太冲穴、气冲穴、肩井穴、昆仑穴、百会穴、冲门穴、百息穴、独阴穴、上昆仑穴等。冯晋台《妇科采珍》不仅囊括了出现频率由高到低的 6 个腧穴：三阴交穴、合谷穴、至阴穴、巨阙穴、太冲穴、昆仑穴，还详细阐明了这 6 个腧穴的定位、针灸的时机、针灸的深度及留针时长，现分而论之。

【巨阙穴】

任脉之十四穴，针六分、留三呼，得气即泻。在鸠尾下一寸，脐之上六寸，乃心之募。主妊娠临产，子上冲心，昏闷欲绝，或胎不动死胎，即针巨阙，刺入立甦，随刺补合谷穴，泻三阴交穴，胎应针而落，生下子有针痕是验。

巨阙穴乃任脉的第十四个穴位（原文无四字，王耀廷校注本补）。针刺 0.6 寸，留针 3 个呼吸时长，有得气感出针即为泻法。巨阙穴在鸠尾下 1 寸，脐上 6 寸处，是心的募穴。妊娠晚期临产之际，胎儿上冲于心，头昏、胸闷将要气绝，或者胎停不下，死于腹中，即刻针刺巨阙穴。针刺入腧穴立刻苏醒，随后针刺合谷穴、三阴交穴。补合谷穴，泻三阴交穴，胎儿随针刺呱呱坠地。出生的婴儿身上有针刺的痕迹（针眼），则可证明。

历代古书沿革

巨阙穴是冯氏针刺治疗妊娠临产、子上冲心的要穴。历代医家也有执此相同观点者。如《普济方》记载："治产子上逼心，令病患正坐，用人抱头抱腰，微偃，以毫针刺任脉巨阙一穴，举手下针刺至即止，令人立苏不闷乱。次针补手阳明经合谷二穴，次泻足太阴经三阴交二次。应针而落如子手掬心，生下手心内有针痕。如子顶母心，向前，人中有针痕；向后，枕骨上有针痕是验。"明代《神应经》《针灸大成》亦均言及此处。《针灸大成》云，"子上逼心，气闷欲绝：巨阙、合谷（补）、三阴交（泻）。如子手掬母心，生下男左女右手心有针痕可验，不然，在人中或脑后有针痕"。又张介宾《类经图翼·针灸要览》记载："子鞠不能下，巨阙、合谷、三阴交、至阴（三棱针出血），横者即转直。"

【合谷穴】

合谷穴（一名虎口）在手大指次指岐骨间陷中，大肠脉所过为原，虚实皆拔之，针三分、留六呼，同巨阙穴、三阴交穴刺之。

合谷穴又名虎口，位于手背，第一、二掌骨之间的凹陷处，为手阳明大肠经上的原穴。不论虚证、实证，皆可针刺此穴。针刺 0.3 寸，留针 6 个呼吸时长。针刺时多同巨阙穴和三阴交穴配伍应用。

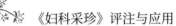 历代古书沿革

历代医籍中多有针刺合谷穴治疗难产的记载。《神应经》记载，"难产：合谷（补）、三阴交（泻）、太冲。横生死胎：太冲、合谷、三阴交"。《针灸大成·卷九·治症总要》云："妇女难产，独阴、合谷、三阴交。"《医学入门》有"妇人通经泻合谷，三里、至阴催孕妊。通经催生，俱泻此三穴。虚者补合谷、泻至阴"的记载。《类经图翼·针灸要览》云："产难横生，合谷、三阴交治横逆难产，危在顷刻，符药不灵者。"又云："下死胎，合谷，刺补之即下。"

<h2 style="text-align:center">【三阴交穴】</h2>

 原文

三阴交穴在足内踝上，除踝三寸，骨下陷中，足太阴、少阴、厥阴之交会，针三分，留七呼。同巨阙穴、合谷穴共三穴。次第刺之，并治前症。

本穴三阴交，刺产后去血过多，昏晕无知人事，补之则甦，恶露不行，泻之立通。

 释义

三阴交穴位于小腿内侧，内踝尖上3寸，胫骨内侧面的后缘。其是足太阴脾经、足少阴肾经与足厥阴肝经的交会穴。针刺0.3寸，留针7个呼吸时长。其常与巨阙穴、合谷穴配伍使用。按先后顺序针刺此3个腧穴，可协同治疗前述诸症。此外，针刺三阴交穴还可以治疗产后失血过多、昏仆晕倒、不省人事。针刺以补法为主，则可令其苏醒。若产后恶露排出不畅，针刺三阴交穴以泻法为主，恶露则可立即通畅排出。

历代古书沿革

　　冯氏认为，妇人妊娠难产、产后失血过多和恶露不行等诸多疾患皆可针刺三阴交穴。历代古籍中关于三阴交穴治疗难产的记载较多。《千金翼方》云："产难、月水不禁、横生胎动，皆针三阴交。"《神应经》有云，"难产：合谷（补）、三阴交（泻）、太冲。横生死胎：太冲、合谷、三阴交"。《针灸大成·卷九·治症总要》记载："妇女难产，独阴、合谷、三阴交。"《普济方》有云："胞衣不下，穴太冲，针八分，补百会，次补合谷，次泻三阴交，立时分解，决验如神。"《类经图翼·针灸要览》记载："产难横生，合谷、三阴交治横逆难产，危在顷刻，符药不灵者，急于本妇右脚小指尖灸三壮，炷如小麦，下火立产如神，盖此即至阴穴也。子鞠不能下，巨阙、合谷、三阴交、至阴（三棱针出血），横者即转直。胎衣不下，三阴交、昆仑。下死胎，合谷，刺补之即下。欲取胎，肩井、合谷、三阴交。"部分医籍中也有关于三阴交治疗产后失血过多和恶露不行的记载。如《神应经·妇人部》记载，"产后血晕不识人：支沟、三里、三阴交"。《针经摘英集》载："治产妇血运不省人事，针手少阳经支沟二穴，足阳明经三里二穴，足太阴经三阴交二穴。"《针灸易学·妇人门》有云，"妇人难产：独阴，补合谷，泻三阴交。血崩漏下：中极、子宫灸。产后血块痛：气海、三阴交。胎衣不下：中极、三阴交。血崩不止：丹田、中极、肾俞、子宫、后百劳、风池、膏肓、曲池、绝骨、三阴交"。《针灸资生经》记载："因产恶露不绝，交信、阴谷、太冲、三阴交。"《针灸逢源》有云："产后恶露不止，气海、中极、三阴交。"

【太冲穴】

　　太冲穴在足大指本节后二寸（一云：一寸五分），以有络脉动应手陷中为准，足厥阴肝脉所注，针三分、留十呼，随刺补合谷穴、泻三阴交穴，以三棱针刺之。临产横生胎死，胞衣不下，应针而落。

太冲穴位于第一跖趾关节后2寸（也有说位于第一跖趾关节后1.5寸），以能触到足背动脉搏动处为准，为足厥阴肝经输注经气之处。针刺0.3寸，留针10个呼吸时长。补合谷穴与泻三阴交穴之后，以三棱针针刺此穴。产妇临产之际，胎儿横位，胎死腹中，胞衣不下，针闭胎儿立刻落地而出。

📖 历代古书沿革

历代古籍中也有关于太冲穴治疗难产的记载。《神应经》与《针灸大成》中均记载，"难产，合谷（补）、三阴交（泻）、太冲"。《千金翼方》中记载："横产手出，针太冲入三分，急补百息，去足指奇一寸。"《针经摘英集》有云，"治产生理不顺，或横或逆，胎死腹中，胞衣不下：刺足厥阴经太冲二穴，在足大指本节后二寸，或一寸半陷中，针入八分，补百息。次补手阳明经合谷二穴。次泻足太阴经三阴交二穴，立时分解，决验如神"。

【昆仑穴】

昆仑穴在足外踝后五分，跟骨上陷中，细脉动应手。足太阳膀胱脉所出。只用刺此一穴，针三分、留十呼，无补泻，孕妇临盆产难，胞衣不下，刺之即应手而下。

昆仑穴位于足外踝后方 0.5 寸，外踝尖与跟腱之间的凹陷处，此处有细细的脉搏搏动应手。其是足太阳膀胱经上的腧穴。针刺 0.3 寸，留针 10 个呼吸时长，平补平泻，孕妇临盆之际，胎儿难产，胞衣不下，针刺此穴，刺闭胎儿立即落地而生。

📖 历代古书沿革

历代古籍中关于昆仑穴治疗难产的记载较少。《针灸甲乙经·妇人杂病》有云："女子字难，若胞不出，昆仑主之。"《类经图翼·针灸要览》记载："胎衣不下，三阴交、昆仑。"

【至阴穴】

至阴穴在足小指外侧去爪甲如韭叶，足太阳膀胱脉所出，针二分、留二呼。如产难于顶母心，不能下，或胎死腹中，产妇气绝，心口尚热，速刺巨阙穴，次刺合谷穴，三刺至阴穴，此三穴照法深浅刺之，未有胎不应针而下，产妇即能回生矣。

张文仲治妇人横产手先出，诸药不效，即灸右脚小指甲角旁至阴穴，艾炷如小麦，灸三壮，下火立产。

至阴穴位于足小趾外侧，趾甲旁开如韭叶大小。其为足太阳膀胱经上的腧穴。针刺 0.2 寸，留 2 个呼吸时长。倘若产妇生产困难，胎儿上冲心胸，胎停不下，或者胎死腹中，产妇气息耗竭，心胸尚有温度，快速针刺巨阙穴，然后针刺合谷穴，最后针刺至阴穴，这3个穴位依照此法进行针刺，针闭没有胎儿不平安落地的，产妇即刻起死回生。

张文仲治疗产妇横生难产手先出者，诸药用后效果不佳，立即艾灸右脚小趾趾甲角旁的至阴穴，小麦大小的艾炷灸3壮，灸闭产妇立刻产下胎儿。

📖 历代古书沿革

历代古籍中关于至阴穴治疗胎产疾病的记载较多。《太平圣惠方》记载："张文仲救妇人横产，先手出，诸般符药不捷，灸妇人右脚小指尖头三壮，炷如小麦大。"《针灸集成》曰："胞衣不下，足小趾尖三壮，中极、肩井穴主之。"《医宗金鉴》言："妇人横产，子手先出，诸符药不效者，灸此。其穴在右脚小趾爪甲外侧尖上，即至阴穴也。"《类经图翼·针灸要览》记载："产难横生，合谷、三阴交治横逆难产，危在顷刻，符药不灵者，急于本妇右脚小指尖灸三壮，炷如小麦，下火立产如神，盖此即至阴穴也。子鞠不能下，巨阙、合谷、三阴交、至阴（三棱针出血），横者即转直。"

胎位不正是引起难产的主要原因，提早纠正胎位，对保证产程的顺利有重要意义。上述治疗胎位不正的方法，确诊为横位、臀位、斜位孕妇者皆可选用。如骨盆狭小、双胎、产道肿瘤、子宫及胎儿畸形、胎盘异常等原因所致之胎位不正，则非本法所宜。

病案举例

▶ 案例1

黄某，女，22岁，1997年4月23日初诊。

患者在当地某医院经B型超声波检查发现为横位胎，胎龄30周。经用氦氖激光照射穴位治疗 10 余天，其间并行人工手法旋转及做甩臀等动作来扭转胎位，均未收效，自动出院来我院求诊治疗。经本院 B 型超声波检查示仍为横位胎。嘱患者接受针灸治疗。

治疗方法：令患者坐于木椅或躺椅上，呈仰坐位，松解裤带，放松精神。双腿微屈外旋。双足置于棉垫上，脱去鞋袜。双手自然放身体两侧，呈半握拳势。医者取 32 号 1.5 寸毫针，刺于双侧合谷、三阴交两穴，行补法提插捻转至患者有酸胀感为止。点燃清艾条两根，置左右手，于患者双侧足至阴穴以雀啄灸法，使患者至阴穴有灼热感而无灼痛。每日 1 次，每次 20~30 分钟，每 5 次为 1 个疗程。1 个疗程结束后，需经 B 型超声波检查复查，转为头位者为止。

本病例针刺双侧合谷穴、三阴交穴，同时艾灸双侧足至阴穴。1 周后复查胎位已正常。

（本案选自高新彦主编《古今名医针灸医案赏析》）

按：以往中医治疗胎位不正多单灸至阴穴，效果不十分肯定。现加用针刺合谷、三阴交两穴，屡治屡验，成功率经统计达 95%。根据古代医籍《铜人腧穴针灸图经》记载，妊娠不可以刺合谷、三阴交两穴，原因是容易引起堕胎。而实践证明，合谷穴、三阴交穴在调整胎位方面穴法对证，轻易不会有危险。且三阴交穴为足三阴之交会穴，有调整肝、脾、肾及胞宫等脏腑的功能。加之在足太阳膀胱经之井穴至阴穴处施以艾灸法，可温肾通络，转胎安宫。

▶ 案例 2

刘某，女，26 岁，广西人，系外来工，1996 年 12 月 10 日初诊。

第一胎，妊娠 30 周，经 B 超检查诊断为臀位胎。曾采用膝胸卧位 1 周，未能矫正，妇产科医生建议针灸治疗。

治疗方法：患者取仰卧位或坐位，用 0.5 寸毫针针刺双侧至阴穴，接电针，用疏密波，输出强度以患者能够忍受为度。同时，用艾条接触针柄，对准穴位灸治，双侧交替，温度以患者不感到灼痛为好，时间30分钟，每日1次，一般3~6次为1个疗程，并嘱患者在家每日自灸双侧至阴穴30分钟。个别患者出现晕针现象，应停止电针刺激和艾灸，视情况留针或拔针暂停治疗。出现此情况的原因多为恐针、低血糖、电针刺激过强。充分解释后不影响下次治疗。

本病例患者依上法治疗3天后，复查胎位为头位。

1997年1月4日二诊。已矫正的胎位经B超检查，诊为异常。再依上述方法治疗3天，转为头位，后顺产。

1998年10月25日三诊。患者又因第二胎妊娠32周胎位不正常而再次求治，仍依上述方法针灸5天，胎位得到矫正。

（本案选自《针灸临床杂志》2002年第12期之"针刺至阴穴治疗胎位不正99例"）

按：至阴穴系膀胱经之井穴，是肾经脉气始接之处。刺激至阴穴，通过激发膀胱经经气，而调整肾经经气，调节阴阳平衡，又可沿肾经循行路线传递所受信息至腹部胞宫，维系、调达胞宫气血，而达到矫正胎位之目的。西医学研究发现，针灸至阴穴可兴奋垂体－肾上腺皮质系统，从而增强子宫及胎儿的活动（大部分患者在针灸过程中感觉到胎动较平时活跃），有助于胎位的自转，进而胎位得到矫正。

▶ 案例3

张某，女，29岁。

第一胎，妊娠7个月时经B超检查诊断为羊水过多臀位胎。孕妇肢体浮肿，便溏，脉细濡滑，苔薄白腻，舌质淡、边有齿印。

治疗方法：取穴主穴为至阴穴（在足小趾外侧，趾甲角后1分许）。配穴为足三里穴（在外膝眼下3寸，胫骨外侧约一横指处）、太溪穴（在内踝尖与跟腱连线的中点）。同时根据不同的病情，予以辨证配穴。气滞脾虚型，至阴穴配足三里穴；肾虚型，至阴穴配太溪穴。孕妇平躺，松解腰带，用艾条对准穴位，两足轮换熏灸，每穴 5~10 分钟，每天 1 次，5 次为 1 个疗程。

本病例用艾条熏灸至阴穴加足三里穴，5 天后复查，浮肿稍退，胎位已转为头位。嘱继续熏灸足三里穴，以加强脾胃运化功能，减少羊水，巩固疗效。随访足月头位分娩。

（本案选自《江苏中医》1995 年第 10 期之"艾灸矫正胎位 136 例临床小结"）

按：本证多因气滞、脾虚、肾亏造成。中医学认为，任主胞胎，胞脉系于肾，肾与膀胱相表里。至阴穴是足太阳膀胱经之井穴，又与任脉密切相关；足三里穴为强壮穴，其功可健脾胃，补气血；太溪穴为肾经之原穴，功效强腰益肾。《本草从新》指出："（艾叶）苦辛，生温熟热，纯阳之性，能回垂绝之元阳，通十二经，走三阴，理气血，逐寒湿，暖子宫。"通过辨证，用艾条熏灸穴位，借艾的药力与热力，给机体以温热刺激，通过经络腧穴作用，调和气血，振奋阳气，兴奋肾上腺皮质系统，促使宫缩，增加胎动，达到转正胎位之目的。在临床应用中，一般孕周短的孕妇，胎位容易反复，但再灸时效果仍好。此方法简便、实用、无痛苦，容易被孕妇接受。

刺杂症十二井穴针法图说

❋ 概论

五输穴指分布于十二经脉四肢肘、膝关节以下的井、荥、输、经、合5个腧穴。其首见于《灵枢·九针十二原》："五脏五腧，五五二十五腧；六腑六腧，六六三十六腧……所出为井，所溜为荥，所注为输，所行为经，所入为合，二十七气所行，皆在五腧也。"

古人把经气在经脉中的运行比作自然界的水流，具有由小到大、由浅入深的特点。五输穴的井、荥、输、经、合分别处在各个不同经脉的同等位置。位置相近，说明主治病证相同。《难经·六十八难》说："井主心下满，荥主身热，输主体重节痛，经主喘咳寒热，合主逆气而泄，此五脏六腑，其井、荥、输、经、合所主病也。"任何一条经脉上的井、荥、输、经、合穴，都有相似的治疗作用。

五输穴按照五行相生的顺序排列。《难经·六十三难》说："井者，东方春也，万物之始生……故岁数始于春，日数始于甲，故以井为始也。"《难经·六十五难》又说："所出为井，井者，东方春也，万物之始生，故言所出为井也。所入为合，合者，北方冬也，阳气入脏，故言所入为合也。"

五输穴的作用原理，主要依据"标本根结"理论。经气从四肢末端的穴，即根本开始出发，在被称为标的部位，即头、胸、腹部的一定部位结聚或归结，强调了四肢末端为经脉的根本所在。"标本根结"理论补充说明了经气流注运行的多形性和规律性。而五输穴位于肘、膝关节以下，其理论与标本、根结一致，即以五输穴区域为根、为本，而以头、胸、腹为标、为结，显示了五输穴在腧穴经络整体中的重要地位。该区域反映了机体的功能状态，并能为广泛的疾病治疗范围提供理论依据。而井穴作为五输穴之一，且在首要位置，则更是根中之根。

井穴为五输穴之首，全部位于肢体末端，分属于12条经脉，是各阴阳经气血交汇流注的经脉起始点。《灵枢·根结》曰，"奇邪离经，不可胜数，不知根结，五脏六腑，折关败枢，开阖而走，阴阳大失，不可复取"。将井穴放在所有穴位之前，突显了井穴在所有穴位中特有的地位。可见末端一直被认为是机体重要部分之一。

井穴作为五输穴之首被提出，说明了古人对井穴的重视。井穴位于四肢末端爪旁经气所出的部位，脉气虽浅小如水源，但作为各经脉的起止穴，既归属于相关脏腑，又是阴经、阳经气血交汇之处，其所蕴含的中医阴阳五行理论、脏腑经络气血理论等都是中医基础重要组成部分。因此，其广泛的治疗作用根植于中医理论。

四肢末端均有井穴。而《妇科采珍》中仅记载手部十二井穴，是因手部经脉与心肺、头面关系密切。除心、肺、心包经外，其他手部的经脉，如手阳明大肠经循行于头面部，"上挟鼻孔"，其主治之"鼽衄"补充了肺的鼻证，与肺产生了联系。手三阴经主治"烦心""掌中热"，提示着与心的联系。而心主血，藏神，为五脏六腑之大主；肺主气而朝百脉，又具有对人体气血重要的调节作用。如《景岳全书》曰，"人有阴阳，即为血气。阳主气，故气全则神旺；阴主血，故血盛则形强。人生所赖，惟斯而已"，显示了气血对于人体的重要性。对其正确认识和合理调神是通过井穴调控人体的重要依据。

手部井穴位于上肢的末端。依据《灵枢·根结》"奇邪离经，不可胜数，不知根结，五脏六腑，折关败枢，开阖而走，阴阳大失，不可复取"，可知末端一直被认为是机体重要部分之一。在此处对疾病进行调整是中医针灸的特色。《针灸大成》将井穴放在所有穴位之前介绍，突显了井穴在所有穴位中特有的地位。

手部井穴作为五输穴的首穴，是十二经脉脉气所出的源头，决定着经气的产生。手部共有 6 条经脉，每条经脉均分别对应 1 个井穴，每个井穴皆分布在手指末端。而手指在《疡医大全·卷十九·腋臂指掌部·五指所属脏腑穴道图说》中就有其是与五脏相通的渠道的说法，如"大拇指属脾土……二拇指名曰食指，属肝……中拇指名曰将指，属心……四拇指名曰无名指，属肺……小拇指属肾，肾气通于耳，络联于小指"。

手部井穴位于手指末端，既与脏腑相通，又循行所至头面等部位，与元神之府脑相关，具有直接安神开窍作用。其又是阴阳气血相互交会之处，能够平衡阴阳，是本于阴阳之道的中医特色的体现。如《素问·阴阳应象大论》有云"故善用针者，从阴引阳，从阳引阴，以右治左，以左治右，以我知彼，以表知里，以观过与不及之理，见微得过，用之不殆"，强调了高明的针刺医生应善于利用调和阴阳来治疗疾病，故善用井穴则能从根本上实现阴阳平衡。

《灵枢·顺气一日分为四时》中记载"脏主冬，冬刺井"，"病在脏者，取之井"，说明井穴与脏病对应。《难经·六十八难》有云："井主心下满，荥主身热……此五脏六腑，其井、荥、输、经、合所主病也。"井主心下满，手部阴经井穴五行属木，内应于肝，主疏泄，调理气机，故善调由于精神抑郁、情志不舒而致的肝失疏泄，肝气横逆结于胸腹的"心下满"之证，如心痛、胸脘痞闷、胁痛腹胀、郁闷不乐、梅核气、月经不调等。

《乾坤生意》云："凡初中风，暴卒昏沉，痰涎壅盛，不省人事，牙关紧闭，药水不下，急以三棱针刺此穴（指少商）及少冲、中冲、关冲、少泽、商阳，合血气流行，乃起死回生急救之妙穴。"临床通过纠正阴阳血气逆乱，疏通血气而醒神，故井穴可被用于昏迷、厥证的急救。

井穴能醒脑开窍，多用于各种急救，临床上可用于治疗神志昏迷、心下烦闷，急惊气绝、人事不省等病。正如《妇科采珍》原文所载："凡暴中风，痰涎壅盛，牙关紧闭，不省人事，急以少商、商阳、中冲、关冲、少冲、少泽等穴，照图十指刺之，使气血流行。此两手十二穴合则可刺一切暴疾垂危，各穴分则可刺各种病症，简便法也。"可见冯氏认为：少商、商阳、中冲、关冲、少冲、少泽，此手十二井穴可以治疗暴病垂危之疾；分别针刺每个穴位治疗的病证也不尽相同。刺十二井穴为临床上简、便、廉、验治病之法。

❀ 腧穴各论

【少商穴】

少商穴在手大指内侧端，去爪甲如韭菜，白肉际宛宛中。肺脉所出，刺一分，留三呼。宜用三棱针刺微出血，泄诸脏热，不宜灸。

主治颔肿喉闭，烦心呕哕，心下满，汗出而寒，咳逆痎疟，振寒腹满，唾沫唇干，引饮食不下，肚腹膨胀，手挛指痛，手掌热，寒栗鼓颔，喉中鸣，小儿乳蛾，大人乳蛾。

歌曰：乳蛾之症少人知，必用针刺疾始除。如若少商微出血，即时安稳免灾危。

少商穴位于手拇指末节内侧顶端，在指甲旁开韭叶宽，白肉际显眼处。其为手太阴肺经经气所出之穴。针刺 0.1 寸，留针 3 个呼吸时长。宜用三棱针点刺出血，以泄诸脏之热，不适宜用灸法（现认为此穴可灸，但不宜瘢痕灸）。

主治：下颌部肿大、痄腮、咽喉肿痛、喉痹、烦闷呕吐、心下满闷、感冒、咳嗽、疟疾、腹满、腹胀、口干、纳差、手指挛痛、掌热、哮喘、乳蛾等疾病。

《玉龙歌》云："乳蛾之症少人医，必用金针疾始除，如若少商出血后，实时安稳免灾危。"

📖 历代古书沿革

《黄帝内经明堂》云："手太阴脉归之于肺，肺气于秋，脉之所处，故谓之少商。"关于少商穴的命名，高式国认为："肺属金。金，在音为商，于时为秋。本穴为手太阴之末，交传手阳明之初，出阴经而入阳经。功能通瘀解热，以其具金气肃清之力也。商之气令虽属肃杀，但其初令，尚含生意，故为'少商'。"

《灵枢·本输》曰："肺出于少商，少商者，手大指端内侧也，为井木。"《黄帝内经明堂》言："太古人□未有井时，泉源出水之处则称为井者，出水之处也。五脏六腑，十二经脉，以上下行，出于四末，故第一穴所处之处，譬之为井。"（方框内为佚字）端为顶部、峰尖之意，故而《黄帝内经》中所说的少商穴应位于拇指顶端的内侧上角。《针灸甲乙经》云："（少商）在手大指端内侧，去爪甲如韭叶。"《玉龙经》记载少商穴"在大指端内侧，去爪甲如韭叶大，与爪甲根齐，白肉际宛宛中"。《外科正宗》记载少商穴

"在手掌外侧，去爪甲角二分是穴，棱针刺血"。《针灸集成》云，"少商二穴。《铜》曰：在手大指端内侧，去爪甲角如韭叶。所谓韭叶有大小，而俗取爪甲距肉如丝，而不察爪甲角距肉三分许，与第一节横纹头相直，手足指端，悉皆仿此"。

可见，关于少商穴的定位，古代文献描述得不够明确。从古人的本意来看，"爪甲角"应为沿甲廓形成的角，"角旁"应为"侧"与"上"之间，即角平分线方向（2006年修订的国标采用此说法）。此外，井穴与"爪甲角"间的距离，古代文献中常以"韭叶"比量。但古人也很早察觉到用"韭叶"比量过于粗略。初唐·杨上善注曰："韭叶有大小，正取非大非小阔二分许，量中度之人，若大小以意量之也。"现参照《黄帝明堂经》手太阳小肠经井穴少泽穴之定位，统一定为"距爪甲角一分"。故综合历代文献，少商穴定位为拇指桡侧，爪甲根侧上方0.1寸，具体取穴为沿爪甲桡侧画一直线与爪甲基底缘水平线交叉处。

古籍中关于少商穴配伍及主治疾病的记载不胜枚举。《针灸大成》曰，"不能食：少商、三里、然谷、膈俞、胃俞、大肠俞……唇干饮不下：三间、少商"。历代医籍中还有关于少商穴点刺放血治疗颔肿的记载。《针灸聚英》言："唐刺史成君绰忽颔肿，大如升，喉中闭塞，水粒不下三日，甄权以三棱针刺之，微出血，立愈，泄脏热也。"《温热经纬》言："喘为肺气实，弦为风火鼓荡，故浅刺手大指间，以泄肺热。肺之热痹开则汗出。大指间，肺之少商穴也。"《幼科推拿秘书》中记载："睡露睛时手足冷，推法同前不可缺，刺手少商，血出即愈。"《厘正按摩要术·卷二》云："灸少商。少商在大指甲角韭叶许，灸七壮，治五痫。"

少商穴是手太阴肺经井木穴。《灵枢·根结》中记载井穴的主要作用是"泻络"，于谓"盛络者皆当取之"。故点刺少商穴放血疗法能祛除恶血，泄肺经热邪，从而使咽之局部血热瘀滞得以排出体外，清热、利咽、消肿、止痛，进而达到咽喉"阴平阳秘"的平衡状态。单取少商穴还对喉闭、声不出、口噤、梅核气等气道不通的疾病具有显著治疗作用，以其井穴激发经气、泻络开窍而助于咽喉局部的通畅发音。

【商阳穴】

商阳穴在手食指内侧，去爪甲如韭叶。大肠经脉所出。刺一分，留一呼，灸三壮。

主治胸中气满，喘咳支肿，热病汗不出，耳鸣耳聋，寒热瘰疬，口干颐颔肿，齿痛，目青盲，恶寒，肩背急相引，缺盆中痛。壮灸三次，左取右，右取左，如食顷立已。

商阳穴在手食指内侧，指甲旁开韭叶宽。其为手阳明大肠经经气所出之穴。针刺0.1寸，留1个呼吸时长，灸3壮。

主治：胸膈气机不畅、满闷不舒、气喘、咳嗽、浮肿、伤寒无汗、耳聋、耳鸣、疟疾、口干、痄腮、牙痛、青盲、视物不清、肩背痛、缺盆中痛。灸3壮，左病取右，右病取左，吃1顿饭的时间已痊愈。

📖 历代古书沿革

商阳又名绝阳（《针灸甲乙经》）、而明（《医心方》）。本穴为手阳明经之始，承肺经清肃之气，迎接而来，借少商商金之气，由阴侧转入阳侧，故名"商阳"。大肠经之始穴，行于阳分，穴属金，五音对商，故名商阳。正如清·张隐庵曰，"阳明司四时之秋令，而太阴主四时之清秋"，即少商为秋商之初，商阳为秋商之正也。商，金也。阳明之气令也。

《灵枢·本输》曰，"大指次指之端也"；《黄帝明堂经》曰，"大肠上合手阳明，出于商阳，商阳者，金也，一名绝阳，在手大指次指内侧，去爪甲如韭叶，手阳明脉所出也，为井"；《千金要方》等书多从之；《针灸大全·卷之三》载云，"盐指内侧边"（盐指指食指）；《针灸神书》曰，"次指侧，爪甲一分穴"。《针灸集成·卷三》则记载为："手食指内侧，去爪甲如韭叶。"关于商阳穴的定位，历代文献记载虽不尽相同，但是《黄帝明堂经》以后之文献未见分歧，关于对"去爪甲角"的理解及"如韭叶"宽度的折算，与少商穴分析相同。

古籍中关于商阳穴治疗耳鼻喉病及牙痛的记载居多。《备急千金要方》中记载："商阳，主耳中风聋鸣，刺入一分，留一呼，灸三壮，左取右，右取左。"《素问悬解》中记载："（喉痹）燥旺而筋缩也，手阳明为燥金，刺手大指次指爪甲上去端如韭叶各一痏，商阳穴也。"《类经·二十一卷》中记载："手阳明脉有入颃遍齿者，其道出于足阳明之大迎，凡下齿龋痛者当取之，如商阳、二间、三间皆主齿痛。"而《医宗金鉴》中记载："商阳主刺卒中风，暴仆昏沉痰塞壅。"

【中冲穴】

中冲穴在手中指端，去爪甲如韭叶。心包络脉所出。包络虚补之。针一分，留三呼。

主治热病汗不出，头痛如破，身热如火，心痛烦满，舌强痛，昏闷不知人事。或明堂灸一壮。

中冲穴在手中指末端，指甲旁开韭叶宽。其为手厥阴心包经经气所出之穴。此经虚证可补此穴。针刺0.1寸，留3个呼吸时长。

主治：伤寒无汗、头痛欲裂、身热如焚、心痛、烦躁、满闷、舌强疼痛、昏迷不知人事。或者可以于明堂处灸1壮。

历代古书沿革

《灵枢·本输》曰："心出于中冲，中冲，手中指之端也，为井木。""中冲"最早见于《黄帝内经》，无别名。《经络全书》曰，"中冲、关冲、少冲，三指之井穴皆以冲名，象火之有三焰也"，说明三穴性质如火焰直冲。《子午流注说难》言："中冲乃心包络所出之井穴，膻中为臣使之官，其脉出手三阴之正中，手诸井穴皆在指侧，此穴独居中指端之正中，故名中冲。"

关于中冲穴的定位，《黄帝内经太素》记载为"手中指之端也"，位置描述比较模糊。《针灸甲乙经·卷三》云："在手中指之端，去爪甲角如韭叶陷者中。"《神应经》与《针灸集成》中关于中冲穴定位的描述与《针灸甲乙经》相同。而《杨敬斋针灸全书·卷之下》记载"手中指内廉之端，去爪甲如韭叶许"，提出中冲穴在中指的内廉而非正中侧。

古籍中关于中冲穴所治疾病主要是心脑、耳鼻喉、肢体经络等方面的病证。用其治疗心脑疾病，体现了心主神志的作用。《针灸甲乙经》曰："热病烦心，心闷而汗不出，掌中热，心痛，身热如火，浸淫烦满，舌本痛，中冲主之。"《金针秘传》云："（中冲）治热病烦闷，汗不出，掌中热，身如火痛，烦满，舌强。"《针灸聚英》曰，"补，用

亥时。中冲，穴在手中指端，去爪甲如韭叶，为井木，木生火，为母，虚
则补其母"，提出补法也当择时择穴而行。用其治疗肢体经络病证主要
针对掌、头、臂、肘位置的热证、痛证，这是因为手厥阴心包经经络循
行"入肘中""别掌中"。在《重楼玉钥》《针灸集成》《黄帝明堂灸经》中
都有用该穴以泄热来止头痛的记载。《幼科发挥》中记载"此儿面色未
脱，手足未冷，乃气结痰壅而闷绝，非真死也。取艾作小炷，灸两手中
冲穴。火方及肉而醒"，表明艾灸中冲穴可治疗气结痰壅心窍。

【关冲穴】

关冲穴在手无名指外侧端，去爪甲如韭叶。三焦脉所出。刺一分，留
三呼。

主治头痛口干，喉闭，霍乱，胸中气噎不嗜食，臂肘痛不可举，目生
翳膜，视物不明。或灸一二壮。

关冲穴在手无名指的外侧末端，指甲旁开如韭叶宽。其为手少阳三焦
经经气所出之穴。针刺0.1寸，留3个呼吸时长。

主治：头痛、口干、咽喉肿痛、霍乱、气滞胸中、不思饮食、肘臂疼
痛不能伸举、眼生翳膜、视物不清。或者可以灸1~2壮。

📖 历代古书沿革

"关冲"首见于《灵枢·本输》："三焦者，上合手少阳，出于关冲。"
关于关冲穴的命名，《会元针灸学》云："关冲者，关乎上，而通下，从

下而冲上，达于上中下，头腰腿也。内关于脑胸，外关于肢体，三焦经络从四肢外侧始发之根，故名关冲。"现代研究者认为：关为贯穿，冲为要冲，无名指之井穴贯穿中冲与少冲之间，故名关冲。

对于关冲穴的定位，《黄帝内经太素》云"（关冲）手小指次指之端"，位置描述较模糊。《灵枢识》中记载："手小指之次指，爪甲上与肉交者。"《黄帝内经素问集注》云："关冲在无名指端，去爪甲如韭叶许。"《针灸神书》中记载："关冲无名指，爪甲后三分。"以上所述却均未说明关冲穴是位于无名指的内侧还是外侧。对于此，《针灸逢源》曰："在手小指次指外侧，去爪甲角如韭叶。"

古籍中有关关冲穴主治疾病的记载颇多。其主要治疗耳鼻喉科病证、肢体经络病证。《针灸甲乙经》记载："喉痹，舌卷，口干，烦心，臂表痛不可及头，取关冲。"《黄帝内经素问集注·卷七》记载："邪客于手少阳之络，令人耳聋，时不闻音，刺手小指次指爪甲上去端如韭叶各一痏，立闻。"《针灸问答》云："太阳生疔关冲刺。"《金匮启钥·卷一》有"漏血关冲主之"的记载。《玉龙歌》云："三焦热气壅上焦，口苦舌干岂易调。针刺关冲出毒血，口生津液病俱消。"

【少冲穴】

少冲穴在手次指内侧端，去爪甲角如韭叶。心脉所出。刺一分，留一呼，灸三壮。

主治热病烦满上气，心火炎上，眼赤，呕吐血沫及心痛，冷痰少气，悲恐善惊，口热，咽喉干，胸痛疼，乍寒乍热，臑臂内廉痛，手挛不伸。或灸一壮，一日三壮。

少冲穴位于手无名指（王耀廷校注本作"小指"）内侧端，指甲角旁开韭叶宽。其为手少阴心经经气所出之穴。针刺0.1寸，留1个呼吸时长，灸3壮。

主治：热病、烦躁、满闷、气逆、心火上炎、目赤、呕血、心痛、寒痰、气短、悲恐善惊、口中热、咽喉干、胸痛、忽冷忽热、上臂内缘疼痛、手指拘挛不能伸。或每次灸1壮，1天3次。

历代古书沿革

"少冲"首见于《针灸甲乙经》"心出少冲。少冲者，木也"，别名经始。关于少冲穴的命名，《会元针灸学》云："少冲者，因肝之母为肾，心之母为肝，肾肝相生而化冲气，合于任脉，而通心脏。肝性酸同木，木生火化养气，赖冲气之根原，而通经筋，合肾真阴所主，而交手小指。心生血入肝以填之，气血实满冲变，经脏交换，故名少冲。"现代研究者认为：少指小，冲指动。穴属手少阴，脉气从此冲出小指，因名少冲。

关于少冲穴的定位，《针灸甲乙经》言："在手小指内廉之端，去爪甲如韭叶。"《经络全书》中记载"循小指之内出其端"，交代了该穴的大致位置。《集喉证诸方》云："少冲在两小指甲下外边。"《针灸神书·卷四》中记载："少冲手小指，内廉爪甲起，角边如韭叶。"《子午流注说难·上卷》云："在手小指内廉之端，去爪甲如韭叶。"可见，关于少冲穴的定位，历代医家所述大致相同。

古籍中关于少冲穴所治疾病的记载颇多，主要治疗心脑病证、气血津液病证等。《千金翼方》云，"咽喉酸辛，灸少冲七壮，雀矢大注"；《普济方》云，"少冲为井是心家。热病烦满上气赊。虚则悲惊实喜笑。手挛臂痛用针加"；《针方六集》曰，"少冲二穴，主烦满心痛，悲恐惊笑，目黄，口燥咽疼，肩腋肘臂酸痛，哮喘，咽中如有息肉，痞满痰气，胸膈痛。宜三棱针出血"；《外科大成》云，"喉症急者……或灸少冲穴，其功甚捷"。

【少泽穴】

少泽穴在手小指端外侧，去爪甲角一分陷中。《甲乙经》在小指之端陷中。小肠脉所出。刺一分，留二呼。

主治痰症寒热，汗不出，喉痹舌强，口干心烦咳嗽，瘰疬，臂痛，颈痛不顾，目生肤翳，及妇人无乳。或灸一壮。

少泽穴在手小指末节外侧，指甲角旁开0.1寸的凹陷处。《针灸甲乙经》记载少泽在小指之端陷中。其为手太阳小肠经经气所出之穴。针刺0.1寸，留2个呼吸时长。

主治：痰证、疟疾、寒热往来、无汗、咽喉肿痛、舌强不语、口干、心烦、咳嗽、四肢抽搐、前臂疼痛、颈部疼痛、活动受限、眼生翳障，以及产妇缺乳。或者可灸1壮。

历代古书沿革

"少泽"首见于《灵枢·本输》"手太阳小肠者，上合手太阳，出于少泽"，别名小吉（《针灸甲乙经》）、少吉（《外台秘要》）。关于少泽穴的命名，《灵枢·决气》有云："谷入气满，淖泽注于骨，骨属屈伸，泄泽，补益脑髓，皮肤润泽，是谓液。"液有润泽全身的功能，穴为手太阳之井，脉气刚出而微小，故曰少泽。现代研究者认为：少者太少之少，泽者山泽之泽，是穴位于手小指之端，为手太阳之井金，山泽通气，脉气始发，故名少泽。

关于少泽穴的定位，《灵枢·本输》言"小指之端"，定位比较模糊。《黄帝明堂经》云："手小指端，去爪甲一分陷中。"井穴的定位，在古代文献中多以"韭叶"比量，过于粗略，只有少泽穴在《黄帝明堂经》中被定为"距爪甲角一分"。现在，其他井穴都遵少泽穴的定位。《经络全书》云"小指之端也"，只点明了穴位大体位置。《针灸集成》中载："在手小指外侧，去爪甲角如韭叶。"《推拿抉微》曰："手少泽在小指外侧，去爪甲角五分。"古代大多数医籍对少泽穴位置的记载与现代临床的取穴位置相同。

古代医籍中关于少泽穴主治疾病的记载颇丰。其主要治疗肢体经络病证、心脑病证、肺系病证等。《针灸甲乙经》记载："振寒，小指不用，寒热汗不出，头痛，喉痹，舌卷，小指之间热，口中热，烦心，心痛，臂内廉痛及胁痛，聋，瘛疭，口干，头痛不可顾，少泽主之。"《备急千金要方》云："治喉痹、舌卷、口干，穴关冲、窍阴、少泽。"《普济方》记载："治疟寒汗不出。穴少泽、复溜、昆仑。"《针灸资生经》中载："劳宫、少泽、三间、太冲，主口热、口干、口烂。"《针灸大全》中有"鼻衄不止，名血妄行：少泽、心俞、膈俞、涌泉"，"妇人血沥，乳汁不通：关冲、少泽、大陵、膻中"的记载；《针灸大成》中记载："妇人吹乳痛难消，吐血风痰稠似胶，少泽穴中明补泻，应时神效气能调。"《百症赋》中载："攀睛攻少泽、肝俞之所。"

病案举例

一、少商穴针刺治疗功能性消化不良一案

陈某，男，61岁，退休。主因"胃胀痛1年，加重2月余"于2008年8月20日首诊。

患者诉胃脘部胀满疼痛，饭后尤甚，少有反酸、恶心、食欲减低，多次进行胃镜检查，未见器质性病变。近2个月，因家庭琐事烦劳加重，伴见头部昏沉，大便不爽，咽干，舌苔白偏厚，舌下瘀络，脉弦细涩。曾服中西药物治疗，疗效不佳，现未服任何药物。

首诊先以少商穴为主穴，行重度捻转刺法，出针后出血如豆许，以开肺闭、降肺气，肺肃则胃降，血去则瘀除。辅以足三里穴、内庭穴健胃消食；太冲穴调肝和中。诸穴共奏畅中顺气、消食祛瘀之功。嘱少食多餐，均衡膳食。后在上述针方基础上，以少商穴为主穴，随症加减。胃脘痛甚则加至阳穴、中脘穴；反酸恶心甚则加内关穴、行间穴。依此法治疗，每周4次，每次30分钟。三诊后，患者诉胃脘部疼痛及头昏沉有所减轻，大便通畅，恶心基本消失。针治2周后，胃脘部疼痛胀满基本消失，饮食恢复正常，大便每天1次，为黄软便。遂改为每周治疗2次，持续针治2周。半年后随诊，患者诉胃脘部疼痛胀满未见反复。

（本案选自《针灸临床杂志》2018年第8期之"叶成亮教授运用少商穴治疗功能性消化不良临床经验"）

按：功能性消化不良的中医病机主要为脾胃运化失常，中焦气机不行；主要矛盾归结在中焦气结。叶成亮教授认为，本病除从肝、脾、胃论治外，肃肺理气应作为治疗的重要一环。少商穴能够有效、显著地疏利肺经气血，调理周身气机，同时对于中焦脾胃具有较强的治疗靶向性，能够在清气肃肺的基础上畅行脾胃气机，尤功专于降胃顺气。临床上辨证分型选择针刺或艾灸方法，掌握合理刺激量，并适当配穴，能快速、有效地缓解症状，缩短疗程，巩固疗效，值得临床推广。

二、商阳穴点刺放血治疗中风呃逆一案

周某，女，64岁，1995年6月7日初诊。

患者10天前因突然昏倒，左半身不遂而来我院西医内科住院治疗，经治疗无明显好转，今仍神志不清，左半身完全瘫痪，呃逆连声，故邀余会诊。除上述症状外，尚见面红，喉中痰鸣，舌红、苔黄厚，脉弦滑而数。即用双侧商阳穴点刺放血各30滴。第二天会诊时，其家人欣然告之，昨天经治后，呃逆已缓，神志亦见好转。依法诊治5次，呃逆停止，神志亦已清楚，且左半身瘫痪始见好转。其后，左半身瘫痪经配用其他穴位针灸30余次而基本痊愈。

（本案选自《江西中医药》1997年第6期之"商阳穴点刺放血临床应用"）

按：呃逆见于中风重证，临床偶可见到，病情比较危重，处理比较棘手。医者受《医宗金鉴》商阳主治"初中风跌倒，卒暴昏沉，痰盛不省人事，牙关紧闭，药水不下"的启发，采用该穴点刺放血治疗，既治中风又止呃逆，收到了良好的效果。

三、中冲穴点刺放血治疗睑腺炎一案

周某，男，50岁。

患者诉右眼下睑疼痛1日，曾用红霉素眼膏治疗无效而来诊。诊见右眼下睑部有红肿结节。即予三棱针点刺患侧中冲穴，挤出血8滴。次日结节红肿渐消，第三日眼睑平复而愈。

（本案选自《中国民间疗法》2001年第9期之"中冲穴点刺放血治疗麦粒肿"）

按：睑腺炎多因外感风热或热毒蕴结，客于胞睑，阻滞脉络，以致局部气血瘀滞所成。《素问·至真要大论》指出："诸痛痒疮，皆属于心。"根据"脉络有疾，治之以心"的原理，针刺手厥阴心包经的井穴中冲穴，以达到泄热消肿、行气化瘀的作用。

四、关冲穴点刺放血治疗耳痛一案

陈某，女，45岁，2004年7月21日就诊。

患者自述2天前因受凉而右侧耳痛，自服罗红霉素后症状无缓解，次日耳痛剧烈，伴右侧头部抽掣痛，口苦，心烦，舌质红，脉浮数。查：耳道及耳郭无红肿，无异常分泌物，右侧颈肌略僵，右侧乳突压痛（＋）。中医诊断为耳痛证。拟疏风清热，活络通窍。予关冲穴点刺放血30滴，耳尖放血5滴。共治疗3次，诸症皆除。

（本案选自《中国中医急症》2006年第3期之"关冲穴为主治疗头面部急症举隅"）

按：耳痛、耳后痛，多属实证，多因感受风邪或肝胆郁热，循经上乘，阻塞经络，影响气血运行所致。《素问·至真要大论》谓："少阳之胜……耳痛溺赤。"根据"经脉所通，主治所及"之论，取关冲穴放血以清解少阳之郁热，并宣散病灶局部气血之壅滞；取耳尖放血有退热、抗炎、止痛等功效。两穴合用，共奏疏风清热、解毒消肿、清肝泄热、活络通窍之功。

五、少泽穴治疗产后乳少12例

收集产后乳少的临床患者12例，取少泽穴，虚证用灸法（雀啄灸），实证用点刺出血。灸法每日1次，3次为1个疗程；点刺出血隔日1次，2次为1个疗程。嘱患者应注意心情舒畅，营养充足，保证睡眠，掌握正确哺乳方法。经过治疗，痊愈9例，占75.0%；显效2例，占16.7%；无效1例，占8.3%。

（本案选自《上海针灸杂志》2012年第12期之"少泽穴治疗产后乳少12例"）

按：乳少始见于《诸病源候论》，"妇人手太阳、少阴之脉，下为月水，上为乳汁……既产则水血俱下，津液暴竭，经水不足，故无乳汁也"。少泽穴乃手太阳小肠经之井穴。井穴被喻作水的源头，是经气所出的部位。现代研究表明，针灸通过对下丘脑－垂体轴功能的双向良性调节，使催产素、催乳素分泌增多，有利于乳汁的分泌。现代人生活条件优越，产后马上进食滋腻大补之品，因虚不受补，往往犯"虚虚实实之戒"。所以本病临床实证也不少，点刺少泽穴方便可行。